PROBLEME DES HYPOPHYSEN-NEBENNIERENRINDENSYSTEMS

ERSTES FREIBURGER SYMPOSION

AN DER MEDIZINISCHEN UNIVERSITÄTS-KLINIK
VOM 8. BIS 10. JUNI 1952

SCHRIFTLEITUNG
DOZENT DR. L. WEISSBECKER
OBERARZT DER MED. UNIV.-KLINIK FREIBURG

MIT 96 TEXTABBILDUNGEN

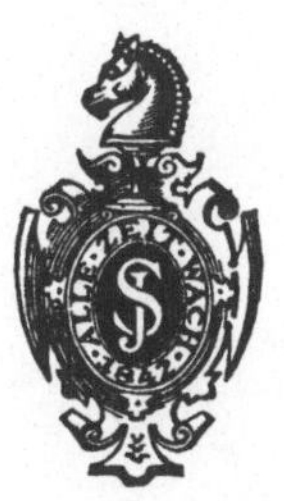

SPRINGER-VERLAG
BERLIN · GÖTTINGEN · HEIDELBERG
1953

ISBN-13: 978-3-540-01696-0 e-ISBN-13: 978-3-642-94607-3
DOI: 10.1007/978-3-642-94607-3

SOFTCOVER REPRINT OF THE HARDCOVER 1ST EDITION 1953

BERLIN · GÖTTINGEN · HEIDELBERG

BRÜHLSCHE UNIVERSITÄTSDRUCKEREI GIESSEN

Vorwort.

Bereits bei der Planung des Symposions über Probleme des Hypophysennebennierenrindensystems, das in der Med. Universitätsklinik Freiburg vom 8.—10. 6. 1952 stattfand, war die Veröffentlichung der gehaltenen Referate und Diskussionsreden in Form eines geschlossenen Bandes erwogen worden. Das Ergebnis des Symposions sollte damit einem weiteren Kreise von Forschern, die nicht anwesend sein konnten, zugänglich gemacht werden. Die Diskussionsreden wurden deshalb schon während der Tagung auf Magnetofonband aufgenommen, jedoch erwies sich für die Drucklegung eine Überarbeitung des gesprochenen Wortes nach Möglichkeit in Übereinstimmung mit den Autoren als notwendig. Herr Dozent WEISSBECKER hat sich dieser mühevollen Aufgabe unterzogen, so daß die endgültige Fassung im August 1952 druckfertig gemacht werden konnte. Wir hoffen, auf diese Weise den gegenwärtigen Stand der Forschung auf diesem überaus bedeutsamen und allgemein wichtigen Gebiete der Endocrinologie mit seiner ganzen Problematik dem Leser vorlegen zu können. Da das gewählte Thema weit über den Rahmen der engeren Endocrinologie hinausgreift und gegenwärtig alle Disziplinen der Medizin sehr stark beeinflußt, so erschien die Veröffentlichung besonders begründet. Der Springer-Verlag hat sich in großzügiger Weise bereiterklärt, das Werk in der bekannten guten Ausstattung der Öffentlichkeit zu übergeben. Die Veranstalter und Teilnehmer des Symposions werden dafür dem Verlag ebenso Dank zollen wie alle diejenigen, die an diesen gegenwartsnahen Problemen interessiert sind.

So hoffen wir, daß der vorliegende Band nach Art seiner Vorgänger in den anglo-amerikanischen Ländern seinen Zweck erfüllen und eine gute Aufnahme finden wird.

LUDWIG HEILMEYER

Inhaltsverzeichnis.

I. Hauptreferat

Biochemie der Nebennierenrindensteroide und des ACTH (STAUDINGER) 1

Diskussion

1. Produktionsgröße der Nebennierenrinde (HEILMEYER) 27
2. Produktionsgröße der Nebennierenrinde (STAUDINGER) 27
Wert der Corticoidbestimmung (STAUDINGER) 28
3. Substitutionstherapie bei totaler Adrenalektomie (WEISSBECKER) 28
4. Bedarf und Verwertung von Corticosteroiden (DRUCKREY) 28
5. Corticoidausscheidung nach Cortisongaben (WEISSBECKER) 28
6. Zur Pathophysiologie der Nebennierensteroide (KÜHNAU) 28
7. Zur Wirkungsdifferenz der Mineralo- und Glukocorticoide (STAUDINGER) 28
8. Zur Bedeutung des Wachstumshormons für die Nebennierenfunktion (WEISSBECKER) 29
9. Zum Angriffspunkt des Wachstumshormons (HEILMEYER) 29
10. Pregnandiol und Nebennierenrindenhormone (RUPPERT) 29
11. Zur Methodik der Bestimmung der alkoholischen Fraktion (WEISSBECKER) . . . 29
12. Steroidbilanz (STAUDINGER) 29
13. Desoxycorticosteron und Pregnandiolausscheidung (RUPPERT) 30
14. Papierchromatographische Bestimmung der Corticoide mit UV-Kontaktphotographie (HÜBENER) 30
15. Desoxycorticosteronausscheidung (LASZT) 30
16. Desoxycorticosteronausscheidung (STAUDINGER) 30
17. Corticoidausscheidung bei Schwangerschaftstoxikosen (STAEMMLER) 30
18. Verhalten des Cortison im Organismus (LASZT) 31
19. Ort der Corticoidausscheidung in der Niere (STAUDINGER) 31
20. Steigerung der Corticoidausscheidung als Folge der Geburtsbelastung (HEILMEYER) 31
21. Herkunft des Dehydroisoandrosteron (LABHART) 31
22. Corticoidbestimmung mit der Phenylhydrazinmethode (STAUDINGER) 32
23. Die amorphe Fraktion (WETTSTEIN) 32
Spezifische Hydroxylierung des Steranringes (WETTSTEIN) 33
24. Konstitution und Wirkung der Steroide (DRUCKREY) 33
25. Einheitlichkeit des ACTH (HOLZBAUER) 35
26. Reinheit und Depotwirkung des ACTH (WEISSBECKER) 35
27. Zeitfaktor der Nebennierenvergrößerung unter ACTH (HOLZBAUER) 36
28. Reinheit des ACTH (STAUFF) 36
29. 17-Ketosteroidausscheidung bei gonadektomierten Patienten nach Cortison (PFEIFFER) 36
30. 17-Ketosteroidausscheidung bei gonadektomierten Patienten nach Cortison (LABHART) 37
31. Desoxycorticosteronumwandlung und Schwefelverbindungen (BEIGLBÖCK) . . . 37
32. Desoxycorticosteronumwandlung und Schwefelverbindungen (STAUDINGER). . . 37
33. Biosynthese der Corticoide (WETTSTEIN) 37
34. Herkunft der 17-Ketosteroide (STAUFF) 37
35. Herkunft der 17-Ketosteroide (STAUDINGER) 37
36. Ultrarotspektroskopie der Steroide (HERRNRING) 37
37. Corticoidascorbinate (STAUDINGER) 37
38. Corticoidascorbinate (WETTSTEIN) 37
39. Herkunft der 17-Ketosteroide in Abhängigkeit von der biologischen Aktivität (WEISSBECKER) 38
40. 17-Ketosteroide im Nebennierenvenenblut (STAUDINGER) 38
41. Hautpigment und Nebennierenrindenhormon (LABHART) 38
42. Hautpigment und Schwefelverbindungen (BEIGLBÖCK) 38
43. Zur Identität von Intermedin und ACTH (HOLZBAUER). 38

44. Hautpigment und Intermedin (JORES) 38
45. Pregnandiol aus Corticosteroiden (ELERT) 38
46. Corticoidglucuronide (STAUDINGER) 39
47. Ort der Glucuronidbildung (RUPPERT) 39
48. Corticoidglucuronide (HERRNRING) 39

II. Hauptreferat

Physiologie des ACTH und der Nebennierenrindensteroide (LASZT) 40

Diskussion

1. Intermediärer Stoffwechsel und Corticoide (BEIGLBÖCK) 64
2. Corticoide und Vitamine der B-Gruppe (LASZT) 67
3. Corticoide und Schwefelverbindungen (BEIGLBÖCK) 67
4. Corticoide und Schwefelverbindungen (LASZT) 67
5. Corticoide und Schwefelverbindungen (BEIGLBÖCK) 67
6. Nebennieren und Pantothensäure (KÜHNAU) 67
7. Nebennieren und Pantothensäure (LASZT) 68
8. Nebennieren und Pantothensäure (BENDA) 68
Corticoide und Glykogen (BENDA) 68
9. Adrenalektomie und Pantothensäure (FREY) 69
10. Corticosteroide und Glykogenhaushalt (LASZT) 69
11. Wachstumshemmung nach ACTH im Kindesalter (SOUCHON) 69
12. Wachstumshemmung des ACTH (LASZT) 70
13. Fetthaushalt und Nebennierenrindenhormone (LOHMEYER) 70
14. Fetthaushalt und Nebennierenrindenhormone (LASZT) 70
15. Über die Biosynthese der Nebennierenrindenhormone (STAUDINGER) 70
16. Lipoid- und Fetthaushalt und Nebennierenrindenhormone (BEIGLBÖCK) 70
17. Schilddrüsenwirkung des Cortison (PFEIFFER) 71
18. Glykogenhaushalt unter dem Einfluß von Nebennierenrindenhormonen (BAHNER) 71
19. Beziehungen zwischen den verschiedenen Formen des Diabetes und den Nebennierenrindenhormonen (LASZT) 72
20. Zum Unterschied zwischen Desoxycorticosteron und Cortison (HENI) 72
Wirkungseintritt bei Hypophysenimplantation (HENI) 73
21. Vergleich zwischen Hypophysenimplantation und ACTH-Medikation (BEIGLBÖCK) 73
22. Zur Hypophysenimplantation (FELLINGER) 73
23. Hypophysenimplantation und Wirkungseintritt (KÜCHMEISTER) 73
24. Elektrolythaushalt und Nebennierenrindenhormone (PICHOTKA) 73
25. Wirkung der Nebennierenrindenhormone auf den Capillarbereich (KÜCHMEISTER) 74
Nebennierenrindengesamtextrakt im Lebenserhaltungstest (KÜCHMEISTER) . . . 75
26. Capillar- und Gewebsdruck in Beziehung zu den Nebennierenrindenhormonen (PICHOTKA) 75
27. Zum Unterschied zwischen den Gluko- und Mineralocorticoiden (HEILMEYER) . . 75
28. Zur Frage der unterschiedlichen Ansprechbarkeit verschiedener Laboratoriumstiere auf Cortison (STUDER) 75
29. Zur Frage der unterschiedlichen Ansprechbarkeit verschiedener Laboratoriumstiere auf Cortison (LASZT) 77
30. Zur Frage der unterschiedlichen Ansprechbarkeit verschiedener Laboratoriumstiere auf Cortison (VONKENNEL) 77
31. Die Bedeutung des Dehydroisoandrosteron im Steroidstoffwechsel (SPIEGELHOFF) 77
32. Restreduktion bei Bestimmung der Corticoide durch Reduktionsmethoden (STAUDINGER) 78
33. Wasserhaushalt und Corticoidbestimmung (SPIEGELHOFF) 78
34. Sauerstoffverbrauch von Nebennierenbrei und Nebennierenschnitten (BAHNER) . 79
35. Sauerstoffverbrauch von Nebennierenbrei (STAUDINGER) 79
36. Corticosteroide und Fermentaktivität (LASZT) 79
37. Sauerstoffverbrauch von Nebennierenschnitten (FREY) 79
38. Theorie der Konstitutions- und Wirkungsbedingungen (VONKENNEL) 79
39. ACTH-Nachweis durch Speicherung von P^{32} in der Nebenniere (BAHNER) 80

III. Hauptreferat

Pathophysiologie des ACTH und der Nebennierenrinde (FELLINGER) 81

Diskussion

1. Corticoidnachweis mit UV-Kontaktphotographie (HÜBENER, MEYERHEIM u. BRÜCKEL) 101

2. Umbau der Corticosteroide (WEISSBECKER) 105
3. Störung des Corticoidumbaus in der Nebennierenrinde bei verschiedenen Krankheiten (STAUDINGER) 105
4. Rheumatismus und Nebennierenrindenhormonstoffwechsel (WEISSBECKER) . . . 105
Nephrose und Nebennierenhormonstoffwechsel (WEISSBECKER) 106
5. Corticoidausscheidung beim Rheumatismus (FELLINGER) 106
6. Coordination der Corticoidbestimmungsmethoden (HEILMEYER) 106
7. Biologische Corticoidbestimmung mit Hilfe des Eosinophilensturzes bei der adrenalektomierten Maus (BRAUNSTEINER) 107
8. 17-Ketosteroidausscheidung bei Rheumatikern (HERRNRING) 107
9. Zur Dehydroisoandrosteronausscheidung im Urin (MARTI) 107
10. Umbau von Cortison zu Dehydroisoandrosteron (LABHART) 109
11. Unterschiedliche Steroidausscheidung nach ACTH (WEISSBECKER). 109
12. Kochsalzhaushalt und Nebennierenrindenhormone (PFEIFFER) 109
13. Hepatitis und Desoxycorticosteron (FREY) 114
14. Histologie des Rheumatismus und des Desoxycorticoidschadens (FASSBENDER) . 114
15. Hormonale Steuerung der Allergie (FELLINGER) 114
16. Wasserhaushalt unter Cortison und ACTH (HEILMEYER) 114
17. Unterschiedliche Wirkung bei ACTH-Medikation (FELLINGER) 114
18. Schilddrüse und Cortison (JAHN) 114
19. ACTH-Behandlung des Basedow (KOLLER) 115
20. Beziehung der Schilddrüse zum Hypophysennebennierenrindensystem (FELLINGER) 115
21. Zur Hemmung des Thiourazilkropfes durch Cortison (STUDER) 115
22. Wirkung von Paraoxypropiophenon auf die Hypophyse (RIBITSCH) 115
23. Zum Schichtwechsel zwischen thyreotropem Hormon und ACTH (FELLINGER) . 115
24. Phosphatase bei Leukämie (RUPPERT) 115
25. Bedeutung des Wachstumshormons bei Hypophysenimplantation (BEIGLBÖCK) . 116
26. Unterschied zwischen Hypophysenimplantation und Cortison (HEILMEYER) . . . 116
27. Unterschied zwischen Hypophysenimplantation und Cortison (FELLINGER) . . . 116
28. Histologische Untersuchungen über die Reaktion des RES auf ACTH (KLOOS) . 116
29. Blutbildveränderungen unter ACTH (HANSEN) 120
30. Histologie der Milz unter ACTH (RIBITSCH) 121
31. Zur Frage der Lymphoklasie nach ACTH (BETKE). 121
32. Virusinfektion und Nebennierenrindenhormone (GAEDEKE) 121
33. Stressreaktion bei Sportlern (BILGER) 122
34. Blutbildveränderungen nach Glukose (FREY) 124

IV. Hauptreferat

Funktionsproben des Hypophysennebennierenrinden-Systems (BAHNER). 125

Diskussion

1. Zur Kritik der Funktionsproben (JORES) 137
2. Nebennierenrindenfunktionsdiagnostik (KÜCHMEISTER). 137
3. Zur Bestimmung des Dehydroisoandrosterons (WEISSBECKER). 138
Steroidausscheidung bei verschiedenen Krankheiten (WEISSBECKER) 139
4. Fraktionierte 17-Ketosteroidbestimmung (HERRNRING). 139
5. Intravenöse ACTH-Belastung in der Funktionsdiagnostik (LABHART) 139
6. Bedeutung der Dehydroisoandrosteronbestimmung (RUPPERT) 140
7. Steroidausscheidung im Säuglings- und Kindesalter (ZEISEL) 140
8. Nebennierenfunktionsproben im Kindesalter (PRADER). 141
9. Corticoidausscheidung bei Schwangerschaftstoxikosen (STAEMMLER) 142
10. Vitamin E und Steroidausscheidung (RUPPEL) 143
11. Steroidausscheidungen bei Hypophysenerkrankungen, insbesondere bei Hypophysentumoren (OBERDISSE u. LINS). 144
12. Die Bedeutung der Nebennierenrindenfunktionen für die Operationsprognose der Hypophysenadenome (DRIESEN) 146
13. Mineralverteilung und Nebennierenrindeninsuffizienz (PICHOTKA) 148
14. Wasserhaushalt und Nebennierenrinde (HEINTZ). 148
15. Kepplertest bei Kindern (SOUCHON) 149
16. Blutbildveränderungen unter ACTH bei Kindern (HANSEN). 149
17. Beziehung von Kochsalzausscheidung zur Corticoidausscheidung (STAUDINGER) . 149
Zum Eosinophilentest mit Nativharn (STAUDINGER) 150
18. Polypeptidreizstoffe und Nebennierenrindenwirkung (WESTPHAL) 150

19. Zur biologischen Corticoidbestimmung mit dem Eosinophilentest (BRAUNSTEINER) 150
20. Über die Brauchbarkeit verschiedener Nebennierenrindenfunktionsproben (LOHMEYER) . . . 151
21. Eosinophilengehalt von Kantharidenblasen unter verschiedenen Bedingungen (ELERT) . . . 151
22. Zur Eosinophilenzählung (GROSS) . . . 151
Mechanismus des Eosinophilentestes (GROSS) . . . 153
23. Zum Eosinophilentest (HALBERG u. VISSCHER) . . . 155
24. Quantitativer Nachweis des Intermedin (HOLZBAUER) . . . 157
25. Trennung des Intermedin vom ACTH (JORES) . . . 158
26. Fermentreaktionen an Leukocyten (HOLZBAUER) . . . 158
27. Zu den Fermentreaktionen an den Eosinophilen (GROSS) . . . 159
28. Zu den Fermentreaktionen an den Eosinophilen (HEILMEYER) . . . 159
29. Uropepsinbestimmung zur Nebennierenrindendiagnostik (KEIDERLING) . . . 159
30. Verhalten der Thrombocyten nach ACTH (KOLLER) . . . 161
31. Gerinnungsförderung durch ACTH (BEIGLBÖCK) . . . 162
32. Zur Testung des Cortiphyson (KÖNIG) . . . 162
33. Einfluß der Nebennierenrindensteroide auf den Mineralstoffwechsel (BAHNER) . . 162

V. Hauptreferat

Allgemeine klinische Bedeutung des Hypophysen-Nebennierenrinden-Systems (HEILMEYER) . . . 163

VI. Hauptreferat

Problematik der Therapie und der klinischen Pharmakologie des ACTH und der Steroide (WEISSBECKER) . . . 182

Diskussion

1. Der Einfluß des Cortison auf den Verlauf und die Behandlung der experimentellen Trypanosomeninfektion (FRIEBEL) . . . 195
2. Zum Hormonantagonismus (JORES) . . . 198
Die Erschöpfung innersekretorischer Organe (JORES) . . . 198
Einheitlichkeit des ACTH (JORES) . . . 198
3. Wachstumshormon und Entzündung (HEILMEYER) . . . 198
4. Das isosexuelle adreno-genitale Syndrom beim Manne (NOWAKOWSKI) . . . 198
5. Zum kongenitalen adreno-genitalen Syndrom (PRADER) . . . 200
6. Ödembildung und Nebennierenrindenfunktion (PICHOTKA) . . . 201
7. Einfluß von Hypophysenvorderlappenextrakten auf das Eiweißödem (FREY) . . 201
8. Funktion und Morphologie der Nebennierenrinde (KLOOS) . . . 201
9. Zur Erschöpfung der Nebennierenrindenfunktion (PICHOTKA) . . . 205
10. Toxinwirkung und Nebennierenrinde (WAWERSIK) . . . 205
11. Zur Nomenklatur der Nebennierenrindenhormone (STAUDINGER) . . . 206
12. ACTH oder Cortison bei Verbrennungen (WEISSBECKER) . . . 206
13. ACTH und Cortison in der Chirurgie (REHN) . . . 207
14. Reaktionsformen der Lues und der Tuberkulose in Beziehung zum Hypophysen-Nebennierenrinden-System (STÜHMER) . . . 209
15. Therapie von Hautkrankheiten mit Nebennierenrindenhormonen und Hypophysenimplantation (KÜHNAU) . . . 211
16. Zur Frage der Beziehung zwischen Nebennierenrinde und Haut (STUDER) . . . 211
17. Therapie der Hautkrankheiten mit Nebennierenrindenhormonen (VONKENNEL) . 212
18. Cystein und Nebennierenrindenhormone gegen akute allgemeine Strahlenschäden (LORENZ) . . . 214
19. Vitamin B_6 und Strahlenschutz (BEIGLBÖCK) . . . 216
20. Vitamin B_6 und Strahlenschutz (LORENZ) . . . 216
21. Zur Anwendung des ACTH und Depot-ACTH bei Kindern (HANSEN) . . . 216
22. Depot-ACTH bei Kindern (SOUCHON) . . . 218
23. Depot-ACTH (LOHMEYER) . . . 218
Allergisierung durch Hypophysenimplantation (LOHMEYER) . . . 218
24. Zur Frage der Dosierung von ACTH bei Dauertropfinfusion (SCHUBERT) . . . 219
25. Resorptionsstörung von Cortison (MÜLLER) . . . 220
26. 17-Ketosteroidausscheidung und Diät (MARTI) . . . 220
Leberkrankheiten und Steroidausscheidung (MARTI) . . . 221
27. Lebercirrhose und Nebennierenrindenschädigung (BEIGLBÖCK) . . . 222

28. Nebennierenrindenhormone bei experimenteller Leberschädigung (BENDA) . . . 222
29. Reaktion der Mukoproteide auf Nebennierenrindenhormone (BEIGLBÖCK). . . . 223
30. Bedeutung der Nebennierenrinde für den Ablauf der experimentellen Leber- bzw. Nierenschädigung (KÜCHMEISTER) 224
31. Landouzysepsis bei rezidivierendem Hypophysenadenom (OBERDISSE) 225
32. Infektresistenz und Nebennierenrindenhormone (PFEIFFER) 225
33. Bakterien und Nebennierenrindenhormone (HEILMEYER) 226
34. Höhenstress und Nebennierenrinde (KOLLER) 226
35. Aktivierung von Herzglykosiden durch Nebennierenrindenhormone (PENDL) . . 226
36. Herzleistung und Nebennierenrindenhormone (JAHN) 227
37. Hochdruck und Nebennierenrinde (PFEIFFER) 227
38. Hochdruck und Nebennierenrinde (HEINTZ) 230
39. Tierexperimentelle Untersuchungen zum Hypertonieproblem (SCHUNK u. CORNELIUS) 231
40. Versuch einer durch ACTH gesteuerten physikalischen Therapie bei Rheumatikern (HAUS) 234
41. Zur Entstehung peptischer Ulcera durch Insuffizienz des Hypophysen-Nebennierenrinden-Systems (JAHN) 236

Biochemie der Nebennierenrindensteroide und des ACTH.

Von

HJ. STAUDINGER (Mannheim).

A. Die Hormone der Nebennierenrinde.

I. Die Corticosteroide.

Wirksame Extrakte aus Nebennieren, die lebenserhaltend bei adrenalektomierten Tieren wirkten, wurden erstmalig von PFIFFNER und SWINGLE (*1*) dargestellt. Mitte der dreißiger Jahre wurden aus diesen wirksamen Extrakten von KENDALL (*2*), REICHSTEIN (*3, 4, 5*) und WINTERSTEINER (*6*) eine Reihe von neuen Steroiden kristallisiert, deren Konstitution aufgeklärt wurde. Sechs von den insgesamt 28 Stoffen, die aus der Nebennierenrinde isoliert werden konnten, besitzen eine typische Cortin-Wirksamkeit, die mit mehreren verschiedenen Testen erfaßt werden kann, worauf hier nicht eingegangen werden soll. Sie haben folgende Konstitution:

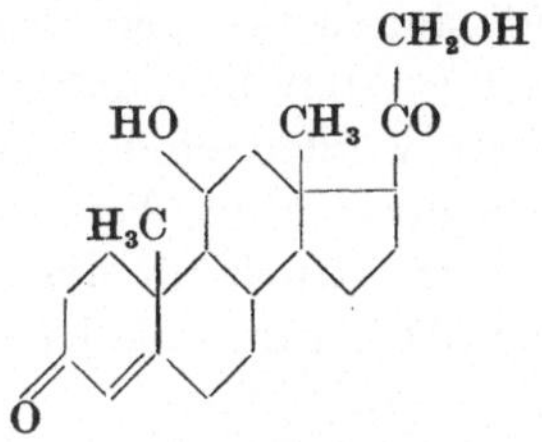

Corticosteron 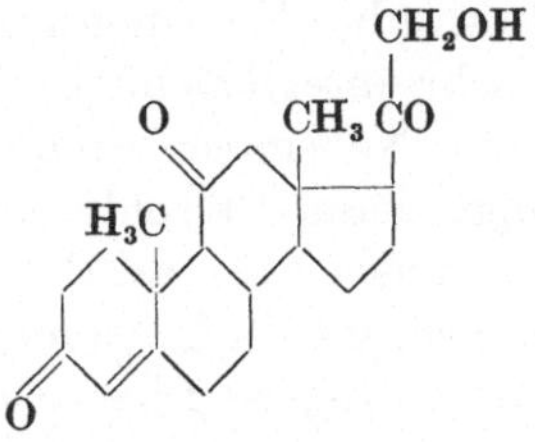 | 11-Dehydrocorticosteron 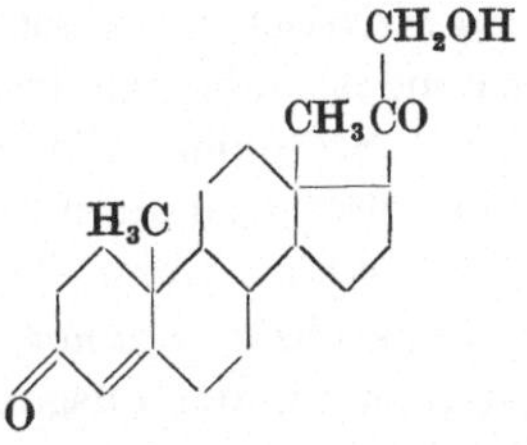 | 11-Desoxycorticosteron (DOC)

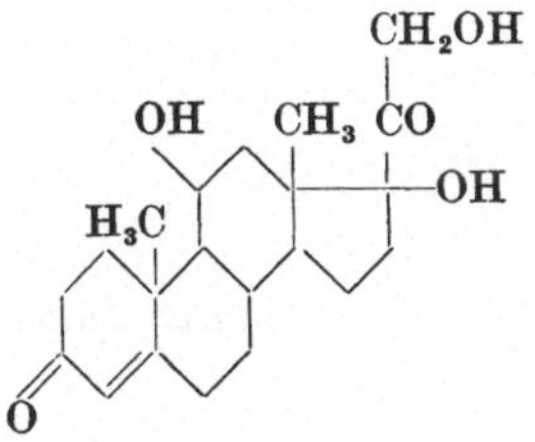

17-Oxycorticosteron 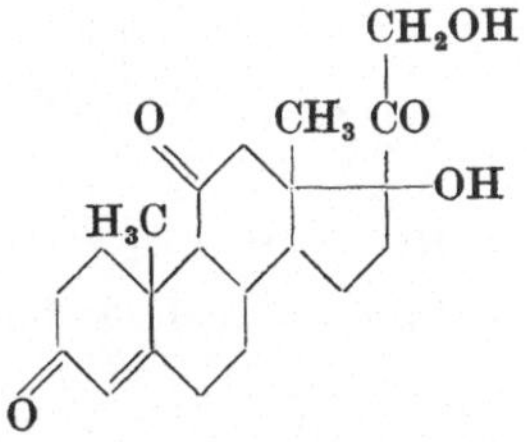 | 11-Dehydro-17-oxycorticosteron (Cortison) 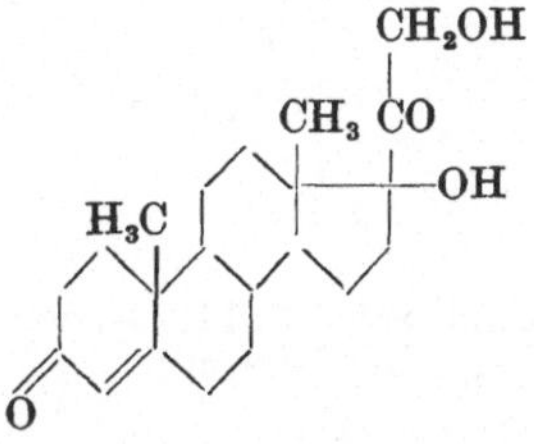 | 11-Desoxy-17-oxycorticosteron

Sie sind Steroide mit 21 C-Atomen, also Pregnan, bzw. Pregnen-Derivate. Allen sechs ist der Besitz einer α β ungesättigten Ketogruppe am C-Atom 3 und einer reduzierenden Ketoalkoholkette am C-Atom 17 gemeinsam. Sie unterscheiden sich hingegen durch ihre Substituenten am C-Atom 11 und 17. Ohne näher auf die prinzipielle Frage der unterschiedlichen physiologischen Wirkung der Hormone eingehen zu wollen, wird die heute geläufige Einteilung in C 11-Desoxy- und C 11-Oxy- (oder Oxo) Corticosteroide übernommen (*7*). Die typische *Cortinwirksamkeit*, d. h. die Fähigkeit, einen mehr oder minder großen Teil der Ausfallerscheinungen beim nebennierenlosen Tier zu beheben, ist an das Vorhandensein der beiden erstgenannten funktionellen Gruppen am C-Atom 3 und C-Atom 17 geknüpft (*8*). Das Vorhandensein oder Nichtvorhandensein weiterer Sauerstoffatome am C-Atom 11 und 17 kann diese Wirkung nur modifizieren. Die Hormonwirkung erlischt fast vollständig, wenn die Ketogruppe am C-Atom 3 oder 20, oder wenn die Doppelbindung reduziert wird, ebenso wenn eine weitere Doppelbindung an C_6 (*9, 10*) oder andere Substituenten an anderen Stellen des Moleküls eingeführt werden, oder wenn die Alkoholgruppe am C-Atom 21 entfernt wird (vergl. aber 150). Die Hormonwirkung ist also sehr spezifisch an eine bestimmte chemische Konstitution geknüpft. So versteht man auch, daß synthetische Analoga zu den Corticosteroiden, die die Ketoalkoholseitenkette in aromatischen oder hydroaromatischen Ringsystemen enthalten, so weit bisher bekannt ist, keine oder höchstens sehr geringe Wirkung am epinephrektomierten Tier haben. Man muß allerdings die Möglichkeit einräumen, daß Bemühungen um solche Analoga bei richtiger Beurteilung aller Faktoren, die ein Wirkstoffmolekül auszeichnen, doch noch Erfolg haben können [vgl. (*11, 12, 13, 14, 15, 16, 17, 151, 152*)].

II. Andere Steroide der Nebennierenrinde.

Bei der genannten hohen Spezifität der für die 6 Nebennierenrindenhormone charakteristischen Konstitution (die Wirkungsart und -intensität der sechs Hormone ist dabei wie gesagt sehr unterschiedlich) ist auch verständlich, daß den anderen Steroiden, die aus der Nebennierenrinde isoliert worden sind, keine Cortinwirkung zukommt. Einige dieser Steroide der Nebennierenrinde besitzen, im Gegensatz zu den *Corticosteroiden* (dies sei der Sammelausdruck für die genannten sechs *wirksamen Hormone)* mit 21 C-Atomen, nur 19 C-Atome und haben mehr oder minder ausgeprägte androgene Eigenschaften (*3, 8*).

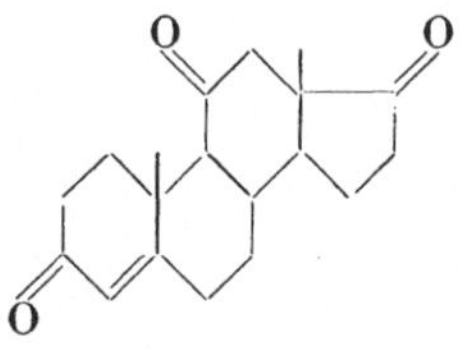

O O
O

Δ^4-Androsten-3, 11, 17-trion
„Adrenosteron"

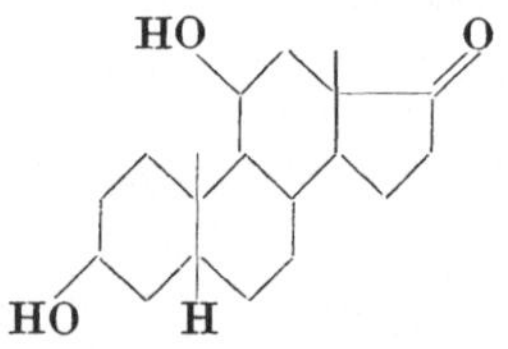

HO O
HO H

Androstan-3 β,-11 β-diol, 17-on

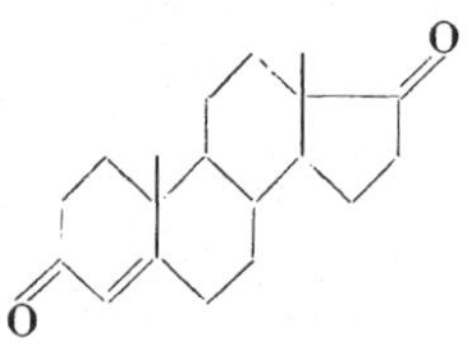

O
O

Androstendion

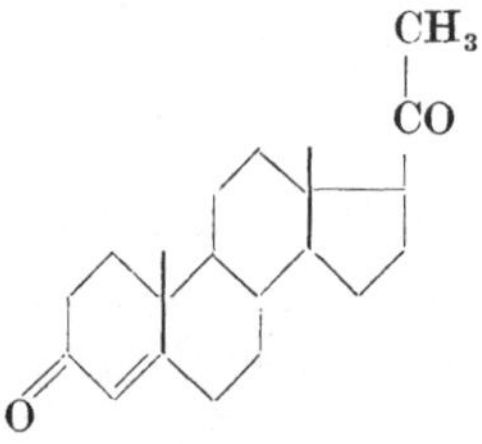

CH_3
CO
O

Progesteron

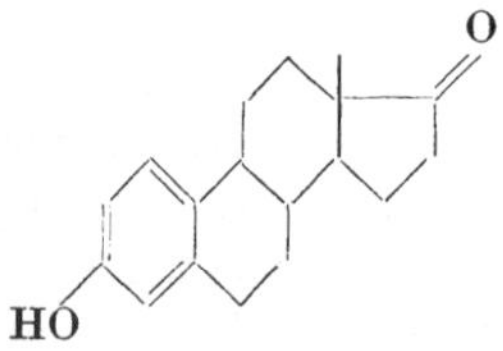

O
HO

Oestron

Auch weibliche Sexualhormone, sowohl Oestron mit 18 C-Atomen, als auch Progesteron (21 C-Atome) wurden aus der Nebennierenrinde isoliert (*3, 8*). Das Vorkommen dieser „Sexualhormone" in den Nebennieren hat sowohl eine physiologische, als auch etwa bei Tumoren der Nebennierenrinde mit vermehrter Bildung dieser Steroide, eine pathophysiologische Bedeutung.

Was für eine Funktion die anderen Steroide mit 21 C-Atomen, die aus der Nebennierenrinde isoliert wurden, haben, kann bisher nicht gesagt werden. Sie gehören der Allo-Pregnan, bzw. der Δ^4- Pregnen-Reihe an. Sie unterscheiden sich von den 6 wirksamen Hormonen durch die Abwandlung an einer der entscheidenden funktionellen Gruppen am C-Atom 3, bzw. 20 und 21 (*3, 8*). (Einer Gruppe von ähnlichen oder identischen Steroiden werden wir später als Metaboliten der 6 wirksamen Hormone begegnen. Formel s. S. 14). Bisher ist es nicht gelungen, eine Wirkung dieser Steroide zu erkennen. Wie noch besprochen werden wird, werden aber auch diese „inaktiven" Allopregnan- und Pregnenderivate von der Nebennierenrinde sezerniert. Ob sie nur Neben- oder Vorprodukte der eigentlichen Corticosteroide sind, oder ob sie eine eigene noch nicht erkannte biologische Bedeutung haben, vielleicht im Sinne einer akzessorischen Wirkung, läßt sich bislang nicht entscheiden.

III. Die amorphe Fraktion.

Auf einen Umstand muß aber noch mit Nachdruck hingewiesen werden: Trennt man aus einem Nebennierenextrakt alle kristallisierbaren Substanzen mit allen verfügbaren Methoden ab, dann verbleibt in der Mutterlauge immer noch ein wesentlicher Anteil der ursprünglichen Wirksamkeit (*18, 19*). Da das aktive Prinzip dieser Fraktion bisher nicht kristallisiert gewonnen werden konnte, wird sie „amorphe" Fraktion genannt. Je nach Art der Gewinnung, Reinigung usw. macht sie, gemessen am Überlebenstest, etwa 60—80% der Wirksamkeit des ursprünglichen Rohextraktes aus, aus dem die genannten Corticosteroide abgetrennt worden sind (*8*). Ob die amorphe Fraktion ein einheitlicher Stoff oder ein Stoffgemisch ist, weiß man noch nicht. Sie ist besonders wirksam im Überlebenstest am adrenalektomierten Tiere; diese Wirkung ist ähnlich der des Desoxycorticosterons (DOC), jedoch noch stärker. Beide Hormone, DOC und die amorphe Fraktion, wirken im Sinne einer Na-Retention beim adrenalektomierten Tier. [Näheres über die Wirkung der amorphen Fraktion s. bei Ingle (*20*).]

Neuerdings scheint sich die Frage nach der Natur dieser amorphen Fraktion etwas weiter zu klären. Grundy, Simpson und Tait (*21*) haben Nebennierenextrakte papierchromatographisch getrennt. Sie haben dabei beobachten können, daß zusammen mit dem Cortison eine im „Na-Retentionstest" (*153*) außerordentlich wirksame Substanz mitläuft. (Cortison ist in diesem Test sehr wenig wirksam und so von der unbekannten Substanz leicht zu unterscheiden.) Wird diese Fraktion erneut sorgfältig chromatographiert, so kann diese „Mineralstoffwechselaktive Substanz" von Cortison getrennt werden. Sie läuft in der Anordnung nach Zaffaroni etwas schneller als das Cortison, ist also etwas weniger stark polar als dieses. (Zur Papierchromatographie der Corticosteroide s. weiter unten.) Diese Fraktion wirkt deutlich reduzierend, dürfte also auch die α-Ketoalkoholgruppe am C-Atom 17 besitzen. Sie unterscheidet sich von den bekannten Corticosteroiden durch das Fehlen einer α β ungesättigten Ketogruppe, die durch ihre charakteristische Absorption des Lichtes von 240 mμ leicht erkannt werden kann.

Aus der Elementaranalyse und auf Grund des Verhaltens bei der Papierchromatographie kann man schließen, daß es sich bei der „amorphen" Fraktion *möglicherweise* um ein Steroid mit 5 Sauerstoffatomen, davon 4 Hydroxylgruppen (3, 11, 17, 21) und einer Ketogruppe (20) handelt. Es ist aber bisher noch nicht gelungen, diese Substanz mit einem der von REICHSTEIN aus der Nebennierenrinde isolierten Steroide, das zwar eine Ketoalkoholgruppe am C-Atom 17, aber am C-Atom 3 statt einer Ketogruppe eine Hydroxylgruppe besitzt, zu identifizieren (Vgl. WETTSTEIN: Diskussionsbemerkung). Wir selbst verfügen über Beobachtungen, wonach eine im „Überlebenstest" an der epinephrektomierten Ratte sehr wirksame „amorphe" Fraktion nicht reduzierend wirkt, also keine α-Ketoalkoholgruppe besitzen dürfte (*22*).

IV. Die Bestimmung der Corticosteroide.

Es wäre noch kurz auf die heutigen analytischen Möglichkeiten zur Erfassung der Corticosteroide hinzuweisen. [Ausführliche Übersicht zu diesem Punkt vgl. PFEFFER, STAUDINGER (*23*)]. Neben der relativ unspezifischen chemischen Erfassung der Corticosteroide, auf die bei der Bestimmung der sog. „Harncorticoide" noch kurz eingegangen werden wird, und neben den zahlreichen verschiedenen biologischen Testen, die eine mehr oder minder exakte quantitative Erfassung der „Corticosteroide" erlauben, ist heute das bei weitem zweckmäßigste analytische Verfahren durch die Anwendung der Papierchromatographie gegeben. ZAFFARONI hat als erster ein brauchbares Verfahren angegeben (*24, 25, 26*, ferner BUSH *154*). Es beruht auf der Anwendung eines wenig polaren Lösungsmittels (Toluol, Benzol) im Gemisch mit einem hochpolaren Lösungsmittel (Formamid, Glykol). Bei dieser Anordnung wandern die wenig polaren Corticosteroide, wie Desoxycorticosteron, am schnellsten, die hochpolaren, z. B. 17-Oxycorticosteron, am langsamsten. Dargestellt werden die Corticosteroide auf dem Papier durch ihre reduzierende Wirkung (z. B. mit Silberdiamin oder Triphenyltetrazoliumchlorid). WETTSTEIN und Mitarbeiter (*27*) haben das Verfahren von ZAFFARONI verbessert. Durch eine Reihe für verschiedene Steroide und Corticosteroide recht spezifische Farb- und Fluorescenzreaktionen wird die Charakterisierung der verschiedenen Flecken im Chromatogramm spezifischer. Auch das Verfahren von HAINES (*28*) bzw. HÜBENER (*29*) schließt sich grundsätzlich an das Vorgehen von ZAFFARONI an, nur daß die Steroide hier durch Kontaktphotographie im U-V-Licht an ihrer für die α β ungesättigte Ketogruppe charakteristischen Lichtabsorption bei 240 mμ gekennzeichnet werden. Während sonst die Ketoalkoholseitenkette als Charakteristikum zur Erkennung der Corticosteroide herangezogen wird, ist es hier die vielen Steroiden gemeinsame α β ungesättigte Ketogruppe am C-Atom 3 (vgl. auch *155*). Die papierchromatographische Trennung und Bestimmung der Corticosteroide nach HOFMANN und STAUDINGER (*30*) unterscheidet sich insofern von dem Verfahren von ZAFFARONI, als hier ein stark polares Lösungsmittel (mit Butanol bezw. besser Heptanol gesättigtes Wasser) zum Entwickeln der Chromatogramme gewählt wird. Bei dieser Anordnung wandern die besonders interessierenden hochpolaren Corticosteroide (17-Oxycorticosteron, Cortison) am schnellsten. Das ist für manche Fragestellung vorteilhafter, da der Trenneffekt der Papierchromatographie um so größer ist, je weiter die Substanz gelaufen ist. Die Corticosteroide können dann durch Triphenyltetrazoliumchlorid, das zu rotem Formazan reduziert wird, dargestellt werden. Das Formazan kann eluiert und photometrisch bestimmt werden (*31*). So ist eine quantitative spezifische Bestimmung der einzelnen Corticosteroidgruppen möglich. Dies Verfahren hat sich inzwischen besonders zur Bestimmung des Corticosteroidgehaltes von Nebennierenextrakten bewährt. Wir haben die papierchromatographisch gewonnenen Ergebnisse tierexperimentell am Glykogenablagerungstest von VENNING (*32*) [bzw. SPRECHLER (*33*)] überprüft und haben eine gute Übereinstimmung gefunden. Sowohl die Spezifität als auch die Richtigkeit der quantitativen Auswertung unseres Verfahrens sind damit bestätigt (*34*).

B. Die Sekretion der Nebennierenrinde.

I. Die Versuche am Ganztier.

Als erste hat M. VOGT die Frage nach der Sekretionsleistung der Nebennierenrinde bearbeitet (*35*). Sie bestimmte die Corticosteroide im Nebennierenvenenblut biologisch mit dem Test von SELYE und SCHENKER (*36, 37*) (Bestimmung der Kälteresistenz epinephrektomierter Ratten). Ihre Befunde, die an verschiedenen Warmblütern erhoben wurden, besagen folgendes: Pro Minute wird von der Nebenniere etwa das 10fache des jeweiligen Gehaltes der Drüse sezerniert. Die Vorräte der Nebennierenrinde sind also klein gegenüber der Sekretionsleistung. Das heißt aber, daß die Biosynthese der Hormone immerwährend und sehr schnell vor sich gehen muß (*38*). VOGT wies ferner nach, daß der Zusatz von ACTH, Adenosintriphosphat und Kaliumionen zum durchströmenden Blut den Ausstoß von biologisch aktiven Corticosteroiden aus der Nebennierenrinde auch am hypophysektomierten Tier steigert (*39*), während Adrenalin nur über die Hypophyse durch Mobilisierung von ACTH zu wirken scheint (*40*). Die Frage nach der chemischen Zusammensetzung des biologisch aktiven Sekretionsproduktes der Nebennierenrinde ist in jüngster Zeit mit papierchromatographischen Untersuchungsmethoden durch NELSON, SAMUELS und REICH, ZAFFARONI beantwortet worden (*41, 42, 43*). Im Nebennierenvenenblut von Hunden fanden sie im wesentlichen 17-Oxycorticosteron und Corticosteron, daneben geringe Mengen andere Steroide mit α β ungesättigter Ketogruppe. Dies wurde auch von BUSH an verschiedenen Tierarten bestätigt (*44*). Das mengenmäßige Verhältnis von 17-Oxycorticosteron zu Corticosteron ist aber von Tierart zu Tierart verschieden, z. B. sezernierten Hund und Katze aber auch der Mensch vorzugsweise 17-Oxycorticosteron, das Kaninchen fast ausschließlich Corticosteron. Aus diesen Befunden geht hervor, daß die eigentlichen oder doch wenigstens hauptsächlichen Sekretionsprodukte der Nebennierenrinde, mit anderen Worten, die Hormone der Nebennierenrinde, Corticosteron und 17-Oxycorticosteron sind. Wird die Nebennierenrinde durch ACTH stimuliert, so werden diese beiden

Hormone vermehrt sezerniert und sind auch im peripheren Blut nachweisbar (*43, 45, 156, 157*).

Aus dem Nebennierenvenenblut des Rindes sind von Samuels u. a. auch androgen wirkende Verbindungen isoliert worden (*46*). Damit ist die lange Zeit offene Frage, ob die von Reichstein in Nebennierenrindenextrakten nachgewiesenen androgenen Hormone physiologisch eine Bedeutung haben, soweit beantwortet, daß diese Verbindungen als normale Sekretionsprodukte der Nebennierenrinde anzusehen sind.

II. Versuche an perfundierten Nebennieren.

Im Arbeitskreis um Pincus (*47, 48*) sind Untersuchungen über die Sekretion der Nebennierenrinde an isolierten perfundierten Drüsen (vom Rind) durchgeführt worden. Auch hier wurden die Sekretionsprodukte mit der papierchromatographischen Methode von Zaffaroni analysiert. Die etwa 20 g schwere Nebenniere des Rindes wird mit 1 l Rinderblut (oder Plasma) pro Stunde durchströmt. Das Ergebnis zeigt am schönsten Tab. 1.

Tabelle 1. *Die α Ketole in der Perfusionsflüssigkeit* (nach O. Hechter u. a.)

	in 2 Litern Blut			in Nebennieren-Extrakt von 20 gr Drüse
	Vor der Perfusion durch die NNR	nach der Perfusion durch die NNR		
		ohne ACTH	mit ACTH	
	γ	γ	γ	γ
Unbekannte I—V	220	80	700	70
17-Oxycorticosteron	360	145	1100	40
Cortison	—	25	{200}	{20}
Unbekannt VI	—	40		
Unbekannte VII—IX	110	45	250	25
Corticosteron	400	230	1100	70
Unbekannt X	—	{60}	300	{35}
Dehydrocorticosteron	—		250	
Desoxycorticosteron	120	35	140	—

Wie aus dieser Tabelle ersichtlich wird, enthält das Rinderblut bereits vor der Perfusion (papierchromatographisch) nachweisbare Mengen von Corticosteroiden, vorwiegend Corticosteron und 17-Oxycorticosteron. Man ersieht aber aus dieser Tabelle, daß auch die anderen früher besprochenen Corticosteroide, die aus Nebennierenextrakten isoliert worden sind, mit Ausnahme von 11-Desoxy-17-oxycorticosteron im Blut vorkommen. Insbesondere sei auf den gesicherten Nachweis von DOC hingewiesen, das somit als natürliches Sekretionsprodukt der Nebennierenrinde angesehen werden muß. Außer den bekannten und biologisch aktiven Hormonen fand Pincus im Blut der Rinder aber auch noch unbekannte Steroide („Unbekannte" I—X der Tab. 1). Da sie in den Papierchromatogrammen an ihrer reduzierenden Wirkung erkannt werden, tragen sie mit großer Wahrscheinlichkeit auch die α-Ketoalkoholseitenkette am C-Atom 17. Sie weichen vermutlich in der Konstitution bzw. sterischen Konfiguration des Ringes A und B von den 6 bekannten und biologisch aktiven Corticosteroiden ab. Sie sind wahrscheinlich z. T. identisch mit den eingangs besprochenen biologisch inaktiven Allopregnanderivaten mit α-Ketolseitenkette, die von REICHSTEIN in Nebennierenextrakten gefunden worden sind. Ob sich hinter ein oder mehreren dieser unbekannten „Ketolsteroiden“ die oben besprochene „amorphe Fraktion“ verbirgt, kann noch nicht beantwortet werden. Nach den schon besprochenen Befunden von TAIT (*29*) u. a. wird man damit rechnen müssen[1].

Wird das Rinderblut durch die isolierte überlebende Nebenniere perfundiert, so wird ein Teil der Corticosteroide und der anderen α-Ketole offensichtlich durch die Drüse „festgehalten“ bzw. dort umgewandelt oder abgebaut. Dafür tauchen andere vorher nicht nachweisbare „unbekannte“ Ketole auf. Die bisher im Blut nachgewiesenen „Ketolsteroide“ sind somit zahlreicher als die von REICHSTEIN in Nebennierenextrakten gefundenen. An erster Stelle steht aber mengenmäßig auch hier Corticosteron und 17-Oxycorticosteron. Fügt man dem Perfusionsblut ACTH zu, so steigt der Gehalt an Corticosteroiden im ausströmenden Blut gewaltig an. Wiederum sind es in erster Linie Corticosteron und 17-Oxycorticosteron, die mengenmäßig sehr stark vermehrt auftreten; aber auch die anderen Verbindungen, einschließlich der unbekannten Ketole werden in Gegenwart von ACTH vermehrt von der Nebenniere ausgeschieden. Relativ geringfügig ist die Mehrausscheidung von DOC, immerhin ist auch dieses Hormon wieder mit Sicherheit nachweisbar. In der Tab. 1 ist in der letzten Spalte zum Vergleich angegeben, wieviel Hormon aus einer 20 g schweren Nebenniere extrahierbar ist. Daraus wird erneut die erstaunliche synthetische Leistung dieser Drüse sichtbar.

III. Die Sekretionsleistung der Nebenniere.

Nimmt man die Ergebnisse aller Versuche zusammen, so kann man festhalten: Die in erster Linie von der Nebennierenrinde sezernierten Hormone sind Corticosteron und 17-Oxycorticosteron. Offensichtlich werden aber die anderen biologisch aktiven Corticosteroide (11-Dehydrocorticosteron, 11-Dehydro-17-oxycorticosteron und Desoxycorticosteron) und eine ganze Reihe bisher chemisch nicht genau charakterisierter Steroid-Ketole und androgene 17-Ketosteroide abgegeben. Die Sekretionsleistung wird durch ACTH gewaltig gesteigert. Die Steigerung betrifft wiederum in erster Linie Corticosteron und 17-Oxycorticosteron. Man wird aus diesen Ergebnissen u. a. den Schluß ziehen dürfen, daß z. B. die klinische Wirkung einer ACTH-Therapie etwas verschieden von der einer Cortisonbehandlung sein muß. Man kann ferner versuchen zu errechnen, wie hoch die normale tägliche Sekretionsleistung der Nebennieren ist. Es ist allerdings nicht möglich, diese an Tieren unter unphysiologischen Umständen gewonnenen Ergebnisse auf den Menschen zu übertragen. Hingegen kann aus den Mengen von Nebennierenrindenhormonen, die zur vollständigen klinischen Substitution bei Patienten mit totalem Nebennierenausfall erforderlich sind, *geschätzt* werden, daß unter *normalen* Umständen die Nebennierenrinde des Menschen täglich *etwa* 40—50 mg Corticosteron und 17-Oxycorticosteron sezerniert. Unter „Stressbedingungen“ wird die Leistung dieses Organs wesentlich größer sein.

---

[1] *Nachtrag bei der Korrektur:* Neuerdings konnte TAIT u. a. die „amorphe Fraktion“ auch im Nebennierenvenenblut von Affen und Hunden mit der gleichen Methode (s. oben, S. 3) nachweisen (*164*).

C. Die Biosynthese der Nebennierenrindenhormone.

I. Die Untersuchungen an der perfundierten Nebenniere.

Im vorigen Kapitel wurde deutlich, daß die Nebennierenrinde ihre Hormone außerordentlich rasch synthetisieren kann, und daß diese Synthese durch ACTH noch weiter beschleunigt wird. Es erhebt sich nun die wichtige Frage, über welche Zwischenstufen die beiden wesentlichen Hormone, das Corticosteron und das 17-Oxycorticosteron, in der Nebenniere gebildet werden und welche Stoffwechselprozesse dabei eine Rolle spielen. Auch diese Frage wurde zuerst durch Pincus und Mitarbeiter aufgegriffen (*49*, *50*, *51*, *52*, *53*). In der oben geschilderten Versuchsanordnung mit perfundierten Nebennieren konnten diese Autoren zeigen, daß zu der Perfusionsflüssigkeit zugesetztes Desoxycorticosteron beim Durchgang durch die Nebenniere teilweise in Corticosteron umgewandelt wird. Die Nebenniere hat also die Fähigkeit, am C-Atom 11 des Desoxycorticosterons eine Hydroxylgruppe in β-Konfiguration einzufügen. Wurde 11-Desoxy-17-oxycorticosteron perfundiert, so entstand daraus in gleicher Weise 17-Oxycorticosteron. Aber auch Progesteron, Androsteron u. a. m. wurden in dieser Versuchsanordnung in die entsprechenden 11-Oxy-Derivate umgewandelt. Doch gelingt diese Umwandlung nicht mit jedem beliebigen Steroid (*47*).

Aus Desoxycorticosteron wird Corticosteron. Läßt man das DOC-haltige Blut bzw. Plasma immer wieder die Nebenniere durchlaufen, so beobachtet man, daß die Ausbeute an Corticosteron immer größer wird, daß die Umwandlung des DOC zu Corticosteron also bei jedem Durchgang immer weiter verläuft. Das einmal entstandene Corticosteron wird dabei nicht weiter verändert. Die Nebenniere kann — so scheint es nach diesen Versuchen — im DOC also *nur* am C-Atom 11 die Hydroxylgruppe einführen, nicht aber am C-Atom 17. Setzt man hingegen statt Desoxycorticosteron Progesteron zu, dann kann aus der Perfusionsflüssigkeit nicht nur 11-Oxyprogesteron, sondern auch 17-Oxyprogesteron, Corticosteron, 17-Oxycorticosteron isoliert werden (*47*). Das heißt, daß die Nebenniere die 17-Oxygruppe nur einführen kann, wenn am C-Atom 21 noch keine Hydroxylgruppe steht. Diese kann andererseits in 17-Oxyprogesteron leicht eingeführt werden, wie der Versuch lehrt. Statt Progesteron kann man auch Δ^5-Pregnen 3 β-ol-20-on (Pregnenolon) zur Perfusionsflüssigkeit

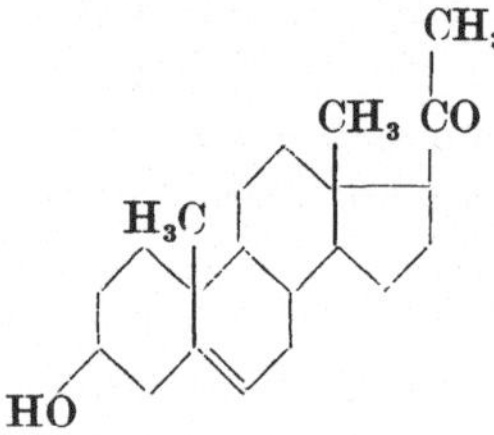

Pregnenolon

zusetzen, das sich vom Progesteron durch das Fehlen der $\alpha\,\beta$ ungesättigten Ketogruppe am C-Atom 3 unterscheidet. Bei Zusatz von Pregnenolon kann man in der Perfusionsflüssigkeit folgende Umwandlungsprodukte identifizieren: Progesteron, Corticosteron, 17-Oxycorticosteron. Die Nebenniere kann also aus Pregnenolon die beiden Hormone Corticosteron und 17-Oxycorticosteron synthetisieren; sie kann mit anderen Worten die $\alpha\,\beta$ ungesättigte Ketogruppe am C-Atom 3 [vgl. SAMUELS (*67*)] und die drei Hydroxylgruppen am C-Atom 11, 17 und 21 einführen. Danach sieht es so aus, als ob das Pregnenolon die Muttersubstanz für die Corticosteroide sein könnte (*47*).

Die genannten Umwandlungen werden durch ACTH *nicht* beschleunigt, sie verlaufen also unabhängig von der Anwesenheit von ACTH (*48*). Da aber das ACTH, wie weiter oben gezeigt wurde, die Sekretionsleistung der Nebenniere, damit aber die Biosynthese der Corticosteroide so gewaltig steigert, muß man folgern, daß sein Angriffspunkt *vor* dem Pregnenolon liegt (*48*). Da alle nachfolgenden Reaktionen unabhängig von der Steuerung des ACTH sind, muß alles bereitgestellte Pregnenolon genügend schnell in die fertigen Hormone umgewandelt werden. Der die normale Sekretion der Nebenniere limitierende und durch ACTH beschleunigte Prozeß müßte danach in der Bereitstellung des Pregnenolons liegen. Wir wissen andererseits, daß eine der ersten morphologisch sichtbaren Folgen der Nebennierenrindenstimulierung durch ACTH die Abnahme des Cholesterins ist (*54*), ja, daß nach längeren ACTH-Gaben auch der Cholesterinspiegel im Plasma sinkt (*55*). Es ist zwar damit noch nicht bewiesen, aber doch sehr wahrscheinlich gemacht, daß das Cholesterin zur Hormonsynthese verwendet wird. PINCUS vermutet nun, daß der Angriffspunkt des ACTH im oxydativen Abbau der Seitenkette des Cholesterins zum Pregnenolon zu suchen sei (*47*, *48*) (vergl. auch BLOCH *159*).

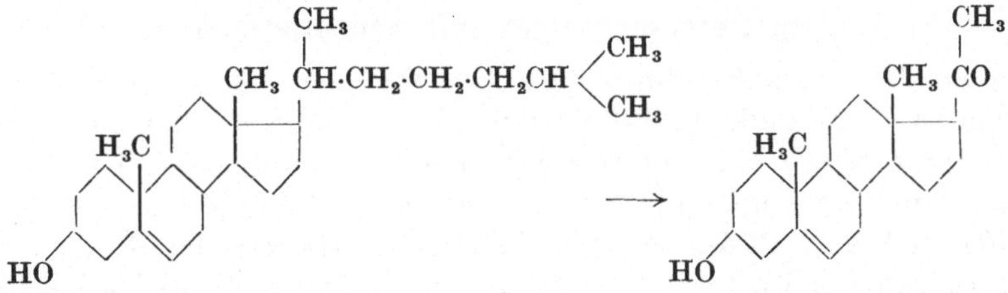

CH_3 / CH_3 $CH{\cdot}CH_2{\cdot}CH_2{\cdot}CH_2CH\langle^{CH_3}_{CH_3}$ / H_3C / HO → CH_3 / CH_3 CO / H_3C / HO

Cholesterin → Pregnenolon

Das Cholesterin seinerseits kann [BLOCH (*56*)] im Organismus, z. B. in der Leber, aber auch in den Nebennieren [SRERE u. a. (*57*)] leicht aus Essigsäure synthetisiert werden. In diesen Versuchen wurde Essigsäure, bei der entweder die Methylgruppe oder die Carboxylgruppe durch C^{14} markiert war, verwendet. So ließ sich direkt nachweisen, welches Kohlenstoffatom des Cholesterins aus der Methyl- und welches aus der Carboxylgruppe stammt [BLOCH (*56*)]. Hier kann auf diese schönen Untersuchungen nicht näher eingegangen werden. Neuerdings konnte PINCUS nun zeigen, daß bei der Perfusion von markiertem Acetat, markierte Corticosteroide erhalten werden (*58*); da diese andererseits auch aus markiertem Cholesterin entstehen, so ist damit wahrscheinlich geworden, daß die Biosynthese der Corticosteroide von der Essigsäure ausgehend über das Cholesterin verlaufen kann. Die Corticosteroide können aber auch auf einem anderen Weg aus Essigsäure ohne Cholesterin als Zwischenstufe aufgebaut werden [HAINES (*28*, *59*)].

Zusammenfassend kann der Weg der Biosynthese der Corticosteroide durch folgendes Schema von PINCUS dargestellt werden, bei dem die gesicherten Übergänge ausgezogen, die zunächst nur vermuteten punktiert gezeichnet sind (*47*).

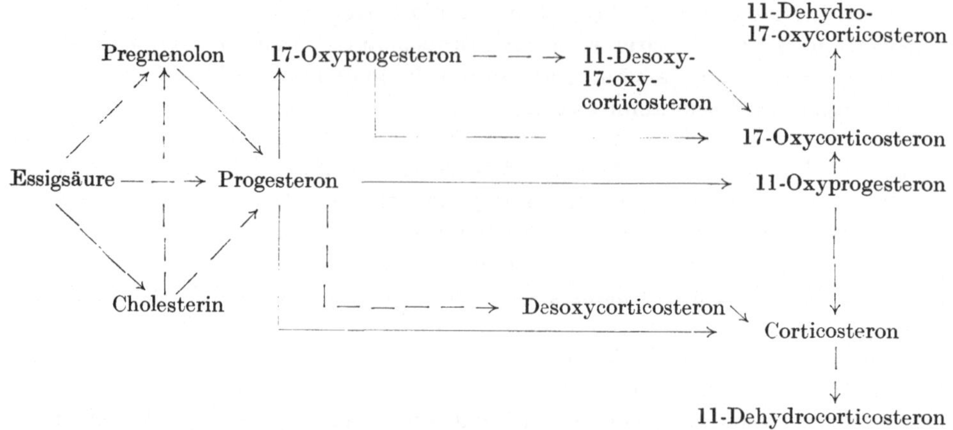

Das Auftreten der 11-Dehydroverbindungen im Perfusionsblut wird somit als eine Sekundärreaktion aufgefaßt. Wie weit in den oben erwähnten unbekannten α-Ketolen Zwischenprodukte, oder auch Nebenprodukte dieser Hormonbiosynthese zu erblicken sind, läßt sich jetzt noch nicht entscheiden. Nochmals sei auf die Möglichkeit hingewiesen, daß sich hinter diesen unbekannten Verbindungen die amorphe Fraktion verbirgt.

II. Die Untersuchungen mit Nebennierenbrei.

Nachdem die ersten Ergebnisse der Arbeiten von PINCUS über die 11-Oxylierung von DOC und anderen Steroiden in der perfundierten Nebenniere bekannt geworden waren, wurde bald von verschiedenen Seiten mitgeteilt, daß die 11-Oxylierung auch mit Nebennierenbrei oder -schnitten gelinge (*60, 61, 62, 63, 64, 65, 66, 67, 160, 161, 162, 165*). Schon frühzeitig hat HAINES die Bedingungen der Biosynthese von Corticosteroiden in vitro mit Nebennierenbrei bearbeitet (*28*). Ferner haben dann WETTSTEIN sowie DORFMAN die optimalen Bedingungen für die Umwandlung von DOC in Corticosteron bzw. von 17-Oxy-11-desoxycorticosteron in 17-Oxycorticosteron untersucht (*66, 161*). WETTSTEIN fand, daß die Gegenwart von Sauerstoff sowie verschiedenen Zusätzen, darunter vor allem Fumarsäure, aber auch Nicotinsäure, ferner Ascorbinsäure und manch anderes mehr, fördernd auf die 11-Oxylierung wirken. Aus diesen Ergebnissen kann geschlossen werden, daß die 11-Oxylierung mit dem oxydativen Stoffwechsel, mit anderen Worten, mit dem Citronensäurecyclus in der Nebenniere verknüpft ist (*66*). Etwa gleichzeitig mit WETTSTEIN haben wir unseren Befund bekannt gegeben, wonach die Ascorbinsäure fördernd auf die Biosynthese der Nebennierenrindenhormone wirkt (*68*). Für uns stellte sich die Frage im Zusammenhang mit unseren schon vor längerer Zeit begonnenen Untersuchungen über die Biosynthese der Nebennierenrindenhormone einerseits und über den Stoffwechsel dieses inkretorischen Organs andererseits, welche Bedeutung das reichliche Vorkommen von Ascorbinsäure in der Nebennierenrinde habe. Bei unseren Versuchen wurde, im Gegensatz zu denen der oben genannten Autoren, kein Steroid zugesetzt, da es uns auf die Erfassung des ganzen Verlaufes der Biosynthese ankam; DOC, bzw. Substanz S, wie sie von WETTSTEIN und den anderen Autoren als Zusätze gewählt wurden, kommen in der Nebenniere wie erwähnt kaum vor, diese können also nicht die eigentlichen Vorläufer, wohl aber u. U. Zwischenprodukte bei unseren Versuchen sein.

Wie aus der Tab. 2 ersichtlich wird, haben wir die Wirkung zahlreicher Stoffe auf die Biosynthese der Hormone im überlebenden Nebennierenbrei geprüft. Die angegebenen Werte sind Relativwerte; der stets in den Versuchen mitlaufende Nebennierenbrei ohne Zusatz wird = 100 gesetzt.

Tabelle 2. *Relative Ausbeuten an Nebennierenrindenhormon (Corticosteron und 11-Dehydrocorticosteron, sowie 17-Oxycorticosteron und 11-Dehydro-17-oxycorticosteron) aus Nebennierenbrei mit verschiedenen Zusätzen.*

Art des Versuches	Zusatz	Relative Hormonausbeute (Comp. A B u. Comp. E F) in %
NN-Brei frisch (Schwein in 0,9% NaCl Lösung, 1% Glucose,5 Std. 37°	keiner	100
I. (Säuren)	1% Ascorbinsäure	**210** 20
NN-Brei frisch (Schwein)	2% Fumarsäure	**200** 20
in 0,9% NaCl-Lösung	1% Essigsäure	100
1% Glucose, 5 Std. 37°	2% Citronensäure	110
	2% Glutaminsäure	100 (?)
II. (Reduzierende Substanzen)	1% Ascorbinsäure	**210** 20
NN-Brei, frisch (Schwein)	1% Reduktinsäure	110
in 0,9% NaCl-Lösung,	1% Methylenblau	130
1% Glucose, 5 Std. 37°	1% versch. anorg. Sulfite	95
	1% Cystein	110
III. (Vitamine usw.)	1% Ascorbinsäure	**210** 20
NN-Brei, frisch (Schwein)	1% Vitamin E	**180**
in 0,9% NaCl-Lösung,	1% Vitamin A	**190**
1% Glucose, 5 Std. 37°	1% Co-Carboxylase	125
	1% B (-Complex)	105
	0,2% ATP	75 (?)
	0,5 E ACTH	115
	100% Hefe	130

Bei der Durchsicht der Tabelle fällt auf, daß von den geprüften Substanzen nur die Ascorbinsäure, die Fumarsäure, Vitamin E und Vitamin A einen nennenswerten fördernden Einfluß auf die Biosynthese der Hormone haben. Die gesteigerte Hormonausbeute betraf Corticosteron und 17-Oxycorticosteron etwa in dem gleichen Maße. Die Effekte sind für die genannten Substanzen spezifisch, wie aus der Tab. 2 hervorgeht. Auch die Reduktinsäure[1], die chemisch sehr nahe mit der Ascorbinsäure verwandt ist und ein ähnliches Redoxpotential besitzt, ist wirkungslos. Man muß annehmen, daß es sich um eine echte — biologische — Wechselwirkung zwischen den genannten Substanzen einerseits und dem überlebenden Nebennierenbrei andererseits handelt. Daß dem so ist, geht zunächst ganz einfach daraus hervor, daß die Wirkung der Fumarsäure und Ascorbinsäure mit zunehmendem Alter der Drüse immer geringer wird; bei Drüsen, wie sie

[1] Reduktinsäure hat uns Herr Prof. Reiff und Dr. A. Sohn, Zellstoffabrik Waldhof zur Verfügung gestellt, wofür wir sehr danken.

üblicherweise vom Handel angeboten werden, ist der Effekt überhaupt nicht mehr zu beobachten.

Ein weiteres Kriterium für den „biologischen Charakter" der beobachteten Wechselwirkung ist die Tatsache, daß die relative Hormonausbeute ein Optimum bei einer relativ geringen, etwa physiologischen Konzentration der beiden Zusätze hat, und daß bei steigender Konzentration der Ascorbinsäure bzw. der Fumarsäure die Hormonbiosynthese gehemmt wird. Diese Verhältnisse werden an Abb. 1 deutlich. Die optimale Konzentration der Ascorbinsäure liegt bei 1%, die der Fumarsäure bei 2%.

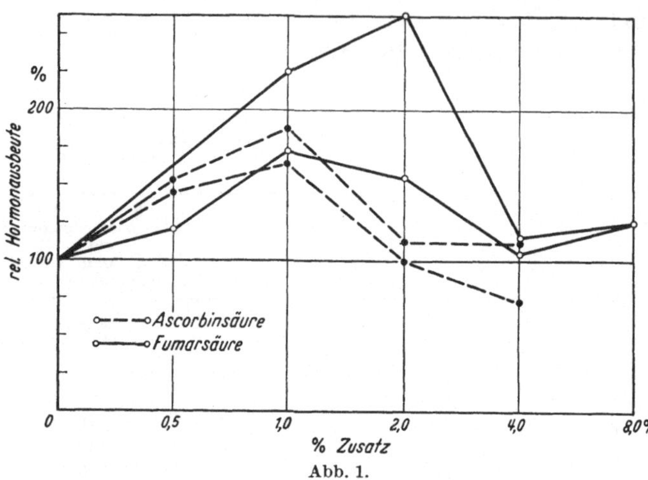

Abb. 1.

Um die bisher mitgeteilten Ergebnisse besser verstehen zu können, haben wir die Atmungsgröße von Nebennierenbrei, [bzw. von daraus hergestellten Gewebsextrakten nach WISS (*69*), AEBI (*70*)] in der Warburg-Apparatur gemessen. Ohne hier näher auf das umfangreiche experimentelle Material [vgl. HOFMANN, KRAUSHAAR, STAUDINGER (*71*)] einzugehen, seien kurz folgende Ergebnisse zusammengefaßt:

Tabelle 3. *Hormonausbeute und O_2-Verbrauch bei Schweine-Nebennieren.*

Art des Versuches	Zusatz	rel. Hormonausbeute in %	rel. O_2 Verbrauch in %
Schweine-NN-Brei (Extrakt) Phosphatpuffer, NaCl, 1% Glucose Brutschrank bzw. Warburg-Apparatur	keiner	100	100
Schweine-NN-Brei (Extrakt) Phosphatpuffer, NaCl, 1% Glucose Brutschrank bzw. Warburg-Apparatur	1% Ascorbinsäure 1% Fumarsäure	200 200	100 125
Schweine-NN-Brei (Extrakt) Phosphatpuffer, NaCl, 1% Glucose Brutschrank bzw. Warburg-Apparatur m/1400 KCN	keiner 1% Ascorbinsäure 1% Fumarsäure	90 85 90	75 75 95

Der Sauerstoffverbrauch von Nebennieren wird durch Fumarsäure deutlich gesteigert. (Diese Wirkung der Fumarsäure ist an anderen Organen, wie z. B. Leber, bedeutend geringer.) Ascorbinsäure hat demgegenüber auf die Atmungsgrößen von Nebennierenhomogenaten keinen oder wenigstens keinen eindeutigen Effekt.

Wird das Nebennierenhomogenat mit KCN vergiftet, so sinkt die Atmungsgröße. Die geringe Biosynthese des Nebennierenrindenbreies ohne Zusatz ist total gehemmt. Setzt man den cyanidvergifteten Homogenaten Fumarsäure zu, so steigt die O_2-Aufnahme wieder an. Dieser Sauerstoffmehrverbrauch des cyanidvergifteten Nebennierenbreies in Gegenwart von Fumarsäure ist aber für die Hormonbiosynthese frustran, diese kommt nicht wieder in Gang. Ascorbinsäure hat weder auf die Atmung noch auf die Biosynthese des cyanidvergifteten Nebennierenbreis einen Einfluß.

Daß die Ascorbinsäure und die Fumarsäure an verschiedenen Stellen der Biosynthese der Hormone eingreifen, geht auch noch aus folgenden Befunden hervor. Wie schon ausgeführt, gibt es für die beiden Aktivatoren ein deutliches und reproduzierbares Konzentrationsoptimum. Wären für die Nebenniere beide Substanzen in ihrer Wirkung gleichartig, so würde nach Zufügen beider Substanzen in optimaler Konzentration das Wirkungsoptimum weit überschritten, wir müßten eine Hemmung der Biosynthese beobachten. Der Versuch zeigt aber etwas ganz anderes (Abb. 2). Beide Substanzen zusammen, jede in ihrer optimalen Konzentration (1% bzw. 2%) ergeben eine weitere zusätzliche Steigerung der Hormonausbeute.

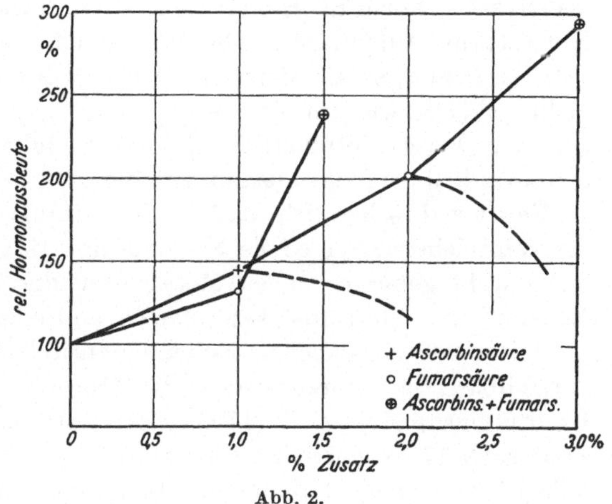

Abb. 2.

Nicht nur hinsichtlich des Angriffsortes im Energiestoffwechsel, sondern wahrscheinlich auch in bezug auf die Stufe der Steroidsynthese scheint der Angriffsort der beiden Aktivatoren verschieden zu sein. Während der durch die Fumarsäure gesteigerte Energiestoffwechsel im wesentlichen wohl eine beschleunigte 11-Oxylierung der Steroide verursacht, scheint die Ascorbinsäure in dem Prozeß der Biosynthese — wie orientierende Versuche ergaben — die 11-Oxylierung *nicht* oder nicht in erster Linie zu fördern. [Genaue experimentelle Unterlagen zu diesen Ergebnissen vgl. HOFMANN, KRAUSHAAR, STAUDINGER (*72*).] (Vgl. auch NISSIM *165*).

D. Stoffwechsel und Ausscheidung der Nebennierenrindensteroide.

I. Die Umwandlung der Corticosteroide im Organismus.

Die von der Nebennierenrinde sezernierten Hormone — im wesentlichen also Corticosteron und 17-Oxycorticosteron — werden in der Peripherie eines Organismus im Verlauf der Erfüllung ihrer spezifischen biologischen Funktionen sehr schnell chemisch verändert, z. T. wohl auch abgebaut. In der Leber wird z. B. die $\alpha\,\beta$ ungesättigte Ketogruppe der Corticosteroide sehr schnell reduziert [SCHNEIDER (*73*), SAMUEL (*73a*)]; die dabei entstehende Hydroxylgruppe wird wahrscheinlich ebenfalls in der Leber mit Glucuronsäure (evtl. Schwefelsäure) gekoppelt. Unverändetes Nebennierenrindenhormon — 17-Oxycorticosteron und Corticosteron — ist unter normalen Umständen im peripheren Blut gar nicht

[Vogt (*35*)] oder nur in Spuren [Nelson u. a. (*45*)] nachzuweisen. Auch aus dem Harn konnten nur geringe Mengen (etwa 50 γ/l) unveränderte Corticosteroide-17-Oxycorticosteron, 11-Dehydro-17-oxycorticosteron — isoliert und identifiziert werden [Mason (*74*), Schneider (*75, 76, 77*)]. Diese unveränderten, also noch biologisch aktiven Nebennierenrindenhormone können im Harn mit biologischen Methoden z. B. mit dem „Glykogenablagerungstest" (*32, 33*) und anderen Methoden (*23*) bestimmt werden. Aber auch papierchromatographische Bestimmungen sind möglich [Zaffaroni (*78*)]. Die so bestimmten Mengen *aktiven* Nebennierenrindenhormons im Harn sind außerordentlich gering. Im Tag werden davon etwa 20—60 γ ausgeschieden (*30, 33, 74, 75, 76, 78*). Der weit überwiegende Teil der von der Nebennierenrinde ins Blut abgegebenen Hormone erscheint also in mehr oder weniger stark chemisch abgewandelter — biologisch inaktiver — Form im Harn. Es sind im Harn zahlreiche Steroide verschiedener Konstitution aufgefunden worden, die sich von den Nebennierenrindenhormonen ableiten lassen, somit Metaboliten der Nebennierenhormone sind. Es ist jedoch nicht geklärt, wie im einzelnen chemischer Charakter und quantitatives Vorkommen dieser Metaboliten mit der Produktion und der Funktion der Nebennierenrindenhormone zusammenhängt.

Es ist wahrscheinlich, daß in der Gruppe der neutralen 17-Ketosteroide, zu der zahlreiche verschiedene Steroide mit 19 C-Atomen in einer Ketogruppe am C-Atom 17 gehören, neben Metaboliten der Testikelhormone und der von der Nebennierenrinde selbst sezernierten androgenen C 19 Steroiden, auch Abbauprodukte der eigentlichen Nebennierenrindenhormone vorkommen. Es ist gut vorstellbar, daß vorzugsweise die Hormone der Nebennierenrinde mit einer Hydroxylgruppe an C 17 (17-Oxycorticosteron; 11-Dehydro-17-oxycorticosteron; 11-Desoxy-17-oxycorticosteron) zu 17-Ketosteroiden abgebaut werden. Jedenfalls ist es sicher, daß die in 11-Stellung eine Sauerstoff-Funktion tragenden 17-Ketosteroide der Nebennierenrinde entstammen. Neuere Methoden erlauben es relativ einfach, die Gruppe der 17-Ketosteroide chromatographisch zu fraktionieren und so in eine Reihe von Fraktionen zu zerlegen, die z. T. definierten Steroiden entsprechen [Dingemanse (*79*), Marti (*80*), Talbot (*81*), Pond (*82*)]. Hier kann auf die Bedeutung und Bestimmung der 17-Ketosteroide nicht näher eingegangen werden [vgl. dazu: Zimmermann (*83*), Hamburger (*84*), Escamilla (*85*), aber auch Heard (*8*), Dorfman (*86*), Lieberman (*87, 88*), Dobriner (*89, 90, 91, 92, 93*), Mason (*94, 95*)].

Die im Harn zahlreich vorkommenden Pregnan- und Pregnenderivate sind vorwiegend Metaboliten der Nebennierensteroide [bei der Frau, insbesondere bei der schwangeren Frau finden sich in dieser Gruppe auch Stoffwechselprodukte des Progesterons (*96, 97*)]. Sie haben folgende Konstitution:

y CH_3 K
Z
H_3C
x
gesättigt od. Δ^4 od. Δ^5

K: — $CO \cdot CH_2OH$ = Corticoide
— $COCH_3$
— $CHOH \cdot CH_2OH$ (20 α od. β-ol)
— $CHOH \cdot CH_3$ (20 α od. β-ol)

x: = O, — OH (α od. β), (— H)

y: = O, — OH (α od. β), — H

z: — OH (α), — H

Aus der Kombination der verschiedenen Substituenten an C 3, C 11, C 17, C 20 und C 21, sowie dem Vorhandensein und der Lage und Doppelbindung an C 4 oder C 5 ergibt sich eine große Anzahl theoretisch möglicher C_{21}-Metaboliten der 6 Nebennierenrindenhormone, die z. T. bisher auch aus dem Harn isoliert werden konnten, so z. B. neben manchen anderen Pregnan-3α,17α,21-triol-11, 20-dion; Pregnan-17α,21-diol-3,11,20-trion; Pregnan-3α,17α-diol-11, 20-dion; Pregnan-3-α-ol-11,20-dion; Pregnan-3α, 20α-diol-11-on; Pregnan-3α, 11β, 17α, 21-tetrol-20-on; Δ^5-Pregnen-3α, 17α, 20α-triol; ferner Δ^5-Pregnen-3β, 21-diol-20-on; Pregnan-3α,20α-diol; Allopregnan-3α,20α-diol; Pregnan-3α, 17α,20-triol u. a. m. [vgl. SCHNEIDER (*77*, *98*), ZAFFARONI (*78*), LIEBERMAN (*87*, *99*, *100*)]. So wünschenswert deren Erfassung als definierte Verbindung ist, so undurchführbar scheint ein solches Beginnen als klinisch brauchbare Routinemethode. Man wird also, wie bei den 17-Ketosteroiden, darauf angewiesen sein, diese Metaboliten gruppenweise zu bestimmen, wobei je nach dem angewandten Verfahren verschiedene Steroide in eine bestimmte Gruppe fallen. Mit jedem der bekannten Verfahren wird dabei nur ein Teil der Gesamtzahl der C_{21}-Steroide als Metaboliten der Nebennierenrindenhormone erfaßt.

Bei der Benennung dieser Gruppen bestehen noch einige Unklarheiten. Am eindeutigsten, aber etwas schwerfällig ist die Benennung nach der zur Bestimmung angewandten Methode, also etwa: neutrale, reduzierende Lipoide, neutrale formaldehydbildende Steroide usw. [CORCORAN (*101*)]. Wir selbst möchten vorschlagen, daß nur die durch eine Gruppenreaktion erfaßbaren, im einzelnen nicht genau definierten Metaboliten der Nebennierenrindenhormone mit der noch erhaltenen charakteristischen reduzierenden $COCH_2OH$-Gruppe am C-Atom 17 „Corticoide“ oder „Harncorticoide“ genannt werden, während der Ausdruck „Nebennierenrindenhormon“ oder „Cortico*steroid*“ als Gruppenbezeichnung für die bekannten *biologisch aktiven* Stoffe dieser Art vorbehalten bleiben sollte. „Corticoide“ wären somit alle im Harn vorkommenden Pregnan- oder Pregnen-20-on-21-ol-Derivate, gleichgültig, ob sie bei gleichzeitig vorhandener α β ungesättigter Ketogruppe am C-Atom 3 biologisch aktiv sind oder nicht. Diese Festlegung des heute vielfach ungenau verwendeten Begriffs „Corticoid“ ist etwas enger umrissen als ein entsprechender Vorschlag von CORCORAN (*101*). Aus dieser Gruppe der „Harncorticoide“ konnten neben den schon erwähnten biologisch aktiven Hormonen (17-Oxycorticosteron und 17-Oxy-11-dehydrocorticosteron) u. a. folgende Verbindungen isoliert und identifiziert werden: Pregnan-17α, 21-diol-3,11,20-trion; Pregnan-3α, 11β, 17α, 21-tetrol-20-on; Pregnan-3α, 17α,21-triol-11, 20-dion; [SCHNEIDER (*77*, *98*)]; Δ^5-Pregnen-3β, 21-diol-20-on [DOBRINER (*102*)].

II. Über die Hydrolyse der ausgeschiedenen Harncorticoide.

Ein Teil der Corticoide wird im Harn in konjugierter Form ausgeschieden. Im wesentlichen handelt es sich dabei um Glucuronide. Es scheinen aber auch Schwefelsäureester vorzukommen. Ob noch Konjugate ganz anderer Zusammensetzung, etwa Thiazolidinderivate der 3-Ketogruppe mit Cystein [DOBRINER (*88*)] vorkommen, ist ungewiß. Untersuchungen von MARRIAN könnten dafür sprechen, da er Konjugate verschiedener Stabilität nachweisen konnte (*103*). Auch hat

MARRIAN Konjugate verschiedener Löslichkeit (butanollösliche, chloroformlösliche) unterscheiden können (*104, 105*).

Der kleine Anteil biologisch aktiver Nebennierenrindenhormone im Harn wird andererseits sicher in freier Form ausgeschieden. Darüber hinaus liegt auch ein Teil der „Corticoide“ also der biologisch nicht aktiven Metaboliten im Harn, in freier Form vor [MASON (*74*), SCHNEIDER (*76*)]. Grundsätzlich mag es wünschenswert erscheinen, daß durch eine vorhergehende Verseifung die konjugierten Corticoide möglichst vollständig erfaßt werden, wie dies z. B. bei den 17-Ketosteroiden der Fall ist. Doch stehen dieser Forderung in der Praxis einige Bedenken gegenüber, die bislang nicht genügend beachtet wurden.

a) Die saure Verseifung.

Dies Verfahren wird in Amerika, aber auch an anderen Stellen heute bevorzugt angewandt. Wegen der Empfindlichkeit der Harncorticoide verbietet sich die robuste Säurebehandlung bei 100°, wie sie bei der Freisetzung der 17-Ketosteroide angewandt wird. Deshalb wird der Harn lediglich in der Kälte mit Salz- oder Schwefelsäure auf p_H 1 gebracht und dann gleich, oder auch nach einem bestimmten Zeitraum extrahiert (*106, 107*). Wie MARRIAN (*103, 108*), später auch wir zeigen konnten, kann man mit diesem Vorgehen sehr variable Werte für den Corticoidgehalt eines Harnes erhalten, je nachdem, ob man schnell oder langsam extrahiert, oder ob man gleich extrahiert oder den Harn erst ein paar Stunden stehen läßt (*109*). In dem Maße, wie die Corticoide freigesetzt werden, beginnt auch schon ihre Zerstörung durch die starke Mineralsäure. Man findet also bei diesem Vorgehen ein von zahlreichen Faktoren beeinflußtes, niemals genau reproduzierbares Gleichgewicht zwischen Verseifung und Zerstörung der Corticoide. Dies erklärt — so will es uns scheinen — wenigstens zum Teil, die sehr streuenden Werte, die man in der amerikanischen Literatur veröffentlicht findet (*109*).

b) Die fermentative Spaltung.

Dieses Vorgehen ist von vornherein viel erfolgversprechender als die saure Hydrolyse, weil die Corticoide unter schonenderen Bedingungen in Freiheit gesetzt werden.

Glucuronidasezubereitungen aus Kälbermilz (*110*), Mäusemilz (*109*), aus Bact. coli (*111, 112*) haben sich für die Spaltung der Corticoidglucuronide geeignet erwiesen. Auch die Spaltung mit Taka-Diastase führt zu Freisetzung vorher gebundener Corticoide (*109*). Nach unseren eigenen Ergebnissen ist aber der Endpunkt der fermentativen Spaltung erst nach langer Zeit (länger als 3 Tage) erreicht. Dementsprechend sind die Angaben über die nach Spaltung mit verschiedenen Glucuronidasezubereitungen bestimmbaren Corticoide außerordentlich verschieden. Es fehlt bisher an standardisierten Glucuronidasen. Ob also die Corticoidbestimmung nach fermentativer Spaltung zu aufschlußreicheren Ergebnissen führt, sei dahingestellt, zumal noch nicht klar ist, ob *ein* Ferment alle vorkommenden verschiedenen Konjugate spaltet (*108, 109*) [1].

[1] *Nachtrag bei der Korrektur:* Wie fraglich der Wert einer Fermentbehandlung des Harnes ist, zeigen Befunde von DAUGHADAY u. a., die nach fermentativer Spaltung des Harnes eines Addison-Patienten darin ebensoviel „formaldehydbildende“ Corticoide bestimmten, wie im ebenso behandelten Harn eines Patienten mit Morbus Cushing (*163*).

c) Schlußfolgernd

kann zu der Frage der Hydrolyse gesagt werden, daß nach dem derzeitigen Stand der Erfahrung offensichtlich wirklich befriedigende Verfahren zur Spaltung der Corticoide heute noch nicht zur Verfügung stehen. So wünschenswert auch die Erfassung der gesamten im Harn ausgeschiedenen Corticoide wäre, haben wir doch auf Grund eigener Erfahrungen und im Hinblick auf die Mitteilungen in der Literatur den überzeugenden Eindruck erhalten, daß die Bestimmung der *freien* Corticoide durch Extraktion des Harnes bei p_H 4 zu sehr viel besser reproduzierbaren und den physiologischen Verlauf einer Funktionsänderung — entweder in der Produktion der Nebennierenrinde oder im Hormonverbrauch der Peripherie — besser deutbaren Ergebnissen führt, als die Bestimmung nach einer sauren oder fermentativen Verseifung. Dies gilt insbesondere auch für die Bestimmung der „11-Desoxycorticoide" (s. S. 19).

Natürlich kann keine Gruppenbestimmung der Corticoide im Harn zu einer einfachen Aussage über die Nebennierenrinden*funktion* führen. Die im Harn ermittelten Werte sind offenbar die Resultanten aus Produktion bzw. Sekretion der Drüse und dem Verbrauch bzw. Abbau in der Peripherie. Es ist deshalb prinzipiell nicht möglich, aus einer Gruppenbestimmung irgend eines Hormonmetaboliten im Harn einen direkten Rückschluß auf den Leistungsgrad des inkretorischen Organs zu ziehen. Daß der Bestimmung solcher Gruppen trotzdem ein beträchtlicher klinischer, diagnostischer und wissenschaftlicher Wert zukommt, — sofern sie richtig gedeutet wird — bedarf keiner weiteren Begründung. Bei dieser Sachlage ist es aber gleichgültig, ob nun ein größerer oder kleinerer Bruchteil der fraglichen Metaboliten bestimmt wird. Wesentlicher erscheint vielmehr, die gewählte Gruppenreaktion durch leicht einzuhaltende äußere Bedingungen genau zu definieren. Die damit gewonnenen Ergebnisse liefern dann eine Art von stets reproduzierbaren „Äquivalentbildern", die für die oben genannten Resultanten aus Drüsenfunktion und peripherem Verbrauch repräsentativ sind. Dieser Forderung wird aber nach den bisherigen Erfahrungen am besten entsprochen, wenn man sich von vornherein auf die Bestimmung *nur* der freien Corticoide beschränkt. Dies ist durch die Extraktion des Harnes bei etwa p_H 4 (essigsauer) gewährleistet.

III. Die gebräuchlichen Methoden zur Bestimmung der Harncorticoide.

In einem meist mit Chloroform gewonnenen mehr oder weniger gereinigten Harnextrakt können die Corticoide durch drei im Prinzip verschiedene Verfahren, von denen es jeweils noch mehrere Modifikationen gibt, bestimmt werden.

a) Bestimmung der Gesamtreduktion des auf verschiedene Weise gereinigten Extraktes mit verschiedenen Mitteln [Heard und Sobel (*113*), Sprechler (*114*), Talbot (*115*)].

b) Bestimmung der alkaliempfindlichen Steroide [Staudinger und Schmeisser (*116*, *117*)].

c) Bestimmung der formaldehyd-abspaltenden Steroide [Lowenstein, Corcoran und Page (*118*, *119*), Daughaday, Jaffe, Williams (*120*)].

Zu a): Mit diesen Gruppenreaktionen, die auf der Messung der reduzierenden Wirkung von gereinigten Harnextrakten beruhen, werden — neben mehr oder weniger unspezifischen Verunreinigungen — hauptsächlich die Steroide erfaßt, die die reduzierende —$COCH_2OH$-Gruppe am C-Atom 17 haben. Die einfachste Methode dieser Art, mit der allerdings auch die reduzierend wirkende $\alpha\,\beta$ ungesättigte Ketogruppe miterfaßt wird, beruht auf der Reduktion von Phosphormolybdänsäure zu Molybdänblau [HEARD und SOBEL (*103*)]. Die Spezifität dieser Methode ist gering; ihr Vorteil liegt in der Einfachheit der Durchführung.

TALBOT (*115*) benutzt an Stelle der Phosphormolybdänsäure, $Cu^{\cdot\cdot}$-Salze, deren Reduktion zu $Cu^{\cdot}$-Salz entsprechend einer Zuckerbestimmung nach NELSON gemessen wird. Da das Verfahren von TALBOT zuvor noch eine Trennung mit Girards Reagens und eine Verteilung der Ketonfraktion zwischen Benzol und Wasser, wobei nur die wäßrige Phase verwertet wird, einschließt, kommt ihm ein recht hohes Maß an Spezifität zu. Doch ist die Methode recht langwierig und umständlich. TALBOT extrahiert den Harn bei p_H 4, bestimmt also nur, wie STAUDINGER und SCHMEISSER, die freien Corticoide.

Ein besonders elegantes, recht spezifisches und dabei doch einigermaßen einfaches Verfahren hat SPRECHLER (*114*) angegeben. Er verbindet die Abtrennung der Ketonfraktion mit Girards Reagens nach TALBOT mit der einfachen und leicht colorimetrierbaren Molybdänblaureaktion nach HEARD und SOBEL. Diese Methode scheint uns besonders empfehlenswert zu sein, ist sie doch, ohne schwerfällig zu sein, hinreichend spezifisch.

Es sind noch einige Varianten der genannten Methoden bekannt geworden, die im einzelnen nicht besprochen zu werden brauchen.

Zu b): Mit der Bestimmung der alkaliempfindlichen Steroide werden prinzipiell die gleichen Metaboliten der Nebennierenrindenhormone erfaßt, wie bei den unter a) angegebenen Methoden, also auch die Steroide, die eine reduzierende —$COCH_2OH$-Seitenkette am C-Atom 17 tragen. Diese Steroide sind in Gegenwart von Sauerstoff sehr alkaliempfindlich, sie werden zu nicht mehr reduzierenden Carbonsäuren abgebaut. Auf diesem Verhalten der „Corticoide" beruht das von STAUDINGER und SCHMEISSER (*116, 117*) angegebene Verfahren. In einer Hälfte eines gereinigten Harnextraktes werden die „Corticoide" durch Behandeln mit verdünntem Alkali in der Hitze weitgehend spezifisch zerstört. Die Reduktionswirkung der Corticoide kann dann als Differenz beider Hälften mit irgendeinem geeigneten Reagens gemessen werden; als einfach und zweckmäßig erwies sich die Molybdänblaureaktion. Der Nachteil, daß sie sehr unspezifisch ist, fällt hier im Gegensatz zu der Methode von HEARD und SOBEL nicht ins Gewicht, beruht doch die Spezifität dieser Methode auf der Ausnützung der extremen Alkaliempfindlichkeit der Corticoide.

Zu c): Eine etwas andere Gruppe von Nebennierenrindenhormonmetaboliten wird erfaßt, indem man deren Eigenschaft mit Perjodat Formaldehyd zu bilden, ausnutzt. Steroide mit den Seitenketten —$CO \cdot CH_2OH$ und —$CHOH \cdot CH_2OH$ am C-Atom 17 können pro Mol 1 Mol Formaldehyd bilden. Ob am C-Atom 17 außerdem eine Oxygruppe sitzt oder nicht, ist gleichgültig [MASON (*121*)]. Diese Gruppenreaktion muß selbstverständlich höhere Werte liefern, da sie ja neben den „reduzierenden Corticoiden" auch Steroide, die eigentlich der „alkoholischen Fraktion" (s. weiter unten) angehören, miterfaßt. Werden mit „Corticoiden", wir wir es oben taten, die Steroide bezeichnet, die die α-Ketoalkoholseitenkette haben, so kommt den Formaldehydmethoden eine in diesem Sinne gewisse Unspezifität zu. Ihre grundsätzliche Brauchbarkeit für klinische Untersuchungen wird dadurch nicht eingeschränkt, da ja auch die Steroide mit der Diol-Seitenkette am C-Atom 17 Metaboliten der Nebennierenrindenhormone sind.

Die erste brauchbare Methode dieser Art stammt von LÖWENSTEIN, CORCORAN und PAGE (*118, 119*), die auch heute noch eine der meist verwendeten Methode zur Bestimmung der Corticoide ist, und die zahlreiche mehr oder weniger bedeutungsvolle Modifikationen erfahren hat (*120*). Der gereinigte Harnextrakt wird mit Kaliumperjodat behandelt, das gebildete Formaldehyd abdestilliert und mit Chromotropsäure colorimetrisch bestimmt. Es erübrigt sich an dieser Stelle alle möglichen Variationen dieser Methode durchzusprechen. Wegen der Formaldehydbestimmung ist das Verfahren etwas komplizierter als das von SPRECHLER oder STAUDINGER, ohne mehr als diese zu leisten.

IV. Die getrennte Bestimmung der 11-Oxy- und der 11-Desoxycorticoide.

Für manche Fragestellung ist es wichtig, die „11 Oxy-" und „11-Desoxycorticoide"[1] des Harnes getrennt zu bestimmen. Eine solche Trennung ist möglich, da sich die Verteilungskoeffizienten der beiden Gruppen für das System Benzol/Wasser oder Petroläther/Wasser genügend unterscheiden. DAUGHADAY, JAFFE und WILLIAMS haben die Trennung der reinen Hormone durch Verteilung zwischen Benzol und Wasser beschrieben (*120*). Für die Bestimmung der Harncorticoide nach der Methode von CORCORAN und PAGE verwenden sie aber *nur* die wäßrige Phase. WEISSBECKER und STAUDINGER (*122, 123*) erreichen die Trennung durch Verteilen der Corticoide zwischen Petroläther und Wasser und bestimmen den Corticoidgehalt beider Fraktionen nach der Methode von STAUDINGER und SCHMEISSER (*117*). Im Gegensatz zur Ansicht der meisten angelsächsischen Autoren sind wir gemeinsam mit PFEFFER, RUPPEL und WEISSBECKER (*123*) der Ansicht, daß diese getrennte Bestimmung durchaus zu sinnvollen Ergebnissen führt. Die getrennte Bestimmung führt aber nur dann zu brauchbaren und reproduzierbaren Werten, wenn man sich auf die Erfassung der *freien* Corticoide beschränkt.

Während die Zusammensetzung der 11-Oxycorticoidfraktion durch die Isolierung von Pregnan-3 α, 17 α, 21-triol-11,20-dion (Tetrahydrocortison), Pregnan-3 α, 11 β, 17 α, 21-tetrol-20-on und Pregnan-17 α, 21-diol-3, 11-20-trion (Dihydrocortison), sowie 17-Oxycorticosteron und 17-Oxy-11-Dehydrocorticosteron auch in quantitativer Hinsicht, wenn auch noch nicht vollständig, so doch z. T. geklärt ist (*77, 87*), ist die chemische Charakterisierung der 11-Desoxycorticoidfraktion des Harnes noch nicht befriedigend gelöst. Bisher ist nur Δ^5-Pregnen-3 β, 21-diol-20-on (21-Oxypregnenolon) als „11-Desoxycorticoid" im Harn gefunden worden [DOBRINER (*102*), SCHNEIDER (*98*)]. Auch wir konnten die Anwesenheit dieser Verbindung in der „11-Desoxycorticoidfraktion"[2] des Harnes wahrscheinlich machen (*124*). Im Harn von Addison-Kranken, die mit DOCA behandelt wurden, konnten wir freies Desoxycorticosteron papierchromatographisch nachweisen (*124*).

[1] Bezüglich der Bezeichnung „11-Oxy- und 11-Desoxy-corticoide" gilt die oben über die „Corticoide" gemachten Einschränkungen. Vgl. hierzu auch die ausführliche Stellungnahme bei PFEFFER, RUPPEL, WEISSBECKER, STAUDINGER.

[2] Einen Extrakt aus 80 l Harn stellten uns für diese Untersuchungen freundlicherweise Herr Dr. RUSCHIG und Herr Dr. v. POELNITZ (Farbwerke Höchst) zur Verfügung, wofür wir sehr danken.

V. Abschließende Bemerkung über den Wert der Corticoidbestimmung im Harn.

Nachdem voranstehend dargelegt wurde, welche Metaboliten der Nebennierenrindenhormone im Harn vorkommen können, und welche davon von den Gruppenbestimmungsmethoden als „Corticoide" erfaßt werden, wäre noch zu fragen, welche diagnostische und wissenschaftliche Bedeutung diesen Bestimmungen zukommt.

Wie wir hier und an anderer Stelle immer wieder betont haben, müßten zur eindeutigen Beurteilung der Nebennierenfunktion *alle* vorkommenden Metaboliten der Nebennierenrindenhormone bekannt und im Harn quantitativ erfaßbar sein.

Neben den heute leicht in Gruppenreaktion erfaßbaren 17-Ketosteroiden und den Corticoiden kommt als einer dritten wichtigen Gruppenreaktion zweifellos der Bestimmung der alkoholischen Fraktion und ihren Unterfraktionen große Bedeutung zu. Hierzu gehört z. B. Pregnan-3 α, 20 α-diol; Pregnan-3 β, 17 α, 20 α-triol; Δ^5-Pregnen-3 β, 17 α, 20 α-triol und manche anderen Stoffe mehr, die auch als Metaboliten der Nebennierenrindenhormone im Harn ausgeschieden werden (*108*). In der alkoholischen Fraktion finden sich allerdings — wie bei den 17-Ketosteroiden — neben den Umwandlungsprodukten der Nebennierenrindensteroide auch Metaboliten der männlichen und weiblichen Sexualhormone, deren gemeinsame Erfassung die Deutung erschwert (*96, 125, 126*). [Über die Bestimmung der „alkoholischen Steroide" vgl. ENGEL (*127, 128*), TALBOT (*129*), TOMPSETT (*130*).]

Man sieht jedenfalls, daß jede der möglichen Gruppenreaktionen für die Harnsteroide eine eigene Bedeutung hat, sofern man sich nur bewußt ist *was* damit jeweils bestimmt wird, und welche Aussagen mit den erhaltenen Ergebnissen zulässig und möglich sind. [Zusammenfassende Übersicht über die Bestimmung der Corticoide vgl. PFEFFER, STAUDINGER (*23*), ferner HERRNRING (*131*.]

E. Die Biochemie des adrenocorticotropen Hormons (ACTH).

Es ist schwierig, den heutigen Stand der Biochemie des adrenocorticotropen Hormons zusammenfassend darzustellen, besonders da der Referent auf diesem Gebiet selbst nicht experimentell gearbeitet hat. Verschiedene Autoren berichten ganz verschiedene Befunde, daraus sind z. T. gegensätzliche oder doch nur schwer in Übereinstimmung zu bringende Ansichten über die Biochemie des ACTH abgeleitet worden. Diese Befunde und Ansichten können z. Z. nur nebeneinander gestellt werden, ohne daß man heute schon ein klares Bild über den chemischen Aufbau dieses Hypophysenhormons gewinnen könnte. Im Rahmen dieser kurzen zusammenfassenden Darstellung muß auch darauf verzichtet werden, auf die Methoden zur Darstellung, Reinigung und Auswertung des ACTH einzugehen [vgl. dazu SAYERS (*132, 133*), LI u. a. (*134, 135*).]

I. Das „ACTH-Protein".

Das nach SAYERS (*132, 133*) oder LI (*134, 135*) dargestellte ACTH ist wie die anderen Hormone des HVL ein eiweißartiger Körper. Es unterscheidet sich aber doch in einigen Eigenschaften bemerkenswert von den anderen Hypophysenhormonen, z. B. ist es hitzebeständig. Das Mol-Gewicht des reinen ACTH beträgt etwa 20000 (*136*). Beim p_H 4,6, dem isoelektrischen Punkt, scheint es nach seinem Verhalten bei der Elektrophorese weitgehend einheitlich zu sein. Bei p_H 4,1 in Acetatpuffer wird das Molekül in mehrere Komponenten aufgespalten. Wird das p_H auf den isoelektrischen Punkt zurückgebracht, dann aggregieren die Komponenten wieder zum alten einheitlichen Molekül. Wird ACTH mit Keten, HNO_2, Formaldehyd oder Jod behandelt, dann erlischt die biologische Wirksamkeit, sie ist also an die Gegenwart der freien NH_2 und Tyrosin-OH-Gruppen gebunden (*137*). Weiterhin wurde von Li festgestellt, daß im nativen ACTH nur eine Amino-Endgruppe vorkommt, die durch Alanin gebildet wird; hingegen kommen in einem ACTH-Molekül, neben zahlreichen anderen Aminosäuren, je 2 Histidin- und Methionin-Reste und 8 Cystin-Reste vor, d. h. also 8 S-S-Brücken (*138*). Ein solches „ACTH-Protein" ist auch der internationale Standard La 1-A. 1 mg dieses Standards entspricht 1 E im Sayers-Test. Von verschiedenen Seiten wird betont, daß die ACTH-Proteine verschiedener Tierarten verschieden seien (*138, 149*), ja, daß die komplexe Wirkung eines ACTH-Präparates verschiedenen Hormonen zuzuordnen sei (*139, 140*).

II. Die „ACTH-Peptide" von Li. (*138, 141*)

Reines ACTH, das elektrophoretisch einheitlich ist, und ein Mol-Gewicht von 20000 hat, wurde von Li mit Säure oder Pepsin zu etwa 50% angedaut. Das unverdaute Eiweiß wurde mit Trichloressigsäure gefällt — es hatte keine ACTH-Wirkung mehr. Aus der Lösung konnte ein Peptidgemisch gewonnen werden, das bereits 2mal aktiver war als das Ausgangsprodukt. Wurde die Hydrolyse aber bis 60% Abbau fortgesetzt, oder wurde das Pepsin durch Trypsin, Chymotrypsin, Katepsin ersetzt, so erhielt man keine aktiven Polypeptide mehr. Ein solches Polypeptidgemisch hatte ein durchschnittliches Mol-Gewicht von etwa 1200, baut sich also aus 7—9 Aminosäuren auf. Von diesen wurden isoliert und identifiziert: Asparaginsäure, Glutaminsäure, Lysin, Arginin, Serin, Glykokoll, Threonin, Alanin, Histidin, Valin, Prolin, Leucin, Phenylalanin, Tryptophan, Tyrosin. Das Peptidgemisch läßt sich papierchromatographisch in einzelne ninhydrinpositive Flecken trennen. Merkwürdigerweise ist in mehreren Flecken eine ACTH-Aktivität, vor allem im langsamsten und im schnellstwandernden Fleck, festzustellen. Die beschriebenen ACTH-Peptide haben biologisch alle Eigenschaften vom reinen ACTH, sind aber in verschiedenen Testen verschieden wirksam; nach einigen Mitteilungen sind sie auch in der klinischen Anwendung qualitativ genau wie ACTH, jedoch stärker als dieses wirksam. Zu ähnlichen Ergebnissen wie Li kamen auch Lesh u. a.; sie geben allerdings das Mol-Gewicht ihrer Peptide, die etwa 50mal wirksamer waren als der La-1-A-Standard, mit etwa 8000 an (*142, 143*). Über die biochemische Bedeutung dieser Befunde kann man sich schwer ein Bild machen. Man würde danach annehmen müssen, daß die aktiven Peptide so etwas wie aktive Stellen im ACTH-Molekül bilden, die aber im Verband des Gesamtmoleküls nicht zur vollen Geltung kommen.

III. Das „niedermolekulare" ACTH von Morris. (*144, 145*)

Während Li erst nach Hydrolyse des von ihm als real angenommenen ACTH-Proteins zu wirksamen Peptiden gekommen ist, berichtet Morris, daß durch Ultrafiltration von rohen Hypophysenextrakten oder auch von dem sog. „ACTH-Protein" ein Stoff erhalten werden kann, der wesentlich aktiver als der La 1-A-Standard ist. Sein Molekulargewicht muß kleiner als etwa 10000 sein, denn größere Moleküle werden durch die von ihm verwendeten Filter zurückgehalten. Das erhaltene rel. niedermolekulare Produkt läßt sich elektrophoretisch in mehrere Fraktionen auftrennen, die nach papierchromatographischer Analyse nur scheinbar rein waren. Die Aktivität ist im wesentlichen in einer Fraktion angereichert, die aber — wie weitere Untersuchungen zeigten — das aktive Prinzip nur in geringen Mengen neben einem inaktiven Träger enthielt. Je weiter die Präparate gereinigt wurden, um so instabiler wurden sie. Sie werden sehr leicht adsorptiv festgehalten, u. a. auch von nativen und denaturierten Eiweißstoffen. Danach wäre das „ACTH-Protein" eine Verbindung des relativ niedermolekularen hochaktiven Prinzips mit einem Trägerprotein. MORRIS hält es für möglich, daß das aktive Prinzip ein Polypeptid ganz bestimmter Faltung sei. Möglicherweise gibt es mehrere verschiedene ACTH-wirksame relativ niedermolekulare Stoffe der Hypophyse. Da der oder die aktiven Stoffe aber noch nicht rein vorliegen, ist zunächst jede Spekulation über den chemischen Aufbau müßig. Zu ähnlichen Ergebnissen wie MORRIS kamen auch GESCHWIND und Mitarbeiter (*146*, *147*).

IV. Das hochgereinigte ACTH von Astwood (*148*, *149*).

ASTWOOD konnte aus Acetontrockenpulver von Hypophysenvorderlappen mit Eisessig bei 70° und nachfolgender Fällung von Verunreinigung und anderen HVL-Hormonen mit Aceton in Gegenwart von 0,025 Mol NaCl ein hochwirksames ACTH gewinnen. Dieses „Rohprodukt" machte 12% des Ausgangsmaterials aus, war aber im Sayers-Test bereits doppelt so wirksam wie der La-1-A-Standard von ARMOUR. Dieses Rohprodukt konnte dann durch Adsorption (aus verdünnter Essigsäure) an Oxycellulose und Elution mit verdünnter HCl weiter gereinigt werden. Dies Material wurde schließlich in Gegenwart starker organischer Säuren (Pikrinsäure, Sulfosalicylsäure u. a. m.) zwischen Wasser und Butanol verteilt und weiter angereichert. So erhält man relativ einfach ein Material, das etwa 100mal aktiver ist als der La-1-A-Standard. Ein ebenso aktives Material ließ sich nach dem gleichen Verfahren aus dem ACTH-Protein gewinnen. Bemerkenswerterweise verhielt sich der inaktive Rückstand elektrophoretisch wie das ursprüngliche ACTH-Protein. Aus diesen Befunden zieht ASTWOOD, ähnlich wie MORRIS den Schluß, daß im ACTH-Protein ein mindestens 100mal wirksameres Prinzip an einen inaktiven Träger adsorptiv gebunden sei. Auch das von ASTWOOD hergestellte hochwirksame Präparat stellt sicher noch nicht das *reine* Prinzip dar. Eine weitere Reinigung gelang bisher nicht. Ein Hydrolysat dieses aktiven Präparates unterscheidet sich in der papierchromatographischen Analyse nicht von dem Hydrolysat des bei der Reinigung mit Oxycellulose abgetrennten unwirksamen Anteils. Die Präparate von ASTWOOD sind im Gegensatz zu denen von MORRIS weitgehend stabil. Durch Behandeln mit Trypsin, Pepsin, Papain und andere Peptidasen geht die Aktivität verloren. Im aktiven Prinzip scheint also eine oder mehrere Peptidbindungen vorzukommen. Es enthält wahrscheinlich Tyrosin, Tryptophan und Arginin; freie α-Aminogruppen scheinen nicht vorzukommen, hingegen freie ε-Aminogruppen, die ihm einen deutlich basischen Charakter verleihen; werden die freien ε-Aminogruppen durch Behandeln mit Keten oder Dinitrofluorbenzol blockiert, dann erlischt die Aktivität. Genauere Angaben über Mol-Gewicht und chemische Konstitution des aktiven Prinzips sind noch nicht zu machen.

V. Schlußfolgerung.

Will man vorsichtig aus den mitgeteilten Befunden einen Schluß ziehen, so wird man sagen können, daß es ein reines ACTH-Protein mit einem Mol-Gewicht von 20000 nicht gibt. Dann müssen allerdings auch die Befunde von Li, die von ihm von dieser Annahme ausgehend gedeutet wurden, anders bewertet werden. Durch die vorsichtige Hydrolyse mit Pepsin bzw. verdünnter Salzsäure, wird zunächst nur das inaktive Trägerprotein abgebaut, das auch Peptidbindungen enthaltende aktive Prinzip wird erst bei längerer Hydrolyse oder beim Behandeln mit Chymotrypsin, Katepsin usw. angegriffen.

Es sieht weiter so aus, als ob die gelegentlich festgestellten Unterschiede zwischen ACTH-Präparaten verschiedener Arten mehr eine Eigenschaft des verunreinigenden Trägerproteins sei. Astwood führt auch eine Reihe von Argumenten dafür an, daß es nur *ein* adrenocorticotropes Prinzip gibt (*149*). Die unterschiedliche, häufig inverse Aktivität verschiedener Präparate im Sayers-Test und im Nebennierengewichtserhaltungstest an der hypophysektomierten Ratte, sei allein kein Beweis für das Vorliegen zweier verschiedener Prinzipien, eines für Mobilisierung der Corticosteroide (Sayers-Test) und eines für die Erhaltung der Struktur der Nebennieren anzunehmen. Die Unterschiede erklären sich z. T. aus verschiedenen Resorptions- und Abbaugeschwindigkeiten der verschiedenen Präparate.

Jedoch scheinen diese Überlegungen verfrüht, bevor nicht das oder die corticotropen Prinzipien der Hypophyse in reiner und chemisch charakterisierbarer Form vorliegen.

Literatur.

1. Swingle, W. W., and J. J. Pfiffner: Amer. J. Physiol. **96**, 153, 164 (1931); **98**, 144 (1931).
2. Kendall, E. C: Proc. Staff Meet. Mayo Clin. **12**, 136 (1937); Endocrinology (Springfield, Ill.) **30**, 853 (1942).
3. Reichstein, T.: Erg. Vitamin- u. Hormonforsch. **1**, 334 (1938).
4. Reichstein, T.: Chimia **4**, 21, 47 (1950).
5. Reichstein, T.: Bull. schweiz. Akad. Med. Wiss. **7**, 359 (1951).
6. Wintersteiner, O., and J. J. Pfiffner: J. of Biol. Chem. **116**, 291 (1936).
7. Pfeffer, K. H., u. Hj. Staudinger: Angew. Chem. **63**, 321 (1951).
8. Heard, R. D. H.: Aus G. Pincus, K. V. Thimann, The hormones Vol. I, 1948.
9. Higgins, G. M., K. A. Woods and E. C. Kendall: Endocrinology (Springfield, Ill) **48**, 175 (1951).
10. Ingle, D. J., E. H. Morley and J. E. Nezamis: Proc. Soc. Exper. Biol. a. Med. **78**, 220 (1951).
11. Linnel, W. H., and J. M. Roushdi: Nature (Lond.) **148**, 595 (1941).
12. Walker, J.: J. Chem. Soc. (Lond.) **1942**, 347.
13. Biggerstaht, W. R., and A. L. Wilds: J. Amer. Chem. Soc. **71**, 2132 (1949).
14. Hager, G. P., and H. A. Shonle: J. Amer. Chem. Soc. **68**, 2167 (1946).
15. Hager, G. P., and R. M. Burgison: J. Amer. Pharmaceut. Assoc. **39**, 7 (1950).
16. Logemann, W., u. P. Giraldi: Hoppe Seylers Z. **289**, 19 (1951). **290**, 61 (1952).
17. Linnel, W., H. D. W. Mathieson and G. Williams: Nature (Lond.) **167**, 237 (1951).
18. Kendall, E. C., H. L. Mason, W. M. Hoehn and B. F. Makenzie: J. of Biol. Cehm. **123**, Sci. Proc. **XXXII**, CXVII (1938).

19. Kendall, E. C.: J. of Biol. Chem. **128**, 51 (1939).
20. Ingle, D. J.: Progr. Clin. Endocrinol. Jan. **1950**, 146.
21. Grundy, H. M., S. A. Simpson and J. F. Tait: Nature (Lond.) **169**, 795 (1952).
22. Hagedorn, A., Hj. Staudinger, R. Taugner, u. H. E. Voss: Unveröffentlichte Versuche.
23. Pfeffer, K. H., u. Hj. Staudinger: Z. Hormon, Vitamin u. Fermentforsch. **5**, 50 (1952).
24. Zaffaroni, A., R. B. Burton and E. H. Keutmann: Science (Lancaster, Pa.) **111**, 6 (1950).
25. Burton, R. B., A. Zaffaroni and E. H. Keutmann: J. of Biol. Chem. **188**, 763 (1951).
26. Zaffaroni, A., R. B. Burton: J. of Biol. Chem. **193**, 749 (1951).
27. Neher, R., u. A. Wettstein: Helvet. chim. Acta **34**, 2278 (1951).
28. Haines, W. J.: Rec. Progr. Hormone Res. **7**, 255 (1952).
29. Hübener, H. J., E. Hoffmann u. F. Bode: Hoppe Seylers Z. **289**, 102 (1952).
30. Hofmann, H., u. Hj. Staudinger: Biochem. Z. **322**, 230 (1951).
31. Hofmann, H., u. Hj. Staudinger: Naturwiss. **38**, 213 (1951).
32. Venning, E. H., V. E. Kazmin and J. C. Bell: Endocrinology (Springfield, Ill.) **38**, 79 (1946).
33. Sprechler, M.: Acta endocrinol. (Copenh.) **6**, 133 (1951).
34. Gabel, H., E. Kraushaar u. Hj. Staudinger: Unveröffentlicht Versuche.
35. Vogt, M.: J. Physiol. Chem. **102**, 341 (1943).
36. Selye, H., and V. Schenker: Proc. Soc. Exper. Biol. a. Med. **39**, 518 (1938).
37. Vogt, M.: J. of Endocrin. **5**, 57 (1948).
38. Vogt, M.: Brit. Med. J. **1950**, 1242.
39. Vogt, M.: J. Physiol. **113**, 129 (1951).
40. Pickford, M., and M. Vogt: J. of Physiol. **112**, 133 (1951).
41. Nelson, D. H., Reich L. T. Samuels: Science (Lancaster, Pa.) **111**, 578 (1950).
42. Reich, H., D. H. Nelson and A. Zaffaroni: J. of Biol. Chem. **187**, 411 (1950).
43. Nelson, D. H., L. T. Samuels and H. Reich: 2nd Clinical. ACTH Conference, Vo., I, p. 49, (1951).
44. Bush, I. E.: J. of Physiol. **115**, Proc. (1951). J. Endocrinol. **7**, 83 (1951)
45. Nelson, D. H., L. T. Samuels, D. G. Willardson and F. H. Tyler: J. Clin. Endocrin. **11**, 1021 (1951); **12**, 519 (1952).
46. Gassner, F. X., D. H. Nelson, H. Reich, R. T. Rapala and L. T. Samuels: Proc. Soc. Exper. Biol. a. Med. **77**, 829 (1951).
47. Hechter, O., A. Zaffaroni, R. P. Jacobsen, H. Levy, R. W. Jeanloz, V. Schenker and G. Pincus: Rec. Progr. Hormone Res. **6**, 215 (1951).
48. Pincus, G., O. Hechter and A. Zaffaroni: 2nd Clinical ACTH Conference Vol. I, p 40, 1951.
49. Pincus, G.: „Adrenal cortex", Trans. 1st Conference, New York 1950.
50. Hechter, O., R. P. Jacobsen, R. Jeanloz, H. Levy, Ch. W. Marshall, G. Pincus and V. Schenker: J. Amer. Chem. Soc. **71**, 3261 (1949).
51. Hechter, O., R. P. Jacobsen, R. Jeanloz, H. Levy, Ch. W. Marshall, G. Pincus and V. Schenker: Arch. of Biochem. **25**, 457 (1950).
52. Hechter, O., R. P. Jacobsen, R. Jeanloz, H. Levy, G. Pincus and V. Schenker: J. Clin. Endocrin. **10**, 827 (1950).
53. Jacobsen, R. P., and G. Pincus: Amer. J. Med. **10**, 531 (1951).
54. Long, C. N. H.: Rec. Progr. Hormone Res. **1**, 99 (1947).
55. Conn, J. W., W. C. Vogel, L. H. Louis and S. S. Fajans: J. Labor. a. Clin. Med. **35**, 504 (1950).
56. Bloch, K.: Rec. Progr. Hormone Res. **6**, 111 (1951).
57. Srere, P. A., J. L. Chaikoff and W. G. Dauben: J. of Biol. Chem. **176**, 829 (1948).
58. Zaffaroni, A., O. Hechter and G. Pincus: J. Amer. Chem. Soc. **73**, 1390 (1951). Federat. Proc. **10**, 150 (1951)
59. Nielson, E. D., N. A. Drake, W. J. Haines and M. H. Kuizenga: Federat. Proc. **10**, 228 (1951).
60. Hayano, M.; R. J. Dorfman and D. A. Prins: Proc. Soc. Exper. Biol. a. Med. **72**, 700 (1949).

61. HAYANO, M., R. J. DORFMAN and E. Y. YAMADA: J. of Biol. Chem. **193**, 175 (1951).
62. SAVARD, K., A. A. GREEN, L. A. LEWIS: Endocrinology (Springfield, Ill.) **47**, 418 (1950).
63. McGINTY, D. A., G. N. SMITH, M. L. WILSON and C. S. WORREL: Science (Lancaster, Pa.) **112**, 506 (1950).
64. SENECA, H., E. ELLENBOGEN, E. HENDERSON, A. COLLINS and J. ROCKENBACH: Science (Lancaster, Pa.) **112**, 524 (1950).
65. VESTLING, C. S., and G. F. LATA: Science (Lancaster, Pa.) **113**, 582 (1951).
66. KAHNT, F. W., u. A. WETTSTEIN: Helvet. chim. Acta **34**, 1790 (1951).
67. SAMUELS, L. T., M. L. HELMREICH, M. B. LASATER and H. REICH: Science (Lancaster, Pa.) **113**, 490 (1951).
68. HOFMANN, H., u. HJ. STAUDINGER: Arzneimittelforsch. **1**, 416 (1951).
69. WISS, O.: Helvet. chim. Acta **29**, 889 (1946).
70. AEBI, H.: Helvet. chim. Acta **30**, 1123 (1947).
71. HOFMANN, H., E. KRAUSHAAR-BALDAUF u. HJ. STAUDINGER: Verhandlungsber. dtsch. path. Ges. (im Druck).
72. HOFMANN, H., E. KRAUSHAAR-BALDAUF u. HJ. STAUDINGER: In Vorbereitung.
73. SCHNEIDER, J. J., and P. M. HORSTMANN: J. of Biol. Chem. **191**, 327 (1951). **196**, 629 (1952)
73a. SAMUELS, L. T.: Rec. Progr. Hormone Res. **4**, 65 (1949).
74. MASON, H. L.: J. of Biol. Chem. **182**, 131 (1950).
75. SCHNEIDER, J. J.: Science (Lancaster, Pa.) **111**, 61 (1950).
76. SCHNEIDER, J. J.: J. of Biol. Chem. **183**, 365 (1950).
77. SCHNEIDER, J. J.: J. of Biol. Chem. **194**, 337 (1952).
78. BURTON, R. B., A. ZAFFARONI and E. H. KEUTMANN: J. of Biol. Chem. **193**, 769 (1951).
79. DINGEMANSE, E., L. G. HUIS IN'T VELD and S. L. HARTOGH-KATZ: J. Clin. Endocrin. **12**, 66 (1952).
80. MARTI, M.: Helvet. med. Acta **18**, 215 (1951).
81. ZYGMUNTOWIEZ, A. S., M. WOOD, E. CHRISTO and N. B. TALBOT: J. Clin. Endocrin. **11**, 578 (1951).
82. POND, M. H.: Lancet **1951** II, 906.
83. ZIMMERMANN, W.: Dtsch. med. Wschr. **76**, 1363 (1951).
84. HAMBURGER, CHR.: Acta endocrinol. (Copenh.) **1**, 19 (1948).
85. ESCAMILLA, R. F.: Ann. Int. Med. **30**, 249 (1949).
86. DORFMAN, R. J.: Rec. Progr. Hormone Res. **2**, 179 (1948).
87. LIEBERMAN, S., and K. DOBRINER: Annual Rev. Biochem. **20**, 227 (1951).
88. LIEBERMAN, S., and K. DOBRINER: Rec. Progr. Hormone Res. **3**, 71 (1948).
89. DOBRINER, K., S. LIEBERMAN and C. P. RHOADS: J. of Biol. Chem. **172**, 241 (1948).
90. LIEBERMAN, S., K. DOBRINER, B. R. HILL, L. F. FIESER and C. P. RHOADS: J. of Biol. Chem. **172**, 203 (1948).
91. DOBRINER, K., S. LIEBERMAN, C. P. RHOADS, R. N. JONES, V. Z. WILLIAMS and R. B. BARNES: J. of Biol. Chem. **172**, 297 (1948).
92. JONES, R. N., and K. DOBRINER: Vitamins a. Hormones **7**, 293 (1949).
93. DOBRINER, K., S. LIEBERMAN, H. WILSON, M. DUNHAM, J. F. SOMMERVILLE and C. R. READS: 2nd Clinical ACTH Conference, Vol. I, p. 65, 1951.
94. MASON, H. L., and W. W. ENGSTROM: Physiol. Rev. **30**, 321 (1950).
95. MASON, H. L.: Rec. Progr. Horm. Res. **3**, 103 (1948).
96. KAUFMANN, C., U. WESTPHAL u. J. ZANDER: Arch. Gynäk. **179**, 247 (1951).
97. PEARLMAN, W. H.: In G. PINCUS and K. V. THIMANN, The hormones, Vol. I, p. 407 ff., 1948.
98. SCHNEIDER, J. J.: Federat. Proc. **10**, 244 (1951).
99. LIEBERMAN, S., L. B. HARITON and K. DOBRINER: Federat. Proc. **9**, 196 (1950).
100. LIEBERMAN, S., L. B. HARITON, M. B. STOKERN, P. E. STUDER and K. DOBRINER: Federat. Proc. **10**, 216 (1951).
101. CORCORAN, A. C.: J. Clin. Endocrin. **11**, 445 (1951).
102. DOBRINER, K., S. LIEBERMAN, H. WILSON, B. EKMAN and C. P. RHOADS: Pituitary-Adrenal Function, p. 158, Washington 1951.
103. PATERSON, J. Y. F., R. J. COX and G. F. MARRIAN: Biochemic. J. **46**, 29 (1950).

104. COX, R. J., and G. F. MARRIAN: Biochemic. J. (Proc.) **48**, 33 (1951).
105. PATERSON, J. Y. F., and G. F. MARRIAN: Biochemic. J. (Proc.) **48**, 33 (1951).
106. MASON, H. L., and R. G. SPRAGUE: J. of Biol. Chem. **175**, 451 (1948).
107. PINCUS, G., and L. P. ROMANOFF: Federat. Proc. **9**, No. 1 (1950).
108. MARRIAN, G. F.: J. of Endocrin. **1951**, 7/4.
109. PFEFFER, K. H., u. HJ. STAUDINGER: In Vorbereitung.
110. COHEN, S. L.: J. of Biol. Chem. **192**, 147 (1951).
111. BUEHLER, H. J., PH. A. KATZMAN, PH. L. DOISY and E. A. DOISY: Proc. Soc. Exper. Biol. a. Med. **72**, 297 (1949).
112. BUEHLER, H. J., PH. KATZMAN and E. A. DOISY: Proc. Soc. Exper. Biol. a. Med. **78**, 3 (1951).
113. HEARD, R. D. H., and H. SOBEL: J. of Biol. Chem. **165**, 687 (1946).
114. SPRECHLER, M.: Acta endocrinol. (Copenh.) **4**, 205 (1950).
115. TALBOT, N. B., A. H. SALTZMAN, R. L. WIXOM and J. K. WOLFE: J. of Biol. Chem. **160**, 535 (1945).
116. STAUDINGER, HJ., u. M. SCHMEISSER: Z. physiol. Chem. **283**, 54 (1948).
117. STAUDINGER, HJ., u. M. SCHMEISSER: Biochem. Z. **321**, 83 (1950).
118. LOWENSTEIN, B. E., A. C. CORCORAN and J. H. PAGE: J. Clin. Endocrin. **6**, 481 (1946).
119. CORCORAN, A. C., and J. H. PAGE: J. Labor. a. Clin. Med. **33**, 1326 (1948).
120. DAUGHADAY, W. H., H. JAFFE and R. H. WILLIAMS: J. Clin. Endocrin. 8, 166 (1948).
121. MASON, H. L.: J. Clin. Endocrin. **11**, 743 (1951).
122. WEISSBECKER, L., u. HJ. STAUDINGER: Klin. Wschr. **28**, 59 (1951).
123. PFEFFER, K. H., W. RUPPEL, HJ. STAUDINGER u. L. WEISSBECKER: Arch. exper. Path. u. Pharmakol. **214**, 165 (1952).
124. HOFMANN, H., u. HJ. STAUDINGER: Unveröffentlichte Ergebnisse.
125. BROOKSBANK, B. W. L., and G. A. D. HASLEWOOD: Biochemie. J. (Proc.) **44**, III—IV (1949).
126. RUPPERT, F.: Z. klin. Med. **148**, 622 (1951).
127. ENGEL, L. C., H. R. PATTERSON, H. WILSON and M. SCHINKEL: J. of Biol. Chem. **183**, 47 (1950).
128. ENGEL, L.: Rec. Progr. Hormone Res. **5**, 335 (1950).
129. TALBOT, N. B., and J. V. EIDINGTON: J. of Biol. Chem. **154**, 605 (1944).
130. TOMPSETT, S. L.: J. Clin. Endocrin. **11**, **61** (1951).
131. HERRNRING, G.: Verh. dtsch. Ges. inn. Med. 57. Kongr. **1951**, 26.
132. SAYERS, G., A. WHITE and C. N. H. LONG: J. of Biol. Chem. **149**, 425 (1943).
133. SMITH, E. L., G. SAYERS, B. N. GHOSH and D. M. WOODBERY: Proc. Soc. Exper. Biol. a. Med. **79**, 27 (1952).
134. LI, C. H., H. M. EVANS and M. E. SIMPSON: J. of Biol. Chem. **149**, 413 (1943).
135. LI, CH. H., G. W. LIDDLE, W. O. REINHARDT and L. L. BENNET: Proc. Soc. Exper. Biol. a. Med. **78**, **665** (1951).
136. SMITH, E. L., D. M. BROWN, B. N. GHOSH and G. SAYERS: J. of Biol. Chem. **187**, 631 (1950).
137. LI, C. H., M. E. SIMPSON and H. M. EVANS: Arch. of Biochem. **9**, 259 (1946).
138. LI, CH. H.: "Adrenal cortex" Trans. of the 2nd Conference 1950.
139. STACK-DUNNE, M., and F. G. YOUNG: J. of Endocrin. **7**, **66** (1951).
140. REINHARDT, W. O., J. J. GESCHWIND u. CH. H. LI: Acta endocrinol. (Copenh.) **8**, 393 (1951).
141. LI, CH. H., u. K. O. PEDERSON: Ark. Kemi **1**, 533 (1950).
142. LESH, J. B., J. O. FISHER, J. M. BUNDING, J. J. KOCSIS, L. J. WALASZEK, W. F. WHITE and E. E. HAYS: Science (Lancaster, Pa.) **112**, 43 (1950).
143. WHITE, W. F., W. L. FIERCE and J. B. LESH: Proc. Soc. Exper. Biol. a. Med. **78**, **616** (1951).
144. MORRIS, P., and C. J. O. R. MORRIS: Lancet **258**, No. 6595, 117 (1950).
145. DEDMAN, M. L., T. H. FARMER, P. MORRIS and C. J. O. R. MORRIS: Rec. Progr. Hormone Res. **7**, 59 (1952).
146. GESCHWIND, J. J., G. P. HESS, P. G. CONDLIFFE and B. S. WILLIAMS: Science (Lancaster, Pa.) **111**, 625 (1950).
147. GESCHWIND, J. J., G. P. HESS, P. G. CONDLIFFE, H. M. EVANS and M. E. SIMPSON: Science (Lancaster, Pa.) **112**, 436 (1950).

148. PAYNE, R. W., M. S. RABEN and E. B. ASTWOOD: J. of Biol. Chem. 187, 719 (1950).
149. ASTWOOD, E. B., M. S. RABEN and R. W. PAYNE: Rec. Proc. Hormone Res. 7, 1 (1952).
150. WILSON, E., and M. TISHLER: J. Amer. Chem. Soc. 74, 1609 (1952).
151. WILDS, A. L., and CH. H. SHUNK: J. Amer. Chem. Soc. 72, 2388 (1950).
152. BILLIMORIA: J. Chem. Soc. 1951, 3067.
153. TAIT, J. F., S. A. SIMPSON and H. M. GRUNDY: Lancet 1952, 122.
154. BUSH, J. E.: Nature (Lond.) 166, 445 (1950).
155. HØYER, G.: Scand. J. Clin. Laborat. Invest. 3, 303 (1951).
156. CONN, J. W., L. H. LOUIS and S. S. FAJANS: Science (Lancaster, Pa.) 113, 713 (1951).
157. SAVARD, K., W. J. KOLFF and A. C. CORCORAN: Endocrinol. 50, 366 (1952).
158. PASCHKIS, K. E., A. CANTAROW, A. A. WALKLING and D. BOYLE: Endocrinol. 47, 338 (1950).
159. BLOCH, K.: J. of Biol. Chem. 157, 661 (1945).
160. SWEAT, M. L.: J. Amer. Chem. Soc. 73, 4056 (1951).
161. HAYANO, M., and R. I. DORFMAN: Arch. Biochem. a. Biophys. 36, 237 (1952).
162. GRANATA, L.: Boll. Soc. ital. Biol. sper. 27, 228 (1951).
163. DAUGHADAY, W. H., A. L. FARR and E. HOUGHTON: Endocrinol. 49, 146 (1951).
164. SIMPSON, L. A., J. F. TAIT and J. E. BUSH: Lancet 1952, 226.
165. NISSIM, J. A.: Endocrinol. 8, 257 (1952).

Diskussionsbemerkungen.

HEILMEYER (Freiburg):

Ich möchte Herrn STAUDINGER fragen, welche Vorstellungen er von der Produktionsgröße der Nebennierenrinde hat. Rechnet man die von M. VOGT angegebenen Werte auf den Menschen um, was natürlich streng genommen wohl nicht ganz zulässig ist, so kommt man doch auf recht hohe Dosen von etwa 200—400 mg Cortison bzw. Cortisonäquivalent. Da wir wissen, daß im Harn nur sehr geringe Mengen der in Wirklichkeit produzierten Corticosteroide erscheinen, so lassen sich aus den Harnwerten nur sehr bedingte Schlüsse z. B. auch auf die Basalproduktion an Hormon ziehen.

STAUDINGER (Mannheim):

Die Frage, die Herr HEILMEYER angeschnitten hat, wieviel Corticosteroide die NNR produziert, läßt sich aus den Arbeiten von PINCUS, VOGT und anderen nicht genau beantworten. Bei den Versuchen von PINCUS handelt es sich um NNR vom Rind und bei den Versuchen von VOGT um NN verschiedener Warmblüter.

Man weiß ja, daß die Leistung bei den verschiedenen Tierspezies verschieden ist. Man wird also nicht ohne weiteres aus diesen Versuchen auf die Sekretionsgröße des Menschen zurückschließen können. Dazu kommt noch, daß bei den Versuchen von PINCUS und Mitarbeiter eine isolierte Drüse verwendet wird. Wir wissen nicht, wie sie im Verband eines Organismus arbeitet. Bei VOGT haben wir ein operiertes Tier, das also unter einem „Stress" steht. Auch hier können wir die Grundsekretionsleistung nicht beurteilen. Viel wichtiger scheinen mir die Erfahrungen aus der Klinik zu sein, wieviel Hormon man z. B. braucht, um einen Patienten mit Morb. Addison, oder einen dem die NNR operativ entfernt wurde, unter normalen „Ruhe- und Grundumsatzverhältnissen" gut einzustellen. Amerikanische Autoren geben an, daß etwa 15—20 mg Cortison pro Tag gebraucht werden, wenn dazu 1—2 mg/Tag DOC gegeben werden. Dies wären also die „Grundgrößen". Unter „Stress"-bedingungen — verzeihen Sie dieses Schlagwort — kann die Nebennierenrindenaktivität wesentlich größer sein, so daß man beim Addisonkranken z. B. bei einem Infekt 60—100 mg Cortison braucht, um ihn einzustellen. Ich würde jetzt grob geschätzt sagen, daß die *normale* Corticosteroidproduktion des gesunden Menschen etwa in der Größenordnung von 40—50 mg/Tag liegt. Die Mehrausscheidung des DOC unter ACTH ist in der Tat nicht überzeugend. Wir wissen aber nicht — diese Möglichkeit müssen wir der Theorie SELYES lassen —, ob es Nebennieren gibt, die eben die 11-Oxylierung in diesem Maße nicht durchführen können. Es gibt orientierende klinische Befunde von WEISSBECKER, PFEFFER und mir, die vielleicht darauf hinweisen, daß die 11-Oxylierung der NNR unter bestimmten pathologischen Verhältnissen gestört sein könnte.

Zum Wert der Corticoidbestimmung: Wir können damit keine quantitativen Aussagen über die Hormonproduktion der NNR machen. Wir können aber aus Erfahrung sagen, daß die Corticoidwerte, die wir mit irgendeiner der genannten Methoden erhalten, doch vernünftige Äquivalentbilder eines klinischen oder physiologischen Zustandes bedeuten, wobei wir berücksichtigen müssen, daß sie eine Resultante aus der Funktion der NNR und der Situation der Peripherie (also vielleicht dem Hormonverbrauch) darstellen.

WEISSBECKER (Freiburg):

In Bristol wurde die Frage der Substitutionstherapie bei doppelseitig Adrenalektomierten ausgiebig besprochen. Eine Gruppe gibt 50 mg DOC als Depot und ergänzt mit Cortison oral in einer Dosis von 12,5—25 mg/Tag. Eine andere Gruppe glaubt mit oralen Cortisondosen von 50—75 mg/Tag bei 4 g Kochsalzzulage den gleichen Effekt zu erreichen. Für Krisen ist dabei ein hochwirksamer Lipo-Adrenalextrakt nicht zu entbehren. HOAGLAND berichtete aus eigener Erfahrung über einen derartig eingestellten doppelseitig adrenalektomierten Patienten, der während einer Bergtour in eine NNR-Insuffizienz hineinkam und diese Krise durch sofortiges Spritzen von Cortison beheben konnte. Die Parallelität zur Insulineinstellung liegt nahe. Ob mit Corticosteron, das sowohl Mineralo- wie Glucocorticoidwirkung in ungefähr gleichem Verhältnis hat, die Dauereinstellung erleichtert wird, wird z. Z. in USA noch geprüft.

DRUCKREY (Freiburg):

Der Bedarf des Organismus z. B. an Cortison kann naturgemäß nicht aus der Dosis ermittelt werden, die i.v. injiziert werden muß, um einen bestimmten Effekt zu bekommen, sondern nur aus der Menge, die tatsächlich ausgenutzt wird, und die ist kleiner. Das Cortison ist von allen Corticoiden am leichtesten wasserlöslich und wird deshalb nach intravenöser Gabe zum großen Teil ungenutzt mit dem Harn ausgeschieden. Die Ausscheidung im Harn wird von der Konzentration des (freien) Pharmakons im Blut bestimmt. Bei Oestrogenen hat sich daher die Veresterung als vorteilhaft erwiesen, um den „Nutzeffekt" zu erhöhen, das ist die Wirkungsmenge, die durch eine Dosis-Einheit erzielt wird. Da nun das Cortison relativ leicht löslich ist und mehr reaktionsfähige Gruppen besitzt als andere Steroide ist bei ihm mit besonders großen Verlusten durch Ausscheidung und Entgiftung zu rechnen. Deshalb erscheint gerade bei den Gluco-Corticoiden der Versuch empfehlenswert, durch geeignete Veresterung zu Produkten mit mehr protrahierter Wirkung zu kommen. Dies wenigstens dann, wenn nicht die Intensität der Wirkung allein interessiert, sondern deren Intregal über die Zeit, das ist die Wirkungsmenge.

WEISSBECKER (Freiburg):

Wenn wir 100 mg Cortison injizieren, erscheinen nur 1—5% in der entsprechenden Harnfraktion als reduzierendes Corticoid wieder. Das besagt allerdings nichts über die klinische Wirkung und erst recht nichts über die intermediären Umsetzungen.

KÜHNAU (Bingen):

Cortison und das DOC existieren ja physiologischerweise in der Nebenniere gar nicht. Wenn wir also über die Quantität der benötigten Stoffe sprechen wollen und wir beziehen uns auf ein NN-loses Tier, so sehen wir, daß die Leistung der NN vollkommen ausfällt. Bei einem NN-losen Tier kann also aus dem DOC kein Corticosteron und aus Comp. S kein Compound F werden, so daß Bilanzen mit den uns zur Verfügung stehenden Stoffen DOC und Comp. S. eine funktionstüchtige Nebenniere zur Voraussetzung haben. Als Gegenpol des ACTH gibt es das STH, das auch das DOC beeinflussen soll. Die Pantothensäure ist heute noch nicht erwähnt worden, wie mag sie diese Dinge beeinflussen? Wie ist der Tagesbedarf, eine intakte NN vorausgesetzt? Und auf der anderen Seite bei der nicht vorhandenen NN, was muß ich dann geben? Bin ich nicht gezwungen, die physiologischen Verhältnisse mehr zu berücksichtigen? Das interessiert uns immer wieder in der Klinik.

STAUDINGER (Mannheim):

Als Antwort auf die Frage von Herrn KÜHNAU folgendes:

Die Wirkung des Cortison ist — soweit wir dies heute übersehen — identisch mit der von 17-Oxycorticosteron. Die Wirkung von DOC ist anders; aber es ist ja hinlänglich bekannt, daß die DOC-Substitution nur einen Teil der Ausfallerscheinungen beheben kann. Die Frage der physiologischen Bedeutung des sezernierten DOC wird davon nicht betroffen.

WEISSBECKER (Freiburg):

Welche Bedeutung das Wachstumshormon, das Somatotrophin, wie es SELYE nennt, in Beziehung zur NNR-Funktion und Wirkung hat, ist noch nicht zu übersehen. Wir haben vor wenigen Tagen die Behandlung eines Sjögreen-ähnlichen Falles abgeschlossen, der auf ACTH klinisch sowohl wie an der Corticoidausscheidung gemessen seine sämtlichen schweren Störungen verlor. Wir gaben während der ACTH-Behandlung nach entsprechender Vorperiode täglich zusätzlich zu 50 I.E. ACTH noch 500 E. Somatotrophin Choay 10 Tage lang. Weder klinisch noch experimentell (Eosinophilentest, Glucosebelastung, Insulinbelastung usw.) noch die laufende Untersuchung der 17 Ketosteroide, der „Mineralo"- und „Glucocorticoide", des Dehydroisoandrosterons zeigten eine irgendwie verwertbare Änderung. Würde man die von SELYE bei Ratten verwendete Dosis Somatotrophin auf den Menschen umrechnen, so hätten wir viel zu niedrig dosiert. Da aber die üblicherweise von SELYE angewandte Dosierung der Steroidhormone weit über den Dosen liegt, die einem Menschen gegeben werden können, so dürfte dieses Argument gegen diesen einen Versuch wohl kaum überzeugen. Allerdings wäre möglich, daß das von uns verwendete Somatotrophin zu unwirksam war. Uns kam es nur darauf an zu untersuchen, ob das STH tatsächlich irgend eine chemisch faßbare Beziehung zur NNR-Hormonproduktion hat. Und das ist nach unserem Versuch nicht der Fall. Allerdings möchte ich doch auf die Arbeiten des Pincuskreises verweisen, [(J. clin. Endocrinol **11**, 756 (1951)] nach denen eine Perfusion von NN mit STH zur Freisetzung von Corticosteroiden führt in ähnlichem Umfang wie ACTH. Allerdings steht die genaue Analyse dieser freigesetzten Steroide noch aus.

HEILMEYER (Freiburg):

SELYE hat bereits den Pfeil, der ursprünglich vom X-Faktor, also vom STH, zur NNR ging, geändert und auf die Targetscheibe gerichtet. Er nimmt also jetzt an, daß das STH im wesentlichen direkt wirkt, ohne Vermittlung der NNR.

RUPPERT (Würzburg):

Im Anschluß an die Ausführungen von Herrn STAUDINGER möchte ich bewußt das Augenmerk noch einmal auf diejenige Gruppe von Steroiden lenken, die weder zu den 17-Ketosteroiden gehört noch eine Seitengruppe enthält, die mit der Methode nach STAUDINGER oder mit der Formaldehydabspaltung zu erfassen ist. Es handelt sich um Verbindungen mit der reduzierten Seitenkette —CHOH—CH_3, wie wir sie im Pregnandiol kennen. Dieses ist Stoffwechselendprodukt des Progesterons und vielleicht auch mehr als man denkt mancher Gluco- und Mineralcorticoide. Da einerseits nur etwa 1% der verabreichten Corticosteroide im Harn als solche wieder ausgeschieden werden, andererseits aber, wie WESTPHAL zeigen konnte, im Harn von mit DOCA behandelten Kaninchen Pregnandiol vermehrt zu finden ist, so sollte man den Stoffwechsel der Corticosteroide mehr in Richtung der Reduktionsprozesse zum Pregnandiol hin bearbeiten. Das Pregnandiol selbst läßt sich bis heute chemisch nur über seine Glucuronsäureverbindung erfassen, die Bestimmungsmethode ist für die Frage des Nebennierenrindenhormonstoffwechsels zu ungenau. Nur in einigen Fällen von Nebennierenrindenhyperplasie bzw. -tumoren war der Pregnandiolgehalt des Harnes signifikant erhöht, und zwar um mehrere Milligramm.

Frage: Liegen über die Umwandlungsmöglichkeit von Corticosteroiden zu pregnandiolähnlichen Reduktionsverbindungen neuere Erfahrungen vor?

WEISSBECKER (Freiburg):

Die Aufsplitterung der Steroidmetaboliten im Harn mit relativ einfachen Methoden kann uns zumindest klinisch weiterbringen und große bestehende Lücken füllen. So könnte die Bestimmung der Steroide mit einer alkoholischen Gruppe an C-20 uns weiterbringen. Ein Mitarbeiter von MARIAN spaltet mit Perjodsäure nicht Formaldehyd, sondern Acetaldehyd ab, erfaßt also diese OH-Gruppe ziemlich isoliert und weist Acetaldehyd mit 4-Hydrodiphenyl nach. Mir scheint dieser Methode große Bedeutung für ein klinisches Steroidspektrum zuzukommen.

STAUDINGER (Mannheim):

Zur Frage der Bilanz: Wir finden zweifellos viel weniger Steroide im Harn, als insgesamt sezerniert werden. Das kommt z. T. möglicherweise daher, daß man der alkoholischen Fraktion bisher zu wenig Aufmerksamkeit geschenkt hat. Man muß aber damit rechnen, daß ein

Teil der produzierten Steroide einen tiefergreifenden Abbau erfährt, so daß sie im Harn nicht mehr als Steroide imponieren. Vielleicht werden ein oder mehrere Ringe aufgespalten. Man könnte auch folgende Hilfshypothese, deren Anregung ich Herrn FREY verdanke, diskutieren: Die in der Peripherie z. B. durch Reduktion der $\alpha\ \beta$ ungesättigten Ketogruppe oder α-Ketoalkoholseitenkette inaktivierten Corticosteroide werden in der Nebenniere erneut durch die analoge Oxydation aktiviert; wir hätten also einen inneren „Steroid-Kreislauf" anzunehmen.

Anmerkung bei der Korrektur:

Diese Alternative ist sehr fraglich geworden, da durch SAMUELS (Vortrag am 13. Juli vor der schweizerischen endokrinologischen Gesellschaft in Basel) bekannt wurde, daß die *Inaktivierung* durch Reduktion der $\alpha\ \beta$ ungesättigten Ketogruppe der Steroide (Testosteron, Progesteron) z. B. mit Leberbrei stets zu Steroiden mit der Hydroxylgruppe am C-Atom 3 in α-Stellung führe. Umgekehrt kann die Nebenniere bei der Hormon*biosynthese* die $\alpha\ \beta$ ungesättigte Ketogruppe nur aus Steroiden, die die Hydroxylgruppe am C-Atom 3 in β-Stellung tragen, durch Dehydrierung herstellen. Falls diese Befunde auch für die Corticosteroide gelten — und das scheint sehr wahrscheinlich — und für den Menschen und dessen verschiedene Organe, in denen die Corticosteroide verbraucht und damit inaktiviert (?) werden, dann müßte die „Hypothese des inneren Steroidkreislaufes" fallen gelassen werden.

RUPPERT (Würzburg):

Wenn man bei der DOC-Injektion nicht viel Pregnandiol im Harn findet, so besagt das nicht, daß der Stoffwechsel dieser Corticosteroide in eine andere Richtung gehen muß. Pregnandiol ist ja nur das Endprodukt dieses Reduktionsprozesses, und es können alle Zwischenstufen auf dem Weg dorthin viel stärker ausgeschieden werden als das durchreduzierte Pregnandiol. Es wäre daher bedeutungsvoll, wenn man diese Verbindungen, die keine chemisch reaktionsfreudigen Gruppen im Molekül besitzen, analytisch fassen könnte.

HÜBENER (Frankfurt a. M.):

Wir können mit unserer Methode der UV-Kontaktphotographie spezifisch die C_3-Ketogruppe mit konjugierter Doppelbindung nachweisen. Wenn man nun nach Perjodatbehandlung das Formaldehyd bestimmt und mit der UV-Kontaktphotographie die Ketogruppe und die konjugierte Doppelbindung nachweist, kann man einige Zwischenprodukte besser identifizieren. Es empfiehlt sich jedoch das Spektrum der durch Photographie dargestellten Flecke nach Elution (mit Äthanol) aufzunehmen, um nicht „UV-Verunreinigungen" für Corticoide zu halten.

LASZT (Fribourg):

Nachdem wir festgestellt hatten, daß nach Verabreichung großer Dosen DOCA keines als solches im Urin ausgeschieden wird, haben wir uns mit der Frage seiner Ausscheidungsform beschäftigt. Bekannt ist, daß ein Teil des verabreichten DOCA als Pregnandiol ausgeschieden wird. Wir haben uns gefragt, ob es sich hier um ähnliche Verhältnisse handelt wie bei Progesteron-Pregnandiol, d. h. ob das DOCA im Körper zu einem Triol reduziert würde. NEYMAN hat das Triol von DOCA hergestellt und dessen Reaktion mit Dimethylsulfat untersucht. Es hat sich gezeigt, daß im hydrolysierten Urin eine Fraktion vorhanden ist, die ähnliche Absorptions- und Fluorescenzspektren aufweist wie das reduzierte DOCA. Ob es sich tatsächlich um diese Verbindung handelt, müßte durch Isolierung bewiesen werden.

STAUDINGER (Mannheim):

Nach Desoxycorticosterongaben am Tier ist nach Angaben von LASZT kein DOC mehr im Urin zu finden. Das ist sicher richtig. Wir haben 10 l Harn eines Addison-Patienten, der mit täglich 10 mg DOC behandelt wurde, aufgearbeitet und daran die Papierchromatographie angeschlossen und damit Spuren von unverändertem DOC gefunden.

STAEMMLER (Kiel):

Ich möchte an Herrn STAUDINGER zwei Fragen zum Corticosteroid-Stoffwechsel richten:

1. Ist aus experimentellen oder klinischen Untersuchungen etwas darüber bekannt, ob die Corticosteroide vorübergehend in der Peripherie gebunden bzw. in Organen gespeichert werden können und

2. stellt die Rückresorption der Corticoide in der Niere eine konstante Größe dar und wie läßt sie sich methodisch erfassen?

Bei systematischer Untersuchung der Corticoidausscheidung von Spätschwangerschaftstoxikosen konnten wir feststellen, daß die Harncorticoidwerte im Mittel das $1^1/_2$fache der Werte gesunder Schwangerer betragen. Auffallend und charakteristisch ist die breite Streuung der täglich aufgefundenen Werte. Nach der Geburt steigt die Corticoidausscheidung bei den Fällen schwerer Nephropathie, besonders ab 5. Wochenbettstag, bis zum 6—7fachen der Norm an (3800 γ im Durchschnitt). Bei gesunden Wöchnerinnen fallen die Corticoidwerte dagegen nach unseren Untersuchungen in den ersten 10 Tagen post partum um etwa 50% ab.

Wir entnahmen aus der Gegenüberstellung dieser Befunde, daß bei der Nephropathie eine vermehrte Produktion an Corticosteroiden besteht, die aber nur unvollkommen von den Harncorticoidwerten wiedergegeben wird, da die Plasmacorticosteroide in der Peripherie gebunden werden oder deren Eliminierung durch die Niere blockiert ist. Erst nach der Geburt kommt es zu einer Freigabe und Ausschwemmung dieses pathologischen Überschusses an Rindenhormonen und im Verlauf des Gesundungsprozesses zu einer Normalisierung der Produktion.

Zu meiner zweiten Frage: Die Rückresorption von Corticoiden in der Niere stellt einen ebenso bedeutsamen wie schwer erfaßbaren Faktor dar. Es ist denkbar, daß der Organismus den Bedarf an diesen lebenswichtigen Hormonen nicht nur durch eine Variation der Produktion, sondern auch durch nuancierte Steuerung der Ausscheidung reguliert. Die Harncorticoidwerte werden also nur unter besonders ausgewogenen Bedingungen Gradmesser der eigentlichen Produktion sein. Um Einblick in die Leistungsfähigkeit des Systems und in den Corticoidstoffwechsel unter physiologischen und pathologischen Zuständen gewinnen zu können, wäre neben der quantitativen Analyse aller mit dem Harn ausgeschiedenen Derivate (Corticoide, Pregnandiol, 17-Ketosteroide) die Bestimmung des Exkretionsindex notwendig. Diese setzt allerdings die Kenntnis des Corticosteroidgehaltes im Plasma voraus, ein methodisches Problem, das noch nicht befriedigend gelöst ist.

Laszt (Fribourg):

Zur Frage von Herrn Staemmler ist zu sagen, daß Untersuchungen von Nelson und Mitarbeiter vorliegen, aus denen hervorgeht, daß i.v. injiziertes Cortison sowohl beim Tiere als auch beim Menschen innert einigen Minuten vom Blute verschwindet und in der Peripherie festgehalten wird. Von anderer Seite wurde auch die Rückresorption untersucht und nachgewiesen, daß sie sich unter Stressbedingungen ändert. Wir selbst beschäftigen uns auch mit dieser Frage und ganz besonders damit, wo und in welcher Form die Corticosteroide in der Peripherie festgehalten werden.

Staudinger (Mannheim):

Über eine Speicherung von Corticosteroiden im Organismus weiß man bislang nichts. Der Hinweis von Staemmler ist deshalb interessant. Aus neueren Untersuchungen geht hervor, daß die 17-Ketosteroide offenbar durch die Nierentubuli ausgeschieden werden. Durch Benemid kann die 17-Ketosteroidausscheidung (wie die Penicillinausscheidung) gehemmt werden, aber nicht die Corticoidausscheidung. Daraus kann zunächst entnommen werden, daß die Corticoide durch die Glomeruli ausgeschieden werden. Über Rückresorption der Steroide in der Niere ist mir nichts bekannt.

Heilmeyer (Freiburg):

Man könnte sich allerdings auch leicht vorstellen, daß die Steigerung der Corticoidausscheidung Folge des „Geburtsstress" ist.

Labhart (Zürich):

Zur Frage der Herkunft des Dehydroisoandrosterons (DHA): An der Thornschen Klinik in Boston hatten wir Gelegenheit, den Cortisonstoffwechsel an nebennierenlosen Patienten zu studieren. Der eine Patient war wegen Prostatacarcinom zuerst orchidektomiert, und anschließend beiderseits adrenalektomiert worden. (Zwischenfrage: Lebt dieser Patient noch?) Ja, heute ein Jahr nach der letzten Operation lebt der Patient. Es geht ihm — wie mir kürzlich berichtet wurde — sogar ausnehmend gut. Er habe diesen Winter sogar auf der Jagd in Kanada einen 400pfündigen Bären erlegt. Nun stellt der kanadische Winter an sich schon einen beachtlichen „Stress" dar, geschweige denn die Bärenjagd. Doch wenn Mr. Mc. C. zur Jagd geht, nimmt er eben statt der einen Cortisontablette deren drei ein. Die Lebenserwartung nach Adrenalektomie ist eben beim Prostatacarcinom-Patienten mit intaktem

Gefäßsystem sehr viel besser als diejenige der Hypertoniker mit teilweise weit fortgeschrittenen Nierenleiden. Bei diesem Patienten, einem zweiten orchidektomierten und adrenalektomierten Prostata-Carcinom-Patienten, bei einer adrenalektomierten Hypertonikerin sowie bei zwei weiblichen Addison-Patientinnen wurde die 17-KS-Ausscheidung bestimmt, während sie zusätzlich zur Erhaltungsdosis von 2 mg Desoxycorticosteron-Acetat, verschiedene Mengen Cortisonacetat und Compound F erhielten. Die KS wurden teilweise chromatographisch analysiert. Die 17-KS verhielten sich parallel den zugeführten Mengen Cortison bzw. Compound F. Und zwar wurden vom Cortisonacetat etwa 10% vom Compound F 15% als KS ausgeschieden. Die weitere Analyse dieser Cortison- bzw. Compound F-Abkömmlinge zeigte folgendes: Im Hahnenkammtest lassen sie eine schwache, aber einwandfreie Androgenwirkung erkennen. MUNSON, von der Harvard School of dental medicine hat mit seiner Reaktion darin wiederum proportional der Cortisonzufuhr DHA nachgewiesen. Dazu ist allerdings zu bemerken, daß MUNSON eine Modifikation der Pettenkofer-Reaktion verwendet, deren Spezifität für DHA nicht absolut gesichert ist, indem auch andere Steroide mit Doppelbindung im B-Ring zu positivem Ausfall führen können. Aber auch die chromatographische Analyse der KS vor und nach Cortisonzufuhr schien jedesmal einen geringen aber deutlichen Anstieg der DHA-Zacke zu ergeben, so daß wenigstens ein Teil desselben Abbauprodukt cortisonähnlicher Steroide sein mag.

Ich möchte fragen, ob jemand Erfahrung mit der von NELSON und SAMUELS vor einem Jahr bekannt gegebenen Bestimmungsmethode für cortisonähnliche Steroide im Blut hat (Phenylhydrazin-Reaktion in H_2SO_4 nach PORTER und SILBER). Bei uns hat sich die Methode nach größeren Anfangsschwierigkeiten bewährt.

STAUDINGER (Mannheim):

Die Methode von PORTER und SILBER ist gut und spezifisch; sie erfaßt aber *nur* die 17-Oxycorticosteroide. Mit anderen Worten, mit dieser Methode entgeht einem die ja ebenso wichtige Fraktion des Corticosterons. Darin würde ich zunächst eine Einschränkung ihrer Brauchbarkeit sehen. Wir haben es versucht und sehr bald wieder aufgegeben, die reduzierenden alkaliempfindlichen Steroide im Blut mit unserer Methode zu bestimmen. Die Werte sind außerordentlich variabel. Auf ACTH-Gaben sieht man eine geringe Erhöhung, aber sonst sieht man keine vernünftigen Beziehungen. Mir erscheint bisher nur die Methode von PORTER und SILBER (nach NELSON) und vielleicht die papierchromatographische Methode für die Untersuchung des Blutes brauchbar, wenn die sehr geringen Mengen ausreichen, um klinische Untersuchungen durchzuführen. Nach PORTER und SILBER (nach NELSON) sind es nur 20—50 γ/100 ml Blut.

WETTSTEIN (Basel):

Einige zusätzliche Beobachtungen der letzten Zeit werfen interessante Schlaglichter auf die zur Diskussion stehenden Probleme.

1. Die amorphe Fraktion: GRUNDY, SIMPSON und TAIT geben neuerdings an, daß diese Substanz bzw. Substanzen gesättigt seien, gesättigt in dem Sinne, daß sie nicht bei 2400 Å absorbieren, was das Vorhandensein einer Δ^4-3-Ketogruppe ausschließt. Dies ist für den Steroidchemiker recht erstaunlich, hat doch STAUDINGER bereits in seiner Einleitung gesagt, daß ohne diese Gruppe normalerweise nur eine geringe Wirkung zu erwarten wäre. Diese Feststellung trifft also anscheinend auf die amorphe Fraktion nicht zu. Bekannt ist von der amorphen Fraktion ferner, daß sie reduziert, was das Vorliegen der α-Ketolgruppe in der Seitenkette nahelegt, daß sie sich im Papierchromatogramm ähnlich wie Cortison verhält, ein Polyacetat bildet und in den Mineralocorticoid-Testen um mindestens eine Zehnerpotenz wirksamer ist als DOC. Die englischen Forscher haben schließlich versucht, die Laufgeschwindigkeit der unbekannten Substanz als eine Funktion von in 3-, 11- und 17-Stellung der Pregnan-20,21-ketole enthaltenen Sauerstoff- oder Hydroxylgruppen zu formulieren und schließen daraus auf das Vorhandensein einer Hydroxylgruppe in 3-Stellung. In Frage kommen nach ihnen z. B. REICHSTEINS Substanzen P, R und ihre Epimere.

Hierzu ist zu bemerken, daß die Bearbeitung der amorphen Substanz ausgehend von NN-Extrakten große Schwierigkeiten macht. Man muß von ganz frischem Organmaterial ausgehen und braucht sehr größe Mengen davon. Deshalb haben wir in letzter Zeit versucht, dem Problem nur auf Grund der englischen Befunde und der eigenen Erfahrungen in der Synthese und Papierchromatographie von Steroiden näher zu kommen. Dabei ist uns natürlich bewußt, daß die Steroidnatur der amorphen Wirksubstanz noch in keiner Weise bewiesen, hingegen wahrscheinlich ist. In der Tat können sich nach den eigenen Beobachtungen bekannte, gesättigte NN- und Harnsteroide im Papierchromatogramm ähnlich wie diese amorphe Fraktion verhalten, wenn sie auch meist leicht von ihr abweichen. Eine Entscheidung über Identität oder Nichtidentität ermöglicht uns der verhältnismäßig einfache Überlebenstest am Hund, der speziell geeignet ist für Mineralocorticoide und in 4—5 Tagen mit Mengen von 5 mg zu entscheiden gestattet, ob die untersuchte Verbindung bestenfalls so wirksam ist wie DOC. Hiermit ließ sich feststellen (Gross), daß die in der englischen Publikation genannte Substanz P nicht in Frage kommt, ebensowenig wie die von uns untersuchten neuen Isomeren von NN-Steroiden, über deren Herstellung (Vischer) andernorts berichtet werden soll. Die Suche nach der hochaktiven Substanz geht also weiter.

2. Zur Hydroxylierung des C-11-Atoms: Es kann nicht erstaunen, daß man bei der Perfusionsmethode, wo das aus den NN ausströmende Blut untersucht wird, die Substanz S nicht findet, ist es doch bekannt, daß diese hierbei besonders leicht in die Substanz M (Reichsteins Nomenklatur) bzw. Substanz F (Bezeichnung nach Kendall) umgewandelt wird. Nach unseren Untersuchungen mit Kahnt verläuft die aerobe Umwandlung sogar in vitro unter Anwendung von Nebennieren-Homogenaten und besonderen Zusätzen mit faßbaren Ausbeuten von 60%. Von der biochemischen Seite aus interessierte uns, auf welchem Wege diese Hydroxylierung stattfindet. Wie Staudinger bereits ausführte, haben sich uns besonders Zusätze von Substanzen des Krebsschen Citronensäure-Zyklus und damit zusammenhängender Verbindungen bewährt. Dies führte uns zur Annahme, daß die Hydroxylierung mit NN-Homogenaten, von der keineswegs behauptet sei, daß sie mit der Reaktion im Organismus unbedingt identisch ist, mit gewissen Reaktionen des Krebs-Zyklus gekuppelt sei. Bei letzterem findet bekanntlich ein Übergang von Bernsteinsäure in Fumarsäure und danach Äpfelsäure (Oxybernsteinsäure) statt. Verläuft die Reaktion im Ring C der Steroide ähnlich, so müßte sie über Verbindungen mit 9,11- oder 11,12-Doppelbindung führen. Daß Substanzen der letzteren Struktur von großem biologischen Interesse sind, konnten wir mit Meystre vor mehreren Jahren zeigen: Δ^{11}-Anhydrocorticosteron stellt ein hochwirksames Corticoid, Δ^{11}-Dehydroprogesteron das wirksamste bekannte Gestagen dar, indem es ungefähr dreimal stärker wirkt als das genuine Hormon Progesteron. Deshalb wurde nun Δ^{11}-Dehydroprogesteron unseren NN-Homogenaten zugesetzt. Die papierchromatographische Untersuchung des Reaktionsgemisches (Neher) weist tatsächlich auf das Vorhandensein von 11- und 12-Oxyprogesteron sowie von Corticosteron (zusätzliche Oxydation in 21-Stellung) hin. Es scheint deshalb durchaus möglich, daß die biologische Hydroxylierung durch Dehydrierung in 11,12-Stellung und anschließende Hydratisierung der Doppelbindung vor sich geht, obschon der wenig einheitliche Verlauf unseres Versuches keinen zwingenden Schluß zuläßt.

Schließlich möchte ich noch auf andere biologische Hydroxylierungen hinweisen, die nicht durch NN oder NN-Präparate, sondern durch Pilze hervorgebracht werden, und zwar in einer Versuchsanordnung, wie sie in ganz großem Stil für die Herstellung von Antibiotika verwendet wird. Nach Peterson und Murray wird nämlich bei Zusatz von Progesteron zu wachsenden Rhizopus-Stämmen u. a. 11α-Oxyprogesteron in etwa 10%iger Ausbeute erhalten. In unseren eigenen Versuchen ließ sich die Ausbeute sehr erheblich steigern und die Methode tatsächlich auch zur Hydroxylierung einer ganzen Reihe anderer Steroide in 11α-Stellung verwenden. Damit sind nun solche, mit den natürlichen 11 β-Oxysteroiden epimere Steroide verhältnismäßig leicht zugänglich geworden und zwar in der für die biologische Testierung wichtigen unveresterten Form. Es scheint nicht ausgeschlossen, daß sich unter den neuen Verbindungen solche von therapeutischem Interesse befinden. Andererseits lassen sich die erhaltenen 11 α-Oxysteroide natürlich zu 11-Ketonen vom Typus des Cortisons dehydrieren.

Vor ganz kurzem konnten Haines und Mitarbeiter zeigen, daß mikrobiologische Oxydationen auch mit Streptomyces-Stämmen durchführbar sind. Die Hydroxylierung erfolgt hier vorzugsweise in der „natürlichen" 11 β-Stellung. Damit sind nun einfache Methoden bekannt, um die sonst nur durch komplizierte chemische Reaktionsfolgen einführbaren Sauerstoff-Funktionen am C 11-Atom herzustellen.

Druckrey (Freiburg):

Erlauben Sie mir, zu einem anderen Problem Stellung zu nehmen, nämlich zur Frage der Beziehungen zwischen *Konstitution und Wirkung* solcher Pharmaka. Ihre Kenntnis eröffnet am ehesten die Aussicht, etwas über den Angriffspunkt und den Mechanismus der Wirkung zu erfahren.

An den Beispielen der oestrogenen und der cytotoxischen Wirkung von zweiwertigen (para) *Phenolen* sowie der cancerogenen und der brunsthemmenden Wirkung von aromatischen *Aminen* haben wir folgende Sachverhalte festgestellt:

Die *Richtung* der pharmakologischen Wirkung wird von der Art der funktionellen Gruppen an den Grundmolekülen bestimmt. Bei Derivaten des Benzols oder Naphthalins, beim Fluoren, Anthrazen, Phenanthren und bei den nichtkondensierten Systemen Diphenyl, Azobenzol oder Stilben, also von ganz verschiedenartigen Grundmolekülen, wirken phenolische, also saure *Oxy*-Verbindungen bei geeigneter Position der Hydroxyle *oestrogen* bzw. cytotoxisch, bestimmte basische *Amino*-Verbindungen der gleichen Grundmoleküle dagegen *cancerogen* bzw. als Oestrus-Hemmstoffe. Die Konstitution des Grundmoleküls hat also keine spezifische Bedeutung für die Richtung der Wirkung. Das Steran-Skelet ist danach für die oestrogene Wirkung nicht wesentlich, sondern kann durch ganz andersartige Strukturen ersetzt werden. Das kann auch für die Corticoide zutreffen.

Die Konstitution des Grundmoleküls bestimmt bei den angeführten Pharmaka lediglich die *Stärke* der Wirkung, die Wirksamkeit, und zwar zwischen Null und dem erreichbaren Maximum.

Die *Stellung* der funktionellen, die Richtung der Wirkung bestimmenden Gruppen am Molekül, also z. B. die Stellung der Hydroxylgruppen bei Oestrogenen oder der Aminogruppe bei Cancerogenen hat eine wesentliche Bedeutung für die Wirksamkeit der Pharmaka. Die Wirksamkeit ist nur dann vorhanden bzw. ist am stärksten, wenn eine para-Konfiguration vorliegt („para-Prinzip"). Genauer gesagt, scheint es die *Länge* des Moleküls zu sein, die die Wirksamkeit bestimmt. Für den Fall der Oestrogene haben italienische Autoren bereits gezeigt, daß das Maximum der oestrogenen Wirksamkeit dann vorliegt, wenn der lineare Abstand zwischen den beiden funktionellen Gruppen etwa 8,55 Å beträgt. Bei den cancerogenen Aminen und ähnlich auch bei den cancerogenen Kohlenwasserstoffen scheint das Maximum in der gleichen Größenordnung zu liegen. Die *Länge* des Moleküls geht also entscheidend ein. So hat man den Eindruck, daß die linearen Abstände zwischen den Enden des Moleküls etwa mit denen zusammenpassen müssen, die bei den Rezeptoren in der Zelle vorliegen, nach Art von Knöpfen und Knopflöchern. Zu kurze Moleküle sind ebensowenig wirksam, wie zu lange. Deshalb haben wir den Vorschlag gemacht, für die Formulierung solcher Pharmaka eine Schreibweise zu wählen, die die hier wichtige Länge der Moleküle besser zum Ausdruck bringt, als die bisher übliche Schreibweise. Dafür folgende Beispiele:

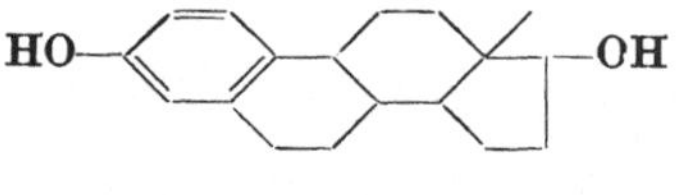

Oestradiol

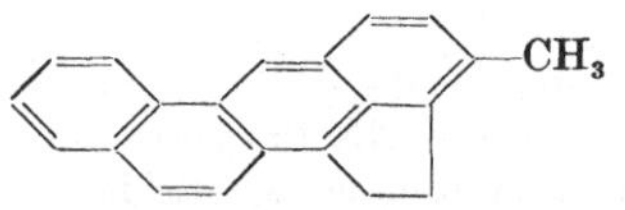

20-Methylcholanthren

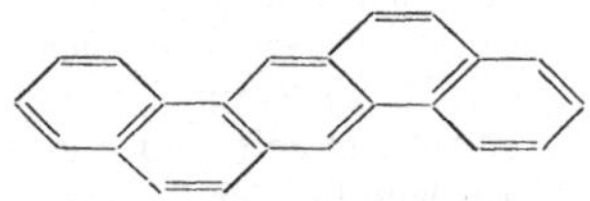

1, 2, 5, 6-Dibenzanthrazen

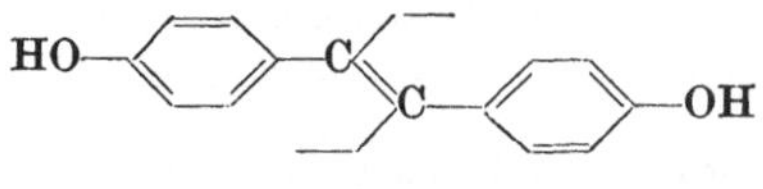

Diäthylstilboestrol
Oestrogene

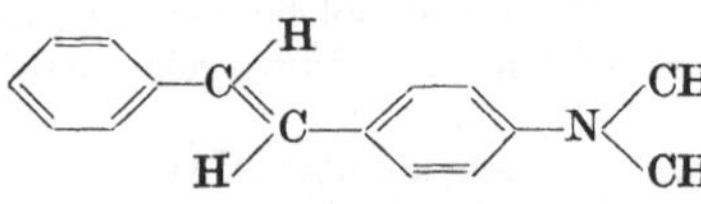

4-Dimethylaminostilben
Cancerogene

Für viele Chemotherapeutika scheinen ähnliche Verhältnisse zu gelten.

Die Konstitution des Grundmoleküls ist noch in einem anderen Punkt von Bedeutung, nämlich insofern, als die Wirksamkeit dann am stärksten ist, wenn (in nicht-kondensierten Systemen) eine *koplanare* Anordnung der Ringe möglich, bevorzugt oder sogar fixiert ist.

Die Bedeutung der beiden α, β-Diäthylgruppen im Diäthylstilboestrol kann ebenfalls darin liegen, daß sie die koplanare Anordnung der beiden Ringe stabilisiert. Es genügt jedoch offenbar, daß die koplanare Anordnung möglich ist. Das folgt aus der Tatsache, daß das 4,4'-Dioxy-diphenyl oestrogen, und das 4-Dimethylamino-diphenyl cancerogen wirksam ist, denn im Diphenyl sind die beiden Ringe frei drehbar

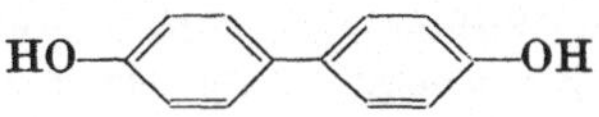

oestrogen 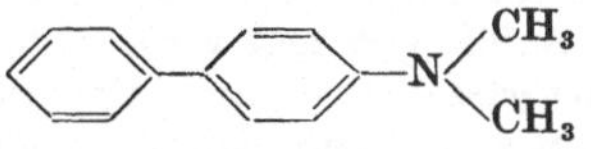   cancerogen

Wenn wir dagegen die koplanare Anordnung unmöglich machen, z. B. durch Substitution voluminöser Gruppen in Position 2 und 2', so daß eine Torsion des Moleküls erfolgt, so kann die Wirksamkeit vollkommen verloren gehen.

Zusammengefaßt finden wir bei den hier behandelten Klassen von Pharmaka folgende Prinzipien für die Beziehungen zwischen Konstitution und Wirkung:

1. Die *Richtung* der Wirkung hängt nicht von der Konstitution des Grundmoleküls ab, sondern von der Art der funktionellen Gruppen am Molekül.

2. Die Konstitution des Grundmoleküls bestimmt lediglich die *Stärke* der Wirksamkeit. Maßgebend ist dabei die *Länge* des Moleküls, ferner die koplanare Anordnung der Ringe. Schließlich hängt die Wirksamkeit naturgemäß von den Löslichkeitseigenschaften ab.

Hiernach ist zu erwarten, daß auch für die *Corticoide* ähnliche Verhältnisse zutreffen, daß also das Steran-Grundskelet nicht erforderlich ist, sondern durch einfachere Strukturen ersetzt werden kann, wenn nur die wirkungsbestimmenden funktionellen Gruppen vorhanden sind. Als solche kommt außer der Ketogruppe in Position 3, vor allem die Ketolgruppierung in Position 17 in Frage. Bei ihr handelt es sich praktisch um die Dioxyaceton-Gruppierung, die pharmakologisch für sich schon aktiv ist. Wahrscheinlich dürfte indessen der Wasserstoff eines Hydroxyls dieser Gruppe dem benachbarten Carbonylsauerstoff assoziiert sein, also ein Chelat vorliegen, ähnlich wie bei der Salizylsäure.

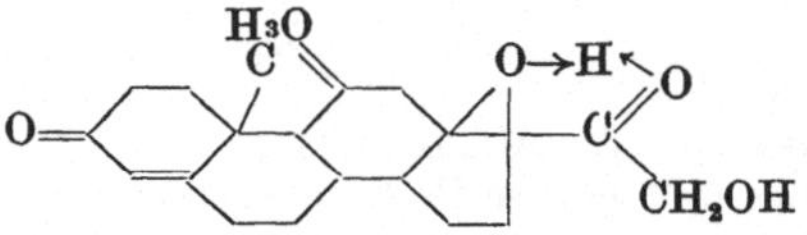

Cortison

Unter Berücksichtigung der hier entwickelten Vorstellungen wäre z. B. das *Cortison* in der nebenstehenden Weise zu formulieren (beachte: „para-Prinzip", Länge des Moleküls). Die Beschäftigung mit den *funktionellen Gruppen* und mit ihrer Bedeutung für die pharmakologische Wirkung erscheint lohnender, als die viele Mühe, die auf das Steran-Grundskelet verwendet wird, denn das hat wahrscheinlich keine spezifische Bedeutung für die Wirkung.

HOLZBAUER (Graz):

Die adrenocorticotrope Wirkung von HVL-Extrakten tut sich bekanntlich in einer Größenzunahme der nach Hypophysenentfernung atrophierten NNR sowie in einer Abnahme ihres Vitamin C-Gehaltes kund. DIXON, STACK-DUNNE, YOUNG und CATER, die in diesem Sinne zwischen einem AW (adrenal weight increasing) und einem AA (ascorbicacid reducing) Effekt unterscheiden, beobachteten nun, daß das Verhältnis AA:AW in verschiedenen Vorderlappenextrakten keineswegs immer das gleiche ist. Die Autoren kommen zu dem Schluß, daß in der Hypophyse wahrscheinlich zwei verschiedene Faktoren mit adrenocorticotroper Wirkung vorhanden sein müßten. Sind diese Befunde von anderer Seite erhärtet worden, und inwieweit wäre hier an einen partiellen Synergismus ACTH-STH zu denken?

WEISSBECKER (Freiburg):

Die Frage, ob ACTH ein einheitlicher Körper ist oder aus mehreren Komponenten besteht, ist nicht einfach zu beantworten. Vor allem die Tatsache, daß manche ACTH-Präparate im Sayerstest nur wenig, im NN-Gewichtserhaltungstest sehr gut wirken, war scheinbar für die Wirkung mehrerer Faktoren beweisend. Substanzen mit guter Ausbeute im Sayerstest steigern zudem die Mitosehäufigkeit in der NNR kaum. Substanzen mit guter Wirkung im NNR-Gewichtserhaltungstest führen zu einer starken Mitoseaktivität. Überlegt man, daß der Sayerstest ein sehr kurzfristiger Test ist, der Gewichtserhaltungstest aber ein langfristiger, so ist vorstellbar und jetzt auch durch amerikanische und englische Autoren gesichert, daß es sich bei diesem Unterschied lediglich um den Ausdruck eines Zeitfaktors handelt. Je weiter ein ACTH gereinigt wird, desto größer ist seine Wirksamkeit, desto länger aber auch seine Halbwertszeit und damit Depotwirkung, wie sich mit dem höchstgereinigten Astwoodschen ACTH zeigen ließ. Mit steigender Halbwertszeit, also mit zunehmender Reinheit verschiebt sich deshalb das Schwergewicht der Teste vom Sayerstest zum NN-Gewichtserhaltungstest. Man darf also aus dieser Differenz nicht auf verschieden wirksame ACTH-Komponenten, sondern nur auf verschiedenes Verhalten im Organismus bezüglich der Resorption und evtl. des Abbaus schließen. Die stärkere Wirksamkeit höchstgereinigter ACTH-Präparate spricht m. E. dafür, daß es sich weniger um Verunreinigungen mit Anti-ACTH-Wirkung handelt, sondern um veränderte Angreifbarkeit dieser niedriger molekularen ACTH-Präparate.

HOLZBAUER (Graz):

1. Zu dem Zeitfaktor der NN-Vergrößerung unter ACTH:

Man muß hier wohl zwischen zwei verschiedenen Arten der Größenzunahme unterscheiden:

a) Eine Gewichtszunahme, die durch gesteigerte Durchblutung bedingt erscheint, und die wir beispielsweise schon 2 Std. nach Injektion von 1 E Insulin/100 g Ratte als signifikant erkennen konnten.

b) Eine Größenzunahme, die nach 3tägiger ACTH-Verabfolgung erkennbar ist und eine Hyperplasie darstellt.

2. Die vorhin von mir zitierten Autoren trennten adrenocorticotrop wirksame Vorderlappenextrakte, die nach der ASTWOODschen Methode gewonnen worden waren, über Amberlit IRC—50′ und erhielten Fraktionen mit besonders starker AW-Aktivität und geringem AA-Effekt sowie solche, die sich entgegengesetzt verhielten. Der von WEISSBECKER erwähnte Zeitfaktor, d. h. etwaige Verschiedenheiten in der Resorptionsgeschwindigkeit, wurden durch Inkorporierung der zu prüfenden Fraktionen in Albumin- bzw. Caseintannat einheitlich gestaltet.

STAUFF (Frankfurt a. M.-Höchst):

Die Frage nach der Wirksamkeit des ACTH ist in großem Maße eine Frage der Reinheit. LI hat festgestellt, daß Gewebe und gewisse Proteine nach einiger Zeit die Wirksamkeit des ACTH sehr stark herabsetzen und zwar verschieden schnell, je nachdem, ob ein hochmolekulares oder ein weitgehend gereinigtes und abgebautes ACTH vorliegt. Die Unterschiede im „Wachstums"- und Sayers-Test können darauf zurückzuführen sein, daß ein weitgehend abgebautes ACTH sich im Körper anders verhält, bzw. mit anderer Geschwindigkeit resorbiert, aber auch vernichtet wird, als ein hochmolekulares. Auf diesen Unterschieden beruhen möglicherweise auch die Diskrepanzen, die zwischen Präparaten nach ASTWOOD einerseits und nach LI andererseits auftreten können. Wir haben versucht, das ASTWOODsche Verfahren nachzuarbeiten, aber keine größeren Ausbeuten gefunden, als im allgemeinen nach dem LIschen Verfahren gefunden werden.

Darüber, daß bei größerer Reinigung eine Wirksamkeitssteigerung gefunden wird, hat WEISSBECKER ja eben berichtet.

PFEIFFER (Frankfurt a. M.):

LABHART besprach das Verhalten der 17-Ketosteroidausscheidung nach Cortisonbelastung bei verschiedenen Patienten. In dem einen Falle wurden diese Verhältnisse bei einer Kranken, die wegen einer Hypertonie beidseits adrenalektomiert worden war, wiedergegeben, auf der anderen Seite handelt es sich um einen Kranken, bei dem sowohl die Entfernung der Nebennieren wie der Gonaden durchgeführt worden war. Wenn ich richtig verstanden habe, so stieg die 17-Ketosteroidausscheidung bei dem orchidektomierten Patienten nach Cortisonbelastung bedeutend stärker an als bei allen anderen Kranken.

Ich möchte hier die Frage stellen, ob etwa die Gonaden in der Lage sind, eine ähnliche Rückresorption und gegebenenfalls einen Umbau zugeführter Corticosteroide auszuführen, wie es für die Nebenniere angenommen wird und, bezüglich der Rückresorption, von FREY für die Tubuli erörtert wurde.

LABHART (Zürich):

Es handelt sich um zwei orchidektomierte, adrenalektomierte Männer, eine adrenalektomierte Hypertonikerin und zwei weibliche Addisonpatientinnen. Tatsächlich war die Quote des Umbaues von Cortison in 17-KS bei den beiden gonadenlosen Männern am größten. Wir glauben aber, daß es sich hier eher um individuelle Schwankungen handelt, als daß die Ovarien die Cortisonmetaboliten weiter verwerten.

BEIGLBÖCK (Freiburg):

Ich habe vor kurzem eine amerikanische Arbeit gelesen, in der sich die Verfasser (SENECA u. a.) die Frage vorgelegt haben, wie die Umwandlung von DOC in Cortison durch die NNR geschieht, bzw. wodurch sie beeinflußt wird. Der auffällige Befund war, daß neben einer Beschleunigung der Umsetzung durch Vitamin C und gewisse B-Vitamine, Insulin eine deutliche Katalysatorwirkung zeigt. Wurde hingegen Glutathion oder, wie ich mich zu erinnern glaube, Cystein zugesetzt, blieb sowohl die spontane Umsetzung wie auch deren Katalyse durch Insulin aus. Nun erscheint mir wichtig, daß im Insulin nur S-S-Bindungen sind, die durch Zufuhr SH-haltiger Gruppen zu sprengen sind, wodurch bekanntlich Insulin inaktiviert werden kann. Ich möchte fragen, ob diese Versuche nachgeprüft und bestätigt worden sind, und ob die S-S-Bindung für die genannte Umsetzung Bedeutung besitzen kann.

STAUDINGER (Mannheim):

Die Arbeiten von SENECA u. a. sind unübersichtlich und waren bei uns so nicht reproduzierbar. Er behauptet, daß auch in Leberhomogenaten die 11-Oxylierung der Steroide vor sich gehe. Was die Frage der SH-Gruppen betrifft, so haben wir versucht, die Biosynthese durch Cystein oder Glutathion zu aktivieren. Beides ist nicht geglückt. Auch Cystein verhielt sich negativ.

WETTSTEIN (Basel):

Wir können die Ergebnisse STAUDINGERs hinsichtlich der Biosynthese nur bestätigen.

STAUFF (Frankfurt a. M.-Höchst):

Woher kommen eigentlich die Ketosteroide, wenn wir dem Organismus Corticoide zuführen oder wenn er sie selbst bildet. Hängt es vielleicht damit zusammen, daß man noch nicht weiß, welche Rolle die amorphe Fraktion in diesem Zusammenhang spielt?

STAUDINGER (Mannheim):

Über die amorphe Fraktion weiß man wie gesagt wenig. Es scheint aber sicher, daß die 17-Oxycorticoide vom Organismus zu 17-Ketosteroiden abgebaut werden können.

HERRNRING (Hamburg):

Über die Möglichkeit der Ausbildung einer Wasserstoffbrücke zwischen der Ketogruppe C_{20} und der Hydroxylgruppe C_{21} bei den Corticosteroiden läßt sich aus ultrarotspektroskopischen Untersuchungen nur soviel sagen, daß die Hydroxylbande bei 3600 cm^{-1} besonders bei Kristallsuspensionen als Zeichen einer Wasserstoffbrücke oft verbreitert, intensiver und nach niedrigen Frequenzen verschoben wird.

Auf das wäßrige Milieu, mit dem wir es in der Biologie allgemein zu tun haben, sind diese im kristallinen Zustand oder auch z. B. in Schwefelkohlenstofflösung gewonnenen Resultate wegen der Wechselwirkung mit dem Lösungsmittel Wasser nur schwer übertragbar. Jedoch ist wohl der Analogieschluß aus der Chemie des Dioxyacetons gestattet, daß man in wäßriger, besonders etwas alkalischer Lösung mit dem intermediären Auftreten eines Dienols rechnen kann.

STAUDINGER (Mannheim):

Frage an Herrn WETTSTEIN, ob an den seinerzeit von LÖWENSTEIN und ZWEMER veröffentlichten Befunden über ein Steroid, das Ascorbinsäure an Stelle der Ketoalkoholseitenkette trägt, etwas daran sei?

WETTSTEIN (Basel):

Die genannte Verbindung wurde vor Jahren lediglich im Referat eines nicht gehaltenen Vortrages erwähnt. Es ist uns trotz erheblicher Bemühungen nicht gelungen, sie herzustellen; auch ist eine eigentliche Publikation darüber nicht erschienen. Offenbar hat sich der Autor geirrt. Die für eine solche Verbindung zu erwartenden Eigenschaften stimmen auf jeden Fall nicht mit denjenigen der amorphen Substanz überein.

WEISSBECKER (Freiburg):

Was passiert, wenn man NNR perfundiert, kommen dann 17-Ketosteroide heraus oder nicht? Compound S führt zu 17-Ketosteroid-Ausscheidung, nicht dagegen Cortison, wenigstens nach unseren klinischen Ergebnissen im Gegensatz zu WILKINS Ergebnissen. Injiziert man Testosteron, so wird wohl die Produktion des gonadotropen Hormons und nach den klinischen Erfahrungen bei der CUSHINGschen Krankheit auch des ACTH gehemmt. Trotzdem steigt dabei die Ausscheidung des β-Steroids Dehydroisoandrosteron nach unseren Versuchen an und zwar ungefähr parallel dem Anstieg der 17-Ketosteroid-Ausscheidung. Eine Beziehung zur biologischen Aktivität besteht also sicher nicht, denn Cortison und Testosteron sind biologisch hochaktiv, CompoundS dagegen kaum. Wir haben mit höchsten Dosen (500 mg) Pregnenolon und 21 Acetoxypregnenolon wie nach Cortison eher eine Depression der 17-Ketosteroid-Ausscheidung gefunden, obwohl die erstgenannten Substanzen sicher klinisch keinerlei Corticosteroidwirkung haben.

STAUDINGER (Mannheim):

In der Tat findet man im NN-Venenblut androgene Hormone (NELSON). Sie werden also von der NNR selbst gebildet. Das ist sicher.

LABHART (Zürich):

Zur Frage der Pigmentation: Wir haben nach totaler Adrenalektomie, wobei der ACTH-Blutspiegel beträchtlich ansteigt, regelmäßig in wenigen Wochen intensive Pigmentationen auftreten sehen. Unter Cortisontherapie scheint sich die Addison-Pigmentierung langsam zurückzubilden. Es wird bei THORN gegenwärtig versucht, diese Verhältnisse quantitativ zu erfassen. Es sei vergleichsweise an die auffallende Blässe bei der sekundären Nebennierenrindeninsuffizienz infolge von Hypophysenvorderlappenausfall erinnert.

BEIGLBÖCK (Freiburg):

Es liegen in der amerikanischen Literatur zahlreiche Beobachtungen vor, daß nach langdauernder ACTH-Anwendung vermehrt Pigmentierungen der Haut und der Nägel auftreten. THORN erwähnt, daß man dies mit der dauernden Depression des Glutathionspiegels im Blut zu erklären versuchte. Denn Glutathion, bzw. Cystein ist bekanntlich imstande, die Oxydation der Melaninvorstufen zu hemmen und damit einer (vermehrten) Melaninbildung entgegenzuwirken.

HOLZBAUER (Graz):

Die Frage der Identität zwischen Intermedin und ACTH wurde neuerdings von JOHNSSON und HÖGBERG aufgegriffen, die über ein gleiches Verhalten dieser beiden Wirkstoffe nicht nur im biologischen Versuch, sondern auch im Papierchromatogramm berichten. Auffällig ist, daß es bei sehr vielen Zuständen, von denen wir heute wissen, daß sie mit einer gesteigerten Sekretion an adrenocorticotropem Hormon einhergehen, auch zu einem vermehrten Auftreten von Melanophorenhormon im Blut kommt. So konnten wir beispielsweise beobachten, daß der Gehalt des Kaninchenblutes an Intermedin 5 min nach Elektroschock um das 10fache anstieg.

JORES (Hamburg):

Das Intermedin hat mit Pigmentationen beim Menschen sehr wahrscheinlich nichts zu tun. Bei Amphibien bewirkt es die Ausbreitung des Pigmentes. Das ist aber ein Vorgang, der mit der vermehrten Pigmentbildung und Ablagerung in der Haut beim Addison nicht das mindeste zu tun hat. Es ist in der Tat auffallend, daß die ACTH- und die Intermedinwirkung weitgehend parallel gehen, und daß zweifellos gewisse chemische Verwandtschaften vorliegen. Es ist mir aber früher gelungen, beide Wirkungen durch Adsorption von einander zu trennen. Das Pigmenthormon ist sehr leicht und sehr rasch adsorbierbar, während in diesen Extrakten die Wirkung auf die Nebennierenrinde erhalten bleibt.

ELERT (Freiburg):

Zu STAUDINGER: In Zusammenarbeit mit SCHAUENSTEIN und SCHENK haben wir festgestellt, daß die Ascorbinsäure der NNR im Sayers-Test nicht zu Dehydroascorbinsäure dehydriert wird. Das bestätigt die Ergebnisse von STAUDINGER, daß sie hundertprozentig für die Biosynthese der Corticosteroide verwendet wird.

Zu RUPPERT: Während das Corpus luteum graviditatis nur im ersten Schwangerschaftstrimester hochaktiv ist und die Basaltemperatur als Folge der Progesteronwirkung nur während dieser Zeit erhöht ist, steigt die Pregnandiolausscheidung im Harn erst nach dem ersten Trimester stärker und mit dem Schwangerschaftsfortschritt in zunehmendem Maße an. Es ist somit anzunehmen, daß die großen Pregnandiolmengen des 2. und 3. Schwangerschaftstrimesters aus der NNR [Abbau von 11-Oxycorticosteroiden (U. WESTPHAL)] stammen, denn auch die Ausscheidung der Corticoide ist als Zeichen erhöhter NNR-Aktivität während dieser Zeit erhöht (TOBIAN, DEVIS und DEVIS VAN DEN EECKHOUDT; PARVIAINEN, SOIVA und VARTIAINEN; VENNING).

BAHNER (Heidelberg):

Herr STAUDINGER, wie ist das Verhältnis der Auscheidung von freien und konjugierten Corticoiden?

STAUDINGER (Mannheim):

Es gibt alle Zahlenangaben über die Erhöhung der bestimmbaren Harncorticoide nach Verseifung mit Glucuronidase. Sie reichen vom Doppelt bis zum Fünfzigfachen. Die Frage ist nur, ist das, was man dann bestimmt, noch spezifisch. Wir haben auch mit Glucuronidase aus Mäusemilzen Versuche gemacht. Die Amerikaner verwenden die „Formaldehydmethode", wir selbst die eigene. Wir haben nach Glucuronidasespaltung etwa 4—5fache Werte erhalten. Diese Zahlen sind aber m. E. nicht verwertbar.

Die Leberfunktion spielt wahrscheinlich eine gewisse Rolle, da die Konjugierung z. T. dort erfolgt. Die Spaltung der Konjugate ist aber wie gesagt noch so unübersichtlich, daß wir sehr vorsichtig mit Rückschlüssen aus solchen Befunden sein müssen.

RUPPERT (Würzburg):

Daß sehr viele Stoffe als Glucuronide ausgeschieden werden, ist ja bekannt und man räumt der Leber die zentrale Rolle für diesen Kupplungsmechanismus ein. Ich glaube, daß man auf Grund unserer z. Zt. laufenden Untersuchungen etwas zurückhaltender sein muß bezüglich der Glucuronidbildung in der Leber, da diese nämlich selbst in schwer erkranktem Zustand (Ikterus, Lebercirrhose) Stoffe, welche normalerweise obligat als Glucuronide ausgeschieden werden wie z. B. das Salicylamid, in fast gleichem Ausmaß an Glucuronsäure binden kann. Es scheinen daher noch andere Organe an der Glucuronidbildung wesentlich mitbeteiligt zu sein.

HERRNRING (Hamburg):

Durch partielle Verseifung von frischem Harn kann man experimentell einfach die freien 17-Ketosteroide und ihre leicht aufspaltbaren Ester einerseits, und die nur unter Kochen mit Mineralsäuren in Freiheit zu setzenden Steroide andererseits, bestimmen. Die experimentelle Erfahrung berechtigt auch die erste Gruppe als die nicht mit Glucuronsäure gekuppelten 17-Ketosteroide ohne zu großen Fehler zu bezeichnen und die 2. Gruppe als Glucuronsäureester anzusprechen. Ein dem so unter immer gleichen Bedingungen gewonnenen chemischen Resultat entsprechendes physiologisches oder pathophysiologisches Korrelat haben wir nicht finden können.

Physiologie des ACTH und der Nebennierenrindensteroide.

Von

L. Laszt (Fribourg/Schweiz).

Mit 20 Textabbildungen.

In den letzten Jahren sind zahlreiche zusammenfassende Darstellungen über die mannigfaltigen Wirkungen des ACTH-Nebennierenrindensystems veröffentlicht worden, so daß es mir überflüssig erscheint, darüber noch eine Übersicht zu geben (*1—12*). Daher will ich hier nur einige der wichtigsten Diskussionsfragen über die Stoffwechselwirkungen des ACTH-Nebennierenrindensystems, die von allgemeinem Interesse sind, kurz streifen, nämlich jene, die sich auf den anorganischen und organischen Stoffwechsel beziehen. Am Schluß soll eine eigene Arbeitshypothese über die Wirkungsweise der Nebennierenrindensteroide entwickelt werden.

I. Anorganischer Stoffwechsel.

Kann man die aus der Nebennierenrinde isolierten wirksamen Steroide nach funktionellen Gesichtspunkten einteilen? Meines Erachtens noch kaum. Faßt man nämlich die unterschiedlichen Wirkungen der verschiedenen Nebennierenrindensteroide auf den Mineral- und Wasserstoffwechsel zusammen, so sind zwei wichtige Feststellungen hervorzuheben, 1. die Wirkung auf die Lebenserhaltung verläuft parallel mit derjenigen auf die Kochsalzretention; 2. es besteht keine Parallelität zwischen Wasser- und Elektrolytstoffwechsel. Im Gegenteil, je ausgesprochener die Wirkung auf die Kochsalzretention ist, desto schwächer ist die diuresefördernde Wirkung, bzw. die Wasserausscheidung. Dabei hat das 11-Desoxycorticosteron auf die Kochsalzretention eine etwa 10mal schwächere Wirkung als die amorphe Fraktion (*13—16*), das 17-Hydroxy-11-desoxycorticosteron, welches von Selye u. a. als das eigentliche Mineralocorticoid betrachtet wird, eine 100mal schwächere (*17—21*). Von den 11-Oxycorticosteroiden wirken das Corticosteron und 11-Dehydrocorticosteron etwa gleich stark wie das 17-Hydroxy-11-desoxycorticosteron (*10, 22, 23*). Vom 17-Hydroxy-corticosteron und dem 17-Hydroxy-11-dehydrocorticosteron wurde gezeigt, daß sie im akuten Versuch beim Normalen die Kochsalzausscheidung fördern, also dem Desoxycorticosteron entgegengesetzt wirken (*22, 24*). In letzter Zeit nun haben Forsham und Mitarbeiter (*25*) sowie Perera und Mitarbeiter (*26*) und noch andere zeigen können, daß die beiden letztgenannten Steroide bei Addison-Kranken ebenfalls eine kochsalzretinierende Wirkung entfalten, welchen Effekt Conn und Mitarbeiter (*27*) auch beim Normalen nachweisen konnten (Abb. 1 u. 2). Da das Cortison einerseits die durch DOCA hervorgerufenen Störungen des Elektrolytstoffwechsels normalisiert, und andererseits DOCA regelmäßig zu einer Kochsalzretention führt, nehmen Woodbury und Mitarbeiter (*28*) an, daß die 11—17-Oxycorticoide als Mineralocorticoide größere physiologische Bedeutung haben als die 11-Desoxycorticosteroide und daß ihre Wirkung darin bestehe,

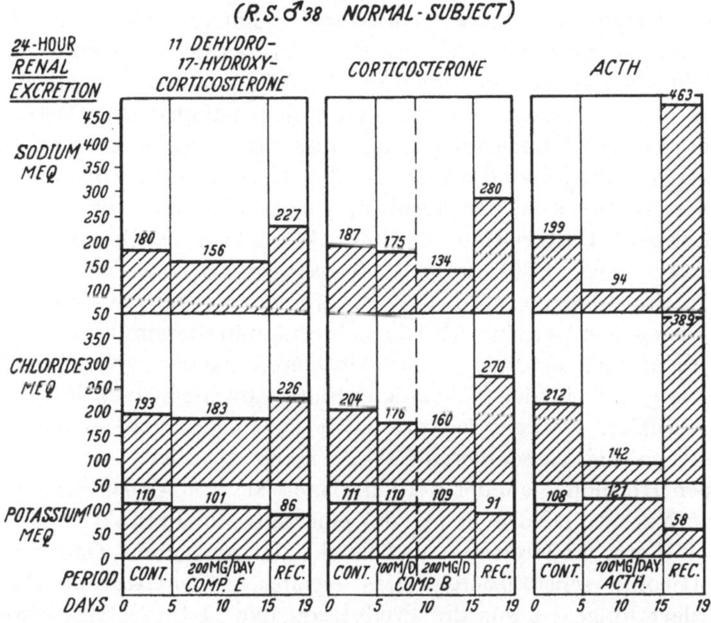

Abb. 1. Vergleich der Wirkung von Compound E und B und ACTH auf die Elektrolytausscheidung im Urin bei einer Normalperson. [CONN und Mitarbeiter: Proc. Second Clin. ACTH *1*, 221 (1951).]

je nach Gehalt des Plasmas an Natrium dieses zurückzuhalten oder dessen Ausscheidung zu fördern. Auch ACTH kann die durch DOCA bewirkten Änderungen des Plasmaelektrolytgehaltes bei der Ratte normalisieren (*28*, *29*). Anderseits wurde auch gezeigt, daß DOCA unter bestimmten Versuchsbedingungen zu einer negativen Kochsalzbilanz führen kann (*30*, *31*).

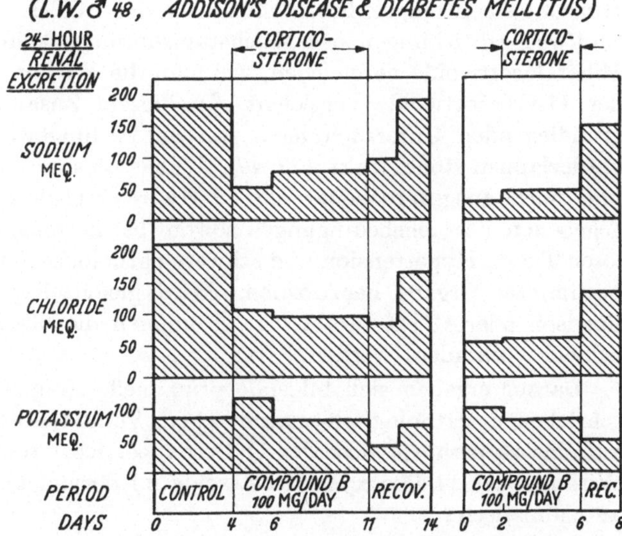

Abb. 2. Wirkung von Compound B auf die Elektrolytausscheidung im Urin bei einem Addison-Patienten. [CONN und Mitarbeiter: Proc. Second Clin. ACTH *1*, 221 (1951).]

Wir sehen also, daß alle Corticosteroide auf den Elektrolytstoffwechsel eine im wesentlichen gleichsinnige Wirkung ausüben. Auf welches Kriterium kann man sich nun stützen, um aus den sechs Corticosteroiden die „Mineralocorticoide“

herauszuheben, da doch alle den Mineralstoffwechsel mehr oder weniger beeinflussen? Eine Möglichkeit besteht darin, sie nach der chemischen Konstitution oder nach der Wirkungsintensität zu gliedern. Das als „Mineralocorticoid" angesehene 17-Hydroxy-11-desoxycorticosteron hat allerdings eine gleich starke Wirkung wie das 11-Dehydrocorticosteron und das Corticosteron, doch ist letzteres bei Addison-Kranken in bezug auf das Allgemeinbefinden noch wirksamer, so daß auch dieser Weg zu einer Einteilung nicht gangbar ist. Corticosteron hat nämlich die gleiche Wirkung wie Cortison und DOCA zusammen verabreicht (*27*). Einen guten Anhaltspunkt darüber, ob die 11-Desoxycorticosteroide physiologisch überhaupt eine Funktion ausüben, könnte man wohl am sichersten durch ihren Nachweis im Blutkreislauf erhalten. Wir haben im Rinder- und Kalbsblut weder Desoxy- noch 17-Hydroxy-11-desoxycorticosteron finden können, was allerdings nicht ausschließt, daß doch geringe Mengen in das Nebennierenvenenblut abgegeben werden. Allerdings hat man in diesem bisher mit Sicherheit nur 17-Hydroxycorticosteron und Corticosteron nachgewiesen (*32, 33*). Wenn wir annehmen, daß in der Nebennierenrinde verschiedene Stoffwechselcorticosteroide produziert werden, so wäre auch zu folgern, daß in der Hypophyse, die bekanntlich die Nebennierenrindentätigkeit reguliert, die entsprechenden corticotropen Hormone gebildet werden. Nach SELYE (*34*) soll dies der Fall sein. So soll das Wachstumshormon (*35, 36*) einerseits die Produktion der Mineralocorticoide fördern, andererseits aber auch die peripheren Gewebe gegen die Mineralocorticoide sensibilisieren. Das eigentliche corticotrope Hormon, das ACTH, fördert hingegen nur die Produktion der 11-Oxycorticosteroide. Nach SAYERS wieder wird nur ein corticotropes Hormon, das ACTH, gebildet (*3*). Zwar hat das Wachstumshormon unter gewissen Versuchsbedingungen in mancher Hinsicht einen umgekehrten Effekt wie das ACTH. Man kann jedoch m. E. die Stoffwechselwirkungen des Wachstumshormons keineswegs mit denjenigen der Mineralocorticoide vergleichen, wie man die Wirkung des ACTH mit derjenigen der 11-Oxycorticoide vergleicht. In diesem Zusammenhang sei kurz auf die grundlegenden Untersuchungen von SELYE hingewiesen, wonach Hypophysenvorderlappen-Rohextrakt (*39, 40*), Wachstumshormon (*35, 36*), DOCA (*37, 38*) und noch ausgesprochener das 17-Hydroxy-11-desoxycorticosteron (*20*) unter gegebenen Versuchsbedingungen sowohl bei normalen als auch bei nebennierenlosen Tieren Hypertension und schwere pathologisch-anatomische Veränderungen bestimmter Organe hervorrufen. Wird gleichzeitig Nebennierenrindenextrakt, Cortison oder ACTH verabreicht, so können die obengenannten Störungen weitgehend verhindert werden.

Daraus ergeben sich folgende prinzipielle Fragen: Sind die von SELYE beschriebenen pathologisch-anatomischen Veränderungen und die Hypertension auf eine Hyperhormonose der 11-Desoxycorticosteroide zurückzuführen? Ist die Wirkung der 11-Desoxycorticosteroide zu derjenigen der 11-Oxycorticosteroide antagonistisch?

Als Beitrag zur Beantwortung dieser Fragen möchte ich Ihnen in Kürze aus eigenen Versuchsergebnissen referieren. Injiziert man normalen erwachsenen Ratten täglich 5 mg Desoxycorticosteronglucosid i.m., so wird in den ersten 4 Tagen keines ausgeschieden, vom 5. Tage an hingegen sind im Urin geringe Mengen nachweisbar, wahrscheinlich vom Zeitpunkte an, wo das DOCA bereits eine Atrophie der Nebennierenrinde bewirkt hat. Gibt man Kochsalzlösung als Trinkflüssigkeit, so steigt die ausgeschiedene Menge Desoxycorticosteron auf das Doppelte an. Injiziert man nun gleichzeitig 2 mg Cortison, so nimmt die Ausscheidung wieder stark ab. Führt man die gleichen Versuche an nebennierenlosen Ratten durch, so stellt man fest, daß schon innert den ersten 24 Std. geringe Mengen Desoxycorticosteron ausgeschieden werden, was auch WEISSBECKER (*41*) bei Addison-Kranken nachgewiesen hat. Das ausgeschiedene Desoxycorticosteron nimmt zu, wenn den Tieren Kochsalzlösung als Trinkwasser gegeben wird. Die nebennierenlosen Tiere scheiden unter denselben Bedingungen etwa 5mal mehr Desoxycorticosteron aus als die normalen. Nach gleichzeitiger Verabreichung von 2 mg Cortison nimmt auch bei ihnen die Desoxycorticosteronausscheidung stark ab. Injiziert man zu Beginn Cortison (5 mg Acetat), so werden sowohl von den normalen wie von den nebennierenlosen Tieren schon innert den ersten 24 Std. die gleichen geringen Mengen ausgeschieden. Die Ausscheidung hört aber bei weiterer Verabreichung auf, was im Gegensatz steht zu den Beobachtungen nach Desoxycorticosteron. Kochsalzlösung als Trinkwasser erhöht auch die Cortisonausscheidung. NEYMAN (*42*) hat bei uns weiterhin festgestellt, daß Leberhomogenisat normaler Tiere Desoxycorticosteron innerhalb kurzer Zeit umwandelt, Cortison während der Versuchszeit hingegen nicht. Injiziert man der normalen Ratte 5 mg Desoxycorticosteronglucosid i.v., auf mehrere Dosen verteilt, und tötet das Tier durch Entblutung $1^1/_2$ Std. nach der ersten Injektion, so stellt man fest, insofern die Organe sofort nach der Tötung entnommen wurden, daß weder in diesen noch im Blute und im Urin Desoxycorticosteron nachweisbar ist, hingegen ein Stoff, der sich gegenüber Phosphormolybdänsäure gleich verhält wie die Corticosteroide.

Diese Befunde möchte ich vorläufig wie folgt deuten: Desoxycorticosteron scheint ein Zwischenprodukt des eigentlichen Hormons zu sein (ähnlich sind die Verhältnisse auch im Nebennierenmark). Es wirkt zwar qualitativ wie die anderen Nebennierenrindensteroide, zeigt aber die toxischen Nebenwirkungen eines Zellmembrangiftes, welche bei Verabreichung größerer Mengen zum Vorschein kommen und durch Kochsalz wesentlich verstärkt werden. Gelangt DOCA in den Körperkreislauf, so wird es rasch durch ein spezifisches Fermentsystem umgewandelt, sofern die Nebennieren intakt sind. Das 11-Oxycorticosteroid aktiviert dieses Fermentsystem, während Natrium es hemmt. Es geht somit aus unseren Versuchen klar hervor, daß die 11-Oxycorticosteroide keine wirklich antagonistische Wirkung dem Desoxycorticosteron gegenüber haben, es sei denn, daß sie seinen Abbau fördern. Da das Desoxycorticosteron außerordentlich rasch in eine andere Verbindung umgewandelt wird, ist die weitere Untersuchung der Natur und Wirkung dieser Verbindung von Bedeutung.

Wenden wir uns dem Problem der Eingriffstelle der Nebennierenrindensteroide im Elektrolyt- und Wasserhaushalt und damit der Frage zu, ob die bekannten Verschiebungen im Elektrolyt- und Wasserstoffwechsel nun primär durch den Ausfall der Nebennierenrindenfunktion oder sekundär durch die nach Nebennierenrindenausfall hervorgerufenen Störungen im organischen Stoffwechsel bedingt sind. Keine der bisherigen Annahmen erklärt eine direkte Wirkung der Corticosteroide auf den Mineralstoffwechsel in befriedigender Weise. Von GAUNT und Mitarbeiter (*4*, *5*) ist die heute am meisten vertretene Hypothese entwickelt worden, nach welcher für die Aufrechterhaltung der normalen Elektrolyt- und Wasserverteilung sowie ihrer normalen Ausscheidung ein Zusammenspiel von Hypophysenhinterlappen, Hypophysenvorderlappen und Nebennierenrinde verantwortlich ist. Bei Nebennierenrindeninsuffizienz ist der Gehalt des

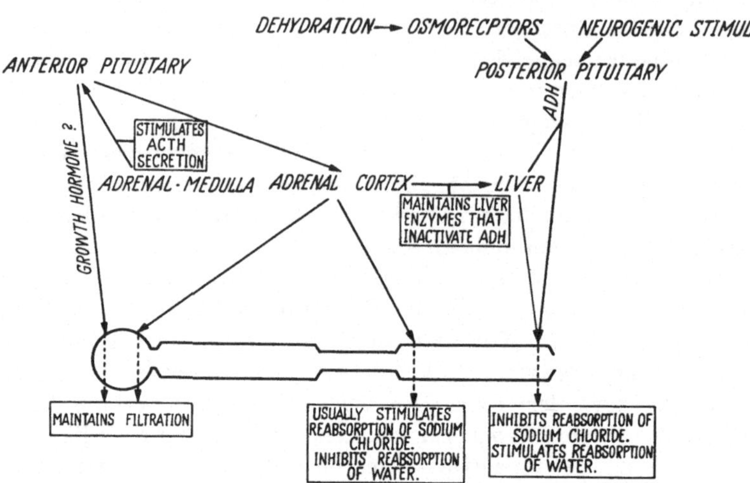

Abb. 3. Das Schema veranschaulicht das mögliche Zusammenspiel von Nebennierenrinde und Hypophysenhinterlappen in ihrer Wirkung auf den Kochsalz- und Wasserhaushalt. [GAUNT, R.: Recent Progr. in Hormone Res. *6*, 247 (1951).]

Blutes an antidiuretischem Hormon des Hypophysenhinterlappens vermehrt (*43—46*), und zwar wegen des daraus resultierenden Mangels an dieses Hormon

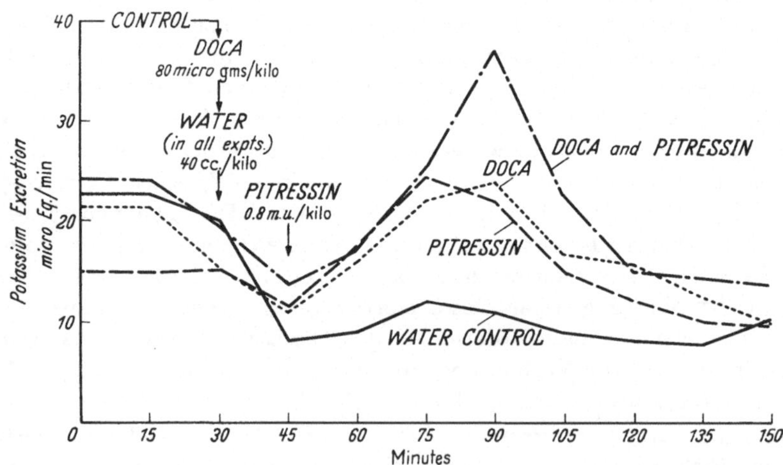

Abb. 4. Wirkung von DCA und Pitressin auf die Kaliumausscheidung beim Hunde. [SARTORIUS, O. W., and K. ROBERTS: Endocrinology (Springfield, Ill.) *45*, 273 (1949).

inaktivierendem Leberferment (*47—50*). Das antidiuretische Hormon hat in bezug auf die Natrium- und Wasserausscheidung in den Nierentubuli eine der Nebennierenrinde entgegengesetzte Wirkung; es fördert die Wasserrückresorption und hemmt die Natriumrückresorption (*51, 52*). Nach GAUNT führen osmotisch bedingte Veränderungen im Wasserhaushalt zu einer Ausschüttung von antidiuretischem Hormon; dieses kann direkt oder über das Hypophysenvorderlappen-Nebennierenrindensystem wirken (Abb. 3). Diese Hypothese zeigt eine gewaltige Lücke, denn wie aus Abb. 4 ersichtlich ist, verursacht das antidiuretische Hormon nicht nur eine Mehrausscheidung von Natrium, sondern auch von Kalium (*53*). Dies bedeutet, daß es bezüglich der Kaliumausscheidung dem Nebennierenrindenhormon synergetisch wirkt.

Ich möchte hier nicht auf weitere Versuchsergebnisse, die gegen eine direkte Wirkung des Nebennierenrindenhormons auf den anorganischen Stoffwechsel sprechen, eingehen. Wir haben mit VERZÁR (*54*) im Jahre 1937 Versuche durchgeführt, welche eine plausible Erklärung für die Natrium- und Wasserverschiebungen bei Nebennierenrindeninsuffizienz geben, nämlich, daß sie durch Störungen im Kohlenhydratstoffwechsel osmotisch bedingt seien. Später haben wir mit DALLA TORRE (*55*) zeigen können, daß bei der Resorption von Glucose aus dem Darm eine für die Zuckerresorption spezifische Sekretion von Phosphat in den Darm stattfindet. Beim nebennierenlosen Tiere ist sowohl die Sekretion als auch die Rückresorption verlangsamt (Abb. 5). Da nun Phosphat und Kaliumverschiebungen gewöhnlich parallel verlaufen, könnte man an einen ähnlichen Mechanismus bezüglich des Kaliums denken, was zu beweisen uns leider zeitlich noch nicht möglich war. FREY (*56*) hat später die gleichen Verhältnisse für die Nieren beim Addison nachgewiesen und die Störung mit DOCA beheben können. Weiterhin sei vermerkt, daß in den letzten Jahren tatsächlich eine Kaliumsekretion in den Nieren nachgewiesen wurde (*57*, *58*).

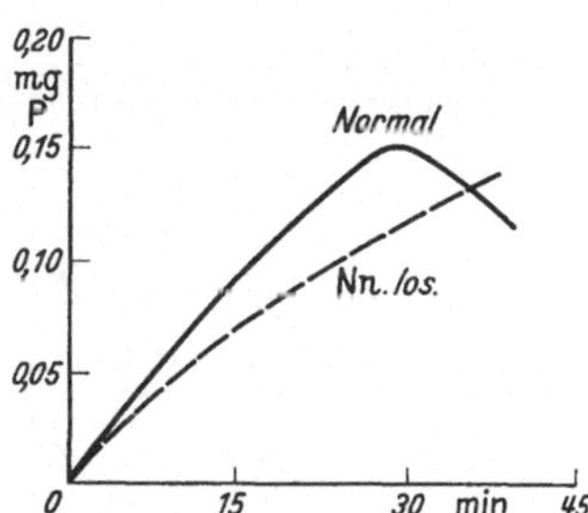

Abb. 5. Zeitlicher Verlauf der P-Sekretion im Darm während der Resorption von Glucose bei normalen und nebennierenlosen Ratten. [LASZT, L., u. DALLA TORRE, L.: Schweiz. med. Wschr. *71*, 1416 (1941).]

II. Organischer Stoffwechsel.

a) Kohlenhydratstoffwechsel.

Die Wirkungsintensität der Nebennierenrindensteroide verläuft im Kohlenhydratstoffwechsel in entgegengesetzter Folge wie im Elektrolytstoffwechsel. Dies wurde durch den diabetogenen Effekt bei pankreaslosen, pankreas-nebennierenlosen und normalen Tieren nachgewiesen (*59—64*), weiterhin auch durch die Anti-Insulinwirkung (*65—68*), durch die Arbeitsleistung nebennierenloser Tiere (*69—71*) und ganz besonders durch die Beeinflussung der Leberglykogenbildung (*59*, *71—77*) (Abb. 6). Die Wirkung des 11-Desoxycorticosterons auf den Kohlenhydratstoffwechsel wurde verneint (*65*, *72*, *73*, *77*, *80—82*), ja es wurde sogar behauptet, daß es eine zu den 11-Oxycorticosteroiden antagonistische, insulinsynergistische Wirkung besitze (*78*, *79*, *83—90*). Besonders von KÖHLER und Mitarbeiter wurde letztere Ansicht vertreten. Daß diese nicht ganz richtig sein kann, geht daraus hervor, daß nebennierenlose, schon hypoglykämische Tiere mit 11-Desoxycorticosteron am Leben erhalten werden können. Die Versuchsergebnisse KÖHLERs sind zwar richtig, aber falsch interpretiert, indem sie nicht auf eine direkte Wirkung des DOCA (in der angewandten Dosis) auf den

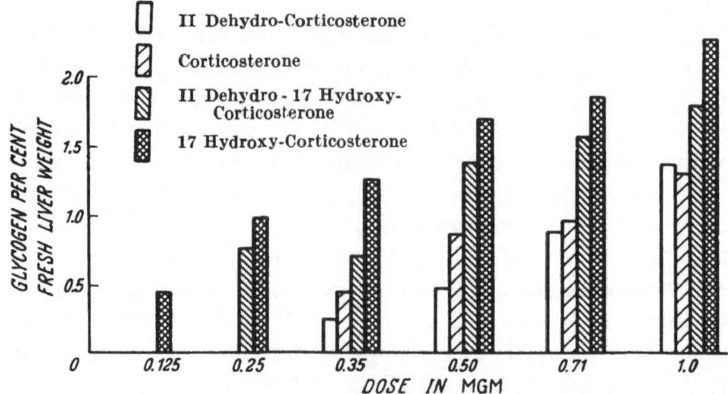

Abb. 6. Wirkung von verschiedenen Nebennierenrindensteroiden auf die Glykogenbildung bei hungernden nebennierenlosen Ratten. [PABST, M. L., u. Mitarb.: Endocrinology (Springfield, Ill.) **41**, 55 (1947).]

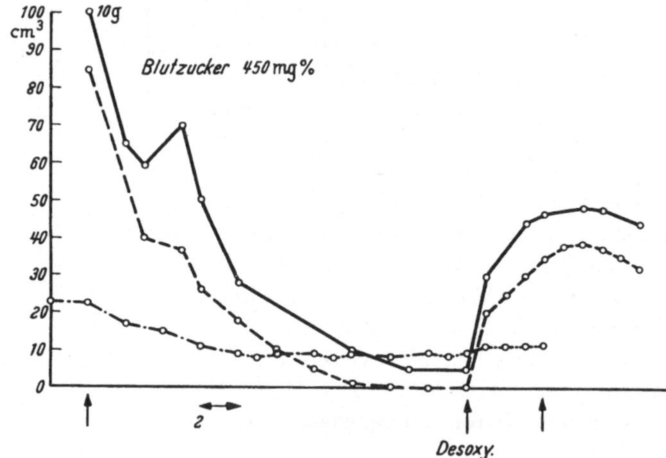

Abb. 7. Abnahme der Urinmenge ————, Zuckerausscheidung — — — —, Stickstoffausscheidung —·—·—· bei alloxandiabetischen Ratten nach Nebennierenexstirpation und Wiederauftreten der Glykosurie nach Verabreichung von Desoxycorticosteronglucosid (täglich 2,5 mg). [LASZT, L.: Ärztl. Mh. **3**, 373 (1947).]

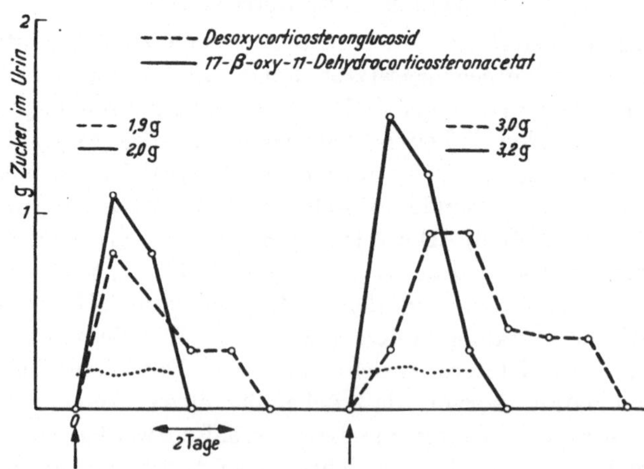

Abb. 8. Vergleich der Wirkung gleicher Mengen (2,5 mg) 17-oxy-11-dehydrocorticosteron und Desoxycorticosteronglukosid beim selben Tier. ····· = Stickstoffausscheidung. [LASZT, L.: Helvet. physiol. Acta **4**, C, 49 (1946).]

Kohlenhydratstoffwechsel zurückzuführen sind, sondern auf eine indirekte. Eine diabetogene Wirkung des DOCA wurde allgemein verneint. Demgegenüber haben wir eine solche bei alloxandiabetischen nebennierenlosen Ratten einwandfrei nachweisen können (*91*, *92*) (Abb. 7). Auch war es uns möglich, beim gleichen Tier in verschiedenen Zeitabständen die Wirkung von DOCA und Cortison zu

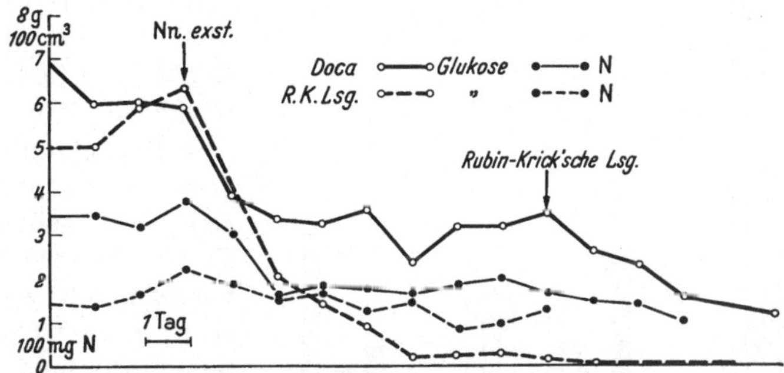

Abb. 9. Wirkung von Desoxycorticosteron und RUBIN-KRICKscher Lösung auf die Zucker- und Stickstoffausscheidung bei alloxandiabetischen, nebennierenlosen Ratten (MORET, P.: Diss. Lausanne 1952).

vergleichen. Wie die Abb. 8 zeigt, ist die Glucosurie nach einer einmaligen Verabreichung von 17-Oxy-11-Dehydrocorticosteron zwar stärker als nach Desoxycorticosteronglucosid, dagegen hat letzteres eine längere Wirkungsdauer. MORET (*93*) hat bei uns diesbezügliche Versuche noch auf einem andern Wege durchgeführt. Alloxandiabetischen Ratten wurden die Nebennieren exstirpiert.

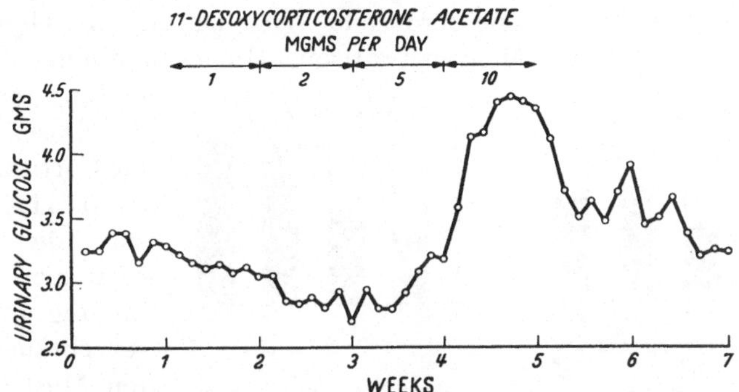

Abb. 10. Einfluß von Desoxycorticosteronacetat auf die Glucosurie bei teilpankreatektomierten Ratten. [INGLE, D. J.: Proc. Soc. Exper. Biol. a. Med. **69**, 2 (1948).]

Von diesen Tieren erhielt eine Gruppe verschiedene Mengen RUBIN-KRICKscher Lösung (*94*) als Trinkflüssigkeit, während eine andere mit Desoxycorticosteron behandelt wurde. Wie aus der Abb. 9 ersichtlich, hört die Glykosurie bei den Versuchstieren, die RUBIN-KRICKsche Lösung erhielten, innert einigen Tagen auf. Doch wurde bis jetzt angenommen, daß Kochsalz die durch den Nebennierenausfall bedingten Störungen des Kohlenhydratstoffwechsels zum Teil restituieren könne (*95*—*97*). Bei den mit DOCA behandelten Tieren hingegen bleibt die Glykosurie bestehen, wenn auch wesentlich abgeschwächt. Hier sei übrigens bemerkt, daß INGLE (*98*) später bei teilpankreatektomierten Tieren die diabetogene Wirkung des DOCA zugeben mußte (Abb. 10).

Bei den früher erwähnten Versuchen über die Wirkung der Corticosteroide auf die Glykogenbildung wurden die Bestimmungen 6—10 Std. nach der Injektion vorgenommen. Nun ist es allgemein bekannt, daß sich die DOCA-Wirkung sehr langsam entfaltet, was auf eine langsamere Resorption zurückgeführt wird. VERZÁR (*99*) hat den Einfluß von DOCA und Cortison auf die Glykogenbildung in Leber und Muskel unter verschiedenen Fütterungsbedingungen bei nebennierenlosen Tieren, die aber längere Zeit vorbehandelt waren, verglichen: sowohl nach gemischtem Futter und Eiweißdiät, als nach kurz vor der Bestimmung erfolgten Glucosegaben ist die Glykogenbildung bei beiden Corticosteroiden unter diesen Bedingungen gleich. Vergleicht man aber die Wirkung bei verschiedener Dosierung, so ist festzustellen, daß kleine Dosen (bis 0,5 mg/Tag) Desoxycorticosteron die gleiche fördernde Wirkung auf die Glykogenbildung ausüben wie entsprechende Mengen Cortison. Hingegen nimmt die Glykogenbildung mit Erhöhung der Dosis bei DOC ab, bei Cortison dagegen zu (Abb. 11). Ganz anders sind die Verhältnisse, wenn man die Glykogenbildung und den Glucoseverbrauch am isolierten Muskel untersucht. Hier hemmt DOC beides, in jeder angewandten Konzentration; Cortison wirkt ähnlich, aber wesentlich schwächer (*100*) (Abb. 12). Die hemmende Wirkung des DOC auf die Glucoseverbrennung wurde von verschiedener Seite auch im Gehirnbrei nachgewiesen (*101*, *102*). Führt man die Ursache der Glykosurie beim Diabetes auf eine verminderte Zuckerverbrennung zurück, so wäre zu erwarten, daß, wenn man die in vitro erhaltenen Ergebnisse auf den gesamten Organismus überträgt, DOCA einen stärkeren diabetogenen Effekt als Cortison zeigen würde, was aber sicher nicht der Fall ist. Immerhin sehen wir, daß alle Corticosteroide qualitativ die gleiche Wirkung auf den Kohlenhydratstoffwechsel zeigen, und nur in quantitativer Hinsicht differieren.

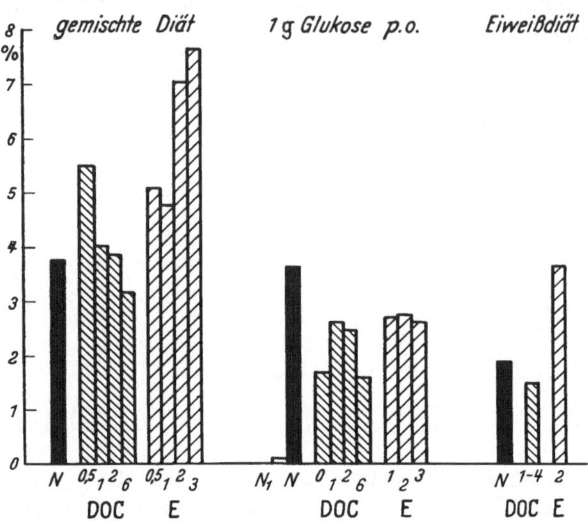

Abb. 11. Einfluß von verschiedenen Dosen DOC und Cortison auf die Glykogenbildung in vivo. N: normal; N_1: nach Hunger. Zahlen bedeuten mg DOC bzw. Compound E. [VERZÁR, F.: Schweiz. med. Wschr. *80*, 468 (1950).]

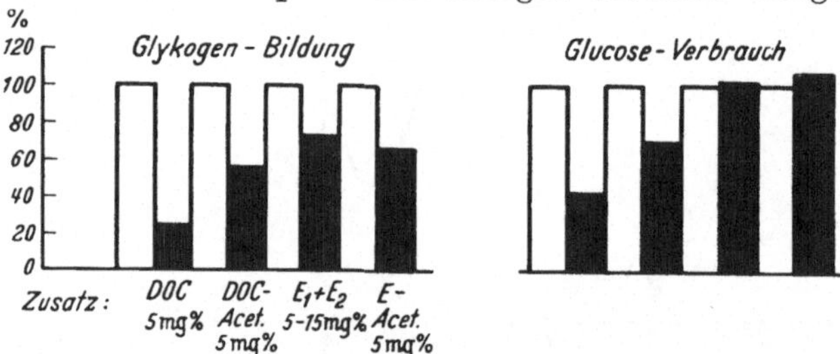

Abb. 12. Einfluß von verschiedenen Dosen DOC und Cortison auf die Glykogenbildung und den Glucoseverbrauch im Muskel in vitro. 100 = Glykogen-Bildung ohne Zusatz. DOC: Desoxycorticosteron; E: Compound E. [VERZÁR, F.: Schweiz. med. Wschr. *80*, 468 (1950); MENTHA, VÖGTLI and VERZÁR: Helv. physiol. Acta *6*, 853 (1948).]

Das corticotrope Hormon fördert (wie die 11-Oxycorticosteroide) die Glykogenbildung in der Leber bei nüchternen Tieren. Der Blutzuckerspiegel bleibt normal, doch kann er bei kohlenhydratreicher Fütterung stark ansteigen, wobei ein diabetesähnliches Bild entsteht (*59, 66, 103—107*). Die Glykosurie sieht man in diesem Falle als die Folge einer verminderten Rückresorption in den Nierentubuli an (*105, 108—110*). Parallel mit der Hyperglykämie und der Glykosurie setzt eine Abnahme des Blutglutathiongehaltes ein, ähnlich wie beim Cushing. Durch gleichzeitige Verabreichung von Glutathion kann die Hyperglykämie wie auch die Glykosurie aufgehoben werden, weshalb CONN, LOUIS und JOHNSTON (*111*) annehmen, daß das corticotrope Hormon die SH-Gruppen jener Fermente inaktiviert, deren Aktivität von solchen Gruppen abhängt. LAZAROW (*112*) fand hingegen, daß mit Cortison induzierter Diabetes, umgekehrt wie mit ACTH, durch Verabreichung von Glutathion wesentlich verstärkt wird.

Fragen wir uns noch, welche ferment-chemischen Prozesse im Kohlenhydratstoffwechsel von der Nebennierenrinde reguliert werden. Es wäre hier wohl angebracht, vorerst die grundlegende Frage auseinanderzusetzen, ob die Kohlenhydratverbrennung bei Nebennierenrinden-Insuffizienz herabgesetzt oder erhöht ist. Doch können wir hier wegen Zeitmangels darauf leider nicht eingehen. Für den Beweis beider Annahmen: herabgesetzte Zuckerverbrennung oder erhöhte Zuckerverbrennung bei der Nebenniereninsuffizienz, liegen Untersuchungen vor, welche veranschaulichen sollen, welche Fermentreaktionen verantwortlich sind. Wir konnten auf Grund unserer Untersuchungen mit VERZÁR zeigen, daß bei monojodessigsäurevergifteten Ratten ähnliche Störungen feststellbar sind wie bei Nebennierenrinden-Insuffizienz (*113*). Diese können durch Verabreichung von Nebennierenrindenhormon auch aufgehoben werden. Wir nahmen an, daß das Nebennierenrindenhormon Phosphorylierungsvorgänge reguliert. Hierüber besteht kein Zweifel mehr, die Streitfrage ist nur: welche Phosphorylierungen und in welchem Sinne? KUTSCHER und WÜST (*114, 115*) haben als erste gezeigt, daß die Phosphatase-Aktivität in der Darmschleimhaut nach Adrenalektomie stark herabgesetzt ist, was später von verschiedenen Seiten durch histochemische Methoden bestätigt wurde (*116—121*). Wir haben auch im Blute nebennierenloser Tiere eine Herabsetzung des Phosphatasegehaltes feststellen können (*122*). Diese Befunde sind schon deshalb von Bedeutung, weil, wie in letzter Zeit MEYERHOF und GREEN (*123, 124*) gezeigt haben, die Phosphatase nicht nur ein phosphorsäureesterspaltendes Ferment ist, sondern in Gegenwart von anorganischem Phosphat Hexosen sowie Glycerin und Glycerinsäure phosphorylieren kann, ja sogar von energiereichen Phosphorsäureestern den Phosphatrest auf einen andern Zucker zu übertragen vermag. Weiterhin hat SCHUMANN (*125*) nachgewiesen, daß die Aktivität der Glykogenphosphorylase im Muskel nebennierenloser Tiere ebenfalls herabgesetzt ist und durch Behandlung mit Nebennierenrindenhormon wieder restituiert werden kann. VERZÁR und MONTIGEL (*126*) haben später gezeigt, daß es auch in vitro gelingt, mit Desoxycorticosteron die Aktivität der Phosphorylase zu normalisieren.

Wie Sie wissen, erregten in den Nachkriegsjahren die Befunde CORIs und Mitarbeiter (*127—129*) auf dem Gebiete der Biochemie größtes Aufsehen. Sie konnten im Reagensglas zeigen, wie die Wechselwirkungen von Hypophysenvorderlappenhormon, Nebennierenrindenhormon und Insulin auf den

Kohlenhydratstoffwechsel vor sich gehen. Sie fanden nämlich, daß das Nebennierenrindenhormon die Hexokinaseaktivität im Muskelextrakt alloxandiabetischer Ratten hemmt, nicht aber im Extrakt normaler Tiere, wenn nicht bei letzteren zuvor Hypophysenvorderlappenhormon zugesetzt wurde. In diesem Falle wird die Wirkung des Hypophysenvorderlappenhormons verstärkt. Insulinzusatz hebt die Wirkung des Hypophysenvorderlappenhormons wie auch des Nebennierenrindenhormons auf.

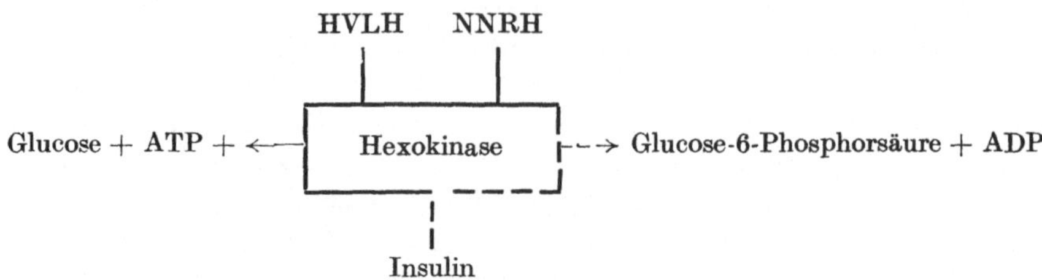

Das von ihnen gereinigte corticotrope Hormon hatte nur eine geringe hemmende Wirkung. REISS und REES (*130*) haben später nachgewiesen, daß im Hirnhomogenisat sowohl von hypophysektomierten als auch von nebennierenlosen Ratten die Hexokinaseaktivität in gleichem Maße erhöht ist; weiterhin auch, daß in Hirnschnitten von hypophysenlosen Ratten eine Erhöhung der Glykolyse auftritt, die nach vorheriger Behandlung mit corticotropem Hormon wieder verschwindet. Sie weisen darauf hin, daß das von CORI und Mitarbeiter verwendete Hypophysenvorderlappenpräparat corticotropes Hormon enthielt, und daß seine hemmende Wirkung diesem Hormon zugeschrieben werden könnte. Bei nebennierenlosen und bei hypophysenlosen Tieren sind zwar die Kohlenhydratstoffwechselstörungen identisch. Nimmt man aber die Zusammenwirkung von Hypophysenvorderlappenhormon, Nebennierenrindenhormon und Insulin nach CORI und Mitarbeiter an, so müßten sie verschieden sein. Nach Hypophysektomie kann zwar eine Zunahme der Hexokinaseaktivität auftreten, da die hemmende Wirkung des Hypophysenvorderlappens und auch der Nebennierenrinde, die durch diesen Eingriff atrophiert wird, wegfällt. Nach Nebennierenexstirpation aber sollte eher der umgekehrte Effekt erfolgen, weil der hemmende Faktor des Hypophysenvorderlappens bestehen bleibt. Der Gehalt des Blutes an corticotropem Hormon bei Nebenniereninsuffizienz ist sogar erhöht. Wenn man nach REISS und Mitarbeiter annimmt, daß das corticotrope Hormon einen Hemmeffekt hat, so müßte der in vitro beobachtete als unspezifisch betrachtet werden, weil das corticotrope Hormon keine direkte Stoffwechselwirkung besitzt. Erwähnenswert ist noch der Umstand, daß bei den CORIschen Versuchen in vitro Insulin nur die hemmende Wirkung des Hypophysenvorderlappen- und des Nebennierenrindenhormons aufhebt, sonst aber unwirksam ist, daß aber in vivo gerade nebennierenlose oder hypophysenlose Tiere speziell insulinempfindlich sind*. Im Sinne der Befunde von REISS und Mitarbeiter sprechen auch diejenigen von GORDON und ELLIOTH (l. c.) sowie von EISENBERG und Mitarbeiter (l. c.), wonach

*) Nicht uninteressant ist hier noch zu erwähnen, daß der Blutzucker nach Verabreichung von Fermentgiften, die die Hexokinaseaktivität hemmen, sinkt und somit beim diabetischen Tiere die Menge des ausgeschiedenen Zuckers abnimmt.

die Nebennierensteroide die Oxydation von Glucose im Hirnbrei hemmen und zwar Desoxycorticosteron am stärksten. Diese Autoren glauben, daß die Nebennierenrinde auf flavinhaltige Enzyme hemmend wirke. Gegen diese Befunde sprechen die früheren Versuche von SILVETTE (*131*) sowie auch von KONOMI (*132*), nach welchen die Glykolyse im Blut durch Nebennierenrindenhormon erhöht wird. KONOMI (l. c.) nimmt an, daß das Nebennierenrindenhormon die Hexokinase und die Codehydraseaktivität steigert.

Von außerordentlicher Bedeutung scheinen mir die Untersuchungen von CONWAY und HINGERTY (*133*). Diese haben die wichtigsten organischen und anorganischen Bestandteile im Muskel normaler und nebennierenloser Ratten untersucht. Sie fanden, daß die Gesamthexose-Phosphorsäure bei nebennierenlosen Ratten von 10,04 mMol/kg auf 5,67 mMol abnimmt. Die Fraktionierung ergab eine Abnahme von Glucose-6-Phosphat von 6,42 mMol auf 2,06, ebenso sinkt der Gehalt an Fructose-6- und Fructose-1-6-Phosphat. Hingegen steigt der Gehalt an Glucose-1-Phosphat von 2,74 mMol auf 3,68. Die Autoren erklären die Zunahme an Glucose-1-Phosphorsäure damit, daß das Nebennierenrindenhormon die Phosphoglucomutaseaktivität hemmt. Ich glaube diese Versuche so deuten zu dürfen, daß die Glykogenphosphorylase stärker gehemmt wird als die Hexokinase, was zu einer Anhäufung des Substrates der Glykogenphosphorylase führt.

b) Eiweißstoffwechsel.

Erst durch die Untersuchungen von LONG und Mitarbeitern (*59, 134, 135*) wurde die Aufmerksamkeit wieder auf die Wirkung des Nebennierenrindenhormons auf den Eiweißstoffwechsel gelenkt. Diese Autoren fanden, daß Nebennierenrindenextrakt oder 11-Oxycorticosteroide bei hungernden, normalen und nebennierenlosen Tieren die Glykogenbildung in der Leber und die Stickstoffausscheidung im Urin fördern. Die Menge des ausgeschiedenen Stickstoffes entspricht der Menge des aus Eiweiß gebildeten Glykogens. Sie fanden weiterhin, daß beim diabetisch-nebennierenlosen Tiere parallel mit der Glucosurie auch die Stickstoffausscheidung abnimmt, und daß nach Verabreichung der oben erwähnten Hormone beide wieder ansteigen. Nach LONG (l. c.) besteht nun die primäre Wirkung des Nebennierenrindenhormons in einer Beeinflussung des Eiweißstoffwechsels, indem das Hormon die Neubildung von Zucker aus Eiweiß fördert. Wir selbst (*91, 136*) (s. Abb. 7 u. 8) und später auch INGLE und Mitarbeiter (*137*) (Abb. 13) haben ähnliche Versuche bei diabetischen Ratten durchgeführt. Dabei konnten wir zeigen, daß nur ein geringer Teil des ausgeschiedenen Zuckers auf eine Neubildung aus Eiweiß zurückgeführt werden kann. Die Glykoneogenese setzt nämlich erst dann ein, wenn der Diabetes eine gewisse Stärke erreicht hat. Man kann sogar bei schwer diabetischen Ratten die Stickstoffausscheidung auf ein Minimum herabdrücken, wenn die Tiere kohlenhydratreich oder ausschließlich mit Kohlenhydraten ernährt werden (*136*). Wir erklärten diese Befunde so, daß die Glykoneogenese nur dann eintritt, wenn keine andere Glykogenquelle mehr vorhanden ist. Zur gleichen Schlußfolgerung kamen auch ENGEL und Mitarbeiter (*138*), die zeigten, daß Nebennierenrindenextrakt den Eiweißabbau bei hungernden nebennierenlosen Tieren fördert, dagegen nicht wenn man i.v. Glucose zuführt.

Für das Eingreifen des Nebennierenrindenhormons in den Eiweißstoffwechsel werden drei Möglichkeiten in Erwägung gezogen: die Mobilisierung des Gewebseiweißes und dessen Spaltung in Aminosäuren, die Förderung der Desaminierung der Aminosäuren, die Förderung des Umbaus der bei der Desaminierung entstandenen Ketosäuren in Glucose. White und Mitarbeiter (*8, 139—142*) beschränken sich auf die erste und bringen die nach Adrenalektomie vielfach beobachtete Hypertrophie der lymphoiden Organe sowie die Auflösung der Lymphocyten nach Zufuhr von Nebennierenrindenhormon mit einem Aufbau

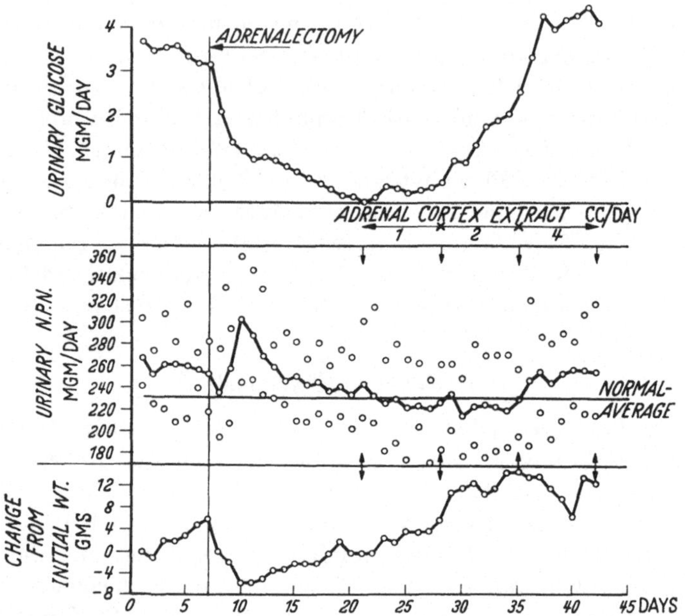

Abb. 13. Einfluß der Nebennierenexstirpation auf die Zucker- und Stickstoffausscheidung bei teilpankreatektomierten Ratten. [Ingle u. Mitarb.: Amer. J. Physiol. *152*, 603 (1948).]

bzw. einem Abbau durch Mobilisierung von Eiweiß in Zusammenhang. Bei Nebenniereninsuffizienz wird Eiweiß deponiert, was zu der beobachteten Zunahme der Lymphdrüsen und des Thymus führt. ACTH, Nebennierenrindenextrakt und 11-Oxycorticosteroide mobilisieren das Depoteiweiß, wobei die Lymphocyten in den lymphoiden Organen aufgelöst werden und ihre Globuline in die Blutbahn abgeben, was die Erhöhung des Plasmaeiweißgehaltes an β- und γ-Globulinen bedingt. Damit wird energiereiches Eiweiß an die Gebrauchsorgane geliefert und auch die Antikörperbildung gefördert (*143, 144*). Gleichzeitig erhält das Blut die ebenfalls bei der Auflösung der Lymphocyten freigewordene Peptidase (*145, 146*). Desoxycorticosteron hätte nach White keine Wirkung. Hoagland (*147*) führt auch die vermehrte Harnsäurebildung nach ACTH- und Nebennierenrindenhormonzufuhr auf den hierdurch bedingten Zerfall der Lymphocyten zurück. Die Harnsäureausscheidung nimmt aber bei kontinuierlicher Hormonverabreichung wieder ab, und es wird der Anstieg vielmehr einer erhöhten Clearance zugesprochen (*148—150*). Die Untersuchungen von White und Mitarbeiter werden nur zum Teil oder nicht bestätigt (*151—155*). Tatsache bleibt aber, daß große, nicht physiologische Dosen Nebennierenrindenhormon den Eiweißabbau fördern und somit dem Wachstumshormon gegenüber eine antagonistische Wirkung haben (Abb. 14). Der Aminosäurengehalt des Blutes steigt nach ACTH- und Nebennierenrindenhormonzufuhr ebenfalls an (*156*), desgleichen der Gehalt an Pepsinogen und dessen Ausscheidung im Urin (*157—159*). Durch die Mobilisierung des Eiweißes und dessen Spaltung in Aminosäuren kann aber die Glykoneogenese nicht erklärt werden, es müssen vielmehr noch andere fermentative Prozesse mitbeteiligt sein. JIMINEZ-DIAZ (*160*) sowie auch RUSSELL und WILHELMI

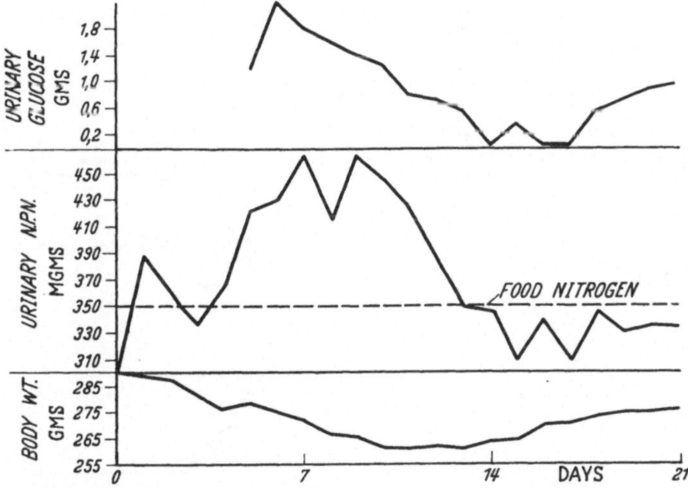

Abb. 14. Einfluß von täglicher Verabreichung von 10 mg Cortison auf das Wachstum und auf die Stickstoffausscheidung im Urin bei einer normalen Ratte. [INGLE: Recent Progr. in Hormone Res. *6*, 177 (1951).]

(*161, 162*) fanden, daß das Desaminierungsvermögen von Nierenschnitten nebennierenloser Ratten stark herabgesetzt ist, aber bei Behandlung der Tiere mit Rindenhormon die Fermentaktivität normal wird oder sogar über das Normale hinaus ansteigen kann. Die Nebennierenrindenhormonwirkung beschränken RUSSELL und WILHELMI (l. c.) auf die Aminosäurendesaminierung. Mehrere Autoren [wie CAGAN und Mitarbeiter (*163*), KOCHAKIAN und Mitarbeiter (*164*), TIPTON und Mitarbeiter (*165*), FRAENKEL-CONRAT und Mitarbeiter (*166*) sowie FOLLEY und Mitarbeiter (*167*)] finden ebenfalls eine Abnahme der Aktivität von aminosäurenabbauenden Fermenten bei nebennierenlosen Tieren und eine Zunahme bei Zufuhr von Nebennierenrindenhormon. PORTER und Mitarbeiter (*168*) hingegen stellen fest, daß nebennierenlose Tiere nach Verabreichung von Tryptophan weniger Kynureninsäure ausscheiden als normale. Cortison führt die Kynureninsäureausscheidung beim nebennierenlosen Tiere auf Normalwerte zurück, beim normalen Tiere erhöht es sie, wobei sie durch Desoxycorticosteron im Gegenteil herabgesetzt wird. Die Autoren schließen aus ihren Versuchen, daß Cortison die Desaminierung von Tryptophan steigert, während Desoxycorticosteron eine entgegengesetzte Wirkung hat. EVANS (*169*) sowie KOEPF und Mitarbeiter (*170, 171*) haben in Leberschnitten nebennierenloser Tiere keine Veränderung der Desaminierungsvorgänge nachweisen können, so daß KOEPF und Mitarbeiter, und noch andere Autoren im Gegensatz zu RUSSELL und WILHELMI die Wirkung der Nebennierenrindenhormone bei der Glykoneogenese aus Eiweiß auf jene Fermente verlegen, welche die nach der Desaminierung gebildeten Ketosäuren sowie auch die Dreikohlenstoffverbindungen in Glucose umwandeln. Zweifellos muß sich die Hormonwirkung auf letztere beziehen, denn eine erhöhte Spaltung, bzw. Desaminierung der Aminosäuren, könnte nur zu einer Zunahme dieser Stoffe führen. Es ist aber nicht ausgeschlossen, daß auch die vorangehenden Fermentprozesse mitbeeinflußt werden, worauf wir noch zurückkommen werden.

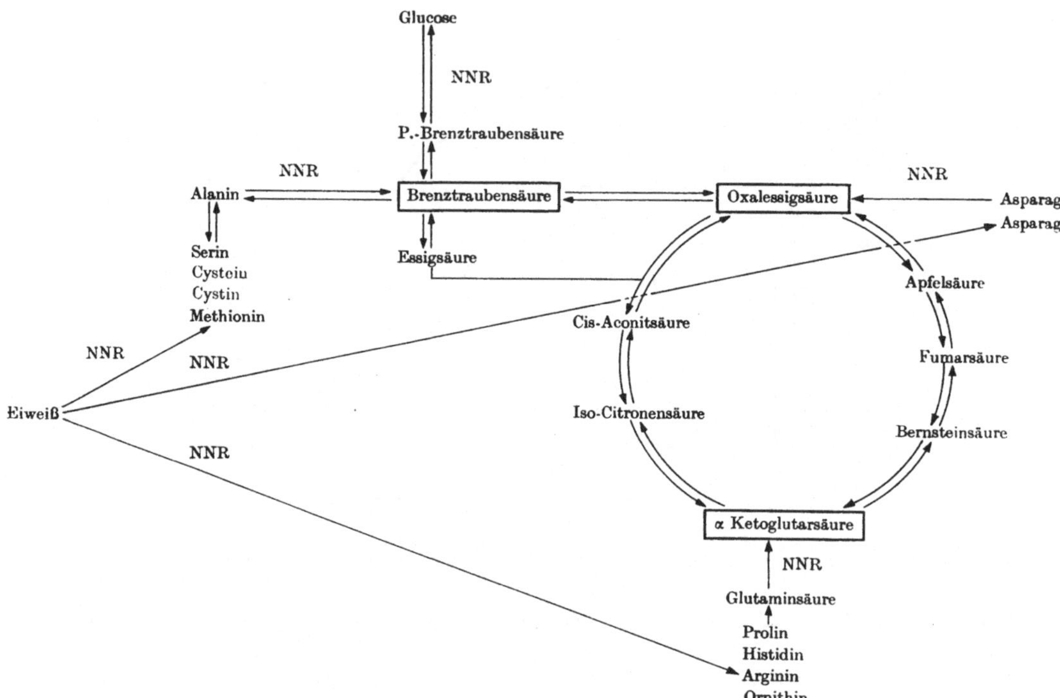

Abb. 15. Schema der Glykoneogenese aus Eiweiß.

c) Fettstoffwechsel.

Das ACTH-Nebennierenrindensystem fördert auch die Glykoneogenese aus Fetten, wobei drei Teilvorgänge berücksichtigt werden müssen: 1. die Mobilisierung der Fette, ihr Transport zu den Verbrauchsorganen und die nachfolgende Spaltung in Fettsäuren, 2. der Abbau der Fettsäuren in Essigsäure, 3. schließlich die Bildung von Zucker aus Essigsäureresten. Bei diesen Vorgängen sind zwei Reaktionen hervorzuheben, die Phosphorylierung bzw. die intermediäre Bildung eines Phosphatides, und die Bildung von aktiver Essigsäure durch das Co-Enzym A. Die Fettmobilisierung und der Transport sowie auch ihre Verbrennung und Umwandlung in Kohlenhydrate ist, wie es von verschiedener Seite gezeigt wurde, mit der intermediären Bildung eines Phosphatides verknüpft (*172—176*). Bei nebennierenlosen Tieren haben wir eine Herabsetzung der Resorption und des Transportes bzw. der Fettablagerung in der Leber nachgewiesen, die durch Verabreichung von Nebennierenrindenhormon wieder restituiert werden kann

(*177—181*). Später wurde von anderer Seite gezeigt, daß 11-Dehydrocorticosteron (*182, 183*) und ebenfalls ACTH die Ablagerung von Fett beim normalen Tiere steigert (*184—187*), weiterhin, daß durch langdauernde Überdosierung von Nebennierenrindenvollextrakt sowie auch durch Verabreichung von ACTH bei normalen Ratten der Fetttransport bzw. die Ablagerung in der Leber gefördert wird (*188*), wobei der Glykogengehalt abnimmt, d. h. daß umgekehrte Verhältnisse auftreten wie bei kurzdauernder Hormonbehandlung. ACTH und Cortison fördern die Ketolyse und den Fettsäurenabbau (*189*). THADDEA und Mitarbeiter (*190, 191*) fanden, daß bei Addison-Kranken der Lipoidgehalt des Blutes, ganz besonders Lecithin und Lipoidphosphor, stark erniedrigt ist. Nach der Behandlung mit DOCA steigen die Werte wieder an. ZILVERSMIT und Mitarbeiter haben mittels radioaktiven Phosphors nachgewiesen, daß bei erhöhter Fettverbrennung umgekehrt der Phosphatidgehalt von Leber und Blut erhöht ist (*192*). Die Bildung von Essigsäure aus Fettsäuren beim Abbau der Fettsäuren und deren Umwandlung in Kohlenhydrate verläuft mit Hilfe des Co-Enzyms A, das ein pantothensäurehaltiges Ferment ist (*193—195*). Die Beziehung zwischen Pantothensaure und Nebennierenrinde ist wohl bekannt (*196*). Mit Pantothensäure behandelte nebennierenlose Tiere überleben und ihr Blutzuckergehalt bleibt auch nach Muskelarbeit normal (*197*). Die Aufrechterhaltung des Blutzuckers bei nebennierenlosen Tieren kann nur in Gegenwart von Co-Enzym A zustandekommen; sie verläuft über die Stufe des aktiven Acetats.

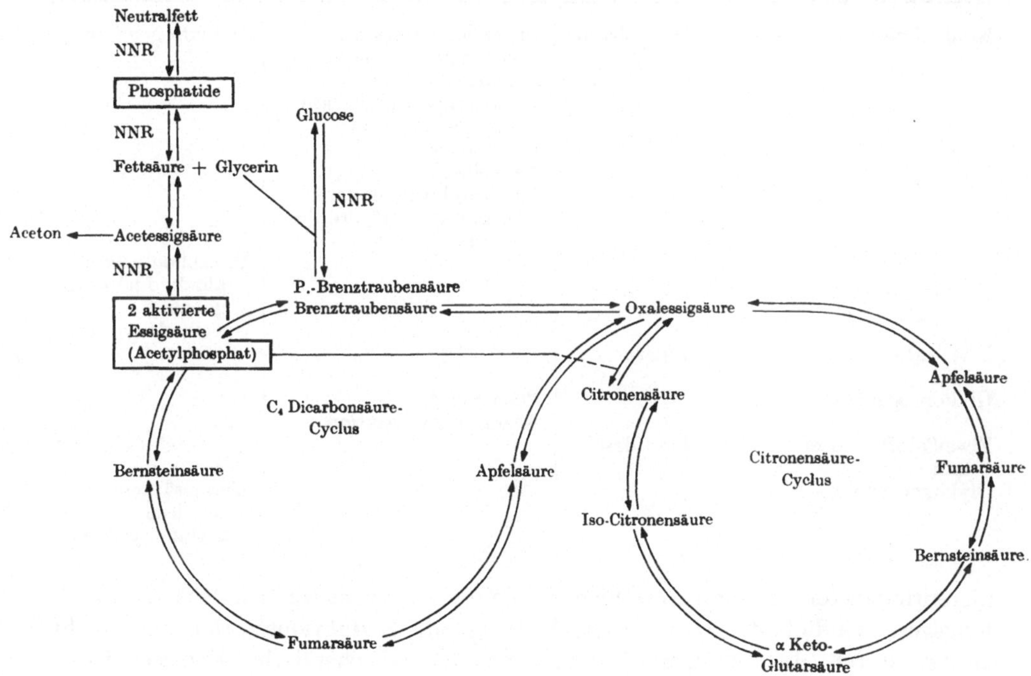

Abb. 16. Schema der Glykoneogenese aus Fett.

III. Arbeitshypothese über die Wirkung der Corticosteroide.

Nachdem die bisherigen Ausführungen vorwiegend der Kritik der bestehenden Auffassungen gewidmet waren, möchte ich im folgenden in kurzen Zügen eine eigene Arbeitshypothese entwickeln. Dabei wollen wir von der Konstitutionsspezifität der Nebennierenrindensteroide ausgehen, wobei vor allem die Reduktionsfähigkeit speziell der Ketoalkoholgruppen hervorzuheben ist. Die Wirkung des Insulins hingegen hängt mit seinen Disulfidbindungen zusammen. Diese besitzen Oxydationsvermögen, im Gegensatze zum Nebennierenrindenhormon. Normalerweise besteht ein bestimmtes Gleichgewicht zwischen Nebennierenrinde und Insulinproduktion. Wir nehmen auf Grund unserer Untersuchungen an, daß das Nebennierenrindenhormon die Bildung, und durch sein Reduktionsvermögen die Aktivität der thiolhaltigen Fermente reguliert (*198*).

$$\text{Ferment-SH} \underset{\text{Insulin}}{\overset{\text{NNRH}}{\rightleftarrows}} \text{Ferment}\langle\begin{smallmatrix}S\\ \|\\ S\end{smallmatrix}$$

Wie aus der Tab. 1 ersichtlich ist, enthalten die meisten Fermente, bei denen, wie wir gesehen haben, angenommen wird, daß die Nebennierenrinde auf sie einwirke, eine SH-Gruppe. (Für die Wirkungsstärke der verschiedenen Neben-

Tabelle 1. *SH-haltige Fermente.*

Kohlenhydratstoffwechsel	Hydrolasen	Phosphorsäureester, synthetisierende und spaltende Fermente Glykogenphosphorylase Phosphoglucomutase Hexokinase Phosphatase Kreatinphosphokinase Phosphopyruvatphosphokinase	Dehydrogenasen Phosphoglycerinaldehyddehydrogenase Succinodehydrase
Fettstoffwechsel und Glykoneogenese	Lipase	Coenzym A Acetat-Kondensation	
Eiweißstoffwechsel und Glykoneogenese	Peptidase		Aminosäurenoxydase Xanthinoxydase

nierenrindensteroide sind verschiedene Faktoren verantwortlich, wie Umwandlungsgeschwindigkeit, Reaktionsgeschwindigkeit, Reduktionsstärke und nicht zuletzt durch die Struktur bedingte physikalisch-chemische Eigenschaften.) Um den im vorangehenden Schema dargestellten Wirkungsmechanismus besser zu veranschaulichen, möchte ich auf ein ähnliches System hinweisen, nämlich das Cystein-Cystin-System. Ähnlich wie die Nebennierenrindensteroide kann das Cystein durch seine Thiolgruppe als Reduktionsmittel gelten, während die

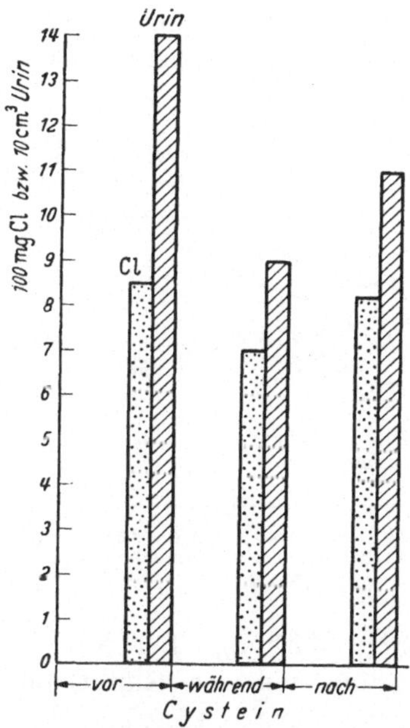

Abb. 17. Wirkung von Cystein auf die Chlor- und Wasserausscheidung bei nebennierenlosen Ratten.

Parallelität zwischen Cystin und Insulin in bezug auf die oxydierende Wirkung der Disulfidbindungen offenbar ist. Nun ist die Wirkung des Cysteins bei nebennierenlosen Tieren und bei Addison-Kranken bekannt, wurde es doch von verschiedenen Klinikern mit Erfolg zur Behandlung der ADDISONschen Krankheit verwendet, bevor das DOCA erhältlich war. Cystein beeinflußt auch die Chlor- und Wasserausscheidung bei nebennierenlosen Ratten (Abb. 17). Es ist auch bekannt, daß Cystin eine insulinsynergistische Wirkung entfaltet, indem es den Diabetes schwächt, während Cystein ihn steigert (Abb. 18 u. 19), weiterhin, daß alle thiolhaltigen Fermente durch Cystein aktiviert, durch Cystin gehemmt werden (vgl. Abb. 20). Nebennierenlose Tiere sind auf Thiolgifte wie auch auf Insulin besonders empfindlich. Wie die nun folgenden Tab. 2 u. 3 zeigen, sind nebennierenlose Tiere auch auf Cystin und andere Thiolgifte wie Selenit empfindlich, indem diese durch Erzeugung eines hypoglykämischen

Tabelle 2. *Einfluß von Cystein und Cystin auf Blutzucker und Überlebenszeit bei nebennierenlosen Ratten.*

Art der Behandlung	Blutzucker mg %		
	0	4 h	8 h
Nebennierenlos (5) 120 g	75	70	64
Nebennierenlos (5) 128 g, 10 mg Cystein i.v.	80	82	73
Nebennierenlos (5) 118 g, 10 mg Cystin i.v. . .	77	45 (2†)	38 (2†) (1† nach etwa 24 Std.)
( ) = Zahl der Versuchstiere			

Tabelle 3. *Einfluß von Selenit auf Blutzucker und Überlebenszeit normaler und nebennierenloser Ratten mit und ohne Behandlung mit Cortison und Desoxycorticosteronglucosid.*

Art der Behandlung	Blutzucker mg %		
	0	5 h	8 h
Nebennierenlos (10) 170 g, 0,25 mg Selenit/100 g subcutan	78	40 (4†)	35 (3†) (3† nach etwa 18 Std.)
Nebennierenlos (5) 176 g, 0,25 mg Selenit/100 g, 1 mg/100 g Cortison, 12 Std. vor Selenit . .	84	75	70
Nebennierenlos (5) 180 g, 0,25 mg Selenit/100 g, 1 mg/100 g Desoxycorticosteronglucosid 12 und 24 Std. vor Selenit	80	70	65
Normal (5) 205 g, 1,25 mg Selenit/100 g . . .	110	80	65 (3†) (2 † nach etwa 24 Std.)
( ) = Zahl der Versuchstiere			

Schocks zum Tode der Tiere führen. Wegen ihrer Disulfidbindungen verhalten sich Cystin und Insulin gegenüber thiolhaltigen Fermenten wie

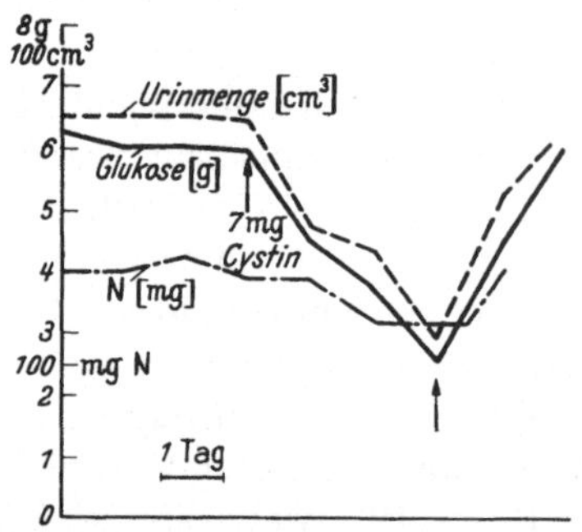

Abb. 18. Wirkung von Cystein (i. V.) auf die Zucker- und Stickstoffausscheidung bei alloxandiabetischen Ratten.

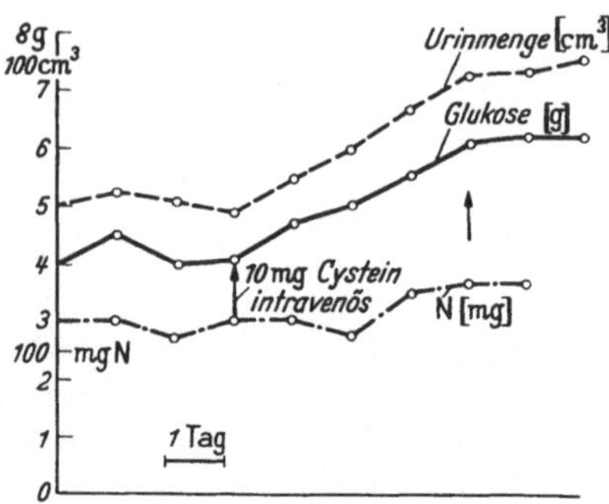

Abb. 19. Wirkung von Cystein auf die Zucker- und Stickstoffausscheidung bei alloxandiabetischen Ratten.

andere Thiolgifte und zeigen auch eine gleichartige Wirkung. Bei Nebenniereninsuffizienz ist der Schwefelstoffwechsel gestört und das Glutathion nimmt im Blute und in den Organen ab (*199, 200*).

Es wären noch manche Beispiele in diesem Sinne zu erwähnen. Ich möchte aber nur kurz auf den interessanten Befund von Houssay und Mitarbeiter hinweisen (*201*), welcher geradezu als Musterbeispiel hierzu gelten kann: Beim pankreasintakten Tiere erzeugt Alloxan Diabetes; beim pankreaslosen Tier schwächt es die Hyperglykämie. Wir können diese Kuriosität folgendermaßen erklären: Die β-Zellen haben eine besondere Affinität zu Alloxan, und dieses ist ein Thiolgift. Seine Wirkung auf die β-Zellen geschieht in dieser Eigenschaft, wobei gezeigt werden kann, daß je geringer die Thiolmengen sind, desto höher der Schädigungsgrad ist. Beim Ausfall des Pankreas wirkt das Thiolgift Alloxan nun direkt auf den Stoffwechsel und kann daher eine insulinsynergistische Wirkung entfalten. In diesem Zusammenhang kann man erwähnen, daß sich Alloxan beim nebennierenlosen Tier wie Insulin auswirkt, und zwar durch Erzeugung eines hypoglykämischen Schocks (*202—204*). Bei unseren Versuchen sahen wir darüber hinaus die Tiere innerhalb von 24 Std. in hypoglykämischem Koma zugrundegehen.

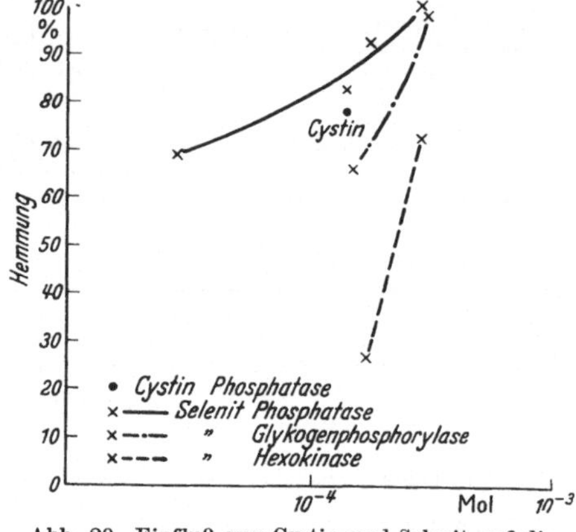

Abb. 20. Einfluß von Cystin und Selenit auf die Aktivität der Phosphatase und der Hexokinase in der Darmschleimhaut und der Glykogenphosphorylase im Muskel.

Ich komme nochmals rasch auf die viel diskutierte Frage der Hexokinase-Aktivität im Zusammenhang mit der Nebennierenrinde zurück. Wie Sie wissen, erfolgt die Resorption der Monosaccharide aus dem Darmkanal nicht nach den Diffusionsgesetzen, nach welchen die stereoisomeren Hexosen unter sich gleich schnell und langsamer als die Pentosen aufgenommen werden müßten, sondern in einer bestimmten Reihenfolge und umgekehrt, wie es nach den Diffusionsgesetzen zu erwarten wäre, nämlich die Hexosen rascher als die Pentosen. Wir haben diese biologische Tatsache dadurch erklärt, daß die Hexosen bei ihrem Eintritt in die Schleimhautepithelzelle phosphoryliert werden (*205—208*). Dieser Umbau der Hexosen führt zu einer Erhöhung des Diffusionsgefälles und somit zu einer Beschleunigung der Resorption. Diese Phosphorylierungstheorie ist heute allgemein angenommen. Wir haben vor kurzem mit BISSEGGER (*210, 211*) tatsächlich nachweisen können, daß die verschiedenen Monosaccharide in Gegenwart von Darmschleimhaut-Hexokinase verschieden rasch phosphoryliert werden, und zwar ihrer Resorptionsreihenfolge entsprechend. Über gleiche Ergebnisse berichtet auch HELE (*212*). Nun ist schon bekannt, daß die Resorptionsgeschwindigkeit der Zucker bei Nebennierenmangel mit der Zunahme der Insuffizienz abnimmt (*54, 213*). Wir haben anderseits gezeigt, daß sie proportional zur Stärke des Diabetes zunimmt (*214*).

So schien es uns logisch, die Aktivität der Darmhexokinase in Zusammenhang mit diesen Zuständen zu untersuchen. Die Tab. 4 zeigt die erhaltenen Resultate.

Tabelle 4. *Aktivität der Darmschleimhaut-Hexokinase bei normalen, nebennierenlosen und diabetischen Ratten.*

	Menge phosphorylierter Glucose nach 10′ in γ*	Menge Darmschleimhaut in g	Darmlänge in cm
Normal	800 (25)	1,9	98
Nebennierenlos	500 (20)	1,6	95
Diabetisch	1200 (25)	2,7	128

( ) = Zahl der Versuchstiere

Diese stimmen auffallend mit unseren Erwartungen überein, d. h. beim nebennierenlosen Tier ist entsprechend der verlangsamten Zuckerresorption die Aktivität der Darmschleimhaut-Hexokinase herabgesetzt und beim Diabetes umgekehrt. Somit scheint unsere Hypothese, wonach Insulin als Thiolgift, also inaktivierend auf thiolhaltige Fermente wirkt, Nebennierenrindenhormon dagegen, infolge seines Reduktionsvermögens als Aktivator dieser Fermente gelten kann, eine weitere Stütze zu erhalten.

Literatur.

1. GOLDZIEHER, M. A.: The Adrenal Glands in Health and Disease. Philadelphia: F. A. Davis 1945.
2. SELYE, H.: Stress. Acta Inc., Montreal 1950.
3. SAYERS, G.: The Adrenal Cortex and Homeostasis. Physiol. Rev. **30**, 241 (1950).
4. GAUNT, R., J. H. BIRNIE and W. J. EVERSOLE: Physiol. Rev. **29**, 281 (1949).
5. GAUNT, R.: Recent Progr. in Hormone Res. **6**, 247 (1951).

* (1 g Darmschleimhaut wurde in 5 ccm eiskaltem Ringer-Phosphatpuffergemisch homogenisiert und zentrifugiert. 2 ccm dieser Lösung wurden als Ansatz verwendet. Die in der Tabelle angegebene Menge phosphorylierter Glucose wurde pro Ansatz berechnet; es würden also bei der Umrechnung auf die gesamte Schleimhaut die Unterschiede noch deutlicher hervortreten.)

6. INGLE, D. J.: Recent Progr. in Hormone Res. **6**, 159 (1951).
7. INGLE, D. J.: Symposium on Steroid Hormones. 1950, S. 150.
8. WHITE, A.: Symposium on Steroid Hormones. 1950, S. 195.
9. ENGEL, F. L.: Recent Progr. in Hormone Res. **6**, 272 (1951).
10. KENDALL, E.: The Adrenal Cortex. Ann. N. Y. Acad. Sci. **50**, 545 (1949).
11. THORN, G. W., P. H. FORSHAM, TH. F. FRAWLEY, S. R. HILL, M. ROCHE, D. STAEHELIN and D. L. WILSON: New England J. Med. **242**, 783 (1950).
12. SAYERS, G., TH. W. BURNS, F. H. TYLER, B. V. JAGER, TH. B. SCHWARTZ, E. L. SMITH, L. T. SAMUELS and H. W. DAVENPORT: J. Clin. Endocrin. **9**, 593 (1949).
13. KUIZENGA, M. H., and G. F. CARTLAND: Endocrinology (Springfield, Ill.) **24**, 526 (1939).
14. MASON, H. L.: Proc. Mayo Clin. Rochester **15**, 289 (1940).
15. WELLS, B. B.: Proc. Mayo Clin. Rochester **15**, 294 (1940).
16. KENDALL, E. C.: Proc. Mayo Clin. Rochester **15**, 297 (1940).
17. CLINTON, M., and G. W. THORN: Science (Lancaster, Pa.) **96**, 343 (1942).
18. MASSON, G. M., A. C. CORCORAN and J. H. PAGE: Endocrinology (Springfield, Ill.) **46**, 441 (1950).
19. GROSS, F., u. R. MEIER: Schweiz. med. Wschr. **81**, 1013 (1951).
20. SELYE, H.: Brit. Med. J. **1**, 203 (1950).
21. SELYE, H.: Conference on Adrenal Cortex. Josiah Macy Foundation 1949, p. 110.
22. THORN, G. W., L. L. ENGEL and R. A. LEWIS: Science (Lancaster, Pa.) **94**, 348 (1941).
23. THORN, G. W., and P. H. FORSHAM: Recent Progr. in Hormone Res. **4**, 229 (1949).
24. SPRAGUE, R. G., C. F. GASTINEAU, H. L. MASON and M. H. POWER: Amer. J. Med. **4**, 175 (1948).
25. FORSHAM, P. H., L. L. BENNETT, M. ROCHE, R. S. REISS, A. SLESSOR, E. B. FLINK and G. W. THORN: J. Clin. Endocrin. **9**, 660 (1949).
26. PERERA, G. A., K. L. PINES, H. B. HAMILTON and K. VISLOCKY: Amer. J. Med. **7**, 56 (1949).
27. CONN, J. W., S. S. FAJANS, L. H. LOUIS and B. JOHNSON: Proc. Second Clin. ACTH **1**, 221 (1951).
28. WOODBURY, D. M., C. P. CHENG, G. SAYERS and L. S. GOODMAN: Amer. J. Physiol. **160**, 217 (1950).
29. WOODBURY, D. M., C. P. CHENG and G. SAYERS: Federat. Proc. **8**, 172 (1949).
30. MCGAVACK, T. H., A. SACCONE, M. VOGEL and R. HARRIS: J. Clin. Endocrin. **6**, 776 (1946).
31. ZIERLER, K. L., and J. L. LILIENTHAL: Amer. J. Med. **4**, 186 (1948).
32. NELSON, D. H., L. T. SAMUELS and H. REICH: Proc. Second Clin. ACTH **1**, 49 (1951).
33. NELSON, P. H., H. REICH and L. T. SAMUELS: Science (Lancaster, Pa.) **111**, 578 (1950).
34. SELYE, H., and H. JENSEN: Ann. Rev. Biochem. **15**, 347 (1946).
35. SELYE, H.: Brit. Med. J. **1951**.
36. SELYE, H.: Proc. Second Clin. ACTH **1**, 95 (1951).
37. SELYE, H., and E. J. PENTZ: Canad. Med. Assoc. J. **49**, 264 (1943).
38. SELYE, H., O. SYLVESTER, C. E. HALL and C. P. LEBLOND: J. Amer. Med. Assoc. **124**, 201 (1944).
39. SELYE, H.: J. Clin. Endocrin. **6**, 117 (1947).
40. SELYE, H.: Canad. Med. Assoc. J. **50**, 426 (1944).
41. WEISSBECKER, L.: Deutscher Internisten-Kongreß. Wiesbaden 1951.
42. NEYMAN, B.: Diss. Fribourg (Schweiz) 1952.
43. COREY, E. L., H. SILVETTE and S. W. BRITTON: Amer. J. Physiol. **125**, 644 (1939).
44. MARTIN, S. J., H. C. HERRLICH and J. F. FAZEKAS: Amer. J. Physiol. **127**, 51 (1939).
45. BIRNIE, J. H., W. R. BOSS, W. J. EVERSOLE, C. M. OSBORNE and R. GAUNT: Endocrinology (Springfield, Ill.) **47**, 1 (1950).
46. BIRNIE, J. H., R. JENKINS, W. J. EVERSOLE and R. GAUNT: Proc. Soc. Exper. Biol. and Med. **70**, 83 (1949).
47. BIRNIE, J. H.: Federat. Proc. **9**, 12 (1950).
48. HELLER, H., and F. F. URBAN: J. of Physiol. **85**, 502 (1935).
49. EVERSOLE, W. J., J. H. BIRNIE and R. GAUNT: Endocrinology (Springfield, Ill.) **45**, 378 (1949).

50. LLOYD, L. W., and J. LOBOTSKY: J. Clin. Endocrin. **10**, 318 (1950).
51. SILVETTE, H., and S. W. BRITTON: Amer. J. Physiol. **121**, 528 (1938); **123**, 630 (1938).
52. USKHOW, M., and J. H. BIRNIE: Zit. nach R. GAUNT, Recent Progr. in Hormone Res. **6**, 247 (1951).
53. SARTORIUS, O. W., and K. ROBERTS: Endocrinology (Springfield, Ill.) **45**, 273 (1949).
54. LASZT, L., and F. VERZÁR: Biochem. Z. **292**, 159 (1937).
55. LASZT, L., u. L. DALLA TORRE: Schweiz. med. Wschr. **71**, 1416 (1941).
56. FREY, W.: Handbuch der inneren Medizin. S. 341. Berlin: Springer-Verlag 1951.
57. BERLINER, R. W., and T. J. J. KENNEDY: Clin. Invest. **27**, 525 (1948); Proc. Soc. Exper. Biol. a. Med. **67**, 542 (1948).
58. MUDGE, G. H., J. FOULKS and A. GILMAN: Proc. Soc. Exper. Biol. a. Med. **67**, 545 (1948).
59. LONG, C. N. H., B. KATZIN and E. FRY: Endocrinology (Springfield, Ill.) **26**, 309 (1940).
60. INGLE, D. J.: Proc. Soc. Exper. Biol. a. Med. **44**, 176 (1940).
61. INGLE, D. J., and G. W. THORN: Amer. J. Physiol. **132**, 670 (1941).
62. INGLE, D. J., R. SHEPPARD, J. S. EVANS and M. H. KUIZENGA: Endocrinology (Springfield, Ill.) **37**, 341 (1945).
63. INGLE, D. J., R. SHEPPARD, E. A. OBERLE and M. H. KUIZENGA: Endocrinology (Springfield, Ill.) **39**, 51 (1946).
64. INGLE, D. J.: Endocrinology (Springfield, Ill.) **31**, 419 (1942).
65. GRATTAN, J. F., and H. JENSEN: J. of Biol. Chem. **135**, 511 (1940).
66. JENSEN, H., and J. F. GRATTAN: Amer. J. Physiol. **128**, 270 (1940).
67. GRATTAN, J. F., H. JENSEN and D. J. INGLE: Amer. J. Physiol. **134**, 8 (1941).
68. VERZÁR, F., K. BUCHER, J. C. SOMOGYI and H. WIRZ: Helv. med. Acta **7**, 6 (1941).
69. INGLE, D. J.: Endocrinology (Springfield, Ill.) **34**, 191 (1944).
70. INGLE, D. J., and M. H. KUIZENGA: Endocrinology (Springfield, Ill.) **36**, 218 (1945).
71. PABST, M. L., R. SHEPPARD and M. H. KUIZENGA: Endocrinology (Springfield, Ill.) **41**, 55 (1947).
72. REINECKE, R. M., and E. C. KENDALL: Endocrinology (Springfield, Ill.) **31**, 573 (1942).
73. REINECKE, R. M., and E. C. KENDALL: Endocrinology (Springfield, Ill.) **32**, 505 (1943).
74. OLSON, R. E., F. A. JAKOBS, D. RICKERT, S. A. THAYER, L. J. KOPP and NELSON J. WADE: Endocrinology (Springfield, Ill.) **35**, 430 (1944).
75. VENNING, E. H., V. E. KAZMIN and J. C. BELL: Endocrinology (Springfield, Ill.) **38**, 79 (1946).
76. DORFMAN, R. J., R. A. SHIPLEY, E. ROSS, S. SCHILLER and B. N. HORWITT: Endocrinology (Springfield, Ill.) **38**, 189 (1946).
77. OLSON, R. E., S. A. THAYER and L. J. KOPP: Endocrinology (Springfield, Ill.) **35**, 464 (1944).
78. HENI: Z. inn. Med., 2. Heft 15/16 (1947).
79. HENI: Z. exper. Med. **110**, 23 (1942).
80. LOEB, R. F.: N. Y. State J. Med. **41**, 1188 (1941).
81. LOEB, R. F.: J. Amer. Med. Assoc. **116**, 2495 (1941).
82. KENDALL, E. C.: Proc. Staff Meet. Mayo Clin. **15**, 297 (1940).
83. WINNET, E. B., J. W. CALDWELL and J. E. KAHLER: J. Iowa State Med. Soc. **30**, 45 (1940).
84. KÖHLER, V., u. A. FLECKENSTEIN: Klin. Wschr. **20**, 844 (1941).
85. KÖHLER, V., u. A. FLECKENSTEIN: Dtsch. Arch. klin. Med. **189**, 530 (1942).
86. KÖHLER, V., u. A. FLECKENSTEIN: Dtsch. Arch. klin. Med. **191**, 248 (1943).
87. KÖHLER, V., u. A. FLECKENSTEIN: Dtsch. Arch. klin. Med. **191**, 578 (1943).
88. KÖHLER, V.: Dtsch. Arch. klin. Med. **193**, 43 (1947).
89. KÖHLER, V.: Dtsch. Arch. klin. Med. **194**, 268 (1949).
90. KÖHLER, V.. F. WEGENER: Klin. Wschr. **27**, 99 (1949).
91. LASZT, L.: Ärztl. Mh. **3**, 373 (1947).
92. LASZT, L.: Helv. physiol. Acta **4**, C, 49 (1946).
93. MORET, P.: Diss. Lausanne 1952.
94. RUBIN, M. J., and E. T. KRICK: Proc. Soc. Exper. Biol. a. Med. **31**, 228 (1934)
95. SAMUELS, L. T., H. F. SCHOTT and H. A. BALL: Zit. nach (**96**) DEUEL und Mitarbeiter.
96. DEUEL, H. J., L. F. HALLMAN, S. MARRAY and L. T. SAMUELS: J. of Biol. Chem. **119**, 607 (1937).

97. ALTHAUSEN, T. L., E. M. ANDERSON and M. STOCKHOLM: Proc. Soc. Exper. Biol. a. Med. **40**, 342 (1939).
98. INGLE, D. J.: Proc. Soc. Exper. Biol. a. Med. **69**, 2, (1948).
99. VERZÁR, F.: Schweiz. med. Wschr. **80**, 468 (1950).
100. MENTHA, J., W. VÖGTLI u. F. VERZÁR: Helv. physiol. Acta **6**, 853 (1948).
101. EISENBERG, E., G. S. GORDAN, H. W. ELLIOTH and J. TALBOT: Proc. Soc. Exper. Biol. a. Med. **73**, 140 (1950).
102. GORDAN, G. S., and H. W. ELLIOTH: Endocrinology (Springfield, Ill.) **41**, 517 (1947).
103. INGLE, D. J., C. H. LI and H. M. EVANS: Endocrinology (Springfield, Ill.) **39**, 32 (1946).
104. BROWNE, J. S. L.: Conference on Metabolism Aspects of Convalescence including Bone and Wound Healing. p. 88. New York 1943.
105. CONN, J. W., L. H. LOUIS and C. E. WHEELER: J. Labor. a. Clin. Med. **33**, 651 (1948).
106. FROSHAM, P. H., W. THORN, F. T. G. PRUNTY and A. G. HILLS: J. Clin. Endocrin. 8, 15 (1948).
107. MCALPINE, H. T., E. H. VENNING, L. JOHNSON, V. SCHENKER, M. M. HOFFMANN and J. S. L. BROWNE: J. Clin. Endocrin. 8, 591 (1948).
108. EARLE, D. P., J. D. ALEXANDER, S. J. FARBER and E. D. PELLEGRINO: Proc. Second Clin. ACTH 1, 139 (1951).
109. HOLTEN, C., u. K. LUNDBACK: Bull. schweiz. Akad. med. Wiss. 8, 92 (1952).
110. KASS, E. H., S. H. INGBAR and M. FINLAND: Proc. Soc. Exper. Biol. a. Med. **73**, 669 (1950).
111. CONN, J. W., L. H. LOUIS and M. JOHNSTON: J. Clin. Invest. **28**, 775 (1949).
112. LAZAROW, A.: Proc. Soc. Exper. Biol. a. Med. **74**, 702 (1950).
113. LASZT, L., u. F. VERZÁR: Pflügers Arch. **237**, 483 (1936).
114. KUTSCHER, W., u. H. WÜST: Naturwiss. **29**, 319 (1941).
115. KUTSCHER, W., u. H. WÜST: Z. physiol. Chem. **273**, 235 (1942).
116. VERNE, J., et S. HÉBERT: C. r. Soc. Biol. (Paris) **142**, 390 (1948).
117. VERNE, J., et S. HÉBERT: C. r. Soc. Biol. (Paris) **143**, 201 (1949).
118. VERNE, J., et S. HÉBERT: Ann. d'Endocrin. **10**, 456 (1949).
119. SOULAIRAC, A.: C. r. Soc. Biol. (Paris) **142**, 778 (1948).
120. VERZÁR, F., E. SAILER u. R. RICHTERICH: Helv. physiol. Acta **10**, 231 (1952).
121. FALLER, A., L. LASZT u. P. PORTMANN: Unveröffentlicht.
122. LASZT, L., and H. VOGEL: Nature (Lond.) **158**, 588 (1946).
123. MEYERHOF, O., and H. J. GREEN: J. of Biol. Chem. **178**, 655 (1949).
124. MEYERHOF, O., and H. J. GREEN: J. of Biol. Chem. **183**, 377 (1950).
125. SCHUMANN, H.: Pflügers Arch. **243**, 695 (1940).
126. VERZÁR, F., u. L. MONTIGEL: Helv. chim. Acta **25**, 9 (1942).
127. PRICE, W. H., C. F. CORI and S. P. COLOWICK: J. of biol. Chem. **160**, 633 (1945).
128. PRICE, W. H., M. W. SLEIN, S. P. COLOWICK and G. T. CORI: Federat. Proc. **5**, 150 (1946).
129. COLOWICK, S. P., G. T. CORI and M. W. SLEIN: J. of Biochem. **168**, 583 (1947).
130. REISS, M., and D. S. REES: Endocrinology (Springfield, Ill.) **41**, 437 (1947).
131. SILVETTE, H.: Amer. J. Physiol. **101**, 94 (1932).
132. KONOMI, T.: J. of Biochem. **22**, 149 (1935).
133. CONWAY, E. I., and D. HINGERTY: Biochemic. J. **40**, 561 (1946).
134. LONG, C. N. H.: Endocrinology (Springfield, Ill.) **30**, 870 (1942).
135. LONG, C. N. H.: Cold Spring Harbor Symp. Quant. Biol. **10**, 91 (1942).
136. LASZT, L.: Bull. Soc. fribourgeoise Sci. nat. **38**, 1 (1946).
137. INGLE, D. J., and M. L. PRESTRUD: Amer. J. Physiol. **152**, 603 (1948).
138. ENGEL, F. L., S. SCHILLER and E. J. PENTZ: Endocrinology (Springfield, Ill.) **44**, 458 (1949).
139. DOUGHERTY, T. F., and A. WHITE: Amer. J. Anat. **77**, 81 (1945).
140. WHITE, A., and T. F. DOUGHERTY: Ann. N. Y. Acad. Sci. **46**, 859 (1946).
141. DOUGHERTY, T. F., and A. WHITE: J. Labor. a. Clin. Med. **32**, 584 (1947).
142. WHITE, A., and T. F. DOUGHERTY: Endocrinology (Springfield, Ill.) **36**, 207 (1945).
143. CHASE, J. H., A. WHITE and T. F. DOUGHERTY: J. of Immunol. **52**, 101 (1946).
144. DOUGHERTY, T. F., J. H. CHASE and A. WHITE: Proc. Soc. Exper. Biol. a. Med. **58**, 135 (1945).

145. Grassmann, W., u. W. Heyde: Z. physiol. Chem. **188**, 69 (1930).
146. Holman, H. R., A. White and J. S. Fruton: Proc. Soc. Exper. Biol. a. Med. **65**, 196 (1947).
147. Hoagland: J. Aviation Med. **17**, 467 (1947).
148. Benedict, J. D., P. H. Forsham, M. Roche, S. Soloway and D. Stetten, Jr.: J. Clin. Invest. **29**, 1104 (1950).
149. Gutman, A. B., and T. F. Yu: Amer. J. Med. **9**, 24, (1950).
150. Ingbar, S. H., E. H. Kass, C. H. H. Burnett, A. S. Relman, B. A. Burrows and J. H. Sisson: Proc. Second Clin. ACTH **1**, 130 (1951).
151. Eisen, H. N., M. M. Mayer, D. H. Moore, R. R. Tarr and H. L. Stoerk: Proc. Soc. Exper. Biol. a. Med. **65**, 301 (1947).
152. Murphy, J. B., and E. Sturm: Proc. Soc. Exper. Biol. a. Med. **66**, 303 (1947).
153. Lawrence, J. S., W. N. Valentine and G. C. Gradock: J. of Haematol. **3**, 730 (1948).
154. Mason, H. L.: J. Clin. Endocrin. **8**, 1 (1948).
155. Forsham, P. H., G. W. Thorn, F. T. G. Prunty and A. G. Hills: J. Clin. Endocrin. **8**, 15 (1948).
156. Bergenstal, D. M., R. L. Landau, J. Kirsner and K. Lugibihl: Proc. Second Clin. ACTH **1**, 250 (1951).
157. Spiro, H. M., R. W. Reifenstein and S. J. Gray: J. Labor. a. Clin. Med. **35**, 899 (1950).
158. Gray, S. J., J. A. Benson and R. W. Reifenstein: Proc. Soc. Exper. Biol. a. Med. **78**, 338 (1951).
159. Westphal, O., O. Lüderit and W. Keiderling: Bull. schweiz. Akad. med. Wiss. **8**, 100 (1952).
160. Jiminez, Diaz C.: Lancet **23**, 1135 (1936).
161. Russel, J. A., and A. E. Wilhelmi: J. of Biol. Chem. **137**, 713 (1941).
162. Russel, J. A., and A. E. Wilhelmi: J. of Biol. Chem. **140**, 747 (1941).
163. Cagan, R. N., J. L. Gray and H. Jonson: J. of Biol. Chem. **183**, 11 (1950).
164. Kochakian, C. D., and V. N. Vail: J. of Biol. Chem. **169**, 1 (1947).
165. Tipton, S. R., and F. M. Colvin: J. Clin. Endocrin. **9**, 648 (1949).
166. Fraenkel-Conrat, H., M. E. Simpson and H. M. Evans: J. of Biol. Chem. **147**, 99 (1943).
167. Folley, S. J., and A. L. Greenbaum: Biochemic. J. **40**, 46 (1946).
168. Porter, C. C., H. C. Stoerk and R. H. Silber: J. of Biol. Chem. **193**, 193 (1951).
169. Evans, G. T.: Endocrinology (Springfield, Ill) **29**, 731 (1941).
170. Koepf, G. F., H. W. Horn, C. L. Gemmill and G. W. Thorn: Amer. J. Physiol. **135**, 175 (1941).
171. Lewis, R. A., D. Kuhlman, C. Delebue, G. F. Koepf and G. W. Thorn: Endocrinology (Springfield, Ill.) **27**, 971 (1941).
172. Bloor, W. R.: J. of Biol. Chem. **24**, 447 (1916).
173. Leites, S.: Biochem. Z. **184**, 273 (1927).
174. Leathes, A.: A Lecture on the Function of the Liver in Relation to the Metabolism of Fats. London 1909.
175. Geelmuyden, H. Chr.: Erg. Physiol. **21**, 274 (1923).
176. Jost, H.: Z. physiol. Chem. **197**, 80 (1931).
177. Verzár, F., u. L. Laszt: Biochem. Z. **276**, 11 (1935).
178. Verzár, F., u. L. Laszt: Biochem. Z. **278**, 396 (1935).
179. Laszt, L., u. F. Verzár: Verh. schweiz. Physiol. Januar 1938.
180. Laszt, L., u. F. Verzár: Biochem. Z. **285**, 356 (1936).
181. Verzár, F., u. L. Laszt: Biochem. Z. **288**, 356 (1936).
182. Kendall, E. C.: Conference on Metabolism Aspects of Convalescence. Trans. of the sixth Meeting. Distributed by the Josiah Macy Jr. Foundation 1945, p. 81.
183. Kochakian, C. D.: Conference on Metabolism Aspects of Convalescence. Trans. of the sixth Meeting. Distributed by the Josiah Macy Jr. Foundation 1945, p. 13.
184. Payne, R. W.: Federat. Proc. **8**, 125 (1949).
185. Levin, L.: Federat. Proc. **8**, 218 (1949).
186. Li, C. H., D. J. Ingle, H. M. Evans, M. C. Prestrud and J. F. Nezamis: Proc. Soc. Exper. Biol. a. Med. **70**, 753 (1949).

187. Li, C. H., M. E. Simpson and H. M. Evans: Arch. of Biochem. **23**, 51 (1949).
188. Li, C. H., D. J. Ingle and M. C. Prestrud: Zit. nach (7) D. J. Ingle.
189. Margen, S., G. D. Michaels, L. A. Boling and L. W. Kinsell: Proc. Second Clin. ACTH 1, 318 (1951).
190. Stroebe, F., u. S. Thaddea: Z. klin. Med. **135**, 613 (1939).
191. Thaddea, S., u. H. Sarkander: Z. klin. Med. **136**, 267 (1939).
192. Zilversmit, D. B., and N. R. Diluzio: J. of Biol. Chem. **194**, 673 (1952).
193. Lipman, F., N. O. Kaptan, G. D. Novelli and L. C. Tuttle: J. of Biol. Chem. **186**, 235 (1950).
194. Lipman, F., N. O. Kaptan, G. D. Novelli and L. C. Tuttle: J. Amer. Chem. **72**, 4838 (1950).
195. Lynen u. Reichert: Angew. Chem. **63**, 47 (1951).
196. Cowgill, G. R., R. W. Winters, R. B. Schultz u. W. A. Krehl: Int. Z. Vitaminforsch. **23**, 275 (1952).
197. Dumm, M. È., and E. P. Ralli: Endocrinology (Springfield, Ill.) **43**, 283 (1948).
198. Laszt, L.: Schweiz. med. Wschr. **81**, 107 (1951).
199. Rivoire, R.: Presse méd. **1935**, 344.
200. Ameuille, P., L. Binet, R. Fabre, H. Gougerot, R. Hazard, M. Loeper et J. Verne: Le soufre. Paris: Masson 1943.
201. Houssay, B. A., O. Orias and I. G. Sara: Science (Lancaster, Pa.) **102**, 197 (1945).
202. Kirschbaum, A. L., J. Wells and D. Molander: Proc. Soc. Exper. Biol. a. Med. **58**, 294 (1945).
203. Duff, G. L.: Amer. J. Med. Sci. **210**, 381 (1945).
204. Goldner, M. G., and G. Gomori: Endocronology (Springfield, Ill.) **35**, 241 (1944).
205. Wilbrandt, W., u. L. Laszt: Biochem. Z. **259**, 398 (1933).
206. Laszt, L.: Biochem. Z. **276**, 44 (1935).
207. Laszt, L.: Biochem. Z. **276**, 40 (1935).
208. Laszt, L., u. H. Süllmann: Biochem. Z. **278**, 401 (1935).
209. Laszt, L.: Schweiz. med. Wschr. **72**, 193 (1942).
210. Bissegger, A., u. L. Laszt: Helvet. physiol. Acta **9**, C 60 (1951).
211. Bissegger, A.: Diss. Lausanne 1951.
212. Hele, M. P.: Nature (Lond.) **166**, 786 (1950).
213. Wilbrandt, W., u. L. Lengyel: Biochem. Z. **267**, 204 (1933).
214. Laszt, L., and H. Vogel: Nature (Lond.) **157**, 551 (1946).

Diskussionsbemerkungen.

Beiglböck (Freiburg):

Bevor ich zu den Ausführungen von Herrn Laszt Stellung nehme, möchte ich einige unserer Stoffwechseluntersuchungen bekanntgeben, weil sie die Grundlage meiner Auffassung über die primären Stoffwechselveränderungen durch das ACTH bilden.

Unsere Ergebnisse wurden gewonnen an Patienten, denen wir Hypophysenvorderlappen nach der von Fellinger empfohlenen Methode implantierten. Dabei werden die Drüsen zur Erhaltung des ACTH aus dem frischgeschlachteten Tier entnommen und sofort in Kohlensäureschnee oder flüssiger Luft gefroren. Alle mit dieser Methode erhaltenen Resultate haben wir später unter Verwendung von gereinigtem ACTH (Cortiphyson-Promonta) nachgeprüft und so gut wie nirgends Unterschiede gefunden. Ich kann also sagen, daß auch nach unseren Erfahrungen Hypophysenimplantationen unter den geschilderten Kautelen sicher ACTH-Wirkung entfalten. Somit können wir einen weiteren Beitrag liefern zu den Ausführungen, die vor kurzem Fellinger und Schmid über diese Frage publiziert haben.

Ich möchte ausdrücklich betonen, daß es sich bei allen den Ergebnissen, über die ich jetzt berichten werde, nicht um Veränderungen nach längerer ACTH-Anwendung, also um „Dauerwirkungen" handelt, sondern ausschließlich um solche nach einem *einmaligen* ACTH-Stoß.

Wir interessierten uns dafür, ob die vielfältigen Effekte von ACTH bzw. Cortison im intermediären Stoffwechsel sich auch in Veränderungen von Fermenten, Vitaminen und solcher Substanzen widerspiegeln, die mit Fermentsystemen funktionell eng gekoppelt sind, ob wir damit vielleicht Anhaltspunkte dafür gewinnen, daß solche Substanzen in dem Stoffwechselgeschehen katalytisch eingeschaltet werden und in welcher Weise.

Ich zeige Ihnen zunächst (an Hand einer Tabelle) das Verhalten des Vitamin B_2 (Lactoflavin). Sie können erkennen, daß jedesmal nach ACTH (oder Hypophysenimplantation — ein Unterschied besteht da nicht) der Blutspiegel markant absinkt. In keinem Fall konnten wir eine Ausnahme beobachten. Verfolgt man die *Lactoflavinausscheidung im Harn,* so ergibt sich, wie an Tabellen und Kurven demonstriert wird, daß 1—2 Tage nach Hormonzufuhr eine ganz deutliche Depression vorliegt. Dies ist ebenfalls in allen untersuchten Fällen beweisend, besonders dort, wo eine konstantgehaltene Diät in der Vorperiode genommen wurde und eine gute Gleichmäßigkeit der Tagesausscheidung erreicht war.

Gleichzeitig wurde das Verhalten des PP-Faktors, bestimmt als Nicotinsäure, verfolgt. Wie die Kurve zeigt, geht das Vitamin in seinen Bewegungen parallel denen des Lactoflavins; auch hier Absinken des Blutspiegels und Abnahme der Ausscheidung im Harn.

Das dritte Vitamin, das ja im Zusammenhang mit der Nebenniere seit SZENT-GYÖRGY und besonders seit den neueren Befunden von SAYERS und SAYERS großes Interesse beansprucht, ist die Ascorbinsäure. Auch hier das prinzipiell gleiche Verhalten: markantes Absinken des Blutspiegels und der Harnausscheidung (Kurven und Tabellen). Wir haben bereits im September 1950, soweit wir sehen, als erste, über dieses Phänomen berichtet. Inzwischen erfolgte die Bestätigung unserer Befunde durch die Wiener Klinik (FERSTL, HEPPICH und SCHMID), die unabhängig von uns zu gleichen Ergebnissen kamen. Die Frage, die sich dabei erhebt, ist die, ob man daraus schließen darf, daß dies nur der Ausdruck eines vermehrten Verbrauches in der Nebennierenrinde ist, oder daß nicht auch eine vermehrte Utilisation der Ascorbinsäure in den Geweben erfolgt. Dieser Gedanke wird nahegelegt durch Befunde aus dem EULERschen Institut (EULER und HASSELQUIST), die allerdings nach Anwendung von DOCA gewonnen wurden. Da Vitamin C die Phosphatasen aktiviert und diese, wie wir wahrscheinlich gemacht haben, nach ACTH vermehrt sind — Phosphorylierungen und Umphosphorylierungen müssen ja, schon wegen des Zellzerfalls, vermehrt in Gang gebracht werden —, ist diese Frage sicher interessant. Sie muß noch in besonderen Versuchen entschieden werden. Auch wegen der Rolle, die die Ascorbinsäure für das Bindegewebe spielt, ist eine solche Entscheidung wichtig.

Weiterhin haben wir uns, auch bereits 1950 (wir haben damals darüber kurz berichtet), für den Schwefelstoffwechsel überhaupt und das Verhalten schwefelhaltiger Fermente im besonderen interessiert. Wir konnten dabei feststellen, daß sich die Menge des ausgeschiedenen anorganischen Schwefels nach ACTH-Anwendung praktisch nicht verändert, daß hingegen die des organischen deutlich deprimiert wird, wie man aus der Abnahme des Gesamtschwefelgehaltes im Urin schließen muß. Gleichzeitig fanden wir eine Abnahme des Gesamtschwefels im Serum. Daraus konnte man schließen, daß, parallel mit dem Verhalten der genanntenVitamine, auch eine vermehrte Utilisation schwefelhaltiger Substanzen (Fermente ?) im Gewebe stattfindet. Wir haben nun, wie an Kurven und Tabellen gezeigt wird, im Blut Glutathion und Cystein nebeneinander bestimmt. Wir fanden, daß der Glutathionspiegel sehr deutlich absinkt und konnten damit die in Amerika bereits mehrfach erhobenen Befunde (CONN u. a.) bestätigen. Auffällig ist, daß aber demgegenüber das Cystein (allerdings bestimmt als Gesamtcystein) nicht absinkt, in manchen Fällen sogar über den Ausgangswert ansteigt. Leider haben wir versäumt, Cystein und Cystin getrennt zu bestimmen, so daß wir über evtl. Verschiebungen der beiden Aminosäuren gegeneinander nichts aussagen können, was im Zusammenhang mit den Ausführungen von Herrn LASZT nunmehr besonders interessiert. Es liegt der Schluß nahe, daß, weil die Parallelität zwischen dem Glutathion und dem Cystein fehlt, Veränderungen im Aufbau oder auch im Abbau des Glutathions vor sich gehen.

Im Zusammenhang mit dem Lactoflavin, dessen Synergismus mit dem Eisen von VANNOTTI besonders betont wurde (Cytochromreduktase-Cytochrom!), haben wir uns über den Eisenspiegel des Plasmas orientiert. Auch hierüber haben wir bereits 1950 berichtet, inzwischen sind amerikanische Autoren in Tierversuchen und BRAUNSTEINER in Untersuchungen am Menschen, unabhängig von uns, zu dem gleichen Ergebnis gekommen: der Eisenspiegel sinkt signifikant ab (Demonstration von Kurven und Tabellen).

Demnach finden wir eine Reihe fermentativ bedeutsamer Substanzen in gleichsinniger Bewegung. Soweit gleichzeitige Bestimmung des Blutspiegels und der Harnausscheidung vorgenommen wurde, liegt der Schluß nahe, daß sie alle aus dem Blut in das Gewebe abwandern und dort vorübergehend retiniert werden, daß sie also m Stoffwechselgeschehen der Zelle vermehrt gebraucht werden. Es sind dies, um zu wiederholen, das Lactoflavin, das Nicotinsäureamid, das Vitamin C, das Glutathion und das Eisen.

Demgegenüber ließ die Verfolgung des Kupferspiegels im Plasma ein antagonistisches Verhalten erkennen, wie an Hand von Tabellen demonstriert wird. Das seit den Untersuchungen HEILMEYERS und seiner Mitarbeiter als Regel erkannte Verhalten (bei akuten Infekten, nach Reizkörpern), nämlich, daß gleichzeitig mit dem Absinken des Eisenspiegels der des Kupfers ansteigt, ließ sich auch nach ACTH-Anwendung ganz einwandfrei erkennen. Der Kupferspiegel steigt ebenso regelmäßig an, wie der des Eisens sinkt. KÜHNAU hat letzthin die Vermutung geäußert, daß dies Bedeutung für die Hyaluronidase haben könnte, die durch Kupfer aktiviert wird. Auch für die Ascorbinsäure kann das Bedeutung haben, da diese außerordentlich kupferempfindlich ist (GRAB).

Gewöhnlich ist man der Meinung (und man findet diese überall vertreten), daß alle B-Vitamine immer synergistisch zusammenarbeiten. Wir werden zeigen, daß dies nicht der Fall ist.

Ganz besonders hat uns das Vitamin B_6 interessiert, weil es im intermediären Stoffwechsel eine sehr bedeutende Rolle spielt. Während B_1, B_2 und der PP-Faktor, wie man annimmt, vorwiegend am KH-Stoffwechsel beteiligt sind — das Lactoflavin allerdings sicher auch noch weit darüber hinaus —, ist das Vitamin B_6 in den Eiweißstoffwechsel eingeschaltet, u. a. als Co-Ferment von Transaminasen (Decarboxylasen und Desulfurasen). Nun ist aber für das Cortison bzw. das ACTH mit großer Sicherheit nachgewiesen, daß es die Umwandlung von Aminosäuren in Zucker stark fördert. Damit würde aber die Desaminierung von Aminosäuren (die durch lactoflavinhaltige Fermente besorgt wird) vor der Decarboxylierung und Umaminierung bevorzugt werden müssen. Nun konnten wir zeigen (Demonstration von Tabellen und Kurven), daß das Vitamin B_6 gegenüber dem Lactoflavin ein antagonistisches Verhalten zeigt: nach ACTH-Injektionen steigt der Blutspiegel; und die Ausscheidung im Urin nimmt zu. Ausnahmen machten nur zwei Fälle von akuter infektiöser Lymphocytose, ich kann nicht sagen, warum, aber es war auffällig, daß diese beiden sehr geringe Mengen von 17-Ketosteroiden ausschieden. Sonst fanden wir in allen Fällen das eben erwähnte Verhalten.

Aber auch beim Vitamin B_1 finden wir kein, wie man vielleicht erwartet hätte, synergistisches, sondern ein antagonistisches Verhalten gegenüber dem Lactoflavin, es geht vielmehr der Bewegung des B_6-parallel. Auch hier steigt der Blutspiegel nach ACTH an, und die im Urin ausgeschiedenen Mengen sind gegenüber den Vorwerten erhöht. Ich weiß, welche Vorsicht bei der Beurteilung der letzteren geboten ist, aber die Regelmäßigkeit dieser Erscheinung scheint mir doch eine Wertung zuzulassen. In diesem Zusammenhang darf auch erwähnt werden, daß wir den Brenztraubensäuregehalt wie den des Methylglyoxals im Blut erhöht fanden und daß das letztere auch vermehrt ausgeschieden wurde, Symptome, die für einen B_1-Mangel ganz bekannt sind und dafür sprechen würden, daß eine vorübergehende funktionelle Ausschaltung dieses Vitamins tatsächlich erfolgt.

Nun ist die Frage: wie sind diese Befunde zu deuten? Ich bin mit LASZT der Meinung — und habe das schon vor 2 Jahren zum Ausdruck gebracht —, daß die schwefelhaltigen Fermente während der ACTH-Wirkung im Stoffwechsel eine große Rolle spielen. Ich bin aber im Zweifel, ob man dieser zuerkennen darf, daß sie wirklich die *primäre* ist. Ich bin es deshalb, weil doch aller Wahrscheinlichkeit nach die am meisten imponierende und ganz sichergestellte Wirkung des Cortisons bzw. des ACTH, die auf Zellen, zunächst einmal auf die Lymphocyten, ist. Dieser lympholytische Effekt setzt aber voraus, daß Kernsubstanzen angegriffen werden. Wir konnten auch — wie das nicht anders zu erwarten ist — nach wenigen Stunden einen deutlichen Anstieg der Thymonucleinsäuren im Serum nachweisen, und auch die Adenosintriphosphorsäure fanden wir erhöht. (Es fällt mir auf, daß gerade die Vitamine, die in Nucleotidbindung gehen, Zeichen einer vermehrten Utilisation aufweisen, nämlich das B_2, der PP-Faktor). Der Angriff auf den Zellkern bedeutet aber, daß im Abbau der Nucleotide eine Intensivierung der Phosphorylierung stattfindet. Auch LASZT hat ja wieder darauf hingewiesen, daß die in letzter Zeit etwas in den Hintergrund getretene Bedeutung, die die Rindenhormone für die Förderung von Phosphorylierungsvorgängen besitzen, neu betont werden muß, und daß die Frage positiv entschieden ist. Unsere Vorstellung war die, daß mit dem Freiwerden von Nucleotiden bzw. von Phosphorsäure beim Zelluntergang zunächst Lactoflavin vermehrt zu gelben Fermenten aufgebaut wird und daß diese mit ihren mannigfachen Wirkungsmöglichkeiten eine zentrale Rolle in den durch ACTH in Gang gebrachten Stoffwechselveränderungen spielen, zumal das Lactoflavin, parenteral zugeführt, vielfach ähnliche Wirkungen entfaltet, wie sie vom Cortison beschrieben sind. Und gerade die vielen Stoffwechselwirkungen, die LASZT erwähnt hat, haben nicht nur Beziehungen zu schwefelhaltigen Fermenten, sondern insbesondere auch zu phosphorylierenden. Diese letzteren müssen eine ganz große Bedeutung besitzen. Auch das gegensätzliche Verhalten der Vitamine B_1 und B_6 zum Vitamin B_2 und dem PP-Faktor kann — mit VANNOTTI — als Konkurrenz um die Phosphorsäure aufgefaßt werden, obwohl ich nicht ganz sicher bin, ob dies die einzige Erklärungsmöglichkeit ist. Ich erwähnte bereits die auffällige Bevorzugung der Vitamine in Nucleotidbindung. Lactoflavin und nicotinsäurehaltige Fermente greifen bekanntermaßen gerade an Stellen ein, die LASZT als die für die schwefelhaltigen Fermente bedeutsamen Punkte bezeichnet hat, so am Beginn des Zuckerabbaues, so auch im Citronensäurecyclus. Ich habe keinen Zweifel, daß ein enger Synergismus zwischen den genannten Fermentsystemen besteht, aber ich neige eher zur Auffassung, daß die schwefelhaltigen *sekundär* eingeschaltet sind. Als Arbeitshypothese habe ich herausgestellt, daß gewisse durch das Cortison bedingte Erscheinungen mit Lactoflavinsystemen im Zusammenhang stehen könnten, die für eine bestimmte Richtung des Eiweißabbaues von integrierender Bedeutung sind; so die Aminosäureoxydasen, die Aminooxydase, die Xanthinoxydase, die Glycinoxydase. Das entscheidende ist, daß die *Desaminierung* dem Lactoflavin zu unterstehen scheint, wodurch zwangslos erklärt würde, daß die Aminosäuren in Oxysäuren und von da zu Zuckern (Glykogen) bzw. Fett umgewandelt werden. Dadurch muß auch die Bildung biogener Amine, die nur auf dem Weg der Decarboxylierung entstehen können, weitgehend ausgeschaltet sein. Nun sind das Vitamin B_6 und das Vitamin B_1 — wenigstens potentiell — Decarboxylasen, und das einzige Vitamin, das von sich aus allergische Symptome machen kann, ist das Thiamin. Die Tatsache, daß das Cortison Überempfindlichkeitserscheinungen abschwächt, könnte mit diesen Stoffwechselvorgängen immerhin in Beziehung stehen. Ich weiß nicht, ob das wirklich so ist, aber an die Möglichkeit darf man sicher denken.

LASZT (Fribourg):

Auf die Beziehung zwischen Nebennierenrindenhormon und Vitamin B-Gruppe bin ich absichtlich nicht eingegangen, um die Übersicht über die Stoffwechselwirkungen des Nebennierenrindenhormons nicht noch mehr zu komplizieren. Die Untersuchungen von Herrn BEIGLBÖCK sind deshalb schon von großer Bedeutung, da sie uns zeigen, daß das ACTH-Nebennierenrindensystem bei der Bildung der Vitamin B-haltigen Fermente eine wesentliche Rolle spielt. Zur Zeit, als wir auf diese Beziehungen hingewiesen haben, wurde unsere Ansicht von verschiedenen Seiten abgelehnt. Es zeigt sich jetzt aber immer mehr, daß das Nebennierenrindenhormon bei der Bildung und Aktivierung der Vitamin B-haltigen Fermente mitbeteiligt ist.

BEIGLBÖCK (Freiburg):

Wenn man Cystin oder Cystein spritzt, hat man nicht die Gewähr, daß diese als solche im Organismus erhalten bleiben. Die reversible Umwandlung des einen in das andere ist ja geradezu die Regel. Aber wenn das Vitamin B_6 eine Desulfurase auch für den Menschen ist, würde seine Ausschaltung einen gewissen Schutz der SH-Gruppen bedeuten.

LASZT (Fribourg):

Cystin und Cystein werden im Organismus sehr rasch auf verschiedene Wege metabolisiert, deshalb ist auch ihre Wirkung im Verhältnis zu den verabreichten Dosen sehr gering. Von den Vitamin B_6-haltigen Fermenten wird auch angenommen, daß sie als Transulfurasen wirken, d. h. die Bildung der schwefelhaltigen Aminosäuren ermöglichen.

Das Vitamin C kann die S-S-Bindungen zu SH-Bindungen reduzieren und hat eine Schutzwirkung gegenüber den SH-haltigen Fermenten.

BEIGLBÖCK (Freiburg):

Das Vitamin C ist geeignet, die S-S-Bindung zu SH-Bindung zu reduzieren. Es wird doch eine dauernde (synergistische) Wechselwirkung zwischen Vitamin C und schwefelhaltigen Fermenten angenommen. So ist die Gewähr gegeben, daß bei Zufuhr von Cystin nicht eine beschleunigte Umsetzung zu Cystein im Gewebe erfolgt.

KÜHNAU (Bingen):

Es ist bekannt, daß man nebennierenlose Tiere einige Zeit mit Pantothensäure am Leben erhalten kann. Ist es möglich, daß dann durch Pantothensäure in anderen Gebieten außerhalb der NNR eine Produktion von Corticoiden erfolgt?

Laszt (Fribourg):

Ob Pantothensäure bei nebennierenlosen Tieren die Bildung von corticoidähnlichen Stoffen ermöglicht, ist nicht untersucht worden.

Benda (Wien):

Mit Rissel haben wir uns an der I. Med. Univ.-Klinik experimentell intensiv mit der Pantothensäure beschäftigt und konnten u. a. an der nebennierenlosen Ratte keinen Erhaltungstest finden. Dies steht zu einer Gruppe von amerikanischen Autoren im Widerspruch, eine andere Gruppe angloamerikanischer Autoren fand das gleiche wie wir. Mit Rissel zusammen wurde auch die Schutzwirkung der Pantothensäure gegen Lebergifte untersucht, in erster Linie das Allylformiat, und es wurde darüber bereits vor Jahren berichtet. Dabei wirkte die Pantothensäure schützend.

Wir haben uns in Überdosierungsversuchen von ACTH, Cortison und Desoxycorticosteron dafür interessiert, inwieweit der Blutzucker, das Leberfett und der Glykogengehalt in Leber und Muskel dadurch verschoben wird.

Tiere	Leberglykogen	Muskelglykogen	Leberfett
I. Versuchsanordnung:			
ACTH	+++	+++	+++
Cortison	+++	+++	+
DOCA	—	—	—
II. Versuchsanordnung:			
ACTH	+++	+++	++
Cortison	+++	+++	+
DOCA	—	—	—

Wie aus der Tabelle zu entnehmen ist, kommt es unter ACTH zu der stärksten Leberverfettung, unter Cortison ist die Leberverfettung weniger ausgeprägt und das Desoxycorticosteron verändert praktisch nicht den Fettgehalt der Leber. Der Glykogengehalt in Muskel und Leber wird durch ACTH und Cortison in gleicher Weise stark erhöht, während das Desoxycorticosteron wieder keine Änderung der Vorwerte zeigt.

Uns scheint es vor allem wichtig, darauf hinzuweisen, daß in den Ausführungen des Symposions von dem jeweiligen Redner angeführt wird, welches ACTH, d. h. von welcher Firma stammend, bei den angeführten Versuchen verwendet wurde. So konnten wir mit ACTH, das uns von der Fa. Ciba überlassen wurde, diese hochgradige Verfettung, wie sie mit dem ACTH von der Fa. Sanabo aufgetreten ist, nicht nachweisen. Der Glykogengehalt der Leber und der Muskeln war dabei der gleiche.

Da von Laszt besonders über die Versuche von Verzár, die die Wichtigkeit des Desoxycorticosteron für die Phosphorylierung aufweisen, gesprochen wurde, erscheint es mir wichtig, in diesem Zusammenhang auf die Ergebnisse der nordamerikanischen Autoren hinzuweisen. Diese konnten in genauer Befolgung der von Verzár in verschiedenen Modifikationen angegebenen Versuchsanordnung praktisch nicht zu den Ergebnissen von Verzár gelangen.

Um genau die Wirkung von Cystin und Cystein auf den Blutzucker verfolgen zu können, haben wir die äußerst schwierige Orcinmethode verwandt. Diese wirkt spezifisch auf die Dextrose und schließt alle anderen reduzierenden Substanzen aus. Dabei konnten wir eine blutzuckersenkende Wirkung des Cystin finden, wie es von anderen bereits schon vor uns festgestellt worden war.

Da wiederholt über die Behandlung des Morbus Addison mit Cortison allein oder kombiniert mit DOC gesprochen wurde, möchte ich gerne die noch nicht veröffentlichten Ergebnisse von Siedek an der I. Med. Klinik Wien erwähnen. Bei der Verwendung von reinem Desoxycorticosteron allein fühlt sich der Patient relativ wohl. Die Kohlenhydratstoffwechselversuche fallen dabei aber meist negativ aus. Wird nun Cortison zugesetzt, so werden auch diese gebessert. Die optimale Wirkung wird also bei gleichzeitiger Verabreichung von DOC und Cortison erzielt.

Warum wirkt in unseren Versuchen hinsichtlich der Leberverfettung das ACTH wesentlich stärker, wenn man nicht sagen will direkt im Gegensatz zu Cortison?

Zu der Bemerkung von Herrn LASZT, daß man Desoxycorticosteron sehr lange Zeit geben muß, möchte ich folgendes bemerken: Wir haben im Rahmen anderer Untersuchungen die Blutdruckversuche von SELYE nachgemacht. Bei diesen wird über einen Zeitraum von 30 Tagen einer etwa 100 g schweren Ratte täglich 2 mg DOC gespritzt. Wir konnten bei keinem dieser Tiere eine Leberverfettung feststellen. Außerdem haben wir die oben erwähnten Überdosierungsversuche nach zwei Anordnungen durchgeführt. Zuerst einmal unter Einhaltung des Stoffwechselrhythmus, wie ihn FORSGREEN angegeben hat, und die zu spritzende Substanz dabei über 24 Std. verteilt. Dabei kamen wir zu diesen oben angeführten Ergebnissen. Bei der anderen Versuchsanordnung wurde allen Tieren (Kaninchen) eine genau eingehaltene Diät gegeben und dabei täglich 2mal die entsprechende Menge von ACTH, DOC oder Cortison verabreicht. Diese Versuche wurden über 14 Tage fortgeführt. Die DOC-Tiere zeigten gegenüber denen der ersten Versuchsanordnung keinerlei Änderung im Leberfettgehalt sowie im Glykogengehalt von Leber und Muskel. Die Cortisontiere verhielten sich ebenso wie die in der ersten Versuchsanordnung. Merkwürdigerweise zeigten aber in dieser Versuchsanordnung die ACTH-Tiere eine geringere Leberverfettung als die der ersten Versuchsanordnung, aber immer noch weit mehr als die Cortison-Tiere. Das Glykogen war gegenüber der ersten Versuchsanordnung unverändert. Wir haben uns natürlich über diese außerordentliche Vermehrung des Leberfettes unter ACTH Gedanken gemacht, und haben hier an die Arbeiten von RAAB angeschlossen. Dieser hat seinerzeit mit KERSCHBAUM einen Stoff aus der Hypophyse isoliert, der lipophil wirkte. Wir sind der Ansicht, daß es in der Hypophyse ein lipocorticotropes Hormon gibt, wie es SELYE schon postuliert hat. Dafür spricht auch, daß das ACTH der einzelnen Firmen in diesem Zusammenhang verschieden wirkt. Wir sind zusammen mit KERSCHBAUM von der Fa. Sanabo dabei, dieses lipophile Hormon der Hypophyse darzustellen. Nach unseren bisherigen Versuchen scheint kein Zweifel darüber zu bestehen, daß das von SELYE geforderte lipocorticotrope Hormon wirklich zu Recht besteht. Ich möchte in diesem Zusammenhang auf die Arbeiten von JORES und ANSELMINO hinweisen, die seinerzeit versucht haben, das corticotrope Hormon in seine einzelnen Komponenten entsprechend dem jeweiligen Stoffwechselgebiet zu trennen.

FREY (Freiburg):

Bezüglich der Pantothensäure haben wir im Überlebenstest ebenfalls keinerlei Wirkung feststellen können.

LASZT (Fribourg):

Über die Wirkung der Pantothensäure auf die Überlebungsdauer adrenalektomierter Tiere habe ich keine persönliche Erfahrung; ich glaube aber, daß gewisse Versuchsbedingungen eingehalten werden müssen. Die Befunde von Herrn BENDA scheinen deswegen interessant, weil bei einer bestimmten Form von Fettleber eine Glykogenbildung möglich ist. Nun habe ich gezeigt, daß ACTH und Nebennierenrindenhormon im akuten Versuch eine Fettinfiltration der Leber bewirken, wobei auch Glykogenbildung stattfindet. Bei langdauernder Überdosierung kommt es zu einem Überwiegen der Leberverfettung bei abnehmendem Glykogeneinbau. Es ist somit zu der von Herrn BENDA gezeigten Tabelle zu sagen, daß je nach dem Zeitpunkte und der Dosierung die Untersuchungsresultate ein verschiedenes Verhältnis von Fett und Glykogen in der Leber aufweisen müssen. Es ist klar, daß die verschiedensten Eingriffe bei Tieren mit intakten Nebennieren zu einer Herabsetzung der Funktion führen können, die mit Phosphorylierungsstörungen einhergehen und sich mit DOCA beheben lassen.

Die Ergebnisse der Zuckerbelastungsversuche von mit DOCA behandelten Addison-Kranken sind uneinheitlich. Tatsache ist, daß eine optimale Wirkung dann erreicht wird, wenn man gleichzeitig Cortison gibt. Doch kann daraus nicht gefolgert werden, daß in der Nebennierenrinde verschiedene stoffwechselwirksame Hormone produziert werden, da, wie erwähnt, das Corticosteron die gleiche Wirkung hat wie DOCA und Cortison zusammen. Ähnliche Verhältnisse liegen ja auch im Nebennierenmark vor, indem dort auch quantitativ verschiedene wirksame Stoffe, die Zwischenprodukte der Adrenalinbildung sind, in Erscheinung treten.

SOUCHON (Kiel):

Der Antagonismus von ACTH und Wachstumshormon ist für die Kinderheilkunde von besonderer Bedeutung. Unter ACTH-Behandlung konnten bei Säuglingen Gewichtabnahmen und vermehrte Stickstoffausscheidungen bis zur negativen N-Bilanz beobachtet werden. Da der wachsende Organismus vermehrt Stickstoff assimilieren und Gewebseiweiß aufbauen muß, kann ACTH infolge seiner antianabolischen Wirkung — besonders beim jungen Kind — die Wachstumstendenz hemmen. Dies muß bei der Anwendung des ACTH im Kindesalter berücksichtigt werden.

LASZT (Fribourg):

Es ist experimentell am Tiere nachgewiesen worden, daß ACTH tatsächlich nicht nur eine Gewichtsabnahme mit negativer Stickstoffbilanz verursacht, sondern auch das Wachstum hemmt. Die Wirkung verläuft parallel der Stärke der angewandten Dosis. Nach kontinuierlicher Verabreichung hoher Dosen Cortison kann aber eine Adaptation eintreten, so daß nach einigen Wochen die Stickstoffbilanz positiv wird und das Gewicht wieder zunimmt. Auf jeden Fall muß im Kindesalter, wie Sie es auch sagen, ACTH mit Vorsicht angewandt werden.

LOHMEYER (Hamburg):

Nach den Ausführungen von Herrn LASZT soll durch die Nebennierenrindenhormone ein Umbau des Fetts zu Zucker bewirkt werden. Andererseits ist durch ALBRIGHT bekannt, daß durch Verbindung A auch ein vermehrter Fettaufbau hervorgerufen wird. Die antianabolische bzw. katabolische Wirkung hat zur Folge, daß in vermehrtem Maße die desaminierten Metaboliten der Aminosäuren zur Verfügung stehen, die in stärkerem Grade in Fett umgewandelt werden können. Auch bei dem Cushing-Syndrom, das durch eine Mehrproduktion von Glucocorticoiden hervorgerufen wird, finden sich an einzelnen Teilen des Körpers ausgesprochene Fettansammlungen. Wie bringen Sie diese Tatsachen mit der oben erwähnten Theorie zusammen?

ALBRIGHT, F., W. PARSON and E. BLOOMBERG: J. Clin. Endocrin. 1, 375 (1941).

LASZT (Fribourg):

Wie ich in meinen Ausführungen erwähnte, bedingen ACTH und Nebennierenrindenhormone bei langdauernder Verabreichung eine Ablagerung von Fett in der Leber. Mir sind keine Arbeiten bekannt bezüglich der Ablagerung von Fett an anderen Körperregionen. Jedenfalls ist bei nebennierenlosen Tieren das Gesamtkörperfett untersucht und dabei eine allgemeine Abnahme gefunden worden. Der Weg der Fettbildung läßt sich über Aminosäuren-Essigsäure denken, da allgemein angenommen wird, daß die Fettsäuresynthese über Essigsäurereste erfolgt.

STAUDINGER (Mannheim):

Nach chronischen ACTH-Gaben sinkt der Cholesterin- bzw. dessen Estergehalt im Blut (CONN). Die Depression von Ascorbinsäure im Blut und Harn unter ACTH ist möglicherweise auf denselben Mechanismus zurückzuführen, nämlich auf den vermehrten Verbrauch dieser Substanzen bei der Biosynthese der Hormone.

BEIGLBÖCK (Freiburg):

Die Verarmung der Nebenniere an Vitamin C durch das ACTH fordert, daß Vitamin C nachgeliefert wird. Ich habe gesagt, daß mir aber darüber hinaus eine vermehrte Utilisation von Vitamin C auch in anderen Geweben wahrscheinlich erscheint.

In Übereinstimmung mit PERERA und anderen amerikanischen Autoren fanden wir, daß nach ACTH-Applikation — nach einem einmaligen Stoß — das Cholesterin, insbesondere die Esterfraktion, absinkt. ADLERSBERG und Mitarbeiter sahen hingegen, daß langdauernde ACTH-Zufuhr den Cholesterinspiegel erhöht. Wenn sich dieser Befund bewahrheiten sollte — er wird auch in der amerikanischen Literatur noch diskutiert — dann muß man annehmen, daß der Dauerreiz die Cholesterinsynthese stimuliert. Ich selbst habe keinen Zweifel daran, daß das Absinken der Cholesterinester im Serum des Organismus, den das ACTH sozusagen unvorbereitet trifft, der Ausdruck für eine Abwanderung in die Nebenniere ist.

Zum Ansatz von Fett muß ich sagen, daß nicht nur das ACTH ihn fördert, sondern auch das Cortison, wie ausgedehnte amerikanische Beobachtungen gezeigt haben. Wie gesagt, erscheint es mir nicht zweifelhaft, daß die Quelle dafür die durch die Desaminierung der

Aminosäuren entstehenden Oxysäuren sind, die einmal zu Zuckern, einmal zu Fettsäuren umgewandelt werden können.

PFEIFFER (Frankfurt a. M.):

In der Diskussion wurde soeben angeführt, daß die Erhöhung des Cholesterinspiegels unter chronischer ACTH-Medikation auf eine Steigerung der Cholesterinsynthese zurückzuführen sei. Hier scheinen aber doch eher Regulationsprobleme eine erhebliche Rolle zu spielen. So sah man bei Kranken, die mehr als 30 Tage ACTH in entsprechender Dosierung erhielten, eine deutliche Herabsetzung der Speicherung von radioaktivem Jod in der Schilddrüse und hat diese durch das ACTH bewirkte Unterfunktion der Schilddrüse auf eine durch die Mehrausschüttung von Cortison induzierte Hemmung der Produktion von thyreotropem Hormon des HVL bezogen. Da das ACTH einen stoffwechselsteigernden Effekt ausübt, wird dieser funktionelle „corticogene Hypothyreoidismus" mit der Grundumsatzbestimmung nicht erfaßt. Dieser Faktor ist bei der Dauerbehandlung des Patienten vielleicht wichtiger als bei den Kurzversuchen im Tierexperiment.

BAHNER (Heidelberg):

Ich möchte an einem Beispiel zeigen, daß aus dem Leberglykogengehalt nur bedingt auf den intermediären KH-Umsatz der Leber geschlossen werden darf. Eine Ratte von 150 g Gewicht hat eine Leber von etwa 10 g und 75 g Muskulatur. Beginnt sie zu hungern, so verliert sie etwa 1% Leberglykogen und 0,5% Muskelglykogen, d. h. absolut 100 mg Leberglykogen und 375 mg Muskelglykogen, zusammen rund 500 mg Glykogen mit einem Brennwert von 2 cal. Im Hungerbeginn und in den ersten Hungerstunden ist der RQ dabei etwa 0,85 mit 50% KH-Anteil am Gesamtenergieumsatz. Eine gleichgroße diabetische Ratte hat dagegen schon im Hungerbeginn einen RQ von etwa 0,75 mit höchstens 20% KH-Anteil am Gesamtenergieumsatz. Der Unterschied im KH-Umsatz zwischen normalem und diabetischem Tier beträgt also wenigstens etwa 30% des Gesamtenergieumsatzes, d. h. 0,25 cal/Std., wenn man den Gesamtumsatz auf 0,75 cal pro Stunde und Tier ansetzt. Wenn daher beide Tiere nur 4 Std. fasten, so verbrennt in dieser Zeit das normale Tier 1 cal mehr aus KH als das diabetische Tier, und dies ist bereits der halbe Glykogenbestand von Muskulatur und Leber zusammen. Grundsätzlich ist also der Gesamtenergieumsatz relativ groß gegenüber dem Caloriengehalt von Muskel- und Leberglykogen, so daß Änderungen im Gesamtenergieumsatz oder im KH-Anteil am Gesamtenergieumsatz erhebliche Schwankungen des Glykogenbestandes hervorrufen können. Bei normalen Tieren ist nach 18 Std. Fasten der Leberglykogengehalt 0,08%, bei diabetischen Tieren dagegen zur selben Zeit noch 0,75%, was vorwiegend durch den erwähnten unterschiedlichen KH-Anteil am Umsatz, also durch einen weitgehend extrahepatischen Faktor bedingt ist[1]. Man darf also Leber- und Muskelglykogenwerte nicht unabhängig von der gesamten KH-Bilanz betrachten. Es ist durchaus möglich, daß bei Injektion einer Substanz, die beispielsweise nur lokalen Reiz macht, ein Tier so aufgeregt wird, daß es durch Steigerung seines Gesamtumsatzes seinen Glykogenbestand in unübersichtlicher Weise verändert, was besonders in Erscheinung treten muß, wenn ein Tier gerade zu fasten beginnt.

Ein weiterer extrahepatischer und extramuskulärer, den Glykogenbestand beeinflussender Faktor ist die unterschiedliche Darmresorption. THOROGOOD und ZIMMERMANN hatten gefunden, daß beim Hund nach totaler Pankreatektomie der Diabetes leichter ist als nach Alloxangabe und haben daraus mit zahlreichen anderen Autoren geschlossen, daß ein hyperglykämischer Faktor des Pankreas an der Pathogenese des Diabetes beteiligt ist. Diese Versuche wurden von MIRSKY und Mitarb. wiederholt und sie fanden, daß im Futterzustand die Zuckerausscheidung alloxandiabetischer Tiere höher ist als die pankreatektomierter Tiere, daß aber im Hunger Blut- und Urinzucker beim pankreatektomierten Tier höher sind. Durch sorgfältige Versuchsanordnung bewiesen sie, daß der Diabetes nach Pankreatektomie also der schwerere ist, daß aber durch die Anwesenheit der äußeren Pankreassekretion beim alloxandiabetischen Tier die Darmresorption sehr viel besser ist und so wesentlich mehr Nahrungsstoffe in den Organismus aufgenommen werden. Dadurch wird das leichter diabetische Tier im Futterzustand mit wesentlich mehr KH belastet, die es in größerer Mengen als das pankreasexstirpierte Tier ausscheidet. Ohne Berücksichtigung der unterschiedlichen Darmresorption kann man also zum falschen Urteil über die Schwere einer KH-Stoffwechselstörung kommen. Übrigens ist durch diese Untersuchungen ein Hauptargument der Lehre von der Bedeutung des Glucagons für den Diabetes mellitus widerlegt.

Zum Einfluß von DOCA auf den KH-Umsatz gebe ich zu bedenken, daß, wenn DOCA die Darmresorption steigert, im Anschluß an das vorhin Gesagte auch die Glykosurie beim adrenalektomierten, alloxandiabetischen Tier stärker werden kann. Das durch DOCA in seiner Gesamtvitalität verbesserte adrenalektomierte Tier kann mehr KH aufnehmen und mehr ausschütten.

Erst wenn man die gesamte KH-Bilanz berücksichtigt, nach dem Gesagten also vor allem die KH-Aufnahme im Darm und den KH-Schwund im Gesamtenergieumsatz, können Hormoneinflüsse auf den Intermediärstoffwechsel richtig beurteilt werden. Dies zu betonen scheint mir in Hinsicht auf zahlreiche DOCA-Versuche notwendig.

[1] BAHNER u. HORNSTEIN-HARASZTI: Z. exper. Med. **119**, 23 (1952).

[2] MIRSKY, FUTTERMAN, WACHMAN and PERISUTTI: Endocrinology (Springfield, Ill.) **49**, 73 (1951).

LASZT (Fribourg):

Man kann nicht aus der Bestimmung des Glykogens in der Leber und im Muskel auf die von den Kohlenhydraten gelieferte Energie schließen, denn es wird damit nur die zu einem bestimmten Zeitpunkte vorhandene Glykogenmenge erfaßt und somit nichts über die Menge des in der Zeiteinheit gebildeten und verbrauchten Glykogens ausgesagt. Der respiratorische Quotient gibt nur einen Anhaltspunkt über die Quelle der energieliefernden Stoffe, aber nicht über den Weg, auf dem die Verbrennung erfolgt. Weiterhin muß man unterscheiden zwischen Verwertungs- und Verbrennungsstörung. Beim Diabetes ist nicht mit Sicherheit bekannt, ob die Verbrennung auch gestört ist. Gibt man Normaltieren Fermentgifte, die irgendeine Phase der Kohlenhydratverbrennung hemmen, so tritt kein Diabetes auf. Der Alloxandiabetes ist schwerer als der Pankreasdiabetes, da bei letzterem sowohl die β- als die α-Zellen, beim Alloxandiabetes aber nur die β-Zellen ausfallen, während die α-Zellenfunktion sogar erhöht ist, was bedingt, daß zur Heilung des Alloxandiabetes größere Dosen Insulin notwendig sind als bei Pankreasdiabetes. Ein weiterer Unterschied zwischen beiden Arten Diabetes ist, daß beim Pankreasdiabetes eine Leberverfettung auftritt, die keine Beziehung zum Ausfall der Insulinproduktion hat, aber die Ursache des unterschiedlichen Verhaltens der alloxandiabetischen und der pankreasdiabetischen Tiere im Fasten- und Fütterungszustand sein könnte. Der Glykogengehalt bei fastenden pankreaslosen Tieren ist nämlich wesentlich tiefer als bei Normaltieren und umgekehrt bei alloxandiabetischen Tieren. Die externe Pankreassekretion spielt bei der Resorption der Kohlenhydrate keine Rolle. Bei beiden Diabetesarten ist die Resorptionsgeschwindigkeit des Zuckers proportional der Stärke des Diabetes erhöht, was maßgebend ist für die Hyperglykämie bzw. Glykosurie. Nebennierenexstirpation setzt die Geschwindigkeit der Zuckerresorption herab und kann durch DOCA wieder normalisiert werden. Der leichte Pankreasdiabetes tritt nur ein, wenn Kohlenhydrate gefüttert werden, weil dann die Resorptionsgeschwindigkeit erhöht ist und die Leber mit dem Kohlenhydratangebot pro Zeiteinheit nicht fertig wird, was auch für die alimentäre Glykosurie gilt.

HENI (Tübingen):

Unterschiedliche Wirkung von Cortison und DOC: Einen schweren Morbus Addison kann man mit DOC nicht im Kohlenhydratstoffwechselgleichgewicht halten. Perorale Belastungskurven mit Traubenzucker erhöhen sich zwar, wie dies THADDEA schon nachgewiesen hat, man kann dies aber durch die bessere Resorption des Zuckers allein erklären. Die Prüfung der Wirkung dieser Substanzen auf den KH-Haushalt kann nur im akuten Versuch und am hungernden Tier geschehen, nicht in über Tage gehenden Versuchen. Den Grund sehe ich darin, daß ein nebennierenloses DOC-behandeltes Tier beträchtlich mehr Nahrung zu sich nimmt als ein nebennierenloses nicht DOC-behandeltes. Bei ersterem ist der Glykogengehalt der Leber, wie dies VERZÁR festgestellt hat, normal, aber nicht wegen der Wirkung des DOC auf die intermediären Stoffwechselvorgänge, sondern weil die Tiere einen besseren Appetit haben und mehr fressen. VERZÁR findet bei seinen mit DOC behandelten Tieren keinen über das Normale erhöhten Glykogengehalt in der Leber, während unter Cortison das Leberglykogen um das Mehrhundertfache ansteigt.

Frage an Herrn BEIGLBÖCK: Wie wurden die Hypophysen implantiert?

BEIGLBÖCK (Freiburg):

Wir haben die Hypophysen gewöhnlich unter die Bauchhaut implantiert. Aber der Ort der Implantation spielt keine bedeutende Rolle.

HENI (Tübingen):

Am Diabetes insipidus kann man sehr leicht den Wirkungseintritt zeigen. Implantiert man eine ganze Hypophyse, dann tritt die Abnahme der Wasserausscheidung erst vom 4. Tag an in Erscheinung, und es ist mir nicht ganz verständlich, warum die Wirkung an den Fermenten bzw. dem Lactoflavin schon nach 2 Tagen sichtbar wird.

BEIGLBÖCK (Freiburg):

Ich habe an den vergleichenden Untersuchungen mit ACTH und mit Hypophysenimplantation gezeigt, daß die meisten Wirkungen praktisch gleich sind, und daß das Implantat sehr bald eine ACTH-Wirkung entfaltet. Darüber hinaus aber haben wir beobachtet, daß bei Mitverwendung des Hinterlappens die Vasopressinwirkung außerordentlich rasch erkennbar wird. Es dauert nicht einmal eine halbe Stunde, bis die Patienten eine ganz hochgradige Blässe entwickeln, die natürlich auch bald vorübergeht. Diese Beobachtung, die ganz eindeutig nicht ein „Operationsschock" sein kann, weil sie bei Vorderlappen allein niemals beobachtet wird, und weil auch die klinische Symptomatologie ganz anders als die des Schocks ist (wie man schon am Blutdruck erkennt), beweist, daß die Aufnahme von Hormonen aus dem Implantat sehr rasch erfolgt. Ich weiß nicht, welche besonderen Verhältnisse bei den Diabetes insipidus-Fällen vorliegen.

FELLINGER (Wien):

Im Verlauf der letzten 2 Jahre haben wir etwa 1200 Patienten ungefähr 7000 Hypophysen bei allen möglichen Zustandsbildern, vor allem beim rheumatischen Formenkreis, implantiert. In der Regel sahen wir innerhalb von 12—20 Std. den Beginn der Wirkung, wie sie auch für ACTH-Gaben typisch ist: Besserung der Gelenkschmerzen, Eosinophilensturz usw. Auch beim Diabetes insipidus sah ich regelmäßig innerhalb von einem Tage einen Wirkungseintritt. Ich kann nicht bestätigen, daß man 4 Tage warten muß. Die Wirkung der Implantation klingt beim rheumatischen Formenkreis u. ä. schon innerhalb von 8 Tagen ab. Beim Diabetes insipidus dagegen sehen wir eine längere Wirkungsdauer, in der Regel bis zu 6—7 Wochen, oft auf den Tag genau. Diese Zusammenhänge sind mir unklar.

KÜCHMEISTER (Hamburg):

Wir hatten in den letzten Jahren verschiedentlich Gelegenheit, Kalbshypophysenimplantationen durchzuführen. Obwohl wir unsere Hypophysen stets in toto implantiert haben, wurde die Wirkung schon nach kurzer Zeit festgestellt. Besonders eindrucksvoll schien es mir beim Diabetes insipidus zu sein. Innerhalb von 24 Std. war jeweils eine völlig normale Trinkmenge erreicht.

PICHOTKA (Freiburg):

LASZT ging bei seinen Ausführungen über den Wasser- und Mineralstoffwechsel von der Annahme aus, daß eine Isotonie zwischen Plasma, Intercellularflüssigkeit und Zellen bestehe. Nach dieser Annahme ist die Niere die vorgeschaltete Stufe, die im wesentlichen für die Wasser- und Ionenregulation verantwortlich ist. In dieser Frage haben sich in den letzten Jahren eine Reihe wesentlicher Änderungen ergeben. In mehreren unabhängigen Untersuchungen ist festgestellt worden, daß der intracelluläre Raum eine viel höhere osmotische Spannung hat als der bisher für den gesamten Organismus gleichmäßig angenommene Wert des Plasmas ($\triangle = -0{,}56$). Wir haben in Meßmengen beim Gefrieren und Tauen lebenden Muskelgewebes festgestellt, daß der Gefrierpunkt des Muskelgewebes bei — 1,5° liegt. KREBS hat beobachtet, daß plasmaisotone Nährflüssigkeiten nur bei hinreichender O_2-Versorgung den Übertritt von Wasser in Gewebskulturen verhindern. ROBINSON hat in WARBURG-Experimenten nachgewiesen, daß nach Unterbindung des oxydativen Stoffwechsels der Wassergehalt der Gewebe in einer plasmaisotonen Lösung sich innerhalb von 2 min verdoppelt. Nach Wiederherstellung des oxydativen Stoffwechsels wird das zusätzlich aufgenommene Wasser wieder entfernt.

Aus all diesen Untersuchungen ergibt sich, daß die osmotische Konzentration innerhalb der Zelle nicht plasmaisoton ist, sondern in den meisten der untersuchten Fälle einen Wert hat, der größenordnungsmäßig dreimal so groß ist wie der des Plasmas. Diese hohe osmotische Konzentration muß durch permanente Energiezufuhr aufrechterhalten werden; eine Unterbrechung des Stoffwechsels bringt sie zum Verschwinden. Das ist vor allem von H. A. KREBS gezeigt worden. Wie wir am Muskelgewebe von Ratten feststellten, sinkt bei Nebenniereninsuffizienz die osmotische Spannung innerhalb des Gewebes auf sehr niedere Werte. Der Gefrierpunkt des frischen Muskelgewebes liegt bei adrenalektomierten Ratten bei $-1{,}0^{\circ}$. Die Differenz zwischen Plasma und Muskelgewebe sinkt also etwa auf die Hälfte.

Nach den bisher vorliegenden Untersuchungen muß man annehmen, daß die Differenz der osmotischen Spannungen zwischen intra- und extracellulärem Raum nur ein Aspekt des Fließgleichgewichts ist, das durch die Zellfunktion aufrechterhalten wird und das eine Voraussetzung zur normalen Funktion der Zelle ist. Ein anderer Aspekt des gleichen Zustandes ist die unwahrscheinliche Verteilung der Na^+- und K^+-Ionen zwischen intra- und extracellulärem Raum. Soweit wir bisher übersehen können, gehen diese beiden Zustände parallel. Unter den gleichen Umständen, unter denen eine Herabsetzung der hohen osmotischen Spannungsdifferenz zwischen extra- und intracellulärem Raum eintritt, erfolgt auch eine Angleichung der Na^+- und K^+-Ionen in den beiden Räumen. So auch bei der Nebenniereninsuffizienz. Das heißt aber, daß der primäre Grund in der Störung des Wasser- und Ionenhaushaltes nicht in einer Störung der Nierenfunktion zu suchen ist, sondern in einer Störung des Zellstoffwechsels der gesamten Gewebe, einschließlich der Nieren.

Ich möchte noch auf eine weitere Folgerung hinweisen, die sich aus diesen neuen Untersuchungen ergibt. Die osmotische Spannungsdifferenz zwischen dem Zellinnern und ihrer Umgebung bestimmt die Wandspannung der Zellen und ist damit ein determinierender Faktor für die Gewebsspannung. Die Herabsetzung der osmotischen Spannung innerhalb der Zelle bei der Nebenniereninsuffizienz könnte also ein kausal weiter zurückliegendes Glied für die Schlaffheit und Adynamie der Muskulatur in diesem Zustand sein. Da aus physikalischen Gründen weiterhin Beziehungen zwischen dem Gewebsdruck und dem Blutdruck bestehen müssen, bietet sich hier wahrscheinlich eine Möglichkeit, die Korrelation dieser beiden Größen an einem tieferen Punkt zu fassen. Sicher ist diese Beziehung nicht einschichtig.

KÜCHMEISTER (Hamburg):

Klinische Untersuchungen über den Einfluß der Nebennierenwirkstoffe auf den Capillarbereich.

Ausgehend von den Untersuchungen amerikanischer Autoren über die Bedeutung der Nebennierenrindenwirkstoffe auf die Capillarpermeabilität (CHAMBERS und ZWEIFACH), die eine Herabsetzung feststellen konnten, wurden von uns Gesamtextrakt der Nebennieren, ACTH und DOCA in ihrer Wirkung auf die Eiweißdurchlässigkeit des Gewebes mit der Cantharidenblasenmethode untersucht. Dabei stellte sich heraus, daß die Eiweißgewebsdurchlässigkeit nach Verabreichung der Nebennierenrindenwirkstoffe abnimmt, und zwar nach der Stärke der Wirkung in der Reihenfolge: Gesamtextrakt, DOCA, ACTH. Statistisch wahrscheinlich war die Wirkung jedoch nur beim Gesamtextrakt.

Zum Verständnis des Wirkungsmechanismus der Nebennierenrinde im Capillarbereich wurden Untersuchungen über die Beeinflussung des Gewebsinnendruckes durchgeführt (KÜCHMEISTER). Hierbei stellte sich heraus, daß der muskuläre Gewebsinnendruck am deutlichsten nach Nebennierenrindenextrakt (Pancortex), weniger deutlich nach ACTH, Cortison und DOCA ansteigt. Weiterhin wurden Untersuchungen über die Wirkung des ACTH auf den Capillardruck, nach der KÜCHMEISTER-HERRNRINGschen Methode bestimmt, durchgeführt. Dabei stellte sich bei unverändertem Arteriolendruck eine deutliche Senkung des Capillardruckes nach ACTH heraus. Damit wird eine Steigerung der Vasomotion unter dem Einfluß der Nebenniere mit einer Steigerung der peripheren Durchblutung verständlich. Um diese Vorstellungen experimentell zu unterbauen, wurden Hämatokritbestimmungen vor und nach ACTH durchgeführt, die eine eindeutige Abnahme des Hämatokritwertes von $45{,}7 \pm 3{,}3$ auf $39{,}7 \pm 3{,}6$ ($3\sigma\ M$) nach 6mal 30 mg ACTH täglich ergaben. Auch die Hauttemperatur stieg nach ACTH eindeutig an, und zwar von $31{,}4 \pm 1{,}9$ auf $35{,}5 \pm 0{,}5$. Diese Untersuchungen wurden mit Pirtkiehn durchgeführt. Die Ergebnisse ließen sich statistisch wahrscheinlich machen.

Hieraus geht hervor, daß man möglicherweise der amorphen Fraktion eine besondere Bedeutung im Capillarbereiche zuerkennen muß, da sowohl auf die Capillarpermeabilität als auch auf den Gewebsinnendruck der Gesamtextrakt die stärkste Wirkung ausübt.

Besonders aber scheint aus diesen Untersuchungen hervorzugehen, daß die Nebennierenrindenhormone die Durchblutung und damit auch den Stoffaustausch im Capillarbereiche zu steigern vermögen.

Während unter physiologischen Bedingungen eine positive Korrelation zwischen Gewebsinnendruck und Capillardruck zu bestehen scheint, wird dieses Verhältnis nach ACTH umgekehrt, was über die Vasomotion verständlich erscheint.

KÜCHMEISTER, H.: Verh. dtsch. Ges. inn. Med. **57**. Tagg., Wiesbaden 1951, S. 62.

Nebennierenrindengesamtextrakt im Lebenserhaltungstest: Es ist uns mit v. PENTZ gelungen, nebennierenlose Hunde mit Gesamtextrakt (Pancortex) wochenlang am Leben zu erhalten. Wichtig ist es nur, entsprechend hoch zu dosieren. Ein 7 kg schwerer Hund benötigt 18 bis 20 cm^3 Gesamtextrakt täglich, bei zweimaliger Verabreichung von 9—10 cm^3. Auch kleinere Tiere sind mit Gesamtextrakt am Leben zu erhalten.

PICHOTKA (Freiburg):

Das von KÜCHMEISTER berichtete gegensinnige Verhalten von Capillardruck und Gewebsdruck bei Eintritt der Nebenniereninsuffizienz und ihrer Beseitigung durch Substitution kann durchaus in Einklang stehen mit den Folgerungen, die wir aus dem Verhalten des osmotischen Druckes innerhalb der Zelle zu ziehen haben. Die Tatsache, daß bei bestehender Permeabilität der Zellmembran für Wasser innerhalb der Zelle ein höherer osmotischer Druck herrscht als in der Umgebung, ist thermodynamisch zunächst wohl nicht anders zu interpretieren, als daß ein aktiver Transport der Flüssigkeit aus der Zelle entgegen dem osmotischen Spannungsgefälle stattfindet. Dabei ist es gleichgültig, ob der Eintritt der Flüssigkeit in die Zelle und die aktive Entfernung aus der Zelle kontinuierlich oder diskontinuierlich erfolgt. Wenn diese Annahme richtig ist, so müßte sich daraus ein aktiver Einfluß der Zellen auf die Flüssigkeitsbewegung in den zugehörigen Capillarbezirken ergeben. Die Beobachtungen KÜCHMEISTERs könnten in dieser Weise interpretiert werden. Im Stadium der Insuffizienz der Nebennierenrinde haben wir eine starke Herabsetzung der osmotischen Spannungsdifferenz zwischen intra- und extracellulärem Raum. Das könnte folgerichtigerweise ein Ausdruck für den verminderten aktiven Flüssigkeitstransport durch die Zelle sein. Die Folge davon müßte ein Ansteigen des Capillardruckes sein, obwohl und weil der Gewebsdruck sinkt. Die Wiederherstellung der normalen Verhältnisse während der Substitution bringt mit der Erhöhung der osmotischen Spannungsdifferenz zwischen der Zelle und ihrer Umgebung eine Erhöhung des Gewebsdruckes und eine Erhöhung des aktiven Flüssigkeitstransportes als Folge der erhöhten osmotischen Spannungsdifferenz mit sich. Infolgedessen müßte in dieser Situation bei steigendem Gewebsdruck der Capillardruck fallen.

HEILMEYER (Freiburg):

Bezüglich der Mineralstoffwechseländerung wirken Cortison und DOCA nicht antagonistisch, sie sind beide in demselben Sinne wirksam. DOCA ist jedoch stärker wirksam als die Glucocorticosteroide. Hinsichtlich des KH-Stoffwechsels bestehen erhebliche Diskrepanzen zwischen VERZÁR und LASZT und anderen Beobachtungen, so daß wir hier nicht ganz klar sehen. Sicher liegt nicht ein Antagonismus zwischen den Mineralo- und Glucocorticoiden vor, aber doch offenbar ein quantitativer Unterschied der Wirkung.

STUDER (Basel):

Zur Frage der unterschiedlichen Ansprechbarkeit verschiedener Laboratoriumstiere auf Cortison.

Widersprechende experimentelle Ergebnisse mit Cortison sind möglicherweise in manchen Fällen darauf zurückzuführen, daß an verschiedenen Tieren gearbeitet wird. Die einen Autoren finden eine Beeinflussung einer geweblichen Reaktion durch Cortison, andere nicht. Ihre Resultate sind aber nicht direkt vergleichbar, wenn sie verschiedene Laboratoriumstiere betreffen.

Die Literatur spricht allgemein von „Speciesunterschieden", ein Ausdruck, der zoologisch nicht stimmt, denn Maus und Ratte sind verschiedene Gattungen der gleichen Familie, wogegen Meerschweinchen und Kaninchen Vertreter verschiedener Familien sind, alle aber der gleichen Ordnung der Nagetiere zugehören.

Vor der Annahme eigentlich gegensätzlicher Befunde ist stets an eine unterschiedliche Empfindlichkeit gegenüber Cortison zu denken. Beispiele dafür gibt es genug. So beeinflußt Cortison den anaphylaktischen Schock, die Bildung von Antikörpern und die Heilung von experimentell gesetzten Wunden ganz unterschiedlich je nach Ordnung, Familie bzw. Gattung des Versuchstieres. An der Ratte hemmt Cortison die experimentelle Acanthose der Epidermis durch Vitamin A oder Testosteronpropionat [STUDER, A., u. J. R. FREY: Dermatologica (Basel) **104**, 1 (1952)]. Am Meerschweinchen wird die Proliferation der Epidermis, wie sie nach lokaler Reizung mit Chrysarobin entsteht, durch Cortison weder in Bezug auf die Breite der Epidermis, noch in Bezug auf die Mitoseaktivität gehemmt [MIESCHER, G.: Bull. schweiz. Akad. med. Wiss. 8, 80 (1952)]. Für dieses Verhalten kommen zwei Erklärungen in Frage. 1. Es besteht ein prinzipieller Unterschied zwischen der Acanthose durch Vitamin A bzw. Testosteronpropionat und der Acanthose nach lokaler Verabreichung von Chrysarobin. 2. Das Ausbleiben der Hemmung der Chrysarobinproliferation liegt nicht an der Besonderheit der geweblichen Reaktion auf Chrysarobin, sondern ist in der verwendeten Tierfamilie (Meerschweinchen) begründet.

Es wird an der Ratte und am Meerschweinchen versucht, die Bedeutung der Wahl des Versuchstieres für die Wirkung von Cortison abzuklären. Hierfür ist es notwendig, reaktive Veränderungen auszulösen, die sich bei der Ratte und beim Meerschweinchen in gleicher Weise realisieren lassen und ihre Beeinflußbarkeit durch Cortison zu prüfen. Wir wählen als Testgewebe die Epidermis und versuchen in Ergänzung zu den Meerschweinchenversuchen von G. MIESCHER [Bull. schweiz. Akad. med. Wiss. 8, 80 (1952)] mit Chrysarobin an der Ratte eine Proliferation zu erzielen. Um die Fragestellung nicht auf den Einzelfall des Chrysarobins zu beschränken, suchten wir nach einer weiteren experimentellen Acanthose, die sich in gleicher Weise bei Ratte und Meerschweinchen realisieren läßt. Gemeinsame Untersuchungen mit J. R. FREY ergaben, daß mehrmaliges Einreiben von dl-α-Tocopherol beim Meerschweinchen zu einer Acanthose führt. Wir untersuchten, ob sich diese Acanthose auch an der Ratte erzielen läßt.

In Versuchen an 70 g schweren Ratten wurde an 4 aufeinanderfolgenden Tagen auf die rasierte Haut des Rückens je 0,1 cm^3 einer 1%igen Lösung von Chrysarobin aufgetropft. Die Hälfte der Tiere wurde zusätzlich mit Cortison (80 mg/kg i. m.) behandelt. Die histologische Untersuchung am 6. Versuchstag zeigt bei den Kontrolltieren eine schwere Acanthose der Epidermis, die durch gleichzeitige Behandlung mit Cortison völlig verhindert wird (vgl. Tabelle).

In Versuchen an Ratten und Meerschweinchen wurde in die rasierte Rückenhaut an 4 aufeinanderfolgenden Tagen je 20 mg dl-d-Tocopherol eingerieben. Die Hälfte der Tiere wurde zusätzlich mit Cortison (80 mg/kg i. m.) behandelt. Histologisch ergibt sich bei Ratten und Meerschweinchen an der behandelten Stelle eine Acanthose, die bei der Ratte durch Cortison gehemmt, beim Meerschweinchen dagegen nicht beeinflußt wird.

Die Hemmung der Vitamin A- bzw. Testosteronacanthose an der Ratte durch Cortison und das Ausbleiben der Hemmung der Chrysarobinproliferation am Meerschweinchen sind somit nicht darauf zurückzuführen, daß es sich bei diesem reaktiven Geschehen um prinzipiell verschiedene Vorgänge handelt, sondern in der unterschiedlichen Ansprechbarkeit der verschiedenen Laboratoriumstiere begründet. Bezüglich ihrer Aetio-Pathogenese sehr verschiedene Reaktionen, wie sie die geweblichen Veränderungen nach lokaler und oraler Verabreichung von Vitamin A in großen Dosen, nach parenteraler Verabreichung von Testosteronpropionat, nach lokaler Verabreichung von Chrysarobin und Tocopherol darstellen, werden an der Ratte durch Cortison gehemmt, am Meerschweinchen nicht. Die relative Cortisonresistenz des Meerschweinchens besteht, obwohl sein Hypophysen-Nebennierenrindensystem in ähnlicher Weise zu funktionieren scheint wie bei der Ratte. Jedenfalls fallen nach ACTH, wie G. SAYERS, M. A. SAYERS, T. U. LIANG and C. N. H. LONG [Endocrinology (Springfield, Ill.) **38**, 1 (1946)] gezeigt haben, Ascorbinsäure und Cholesterin in der Nebennierenrinde ab, während das Leberglykogen ansteigt. Die relative Resistenz des Meerschweinchens muß somit in der Peripherie liegen. Der Annahme von R. H. FOLLIS jr. [Proc. Soc. Exper. Biol. a. Med. **78**, 723 (1951)], wonach an Maus, Meerschweinchen und Kaninchen keine Unterschiede in der Cortisonempfindlichkeit existieren, können wir auf Grund unserer Untersuchungen nicht beipflichten.

Da ein Vergleich der an Ratte und Meerschweinchen ausgelösten Hautveränderungen möglich ist, legen unsere Versuche dar, daß negative wie positive Ergebnisse mit Cortison stets nur für das untersuchte Tier Geltung haben und daß vor jeder Verallgemeinerung tierexperimenteller Befunde zu warnen ist. Es kann deshalb nicht allgemein von einer Hemmung epidermaler Proliferation durch Cortison oder vom Fehlen einer solchen Hemmung gesprochen werden, ohne das verwendete Laboratoriumstier anzugeben. Es ist ebenso gewagt, an einer bestimmten Tierart gemachte Beobachtungen auf den Menschen übertragen zu wollen, wie Gültigkeit für andere Tierarten anzunehmen.

Wirkung von Cortison auf die Chrysarobin- bzw. Tocopherolacanthose der Epidermis bei Ratte und Meerschweinchen.

Verabreichte Substanz	Epidermisdicke μ					
	Ratte			Meerschweinchen		
	Ratten Anzahl	μ	Sign. *	Mee. Anzahl	μ	Sign. *
dl-α-Tocopherol 20 mg/Tier . .	7	35,88 ± 5,85	sign.	4	82,75 ± 18,74	nicht sign.
dl-α-Tocopherol 20 mg/Tier + Cortison 80 mg/kg	6	21,63 ± 1,35		4	86,50 ± 17,69	
Chrysarobin 0,1 cm³, 1% . . .	13	70,76 ± 12,32	sign.			
Chrysarobin 0,1 cm³, 1% + Cortison 80 mg/kg	7	14,33 ± 8,10				
Unbehandelte Kontrollen . . .	54	16,88 ± 2,84		4	15,90 ± 1,63	

Laszt (Fribourg):

Ich bin mit Herrn Studer absolut darin einig, daß sich Ergebnisse, die an verschiedenen Tieren mit Nebennierenrindensteroiden gewonnen wurden, nicht ohne weiteres auf den Menschen übertragen lassen, halte jedoch die Epidermis als Beispiel für ein unterschiedliches Verhalten insofern für wenig glücklich, als sich die Tiere bekanntlich gerade bezüglich des Hautstoffwechsels sehr different verhalten.

Vonkennel (Köln):

Wir können die Feststellungen von Studer grundsätzlich bestätigen. Zur Auslösung einer Acanthose, d. h. Verbreiterung der Epidermis, vorzüglich durch Massenzunahme der Stachelzellschicht, ist eine Chrysarobinsalbe nicht notwendig, es genügt schon das Einreiben der üblichen Salbengrundlagen, wobei allerdings zwischen den Depotfetten, z. B. Schweinefett und den funktionellen Oberflächenfetten, z. B. Lanolin, ein Unterschied besteht. Auch das durch die Untersuchungen von Thomas und Weitzel bekanntgewordene Bürzeldrüsenfett macht eine Acanthose. Beim Meerschweinchen konnten wir mit Paraffinum liquidum, das eine sehr starke Acanthose macht, diese mit 10 bzw. 20 mg/kg Cortison intraperitoneal nicht verhindern. Diese Dosen zeigten auch bei der Ratte keinen inhibitorischen Effekt auf die epidermale = Parenchymreaktion, sondern erst weit über dem Physiologischen liegende Riesendosen. Bei analogen Versuchen mit Cortisonsalbe scheint es zu einem Verschwinden der Mastzellen zu kommen.

Spiegelhoff (Köln):

Es wurde heute morgen auf die Bedeutung des Dehydroisoandrosterons (DHA) im Steroidstoffwechsel hingewiesen. Diese Verbindung scheint mir tatsächlich sehr wichtig für den Steroidzwischenstoffwechsel zu sein. Sie ist z. B. die einzige der neutralen 17-Ketosteroide, die im A- und B-Ring genau so aufgebaut ist wie das Cholesterin. DHA trägt wie das Cholesterin die Doppelbindung zwischen C 5 und C 6 und die OH-Gruppe an C 3 steht in cis-Stellung zum Bezugspunkt. In vitro kommt man auf leichtem Weg vom Cholesterin zum DHA, und es stellt auch die Ausgangssubstanz für die meisten Teilsynthesen der bekannten Steroide dar. Da DHA bei beiden Geschlechtern in der Nebenniere gebildet und auch im Urin ausgeschieden wird, besteht die Möglichkeit, daß DHA ein physiologisches Abbauprodukt im Steroidstoffwechsel vielleicht vom Cholesterin her ist. Die Untersuchungen von Dingemanse u. a. sowie von Rossier und Marti machen es weiter wahrscheinlich, daß DHA zur

* Berechnet nach Linder, A.: Statistische Methoden, Basel 1945.

Synthese des Testosterons verwandt werden kann, sofern die Gonaden noch intakt sind. Dies lediglich als Schlaglicht vom konstitutions-chemischen Gesichtspunkt aus auf die Bedeutung des DHA für den Steroidumsatz in der Nebennierenrinde (vgl. auch Levin-Spiegelhoff „Die Cyclushormone des Weibes". S. 113 u. 152. Stuttgart: F. Enke 1951).

Dingemanse u. a.: Nature (Lond.) **161**, 848 (1948); J. Clin. Endocrin. **6**, 535 (1946).
Rossier, P. H., u. M. Marti: Acta endocrinol. (Copenh.) **6**, 245 (1951).

Eine Frage an Herrn Staudinger. Wenn man bei der Corticoidbestimmung den Extrakt mit schwachem Alkali inaktiviert, verbleibt bei der Reaktion mit Phosphormolybdänsäure eine geringe Blaufärbung. Eine Blaufärbung zeigt sich aber auch nach Inaktivierung von reinem Desoxycorticosteron. Soll man diese Restreduktion bei der Aufstellung einer Eichkurve mit DOC berücksichtigen?

Staudinger (Mannheim):

Wenn man die Corticoide mit Alkali in Gegenwart von Luftsauerstoff zerstört, entsteht die entsprechende Carbonsäure als Abbauprodukt. Es entsteht nicht ein Tetraol. Es handelt sich also um einen *oxydativen* Abbau der Ketolgruppe. Wenn Sie eine Eichkurve aufstellen wollen, dann können Sie die geringe Restreduktion der $\alpha\beta$ ungesättigten Ketogruppe abziehen. Allerdings ist der Fehler so gering, der entsteht, falls diese minimale Restreduktion, die etwa 7—9% beträgt, nicht berücksichtigt wird, daß man davon absehen kann. Für Cortison ist die Restreduktion nicht größer, da diese, wie gesagt, von der $\alpha\beta$ ungesättigten Ketogruppe herrührt.

Ich möchte nochmals an den sehr interessanten Beitrag von Herrn Labhart über die Entstehung des Dehydroisoandrosteron aus Cortison erinnern.

Spiegelhoff (Köln):

Es sei mir noch ein Hinweis auf die Bedeutung des Wasserhaushaltes für die Corticoidbestimmung erlaubt. Aus Untersuchungen, die zusammen mit Herrn Flatz angestellt wurden, haben wir die Ergebnisse anderer Autoren bestätigen können, daß die Corticoidausscheidung unter körperlicher Arbeit erheblich ansteigt, sofern eine normale Urinmenge ausgeschieden wird. Wenn unter körperlicher Arbeit eine Diuresehemmung eintritt, liegt der Gipfel der Corticoidausscheidung aber erst in der Erholungsphase. Unter diesen Bedingungen kann also bei Verminderung der Urinmenge eine Retention an Corticoiden eintreten, die nach Verstärkung der Diurese nachträglich ausgeschieden werden.

Es ist bekannt, daß Zufuhr großer Flüssigkeitsmengen die Corticoidausscheidung stark vermehrt (Appel), und die Flüssigkeitsbewegung nach oben scheint bei 1500 bis maximal 2000 cm^3 Urin täglich zu liegen, wenn man verwertbare Ergebnisse erzielen will. Eine Deutung dieser Befunde ergibt sich daraus, daß das Nebennierenrindenhormon nach Gaunt u. a. ein Antagonist des antidiuretischen Hormons des Hypophysenhinterlappens ist und bei der Eliminierung von Wasser durch die Nieren eine wichtige Rolle spielt. Es kann sein, daß der Bedarf der Niere an Nebennierenrindenhormonen durch die Ausscheidung großer Flüssigkeitsmengen erhöht wird, und man könnte daher übermäßige Flüssigkeitszufuhr als Stress betrachten.

Die starke Verminderung der Urinmenge unter körperlicher Arbeit bei drei unserer Versuchspersonen ist entweder auf eine Hemmung der Glomerulusfiltration oder auf die verstärkte Rückresorption zu beziehen. Es können auch beide Faktoren gemeinsam wirken. Bisher ist nicht bekannt, ob die tubuläre Rückresorption der Corticoide und ähnlicher Verbindungen konstant ist oder ob sie durch Adiuretin, wie bei Wasser, beeinflußt werden kann. Wenn das für Wasser unter den erwähnten Versuchsbedingungen zutreffen kann, so wird die stark erhöhte Corticoidmenge unter Arbeit nicht auf einer Verminderung der tubulären Rückresorption beruhen. Denn die stark konzentrierten Urine, welche unter körperlicher Arbeit abgesondert werden können, erklären sich durch eine verstärkte tubuläre Rückresorption von Wasser, und trotzdem sind die Corticoidmengen dann deutlich erhöht. Der Schwerpunkt der Corticoidausscheidung bei wechselnder Urinmenge liegt also wahrscheinlich bei der Größe der Glomerulusfiltrationsmenge. Über die Beziehungen von Glomerulusfiltration und körperlicher Arbeit sind wir durch die Untersuchungen von Barklay u. a. gut unterrichtet. Besonders vormittags tritt bei 95% aller Versuchspersonen unter Arbeit eine Diuresehemmung ein. Clearenceuntersuchungen ergaben, daß der renale Plasmadurchfluß vermindert ist. Das Glomerulusfiltrat nimmt aber relativ stärker ab, der Filtrationsquotient wird also kleiner.

Auch unter Berücksichtigung dieser Befunde läßt sich mit einer gewissen Wahrscheinlichkeit schließen, daß die Größe des Glomerulusfiltrats das Ausmaß der Corticoidausscheidung bestimmt. Auch eine Verminderung der Urinmenge durch Diuresehemmung ist zu berücksichtigen, sofern man verwertbare Vergleichsergebnisse erhalten will. Die untere Grenze ist nach unseren Untersuchungen bei 24 cm^3 Urin pro Stunde sicher überschritten.

APPEL, K.: 57. Tagg. dtsch. Ges. inn. Med. Wiesbaden 1951; Z. exper. Med. **118**, 269 (1952).

GAUNT, R., J. H. BIRNIE and W. J. EVERSOLE: Physiol. Rev. **29**, 281 (1949).

BARCLAY, A., W. T. COOKE, R. A. KENNEY and M. E. MUTT: Amer. J. Physiol. **148**, 327 (1947).

BAHNER (Heidelberg):

Herr STAUDINGER, ist die in Ihrer Tabelle gezeigte Zunahme der Atmungsgröße durch ACTH (OVERBECK) in Nebennierenbrei oder in Nebennierenschnitten ermittelt? Soviel mir bekannt ist, gibt es außer der Feststellung, daß durch Corticosteroide die Hyaluronidase in vitro gehemmt wird, keinen Nachweis einer Hormonwirkung in vitro an Geweben mit zerstörter Zellstruktur. Ist von ACTH bekannt, ob es noch auf die Nebennierenrinden wirkt, wenn die Zellen zerstört sind?

STAUDINGER (Mannheim):

Ich möchte auf die Befunde von OVERBECK hinweisen, der mit ACTH eine Atmungssteigerung von Nebennierenbrei beobachtet hat. Weder WETTSTEIN und Mitarbeiter noch wir konnten eine Steigerung der Biosynthese durch ACTH im Nebennierenbrei sehen. Somit ist die Atmungssteigerung von überlebendem Nebennierenbrei durch ACTH offensichtlich frustran und bedeutet keinen Nutzen im Sinne einer Hormonsynthese.

STAUDINGER (Mannheim):

Wurden überhaupt die Wirkungen von Nebennierenrindensteroiden auf Reinfermente untersucht?

LASZT (Fribourg):

Meines Wissens sind diesbezüglich nur von HAYANO und Mitarbeiter Versuche durchgeführt worden. Sie haben die Wirkung von Corticosteroiden und anderen Steroiden auf die Aktivität verschiedener Fermente untersucht. Dabei fanden sie, daß DOC die Aktivität der Aminosäureoxydase hemmt, wobei der Effekt von der angewandten Konzentration abhängt. Maximale Hemmung erhielten sie bei einem Zusatz von 2 mg. Sie bestimmten aber gleichzeitig die Menge des gelösten DOC im Ansatz und stellten dabei fest, daß nur 63 γ in Lösung gegangen waren. Bei dieser Konzentration ist der Hemmungseffekt noch unwesentlich, so daß man sagen kann, daß der Effekt bei höheren Konzentrationen ein unspezifischer sein muß.

FREY (Freiburg):

Nach unseren Versuchen mit der Warburg-Apparatur wird der O_2-Verbrauch von Nebennierenschnitten durch ACTH gesteigert (bis 30%) und zwar offensichtlich entsprechend der ACTH-Dosis, während Pantothenat keine eindeutige Beeinflussung der O_2-Zehrung verursacht.

VONKENNEL (Köln):

Zur Frage der Beziehung zwischen chemischer Konstitution und therapeutischer bzw. biologischer Wirksamkeit einer Verbindung wird heute über den unzähligen gesetzmäßigen Belegen leicht vergessen, daß für EHRLICH diese Prämisse die theoretische Grundlage seiner chemotherapeutischen Arbeiten war, für die er auch aus der Seitenkettentheorie den Terminus der haptophoren Gruppe übernahm. Die chemotherapeutische Wirksamkeit des Atoxyls war schon längst bekannt, aber erst der Beweis durch EHRLICH, daß es die Arsanilsäure und nicht eine wie bis dahin angenommene Arsaminsäure war, konnte zu den Arsenobenzolen führen. Neben dem geometrischen Konstitutionsbild können auch sekundäre Valenzen, z. B. die VAN DER WAALschen Kräfte, Chelatbildung usw., eine Rolle spielen. In der Fermentchemie wird heute z. B. von der Hemmung der Brenztraubensäureoxydase durch Arsenverbindungen Gebrauch gemacht. Diese Hemmung läßt sich durch 1,2-Dimercaptopropanol, dem bekannten BAL, wieder aufheben. Dagegen nicht mit 1,3-Dimercaptopropanol. Der gleiche Aufhebungseffekt läßt sich aber auch mit der Dithiobernsteinsäure, in der die beiden SH-Gruppen wie im BAL nebeneinander stehen, erreichen, die durch ihre gute Wasserlöslichkeit das BAL noch übertrifft.

BAHNER (Heidelberg):

Gemeinsam mit NOELLER habe ich einen Test für die Wirkung des ACTH auf die Nebennierenrinde ausgearbeitet, der bisher nur qualitativ ausgewertet werden kann. Er beruht auf der Steigerung des Phosphoraustausches der Nebennierenrinde durch ACTH, der bekanntlich um so größer ist, je größer die Stoffwechselaktivität eines Gewebes ist. Wir injizieren eine kleine Menge P^{32} hypophysektomierten Mäusen, präparieren nach einer gewissen Zeit die Nebenniere heraus, befreien sie von Fettgewebe, wiegen sie, zerdrücken sie zwischen zwei Objektträgern und messen die Radioaktivität der breitgedrückten Nebenniere mit einem Geiger-Müller-Gerät. Man kann entweder die Impulse pro Nebenniere bestimmen oder die Impulse pro Milligramm Nebenniere. Beides ist bisher nicht recht befriedigend, weil nach Hypophysektomie das Nebennierengewicht laufend abfällt, was den Bezug auf Gewichtseinheit erschwert, und ebenfalls die Nebennierenrindenaktivität laufend zurückgeht, was den Ruhe-Phosphoraustausch beeinflußt. Es ist daher wichtig, stets Tiere zu verwenden, die zu gleicher Zeit hypophysektomiert wurden. In allen unseren bisherigen Versuchen ist mit etwa 10 μg ACTH pro Maus die Impulszahl signifikant größer gewesen als bei den Kontrollen. Der Nachweis der Steigerung des Phosphorumsatzes durch ACTH wurde an der Ratte bereits von GEMZELL[1] erbracht.

[1] GEMZELL: Acta endocrinol. (Copenh.) Suppl. 1, 1—75 (1948).

Pathophysiologie des ACTH und der Nebennierenrinde.

Von

K. FELLINGER (Wien).

Mit 8 Textabbildungen.

Die Bearbeitung eines Themas, das sich mit der Pathophysiologie des ACTH und der Nebennierenrinde beschäftigt, ist insofern schwierig, als sie zwangsläufig Probleme umfassen muß, die heute auf das schärfste umkämpft werden. Während fast alle Autoren die physiologischen Aufgaben des ACTH und der durch sie stimulierten Nebennierenrindenstoffe anerkennen, gibt es einige, die in der Störung dieser Funktionen keine regelmäßige Grundlage für die Entwicklung typischer Krankheitsbilder sehen. Wie überall in der Medizin, wird auch hier im Laufe der Zeit eine gemäßigte Einstellung bezogen werden, die sowohl vor einer Einseitigkeit in der Wertung der neugeschaffenen Begriffe etwa des „General Adaptation Syndrom" schützt, als auch die großen Fortschritte, die im Rahmen der mit der Entwicklung dieser Theorien verknüpften Forschungsarbeit erzielt wurden, in unserem medizinischen Wissensgut entsprechend verankert.

Dem Kliniker ist die heilende Wirkung von Schmerzen, hohem Fieber und anderen kräftigen „Stressoren" auf eine Reihe von Erkrankungen schon seit langem bekannt; man maß ihr aber trotzdem in langen Zeitabschnitten keine besondere Bedeutung bei, wohl vor allem deswegen, weil keine plausiblen Gründe für diese Wirkung bekannt waren. Erst WAGNER-JAUREGG erweiterte gegen Ende des 19. Jahrhunderts den Einblick in die Vorgänge, die sich bei derartigen Krankheiten abspielen, insofern, als er auf die allgemein therapeutische Wirkung des Fiebers aufmerksam machte und damit in der neueren Medizin den Anlaß für die Einführung der unspezifischen Therapie bei einer Reihe von weiteren Erkrankungen gab. Es sollte hierbei zur Herstellung des „Milieu intérieur" kommen, dessen Konstanthaltung Mitte des 19. Jahrhunderts von CLAUDE-BERNARD (*1*) bei zahlreichen Erkrankungen als für den Organismus wesentlich erkannt wurde. Ähnliche Überlegungen führten später CANNON (*2*) zur Aufstellung des Begriffes der Homeostasis und LERICHE (*3*) zur Beschreibung eines Zustandsbildes, das später als „Maladie postopératoire" bezeichnet wurde. HARTMANN (*4*) wies als einer der ersten auf die große Bedeutung der Nebenniere für die Aufrechterhaltung der normalen Lebensfunktionen bei allen vorhin erwähnten Beanspruchungen des Organismus hin. Ihre Hormone sollten den Widerstand des Gewebes gegen Infekte stärken, die Ermüdbarkeit der Muskel und Nerven hinausschieben und auch die Körpertemperatur, den Wasserhaushalt u. a. regulieren. Die Ergebnisse der neueren Forschung haben eine Fülle neuen Materials gebracht und SELYE (*5*) hat neuerdings das bedeutungsvolle Wechselspiel zwischen Hypophyse und Nebennierenrinde für derartige gegenseitige Reaktionen und für die Entwicklung von Krankheitsbildern durch deren Fehlsteuerung nach und nach zur heutigen Form seiner Lehre vom Stress und vom „GAS" entwickelt.

Die endgültige Beurteilung der im Rahmen dieser Forschungsrichtung gewonnenen Ergebnisse und Erkenntnisse wird zweifelsohne der Kliniker zu treffen haben, der ja schließlich die praktische Verwertung der biochemischen und tierexperimentellen Untersuchungen und der auf ihnen fußenden theoretischen

Gedankengänge am Menschen durchführt. Der Kliniker wird schließlich beurteilen müssen, wie viele Vorteile in Diagnostik und Therapie der Erkrankungen ihm die neuen Gedankengänge über die Pathophysiologie des ACTH und der Nebennierenrinde bieten. Von ihm wird es schließlich auch abhängen, ob einzelne Krankheitsgruppen, deren innerer Zusammenhang bisher noch nicht in dem Ausmaß bekannt war, als dies nunmehr theoretisch (etwa durch das Konzept des General-Adaptation-Syndrom) möglich wäre, auch auf Grund klinischer Beobachtungen und Erfahrungen mit Vorteil in neue Sammelbegriffe geordnet werden können oder nicht. Ansätze hierzu sind schon allerorts sichtbar. Sie wirken sich vor allem in unseren Ansichten über das Wesen der Allergie, der primär chronischen Polyarthritis, gewisser Blutkrankheiten, des Diabetes usw. und den Verlauf der Infektionskrankheiten aus.

Ich möchte hier gleich einfügen, daß wir Kliniker (oft ganz bewußt) sicherlich nach strengen theoretischen Begriffen öfters etwas unkritisch vorgehen und wohl auch (cum grano salis verstanden) manchmal vorgehen müssen: der Kliniker hat mit allen Mitteln die Therapie vorwärtszutreiben; wenn er immer warten würde, bis die theoretischen Grundlagen restlos (wann sind sie dies?) geklärt wären, wäre dies oft ein langer und schwerwiegender Zeitverlust. Ich darf daran erinnern, daß große Fortschritte, etwa die Lebertherapie der perniciösen Anämie, aus primär durchaus nicht richtigen theoretischen Überlegungen entwickelt wurden. Es ist daher begreiflich, daß der Kliniker seine Ergebnisse und Auffassungen unbefangener verwertet als der Theoretiker.

Aus den zahlreichen pathologischen Kreisen, die nun durch diese neueren Konzepte, wie überhaupt durch die neueren Erkenntnisse über die adrenopituitären Wirkungen erfaßt werden, möchte ich einzelne im Rahmen dieses Referates hervorheben — vorzüglich solche, die den Kliniker interessieren, und die auch in das engere Arbeitsgebiet meiner Klinik fallen — und an Hand dieser Syndrome die pathophysiologischen Zusammenhänge erörtern; da es wohl fast unmöglich wäre, heute schon eine systematische und geschlossene einwandfreie Pathophysiologie des adrenopituitären Systems aufzustellen.

Unser Einblick in die Rolle des Hypophysennebennierenrindenhaushaltes beim Ablauf *allergischer Reaktionen* — um damit zu beginnen — läßt uns auch dieses Geschehen, das seit Pirquet (*6*) einen bedeutenden Platz im medizinischen Denken eingenommen hat, von einer anderen Warte aus betrachten. Vielleicht gelingt es nun, einen gewissen Stillstand, der zweifelsohne im letzten Jahrzehnt in dem Ausbau dieses Wissensgebietes eingetreten ist, zu überwinden und auf diesem praktisch so wichtigen Gebiete neue Fortschritte zu erzielen.

Brown-Sequard (*7*) dürfte als einer der ersten durch seine Entgiftungstheorie, wonach die Nebennierenrindenhormone alle von den geschädigten Geweben abgegebenen Noxen unschädlich machen sollten, auf die Rolle dieses Organs beim Ablauf allergischer Reaktionen hingewiesen haben. Wenn seine Theorie auch wieder fallen gelassen wurde, so ist doch die heute allgemein anerkannte Steigerung der Histamininaktivierung durch die Nebennierenrinde grundsätzlich in diese Gedankengänge einzureihen: bei nebennierenlosen Tieren ist die Fähigkeit des Histaminabbaues eingeschränkt, sogar Ratten, die an sich kaum allergische Reaktionen entwickeln, können nach Adrenalektomie Überempfindlichkeitsreaktionen etwa gegen Pferdeserum entwickeln, Mäuse werden wesentlich empfindlicher usw. Es steht auch eindeutig fest, daß die Histaminkonzentration im Blute und im Gewebe nach Epinephrektomien erhöht wird.

Daneben nimmt die Nebennierenrinde auf die allergischen Vorgänge aber auch insofern Einfluß, als ihre Stimulierung nach Ansicht der meisten Autoren stets mit einer Lymphopenie und gleichzeitig mit Globulinfreisetzung einhergeht. So fanden Herbert und de Vries (*8*), sowie Perla und Marmorston-Gottesmann u. a. (*9*) nach Epinephrektomie verminderte und nach Nebennierenhormonzufuhr vermehrte Antikörperproduktion. Trotzdem vermögen nebennierenlose Tiere aber Antikörper in ausreichendem Maße zu bilden, so daß nur von einer Regulierung des Reaktions*ablaufes* gesprochen werden kann. Einer Reihe von Autoren gelang es allerdings weder durch Nebennierenextrakte, noch durch Epinephrektomie den Antikörpertiter des Blutes zu ändern, wie es z. B. STÖRK und Mitarbeiter (*10*), THATCHER und Mitarbeiter (*10a*) in den letzten Jahren gezeigt haben. Es ist deshalb auf diesem Gebiet noch weitere Klärung nötig.

Es steht fest, daß die Zufuhr hoher ACTH- und Compound E-Dosen am sensibilisierten, nicht epinephrektomierten *Tier* zu einem beträchtlichen Schwund der freien Antikörper im Blute führt, und daß Versuchstiere und Menschen unter Cortisoneinwirkung gegen Infekte empfänglicher werden. ANTOPOL (*11*) führt dies auf die Lymphopenie und die damit verbundene Antikörperverminderung zurück. Alarmreaktionen einige Zeit vor einem anaphylaktischen Schock ausgelöst, vermindern diesen beträchtlich, anscheinend bedingt durch die ACTH-Ausschüttung mit nachfolgender Glucocorticoidvermehrung im Blute.

Bei therapeutischen ACTH- oder Cortisondosen am Menschen konnten allerdings keine so eindeutigen Resultate bezüglich der Antikörperbildung oder Zerstörung erhalten werden. Untersuchungen an meiner Klinik über den Cortisoneinfluß auf die Hämagglutination sensibilisierter Schaferythrocyten konnten hier insofern weiterhelfen, als wir unmittelbar nach den Cortisongaben in allen Fällen einen Abfall des Antikörpertiters fanden [SCHMID und Mitarbeiter (*12*)]. Dieser stieg nach 1—2 Wochen allerdings wieder auf die Ausgangswerte an (Abb. 1). Die von uns kontrollierten Autoren mit negativen Ergebnissen [z.B. SVARTZ (*13*)] bestimmten aber erst 3 Wochen bis 3 Monate nach Einsetzen der ACTH- oder Cortisontherapie das weitere Verhalten der Antikörper. Ähnliche Ergebnisse mit der Streptokokken - L - Agglutination [nach der Methode von NICHOLS und STAINSBY (*46*)] erhielten wir auch nach Hypophysenimplantationen (*47*).

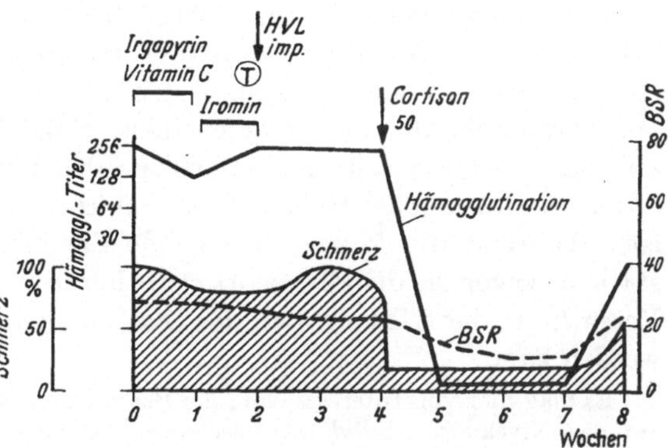

Abb. 1. Verhalten der Hämagglutination, Blutkörperchensenkungsgeschwindigkeit und des Schmerzes nach Cortison i. m. im Vergleich zu anderen Medikamenten.

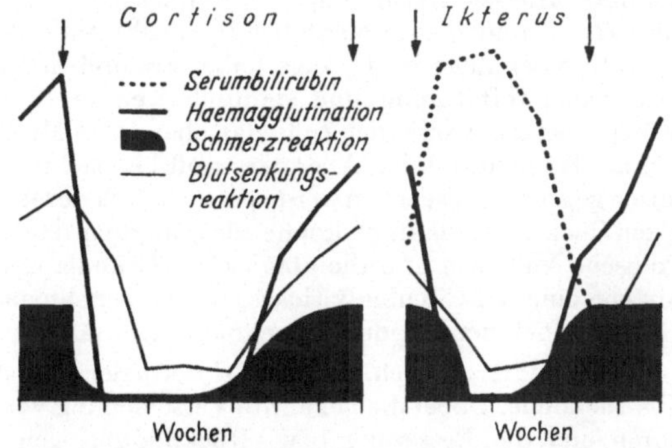

Abb. 2. Verhalten der Hämagglutination, des Schmerzes und der Blutkörperchensenkungsgeschwindigkeit im Vergleich zum Serumbilirubin während einer Serumhepatitis.

Eine wichtige Rolle in der Wirkung der NN-Rindenhormone auf Antikörperproduktion und -abbau dürfte übrigens, wie aus unseren Untersuchungen — unseres Wissens erstmalig — hervorgeht, der Leber zukommen. Es kommt beim Icterus catarrhalis (Abb. 2) ebenso wie bei der

Cortison- und ACTH-Therapie zu einem ausgiebigen Abfall des Agglutinintiters des Patientenblutes für Schaferythrocyten. Es wäre zu erwägen, den Einfluß derartiger Erkrankungen z. B. auf den Rheumatismus durch den Wegfall agglutinatorischer (und überhaupt immunbiologischer) Stoffe mit zu erklären, bei deren Mangel die entzündlichen Reaktionen etwa an den Gelenken ausbleiben würden. Diese Antistoffe würden von der gesunden Leber produziert, von der kranken nicht, und möglicherweise würde auch darin ein Teil der Cortisonwirkung beim rheumatischen Kreis zu suchen sein. Wir verweisen dabei auf die Untersuchungen von ALBRIGHT (*17*), der dem Cortison eine allgemein antianabolische (also nicht katabolische) Wirkung zuschreibt, so daß eine Hemmung der Proteinsynthese in diesen Rahmen sich zwanglos einfügen würde.

Auf der anderen Seite gelingt es durch DOCA-Zufuhr die Resistenz bei akuten Infekten zu heben, was in den meisten Fällen wohl durch schnelle Erzielung der hyperergischen Reaktionslage erreicht wird. Diese klinische Erfahrungstatsache (DOCA bei Infektionskrankheiten!), gepaart mit den in den letzten Jahren an vielen Stellen erfolgten Beobachtungen, wonach die Glucocorticoidverabreichung latente Infekte aller Art zum Aufflackern bringen kann, läßt dem Kliniker begreiflicherweise die Annahme, daß hier ein gewisser Antagonismus zwischen den Glucocorticoiden einerseits und den Mineralocorticoiden andererseits bestehe, von vornherein als möglich erscheinen. Eine Reihe von Autoren nehmen deshalb an, daß die allergische Reaktionslage des Patienten zu einem guten Teil etwa durch die Störung der Relation Mineralocorticoide zu Glucocorticoiden zu erklären ist. Während die Mineralocorticoide die Gewebsantwort auf Antigenreiz verstärken, setzen sie die Glucocorticoide herab; selbstverständlich lassen die neueren Versuche an das STH statt an das DOC denken, worauf hier aber nicht eingegangen werden kann.

Es mag hier von Interesse sein, die Betrachtung der allergischen Vorgänge einen Moment auf das Niveau des *cellulären Geschehens* zu verschieben und eine Zusammenschau bzw. Theorie zu erwähnen, die T. G. RANDOLPH und CLARC (*65*) vor kurzem skizziert haben und die geeignet erscheint, eine Art erste Arbeitshypothese für manche bisherige Befunde zu umfassen. Ausgehend vom Zellstoffwechsel deuten die Autoren darauf hin, daß die meisten Stoffwechselprodukte saurer Natur sind — Aminosäuren, Milchsäure, Fettsäuren und Ketonkörper und CO_2 — und die so entstehende zunehmende Säuerung der Zellen zunehmend Wasserabsorption der Zelle im Gefolge habe, wodurch pathophysiologisch Ödem der Zelle, verminderte Sauerstoffatmung und dadurch weitere Säuerung entstehe; klinisch könnte dieses *Zellödem* bei Anoxämie der Zelle das allergische Müdigkeits- und Schwächesyndrom, auch die mentale Trägheit, die bei Allergikern oft beobachtet wird, erklären. Dieses an sich also physiologisch gegebene Geschehen werde pathologisch durch den beim Allergiker bestehenden beschleunigten Reaktionsablauf; es könne die Säuerung daher nicht genügend rasch durch verfügbare alkalische Valenzen und die alkalischen Granula der Eosinophilen gepuffert werden, und es entstehe eine Art Circulus vitiosus, da die zunehmende Säuerung zunehmend Wasser anziehe und das zunehmende Ödem zunehmend Anoxämie und Säuerung bewirke.

Es sei wahrscheinlich, daß ACTH normalerweise die Entwicklung dieses Prozesses hindere bzw. rückbilde, wobei die bekannte Verschiebung von Natrium, Ausschwemmung von Aminosäuren und die Besserung bzw. Rückbildung sich entwickelnder intravasculärer Erythrocytenagglutination die äußeren Manifestationen der ACTH-Wirkung darstellen. Auch nach dieser Annahme wäre daher das Zustandekommen allergischer Reaktionen u. a. vom Funktionieren des adrenopituitären Mechanismus abhängig.

Rein vom klinisch ausgerichteten pathologischen Betrachtungswinkel aus sei allerdings, wieder zum Gesamtgeschehen der Allergie zurückkehrend, kurz angemerkt, daß unter Umständen eine Minderung der Überempfindlichkeitsreaktion günstigen Einfluß auch auf den Verlauf von Infektionskrankheiten haben kann, wie z. B. die experimentellen Versuche mit CHAGASSscher Krankheit bei Hunden [J. ROBLES GIL und Mitarbeiter (*66*)] gezeigt haben, wobei sich unter ACTH sowohl eine wesentliche Besserung und vor allem ein durchschnittliches Überleben der Infektion zeigte (unbehandelte Tiere sterben zu 80—90%) und auch die histologischen Veränderungen, etwa die Myokarditis, bei den behandelten Tieren wesentlich milder verliefen. In ihrem Grundmechanismus sind die Besserungen pathologisch wenn schon nicht erklärbar, so doch schon faßbar in dem Sinne, daß in einem gegebenen Falle die Minderung der offenbar bestehenden, in diesem Falle die Krankheit ungünstig beeinflussenden Überempfindlichkeitslage, sich klinisch günstig auswirkte, während wir begreiflicherweise noch weit davon entfernt sind, klare Regeln für die einen diesbezüglichen praktischen Einsatz der Therapie auf Grund der nachgewiesenen bisherigen Erfahrungen und der zum Teil recht widersprechenden patho-physiologischen Veränderungen im Bildungsablauf der Antikörper usw. aufstellen zu können; abgesehen von der oft genug betonten allgemeinen Warnung zu vorläufig äußerster Vorsicht bei Anwendung von Glucocorticoiden bei Infekten.

Vertieften Einblick in parallergische Vorgänge, die bisher weitgehend unverständlich waren, gestatten uns zweifellos die Begriffe der gekreuzten Sensibilisierung und gekreuzten Resistenz, wie sie SELYE im Rahmen seiner Theorie über das General-Adaptation-Syndrom aufgestellt hat. Darnach kann die Entwicklung einer erhöhten Resistenz gegen gewisse Stressoren gleichzeitig mit der Herabsetzung der Resistenz des Organismus gegen andere, theoretisch nicht voraussehbare Stressoren einhergehen.

So kommt es im Rahmen der gekreuzten Sensibilisierung nach Vorbehandlung mit Morphium zur Herabsetzung der Widerstandskraft des Organismus gegen Kälte und Atropin, während diese durch Muskeltraining eher gehoben wird. Chronische Unterernährung führt zu herabgesetzter Resistenz gegenüber Infekten. Ratten wurden durch schlechte Ernährung für Typhus empfänglich, was sonst nicht der Fall ist. Fieber kann zur Auslösung einer Reihe latenter Infektionen führen, Röntgenbestrahlung setzt die Widerstandskraft gegen bakterielle Infektionen herab. Wir verstehen nunmehr auf dieser Basis, wie Anstrengungen den Ausbruch eines Heufiebers nach Polleninhalationen bei sonst dagegen unempfindlichen Individuen auszulösen vermögen. Es ist in diesem Sinne auch verständlich, wieso im Rahmen der Studien über komplexe Ätiologie einzelner Erkrankungen beobachtet werden konnte, daß die Infektion mit einer Bakterienart (z. B. Tuberkelbacillen, Staphylokokken, Gonokokken usw.) die Resistenz des Organismus gegen die Ansiedlung eines zweiten Bakterienstammes wie Streptokokken, Pneumokokken u. a. herabsetzt, und daß gerade eine derartige doppelte Besiedlung nicht selten aus bisher noch wenig ersichtlichen Gründen zum Auftreten z. B. rheumatischer Erscheinungen führt.

Die Einwirkung eines Stressors kann im Rahmen eines fehlgesteuerten Hypophysennebennierenhormonhaushaltes nach den Untersuchungen SELYES aber auch zu gekreuzter Resistenz führen, die diesmal mit *Erhöhung* der Widerstandskraft des Organismus gegen andere Stressoren einhergeht.

So tritt nach hohen Adrenalingaben kein Lungenödem bei Ratten auf, wenn kurz vorher durch Formaldehydinjektionen, chirurgische Eingriffe, Kälte u. a. eine Alarmreaktion ausgelöst wurde. Aderlässe, Nitrogen-Mustardinjektionen schützen weitgehend gegen Intoxikation mit diesem Medikament. Durch die Erzeugung steriler Abscesse wird die Gefahr der Leberschädigung durch Chloroform vermindert usw. Nach Ansicht der meisten Autoren setzt eine leichte Alarmreaktion die Stärke von anaphylaktischen Reaktionen sensibilisierter

Meerschweinchen nach Zufuhr von Eiweiß beträchtlich herab, wenn sie 18—24 Std. vor der Antigeninjektion ausgelöst wurde. Ist die Alarmreaktion aber schwer und das Intervall kurz, dann kommt es zu einer Verstärkung der anaphylaktischen Reaktion. Auch das Fieber vermag, wie schon erwähnt, nicht nur eine gekreuzte Sensibilisierung, sondern auch eine gekreuzte Resistenz zu bewirken. Hierher gehört klinisch die günstige Beeinflussung vor allem allergischer Zustandsbilder wie Rheumatismus, Asthma bronchiale, Bronchitiden usw. Sensibilierte Meerschweinchen werden durch Temperatursteigerungen infolge Kurzwellen usw. vorübergehend desensibilisiert. Zahlreiche andere Desensibilisierungen und Resistenzsteigerungen gegen verschiedene Noxen wurden ebenfalls auf vorherige Auslösung der Alarmreaktion zurückgeführt.

Auch die Pathogenese des Rheumatismus und vor allem der Arthritiden erfährt durch Betrachtung vom Standpunkt des Hypophysennebennierenrindenhormonhaushaltes neue fruchtbringende Impulse. Hier sind es selbstverständlich vor allem die therapeutischen Erfolge von ACTH und Cortison, die so ausgiebig und prompt sind, daß ein Zusammenhang des krankhaften Geschehens mit diesem Hormonsystem hier, auch bei vorsichtiger Betrachtung, jedenfalls von vornherein als recht wahrscheinlich erscheint. In der Klinik wurde übrigens schon 1895 durch FORTESCUE und FOX (*15*) die endokrine Komponente in der Pathogenese der Polyarthritis (PA) hervorgehoben. Diese Autoren prägten erstmalig den Begriff der klimakterischen Arthritis, der sich bis in die heutige Zeit erhalten hat. Man versuchte durch endokrine Behandlung Erfolge bei dieser Erkrankung zu erzielen. Auf eine Unterfunktion des Hypophysennebennierensystems bei der Polyarthritis wiesen erstmalig CURSHMANN (*16*) und ALLEGRA (*16a*) hin, die ein häufiges Vorkommen von subacuten und chronischen Polyarthritiden beim Morbus Addison erwähnten, was wir an unserem Material allerdings kaum beobachten konnten, und was auch schwer in die derzeitigen Konzepte einzuordnen ist. Selbstverständlich kann die offensichtliche Knappheit an Corticoiden beim Morbus Addison viel leichter als bei Gesunden zu einer Störung der Relation zwischen Mineralocorticoiden und Glucocorticoiden bzw. STH und Glucocorticoiden führen. Zu dieser Annahme lieferten die Berichte über Entwicklungen von Polyarthritiden unter DOCA-Therapie bei Addisonkranken in letzter Zeit einen wichtigen Beitrag. PEARSE (*17*) konnte schließlich bei Polyarthritikern an den basophilen Zellen des Hypophysenvorderlappens ähnliche Veränderungen wie bei Morbus Addison feststellen. Er führte dies ebenfalls auf eine Nebennierendysfunktion direkter oder indirekter Natur zurück. — Zu den weiteren Gründen, die für eine Rolle der Hypophyse in der Genese der rheumatischen Erkrankungen sprechen, zählt ihre Bedeutung für das Knorpel- und Knochenwachstum. Entfernt man jüngeren Tieren die Hypophyse, so entstehen osteoporoseähnliche Veränderungen am Skelet, und neuerdings wird die Osteoporose bei der PA von manchen Forschern [z. B. MANAGAWA (*18*)] auf Störung der HVL-Tätigkeit zurückgeführt. Umgekehrt konnte Vergrößerung der Sella durch Wachstum der Hypophyse bei Rheumatikern beobachtet werden (KARSTENS). Die Vergrößerung kommt angeblich in der Zeit der Fokalinfektion zustande, wobei ihre Entwicklung mindestens ein Jahr in Anspruch nehmen soll.

Ein Zusammenhang zwischen Hypophyse und Skeletsystem zeigt sich schließlich auch bei der Akromegalie, die meist mit rheumatischen und neuralgischen Schmerzen im Rücken, Genick, Kopf und Gesicht beginnt, und bei der gelegentlich auch besonders auffallende Gelenkveränderungen (Arthritis acromegalica) vorkommen. Eigene Untersuchungen konnten bei 4 Akromegalen jedenfalls charakteristische Veränderungen in der Steroidausscheidung aufzeigen. PEMBERTON und SCULL (*19*) führten schon 1943 leichte Ermüdbarkeit und Asthenie bei der chronischen Arthritis auf Dysfunktion des Hypophysennebennierensystems zurück. Sie stützten ihre Annahme vor allem auf das häufige Vorkommen der Arthritiden in der Menopause, Exacerbation der Erkrankung im Prämenstrum und ihre nicht seltene Remission während der Schwangerschaft.

Die experimentellen Befunde von SELYE (*20*) über Erzeugung von arthritischen und myokarditischen Veränderungen bei Ratten nach Stress und längerer überreichlicher DOC-Zufuhr und die Bestätigung dieser Befunde durch die Schule UEHLINGERS (*21*) (PYROZYNSKI und ACKERL) sind so bekannt, daß sie hier nicht weiter erörtert zu werden brauchen; nur nebenbei sei kurz darauf hingewiesen, daß, wie fast überall bei diesen noch im Fluß befindlichen Fragen und Problemstellungen, auch diese Befunde nicht ohne Widerspruch geblieben sind, wie es etwa die kürzlich im Schweizer „Symposion" veröffentlichten Untersuchungen von FASSBAENDER zeigen, nach dessen Ansicht die mit DOCA erzeugten Gewebsläsionen dem histologischen Bild des Rheumatismus nicht entsprechen.

Die Ergebnisse der Laboratoriumsversuche an rheumatisch erkrankten Menschen sind für das tatsächliche Bestehen einer Rindenfunktionsstörung deshalb schwer verwertbar, weil sie vielfach widersprechend sind, ein Umstand, der zum Teil wenigstens durch derzeit noch nicht überwundene methodische Schwierigkeiten seine Erklärung finden dürfte.

So wiesen wohl eine Reihe von Autoren bei akuten und chronischen Polyarthritiden verminderte Ketosteroidausscheidung im Harne nach [ich nenne nur FREEMAN und Mitarbeiter (*22*), HENCH (*23*), VENNING und Mitarbeiter (*23a*) u. a.]. Es gibt aber auch viele Forscher, die dies nicht bestätigen konnten; ich erwähne hier nur DAVIDSON und Mitarbeiter (*48*), sowie DESMARAIS (*49*). Dieser Autor konnte bei Untersuchung der 17-Ketosteroidausscheidung nach der Methode von CALLOW-ZIMMERMANN in 87 Fällen mit rheumatischen Erkrankungen bei 75% der weiblichen resp. 77,4% der männlichen Patienten normale Ausscheidungswerte bestimmen. Er glaubt deshalb, dieser Laboratoriumsmethode bei der Polyarthritis nur geringen klinischen Wert beimessen zu können. Wesentlich deutlichere Beziehungen bestehen zwischen der 17-Ketosteroidausscheidung und dem Alter der Patienten, was oft zu irrtümlichen Auslegungen bezüglich der Polyarthritis Anlaß gibt und nicht genügend unterstrichen werden kann. CERESA und RUBINS (*24*), sowie DEVIS und LEMMENS (*25*) und STAUB und Mitarbeiter (*26*) sehen wiederum in der starken Variation der täglichen 17-Ketosteroidausscheidung ein Charakteristikum der rheumatischen Erkrankung. Wir selbst konnten an unseren Fällen eigentlich bisher keine sicheren Beziehungen zwischen Ketosteroidausscheidung sowie Art und Schwere der rheumatischen Erkrankungen finden.

DOBRINER und Mitarbeiter (*27*) konnten in letzter Zeit eine komplette Analyse der Steroidausscheidung bei einem typischen Fall mit primär chronischer Polyarthritis durchführen. Es stellte sich dabei heraus, daß Androsteron, Ätiocholanolon, 11-Hydroxyandrosteron und 11-Ketoätiocholanolon deutlich vermindert waren. Pregnenolon, ein normaler Harnbestandteil, war sogar abwesend. Auf der anderen Seite trat 17-Hydroxypregnenolon, das sonst nicht im Harn gefunden werden kann, in beträchtlichen Mengen auf. Leider konnte wegen der Schwierigkeit der Analyse nur ein einziger Fall untersucht werden. Eigene Ergebnisse mit der von DINGEMANSE und Mitarbeiter (*28*) ausgearbeiteten und später von ZYGMUNTOWICZ und Mitarbeiter (*29*) modifizierten mikrochromatographischen Fraktionierung mit Al. Oxyd sind in Abb. 3 dargestellt. Wir erhielten im wesentlichen dieselben Ergebnisse.

Schließlich konnten WEISSBECKER und STAUDINGER (*30*) bei der Polyarthritis eine Verschiebung des Gleichgewichtes der Mineralo/Glucocorticoide zugunsten der ersteren feststellen. Eigene Untersuchungen über die Glucocorticoidausscheidung im Harn bei dieser Erkrankung nach der Methode von COPE (*31*) (biologische Testung am Eosinophilensturz epinephrektomierter Mäuse) fielen allerdings negativ aus, d. h. es wurde keine signifikante Glucocorticoidverminderung gefunden. Zweifellos sind viele dieser Widersprüche auf methodische Schwierigkeiten und überhaupt auf die verschiedene Methodik zurückzuführen. Über diese schwierigen und noch recht ungeklärten Fragen wird, wie ich hoffe, Herr WEISSBECKER in seinem Referat wohl Näheres bringen.

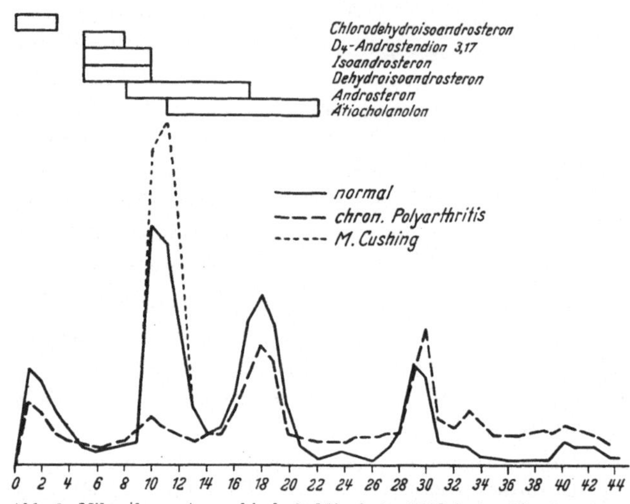

Abb. 3. Mikrochromatographisch fraktionierte 17-Ketosteroide eines Normalfalles, eines Patienten mit primär chronischer Polyarthritis und eines Patienten mit Morbus Cushing.

In einigen, aber nicht in allen Fällen von primär chronischer Polyarthritis ergibt der ROBINSON - KEPPLER - Test Nebennierenhypofunktion, zur gleichen Zeit können allerdings andere Nebennierenfunktionsproben bei demselben Patienten negative Resultate zeigen. Die Beobachtungen, daß bei primär-chronischer Polyarthritis Hypochlorämie und gelegentlich eine deutliche Chloridretention auftreten kann, deuten ebenfalls auf Nebennierendysfunktion. Außerdem weisen die Polyarthritiker nach Untersuchungen an meiner Klinik (*52*) bei Prüfung der Regulationsfähigkeit des Kreislaufes durch den SCHELLONG-Test häufig einen deutlichen systolischen, besonders aber diastolischen Blutdruckabfall mit Pulsfrequenzzunahme und im Histamintest nach RÜHL häufig Kollapsbereitschaft bei Lagewechsel auf, was nicht nur für einen hypotonen, sondern auch für einen hypodynamen Regulationsmechanismus als Folge einer Nebennierenschwäche spricht. PERERA und PLOTZ (*32*) fanden bei Polyarthritikern einen excessiven Abfall des Blutdruckes nach Mecholylgaben, wobei nur darauf verwiesen sei, daß auch Patienten mit Morbus Addison ähnlich reagieren. SCHMID und Mitarbeiter (*50*) konnten an meiner Klinik zeigen, daß beim Rheumatiker häufig abnormer Verlauf des VOLHARDschen Ausscheidungstestes in Form vermehrter Ausscheidung und geringerer Konzentrierung zu finden ist; dieses vermag durch ACTH annähernd normalisiert zu werden, während DOCA den Test im pathologischen Sinne verstärkt.

Der Eosinophilensturz mit dem von THORN (*33*) angegebenen Adrenalintest zeigt bei der überwiegenden Mehrzahl von primär chronischer Polyarthritis einen Abfall um meist nur 30—40%, wobei bei mehrfach durchgeführten Belastungen der Abfall geringer wird, und die an und für sich schon hohen Ausgangswerte auf das Doppelte ansteigen. Eigene Untersuchungen gaben keine signifikanten Änderungen (*53*). Auch über abwegigen Verlauf der Glucosetoleranzkurven liegen

Angaben vor. Ist die Erkrankung aktiv, so ähnelt der Kurventyp — auch eigenen Beobachtungen nach — demjenigen bei Morbus Addison. Der von uns eingeführte Kochsalztest ergibt eine deutliche Kochsalzretention bei diesen Erkrankungen, was eher für einen Überschuß an Mineralocorticoiden spricht. Ähnliche Ergebnisse erhielten COSTE und Mitarbeiter (*34*).

SELYE (*51*) weist allerdings darauf hin, daß auch durch excessiven Überschuß an Mineralocorticoiden das Bild einer Nebenniereninsuffizienz vorgetäuscht werden kann. Er bezeichnet diesen Zustand als *selektiven Hypocortizismus* und gibt an, daß in beiden Fällen Neigung zu Hypoglykämie, Prädisposition zur Arthritis, herabgesetzte Resistenz gegen verschiedene Stressoren und Hyperplasie des thymicolymphatischen Apparates bestehen. Hier müßte an Hand klinischer Fallanalysen unbedingt näher auf die Relation zwischen Glucocorticoiden und Mineralocorticoiden eingegangen werden und die verschiedenen pathologischen Zustände vom Gesichtspunkt derartiger relativer Verschiebungen aus überprüft werden.

Es sei aber an dieser Stelle nochmals auf die großen methodischen Schwierigkeiten der Erfassung der Abbauprodukte der Nebennierenrinde im Harn und auch auf die Schwierigkeit der Ausdeutung der gefundenen Fraktionen in bezug auf ihre Herkunft hingewiesen. Eine methodisch entscheidende Wendung ist vielleicht durch Unterfraktionierung der 17-Ketosteroide und den direkten Nachweis der Fraktionen mittels Chromatographie zu erhoffen. Jedenfalls müssen derzeit noch Befunde, die an verschiedenen Stellen meist mit differenten Methoden gewonnen werden, nur sehr mit Vorsicht gegeneinander ausgewertet werden.

Zurückkehrend zum rheumatischen Formenkreis: Nach den bisherigen Ergebnissen könnte es klinischerseits bis zu einem gewissen Grad wahrscheinlich erscheinen, daß zum mindesten in den Anfangsstadien der chronischen Polyarthritis eine Gewöhnung des Organismus an relativ erhöhte Mineralocorticoidausscheidungen der Nebennieren von Bedeutung ist; dieses Hormonverhalten sensibilisiert das Gewebe schon auf Grund der Elektrolytverschiebungen zur Bildung rheumatischer Veränderungen, die in Bindegewebsquellung, Antikörpervermehrung usw. bestehen. Diese Zustandsbilder treten anfänglich nach Einwirkung bestimmter Stressoren, später nach Einwirkung einer ganzen Reihe von Stressoren auf, wobei es bei dieser Erkrankung im Stadium der Resistenz zu einer Art gekreuzter Sensibilisierung kommen könnte. In dieser Beziehung sei nur daran erinnert, daß schon bestehende, aber ruhende Polyarthritiden durch Kälte, psychische und physische Traumen, neue Infekte, Verdauungsstörungen usw. immer wieder reaktiviert werden können. Besonders SELYE (*35*) und BASCHIERI (*35a*) sehen hierin einen Beweis für die Zugehörigkeit der Polyarthritis zu den Adaptationskrankheiten.

Wir selbst glauben allerdings auf Grund unserer eigenen Untersuchungen die Polyarthritis, wenigstens in den Spätstadien, nicht mehr durch eine Störung des Hypophysennebennierenhaushaltes allein erklären zu können. Hier müssen noch Schädigungen der Ganglienzellen bestimmter Zentren besonders im Hypothalamus und in den tiefen Zentren des Rückenmarks vorhanden sein, die eine Automatie der Krankheitserscheinungen bewirken.

Nur so können gewisse Symptome der Erkrankung, wie vor allem der symmetrische zentripetale Ablauf, das Salbengesicht, weiter die Neigung zu Schweißen, die Atrophie von Haut und Muskeln in oft symmetrischer Anordnung, Laboratoriumsuntersuchungen, die auf Zwischenhirnstörung hinweisen, der therapeutische Effekt von lokalen Novocaininfiltrationen, von Lufteinblasungen usw. erklärt werden. Auch vermögen Sympathektomien und paravertebrale Blockaden nach eigenen Erfahrungen das rheumatische Krankheitsbild oft sehr günstig zu beeinflussen.

Überblickt man den engen Zusammenhang zwischen Hypophyse, Nebenniere und Nervensystem gerade bei dieser Erkrankung, so kann man, einerseits in Ansehung der großen Bedeutung, die ACTH und Cortison in der Therapie der Polyarthritis erlangt haben, andererseits in Erwägung eben dieser Beziehung der Krankheit zu nervösen Regulationsmechanismen, nicht umhin, einen Einfluß der Glucocorticoide auf die Ganglienzellen zu erwägen und darin einen Teil seines therapeutischen Effektes zu vermuten. Untersuchungen der letzten Zeit, wonach sich Gluco- und Mineralocorticoide gegenseitig von der Oberfläche der Ganglienzellen zu verdrängen vermögen und antagonistische Wirkungen auf die Erregbarkeit besitzen, weisen in diese Richtung. Wie schon lange bekannt ist, daß Nervendurchschneidungen die Wundheilung und starke entzündliche Reaktionen, hyperergische Reaktionen usw. zu hemmen vermögen, könnte in ähnlicher Weise auch Cortison durch Herabsetzung der nervösen Erregbarkeit die Unterdrückung des Granulationsgewebes, Hemmung der Heilung von Knochenfrakturen und die Beeinflussung der allergischen Reaktionslage bewirken. Auf diese Weise wäre auch die Überempfindlichkeit des Rheumatikers gegenüber gewissen Traumen und Allergenen durch die andauernde Einwirkung derartig wirkender hormonaler Stoffe auf das Nervengewebe mit relativer Verdrängung der Glucocorticoidfraktion von der Zelloberfläche zu erklären. Unseres Erachtens könnte gerade hier eine Brücke zwischen vielen Schwierigkeiten der Lehre vom General-Adaptation-Syndrom durch eine Einbeziehung der nervalen Steuerungskreise geschlagen werden und so auch eine Brücke zwischen den alten Streitfragen der allergischen oder nervösen Ursache des Rheumatismus entstehen.

Unter den zahlreichen pathologischen Zuständen des *Magen-Darmtraktes*, die ebenfalls in Zusammenhang mit der Hypophysennebennierenhormonwirkung gebracht wurden, soll kurz das *Ulcus* erwähnt werden, weil es ebenfalls ein Beispiel für den engen Konnex der Nebennierenhormone mit dem Nervensystem darstellt, dessen genauere Erforschung in Zukunft vielleicht auch auf diesem Gebiete weitere Klärung bringen wird. Der Zusammenhang von Magenkrankheiten mit hormonellen Störungen wird ebenfalls schon seit geraumer Zeit immer wieder erwogen.

Sieht man von weniger wichtigen oder einmaligen Veröffentlichungen ab, so waren vor allem Sandweiss und Mitarbeiter (*36*) die Verfechter einer Störung im Wirkungsmechanismus des gonadotropen Hormons bei Ulcuskrankheit. Sie stützten ihre Theorie auf eine Reihe von klinischen Beobachtungen, wie die Häufung der Erkrankung bei Männern, ihre Besserung in der Schwangerschaft, die Seltenheit des Magengeschwürs bei Kindern und das prozentuelle Ansteigen der Magengeschwüre bei Frauen mit dem Einsetzen des Klimakteriums. Außerdem soll die Menopause die Ulcussymptome erschweren, wobei viele Frauen mit Ulcus duodeni endocrine Störungen aufweisen. Danach glauben Sandweiss und Mitarbeiter (*36*) annehmen zu können, daß die normale Frau durch einen geschlechtsgebundenen endokrinen Mechanismus mit gesteigerter Produktion von Hypophysenhormonen — die Hypophyse ist ja bei der geschlechtsreifen Frau aktiver als beim Mann — gegen die Entstehung von peptischen Ulcera geschützt sei. Tierexperimentelle Untersuchungen an Hunden mit Mann-Williamson-Ulcera lieferten ihnen Bestätigung für ihre Annahme. Die Ulcera ließen sich durch Hypophysenhormone, durch Progesteron und Urinextrakte von schwangeren Frauen und normalen Frauen verhindern oder rasch heilen. Am Menschen allerdings versagte die Therapie mit Progesteron nach anfänglichen Erfolgen, so daß sich die Theorie von Sandweiss über die Ulcusentstehung nicht in breiten Kreisen durchsetzen konnte.

Als die Vorstellungen Selyes über das General-Adaptation-Syndrom weiter bekannt wurden, wurde auch das Zwölffingerdarmgeschwür und das Ulcus ventriculi unter die Adaptationskrankheiten eingereiht. An Hand von zahlreichen Untersuchungen wurde nachgewiesen, daß vor allem Verbrennungen, chirurgische Eingriffe am Gehirn, stärkere oder schwächere endokraniale Prozesse, hochgradige emotionelle Schocks und auch subakute oder chronische Infektionen, sowie eine Reihe als Stressoren bekannte Medikamente, Geschwüre und Erosionen im Magen-Darmtrakt auszulösen vermögen.

Daß dem *Nervensystem* andererseits eine überragende Bedeutung in der Ulcusentstehung zukommt, geht wohl schon daraus hervor, daß besonders diejenigen Menschen, die dauernd nervösen Überbelastungen ausgesetzt sind, zur Entwicklung der Ulcuskrankheit neigen. Auch im Tierversuch führen Eingriffe vor allem am Hypothalamus zu schweren hämorrhagischen und gastrischen Erosionen. Man kann außerdem an Ratten durch intensive Einwirkung von Licht oder Lärm gastrische Erosionen der Magenschleimhaut hervorrufen.

Im Nervensystem wiederum dürfte besonders dem *Nervus vagus* eine bedeutende Rolle in der Entwicklung von Magengeschwüren zukommen. So fand SPERANSKY (*37*), daß die von ihm nach Läsionen des Cerebrums beobachteten Erosionen und Ulcera in der Magenschleimhaut ausblieben, wenn die beiden Vagusnerven vorher durchschnitten wurden. Alle weiteren Beobachtungen über die Wirkungen der Vagusreizung und Vagusresektion auf die Magensaftproduktion und die therapeutischen Effekte der Vagotomie lassen die Annahme sehr wahrscheinlich erscheinen, daß die Antwort des Magens auf jede Art von Streß vorwiegend durch den Vagus ausgelöst werden kann.

Untersucht man die Nebennierenfunktion von Patienten mit Magengeschwüren nach Störungen im Sinne von Störungen der HVL-NN-Achse, so findet man nur wenig konstante Befunde. Die 17-Ketosteroidausscheidung ist nach einigen Autoren während des aktiven Stadiums von peptischen Geschwüren niedrig. Auch die Glucocorticoidausscheidung soll bei Ulcuspatienten oft subnormal sein. In einer großen Untersuchungsreihe von SANDWEISS und Mitarbeiter (*38*) betrug die durchschnittliche 17-Ketosteroidausscheidung bei den Kontrollen für Männer 10,9 mg und für Frauen 8,3 mg. Im Ulcusschub fielen die 11-Oxysteroide und stiegen die 17-Ketosteroidwerte an. Während die Herabsetzung der 11-Oxysteroidausscheidung statistisch signifikant war, konnten die Unterschiede in der 17-Ketosteroidausscheidung nicht mit Sicherheit verwertet werden.

Der Effekt von ACTH und Cortison auf das Ulcus und dessen Pathologie ist bisher noch sehr unklar. So gelingt es im Tierversuch durch Zufuhr dieser Hormone sehr häufig, die Entwicklung von Ulcera zu unterdrücken, auf der anderen Seite entstehen aber beim Menschen unter ACTH-Therapie häufig schwerste Schmerzen, werden kleine Geschwüre schnell größer und können sogar perforieren. Verschiedene Laboratoriumsuntersuchungen, auch Untersuchungen an der eigenen Klinik (Abb. 4), ergeben eine Steigerung der Uropepsinausscheidung, der Pepsin- und Salzsäureproduktion und der gesamten Magensekretbildung unter ACTH und Cortison. Die Verwendung anderer Hypophysen- oder Nebennierenrindenhormone, wie der Hypophysenhinterlappenpräparate, der Corticoide, Folliculoide, Testoide und anderer Präparate führte zu keinem befriedigenden therapeutischen Ergebnis. Hierher zählt vor allem auch das Desoxycorticosteronacetat, das längere Zeit hindurch für die Ulcustherapie empfohlen wurde. Besser scheint die Beeinflussung der Magen- und Duodenalulcera durch den Succus liquiritiae, der allerdings neben der DOC-ähnlichen Wirkung auch noch andere Komponenten, die für diese Erkrankung von Bedeutung sein können, besitzt.

Nach diesen Untersuchungen wäre zu vermuten, daß der Ulcusmagen gegenüber den Glucocorticoiden irgend wie sensibilisiert ist.

Ausgedehnte Untersuchungen der letzten Zeit führten zu dem Ergebnis, daß weder DOC noch Cortison die Säurebildung des normalen Magens wesentlich beeinflussen, und daß die Hormone der Nebennierenrinde keine direkte bedeutende Rolle für den Säurebildungsmechanismus spielen. Nur in hohen Konzentrationsbereichen hemmt DOCA die Säurebildung des Magens. Bei DOC-Intoxikation kommt es zu einer beträchtlichen Neigung des Magens zu Ödembildung. SELYE (*39*) führt dies auf die kochsalzregulierende Wirkung dieses Mineralocorticoids zurück, da ja die Magenschleimhaut eine besondere Rolle in der Chloridausscheidung spielen soll. Nach chronischer Verabreichung von DOC entwickelt sich häufig

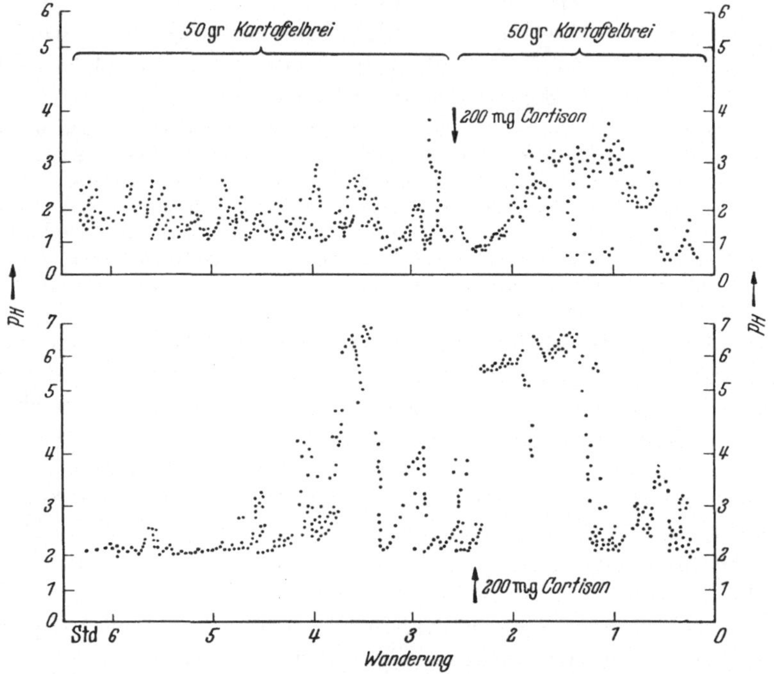

Abb. 4. Wirkung von Cortison (200 mg i.m.) auf die Acidität im Magen und die Pufferfähigkeit von Kartoffelbrei. Wanderungsrichtung des Streifens von rechts nach links. pH-Registrierung automatisch mit Hilfe von intragastralen pH-Sonden und eines Röhrenvoltmeters gekuppelt mit einem Tintenschreiber.

eine Art Periarteriitis nodosa an den Magengefäßen, die zu Zirkulationsstörungen führen kann. Dies wird als Ausdruck einer allgemeinen vasculären Hyalinose, die mit der Ulcusbildung in engem Zusammenhang stehen soll, aufgefaßt. Beobachtungen von TURKIRSCHER und WERTHEIMER (*40*), wonach die freie Acidität im Magen von epinephrectomierten Ratten geringer sein soll als bei den Kontrolltieren und durch Zufuhr von Gesamtnebennierenextrakten gesteigert werden kann, wurden von DAVENPORT und CHAVRE (*41*) nicht bestätigt.

Bei der Ulcuserkrankung führt also weder die Annahme einer gestörten Relation der bisher bekannten Gluco- und Mineralocorticoide, noch einer absoluten Verminderung derselben weiter. Wenn überhaupt den Steroiden der NN für die Ulcusentstehung eine Bedeutung zukommt, dann müßten zusätzlich noch besondere conditioning factors vorhanden sein, wobei vor allem an den Hypothalamus, den Vagus und das gonadotrope Hormon zu denken wäre, die in der Folge Veränderungen der Magenschleimhaut, wie oben aufgezeigt, im Sinne einer Sensibilisierung derselben etwa für Glucocorticoide bewirken. Erst bei einem derartigen

Magen vermag dann vielleicht eine normalerweise anstandslos vertragene ACTH- oder Cortisonmenge Verschlechterungen bis zu Perforationen von Ulcera zu bewirken. Vielleicht verursacht auch gelegentlich jede ACTH-Ausschüttung im Stress Erosionen, aus denen sich auf Grund der herabgesetzten Schleimhautresistenz Ulcera entwickeln können, deren Heilungstendenz, solange der Patient im selben Milieu bleibt und den gleichen Stresswirkungen mit ACTH-Ausschüttung ausgesetzt ist, gering bleibt. Obwohl die Nebennierenhormone hierbei in annähernd normalem Verhältnis stehen, kann durch die Empfindlichkeitssteigerung der Magenschleimhaut für Glucocorticoide ein funktionelles Überwiegen dieses Hormons resultieren. Weitere Untersuchungen sind bis zur Klärung der evtl. in dieser Richtung liegenden Wirkung der oben erwähnten conditioning factors nötig. Auch hier dürfte es sich letzten Endes um eine enge Koppelung zwischen der nervösen Erregbarkeit der Magenschleimhaut und ihrer Beeinflussung durch die Nebennierenhormone handeln.

Auch bei zahlreichen Blutkrankheiten bestehen enge Beziehungen zu der Pathophysiologie des Hypophysen-Nebennierenhormonhaushaltes. Die große Bedeutung dieser Hormone auf das Blutbild kann schon aus der bekannten Veränderung der weißen Blutkörperchen nach Gabe von ACTH oder Cortison ersehen werden. Leukocytose, Lymphopenie und Eosinopenie gehören zu den ersten Symptomen, die nach Verabreichung dieser Stoffe beschrieben wurden. Heute wissen wir, daß es auch zu Verschiebungen des Serumeiweißes, Serumeisens, Serumkupfers usw., sowie zur therapeutischen Beeinflussung einer Reihe von Blutkrankheiten durch diese Medikamente kommt.

Wir haben uns an meiner Klinik wiederholt mit der Frage des Eisenstoffwechsels beschäftigt und diesen auch unter Cortisoneinfluß studiert. Ausgehend von den Arbeiten von CARTWRIGHT und Mitarbeiter (*60*), daß nach Stress und ACTH beim Hund ein deutlicher Abfall des Serumeisens eintritt, der bei Adrenalektomie aufgehoben ist, sahen wir, BRAUNSTEINER und Mitarbeiter (*59*), zunächst bei gesunden Menschen das gleiche nach Cortison (Abb. 5). 100 mg verursachen einen Abfall um etwa 40% des Serumeisens. Das gleiche konnten wir experimentell bei Ratten nachweisen, bei denen sich ebenfalls der Serumeisenspiegel von 290 γ-% auf 70 γ-% senkte. Nach Stress findet sich bei Ratten auch die beschriebene Senkung, wobei wir die interessante Beobachtung machen konnten, die zunächst nicht erklärlich erscheint, daß dann, wenn gestressten Tieren zusätzlich

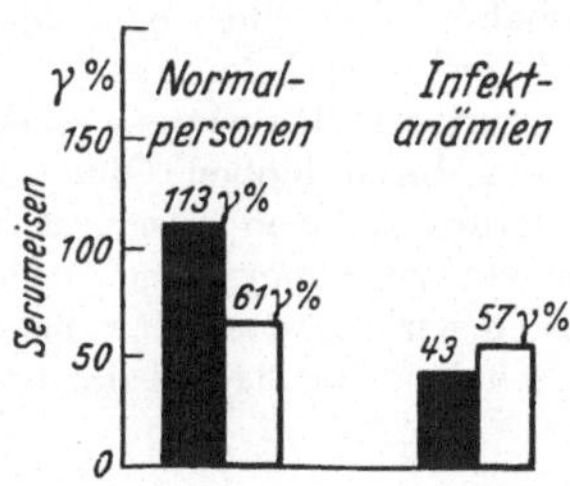

Abb. 5.
Wirkung von 100 mg Cortison i.m. auf den Eisenspiegel von Normalpersonen und Patienten mit Infektanämien.

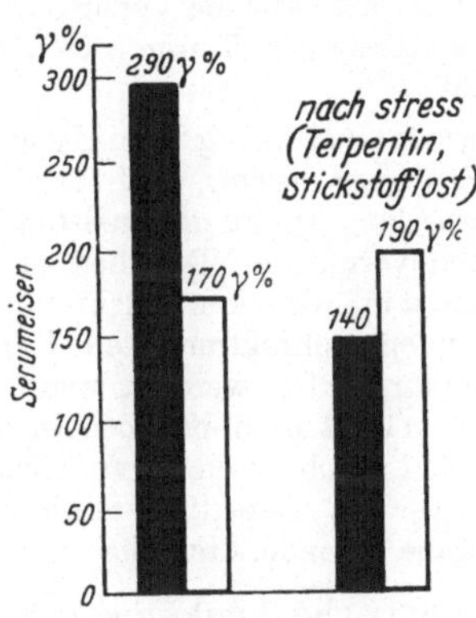

Abb. 6.
Wirkung von Cortison auf den Eisenspiegel von Ratten vor und nach Stress.

Cortison gegeben wurde, sich keine weitere Senkung, sondern sogar eine deutliche und signifikante Erhöhung des Eisenspiegels nachweisen ließ (Abb. 6). Auch bei hypophysektomierten und adrenalektomierten Ratten kommt es nach Cortison zu einer Erhöhung des Eisenspiegels. Ähnliches konnten wir beim Menschen beobachten. Bei Infektanämien (als Parallele zum Stress) tritt eine Erhöhung des erniedrigten Eisenspiegels ein (Abb. 5). Es ist überhaupt auffällig, daß selbst bei hohen Cortisongaben der Eisenspiegel nicht unter ein bestimmtes Niveau zu senken ist (61 γ-% im Mittel beim Menschen) und daß selbst langdauernde Verabreichung von Cortison nicht zur Anämie führt. Eine Erklärung hierfür wurde von BRAUNSTEINER und Mitarbeiter (*59*) versucht, die annehmen, daß unter dem Einfluß von Cortison nur eine labile Serumeisenfraktion vom Reticulum aufgenommen wird und der „Basalwert" noch zur Erythropoese bei kürzerer Umlaufdauer der Eisenmoleküle im Plasma ausreicht. Nur die labile Fraktion ist dem Einfluß der NNR unterworfen, durch ihre Variation werden auch die Tagesschwankungen des Serumeisenspiegels erklärt. Bei Ausbildung der Infektanämie nach langdauerndem Stress ist jedoch nicht der Abstrom dieser labilen Fraktion, sondern die sich ausbildende Eiweißverschiebung mit Verminderung des Transferrins im Serum und Störung des Transferrin-Apoferritin-Gleichgewichtes in erster Linie beteiligt.

Auch Polycythämien, wie sie beim CUSHINGschen Syndrom mit Nebennierenrindenhyperplasie beobachtet werden können, stellen einen Hinweis für einen derartigen Zusammenhang dar; Polycythämien können tatsächlich durch länger fortgesetzte Überdosierung von ACTH oder Cortison hervorgerufen werden. Schließlich sprechen auch viele Tatsachen für eine Störung des Hypophysen-Nebennierenrindenhaushaltes bei den Leukämien. So ist der Hypercortizismus, wie er im Gefolge von Infektionskrankheiten auftritt, häufig mit Leukocytenabfall kombiniert. Manche experimentellen Leukämien können nach Epinephrektomien wesentlich leichter auf die Versuchstiere übertragen werden als vorher. Nebennierenimplantationen an derartigen Tieren setzen wieder deren Empfindlichkeit für die Leukämie wesentlich herauf.

Die große Bedeutung von Hypophyse und Nebenniere für das hämopoetische System geht auch daraus hervor, daß sowohl Hypophysektomien als auch Epinephrektomien den lympholytischen Effekt der meisten Stressoren, mit Ausnahme der Glucocorticoide selbst, aufzuheben vermögen. Daneben müssen aber auch noch bisher unbekannte *Co-Faktoren* vorhanden sein, die eine bedeutende Rolle im Ablauf derartiger Reaktionen spielen. So können an epinephrektomierten Tieren keine Lympholysen durch bloßen Glucocorticoidzusatz hervorgerufen werden, wenn nicht gleichzeitig Alarmreaktionen ausgelöst werden. Außerdem gelingt es durch Zusatz von Glucocorticoiden zu Lymphocytensuspensionen in vitro nicht, Lympholysen hervorzurufen, bis nicht ansonsten wirkungslose Gewebsprodukte zugesetzt werden. Derartige sensibilisierende Substanzen scheinen im Stroma der lymphatischen Organe besonders reichlich vorhanden zu sein.

Lymphatische Leukämien des Menschen können durch ACTH oder Cortison sehr günstig beeinflußt werden, was sich vor allem auf den Rückgang der Infiltrate auswirkt. Wir selbst sahen allerdings bei Hypophysenimplantationen an derartigen Patienten, und zwar an Kranken mit myeloischen Leukämien, in mehreren Fällen beträchtliche Verschlechterungen des Krankheitsbildes, die darauf hinweisen, daß auch hier, ähnlich wie beim Ulcus, eine Sensibilisierung diesmal der Blutbildungsstätten gegen ein Hormon des Hypophysenvorderlappens, das bisher noch nicht bekannt ist (STH ?), bestehen muß (Abb. 7). Während Hypophysenvorderlappenimplantationen an Normalpersonen nur geringfügige Leukocytosen verursachen, kann es bei myeloischen Leukämien nach derartigen

Eingriffen zu Vermehrungen der weißen Blutkörperchen um mehrere 100% mit Ausschwemmung von unreifen Elementen kommen. Implantationen anderer Gewebe besitzen nicht annähernd diese Wirkung.

Auch hier konnten, ebenso wie bei den anderen bisher besprochenen großen Gruppen von Störungen des Hypophysennebennierenhormonhaushaltes, durch Laboratoriumsmethoden keine eindeutigen Veränderungen, die für eine absolute Vermehrung der Mineralo- oder Glucocorticoide oder eine Verschiebung der Relation dieser beiden Hormongruppen sprechen würden, aufgedeckt werden. Wir selbst (*55*) fanden ähnlich wie Miller und Turner (*56*) Keto- und Oxysäuren im Harn von Leukämikern in vermehrtem Ausmaß vor und konnten auch damit leukämische Infiltrate an Versuchstieren erzeugen. Eine Verwandtschaft dieser Substanzen mit Steroiden oder deren Abbauprodukten konnte aber bisher nicht nachgewiesen werden. Miller und Turner stellen sich ähnlich wie dies Selye mit den Gluco- und Mineralocorticoiden tut, eine Verschiebung der Relation der von ihnen gefundenen Oxy- und Ketosäuren als Ursache der Leukämien vor.

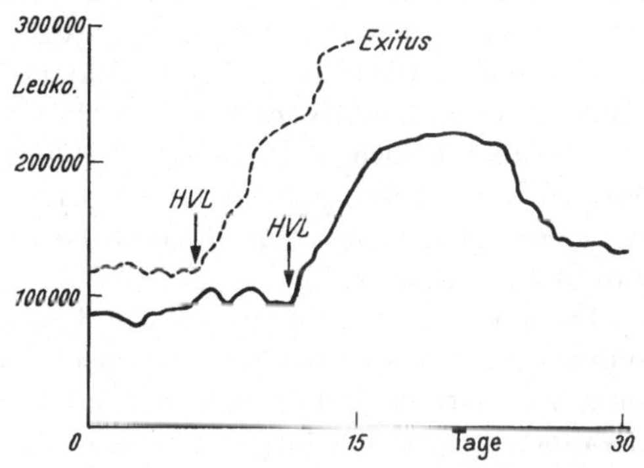

Abb. 7. Effekte von HVL-Implantationen bei zwei Fällen von myeloischer Leukämie.

Auch bei dieser Erkrankung muß man wohl, wie bei den anderen erwähnten Zuständen außerhalb einer klinisch durchaus im Bereich der Möglichkeit liegenden Hormonwirkung jedenfalls noch eine Störung der nervösen Regulation ursächlich in Frage ziehen. Chirurgische Läsionen im Thalamus und den Nuclei hypothalamici verursachen bei den verschiedensten Tieren ausgeprägte Leukocytosen, und viele Autoren nehmen bekanntlich ein besonderes Leukocytenzentrum in diesen Gebieten an.

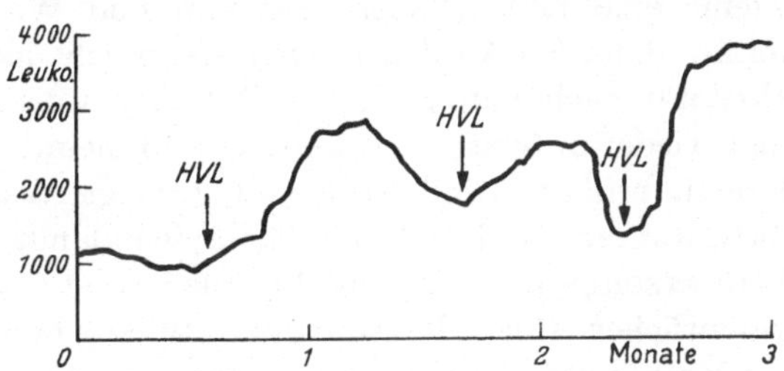

Abb. 8. Einfluß von HVL-Implantationen auf die Leukocytenzahl bei einem Patienten mit Agranulocytose.

Auch gewisse Formen der Agranulocytose können mit einer Störung des Hypophysen-Nebennierenhormonhaushaltes in Zusammenhang gebracht werden. Es ist bekannt, daß schwerste Alarmreaktionen mit hochgradigen Leukopenien einhergehen können und zwar besonders dann, wenn der Organismus nicht die nötige Fähigkeit hat, dem Stress zu widerstehen. Anscheinend dürfte es während solcher Alarmreaktionen zu einem Verbrauch der Leukocyten kommen, der normalerweise durch die vermehrte reaktive Ausschwemmung von weißen Blutkörperchen überkompensiert wird. Bei besonders starkem oder länger anhaltendem Verbrauch der Blutkörperchen und unter sonst noch unbekannten Bedingungen kommt es dann zu einem Versagen der Regulation und daraus zu einer Leukopenie. Zufuhr von ACTH und Cortison oder nach eigenen Erfahrungen Hypophysenvorderlappenimplantationen (*54*) vermögen derartige Krankheitsbilder oft auffallend günstig zu beeinflussen (Abb. 8), was auf einen Mangel oder relativen Mangel von Glucocorticoiden bezogen werden könnte.

Auch zum Komplex Jod/Schilddrüse bestehen bekanntlich Beziehungen, deren Besprechung hier aber vielleicht zu weit führen würde, da zunächst die physiologischen Grundlagen ausreichend geklärt werden müßten. Wir wissen jedenfalls klinisch, daß sich ACTH-Therapie günstig auf Exophthalmus und auch auf Hyperthyreosen auswirkt, was sich natürlich zunächst zwanglos mit einer Verminderung des thyreotropen Hormonspiegels erklären läßt. Wolfson und Mitarbeiter haben nach ACTH bzw. Cortison hypothyreotische Zustände sich entwickeln sehen; wir selbst sahen an Rattenversuchen, daß unter Cortison die Speicherung von radioaktivem Jod in der Schilddrüse des intakten Tieres herabgesetzt ist. Dies ist jedoch nicht immer der Fall: unter bestimmten Bedingungen, wie beispielsweise beim gestressten oder hypophysektomierten Tier, führt Cortison zu einer Steigerung der Schilddrüsenfunktion [Fellinger, Braunsteiner, Kolder, Vetter (*61*)].

Das noch recht unübersichtliche, komplexe System der Reaktionen und Veränderungen im Elektrolytstoffwechsel und Eiweißstoffwechsel zu besprechen, kann von pathologischer Seite her kaum ersprießlich versucht werden; nur kurz erwähnen möchte ich die gerade wieder pathophysiologischen und daher den Kliniker interessierenden Ergebnisse der Behandlung von Nephrosen mit ACTH, wobei ich dem Referat über Behandlungsergebnisse in keiner Weise vorgreifen und nur auf einige Zusammenhänge verweisen möchte. Seit den Angaben von Thorn, Forsham u. a., Farnsworth u. a. ist die klinische Besserung, vor allem oft ausgiebigste Entwässerung nach ACTH bei Nephrotikern genugsam bekannt, wobei Hebung des Serumproteins, Reduktion des Blutcholesterins und weitgehende Minderung der Proteinurie, zumindest vorübergehend, beobachtet werden konnte. Es läge nahe anzunehmen, daß die Nebennieren in der Entstehung der Ödeme eine Rolle spielen (Natrium und Wasserretention). Die ACTH-Diurese könnte dann als Ausdruck einer entsprechenden Schwächung der erhöhten NN-Aktivität nach Zufuhr von ACTH bzw. Cortison geklärt werden. Es muß hier aber wieder unterstrichen werden, daß meines Wissens noch kein Beweis für eine derartig erhöhte Rindenaktivität vorliegt. Was das Verhalten der Corticoide im Harn während und nach der Therapie anlangt, so zeigen die Untersuchungen von J. Luetscher jr., daß immerhin wiederholt während der einsetzenden Diurese ein wesentlicher Abfall der Natrium-retinierenden Harncorticoidfraktion beobachtet werden konnte, die vorher mit etwa 8 γ abnorm hoch befunden worden war und auf etwa 1 γ zurückging. Wenngleich die erhöhte Glomerulofiltrationsrate [wie sie u. a. Matcoff und Mitarbeiter (*68*) nachgewiesen haben] bzw. der verminderte Eiweißverlust im Harn die Hauptrolle im Diuresemechanismus spielen mögen, so kann doch auch dieser Faktor, die Passage des Natrium durch die Nierentubuli, mit von Bedeutung sein. Gerade die letztgenannten Autoren betonen, daß mit rein hämodynamischen Gesichtspunkten keineswegs völlig das Auslangen für die Erklärung der ACTH-Diurese gefunden werden könne, da erst nach dem Ablauf der Diuresewelle eine erhöhte Filtrationsfraktion beobachtet werden konnte, scheinbar als Resultat einer plötzlichen Steigerung des afferenten Widerstandes. Wir selbst konnten an mehreren Fällen keine wesentliche Minderung der Ketosteroide während der Diuresephase beobachten.

Zweifellos kann also aus den bisherigen therapeutischen Erfahrungen als gesichert gelten, daß wesentliche Diuresen aus den durch ACTH bzw. Cortison getätigten

Verschiebungen im Blutzufluß, im Elektrolyt- und Eiweißbestand erfolgen können, ohne daß dadurch mit Sicherheit bereits gefolgert werden könnte, daß tatsächlich ACTH bzw. Cortison eine entscheidende Rolle in der Pathogenese dieses Zustandsbildes spielen. Wir weisen nur mit COMMONS (*69*) u. a. darauf hin, daß ähnliche oft ausgezeichnete Diuresen auch mit Nitrogen-Mustard nach der Angabe von CHASIS, GOLDRING und BALDWIN erzielt werden können — worüber wir noch über keine eigenen Erfahrungen verfügen — ohne daß dabei, wenigstens nach den bisherigen Angaben, Veränderungen etwa an den Ketosteroiden, den Eosinophilen u. a. auf einen über das ACTH-Corticoidsystem getätigten Mechanismus deuten würden.

Was die Auslösung der Durchblutungssteigerung als mögliche Ursache der ACTH-Diurese betrifft, ist hier vielleicht der Platz, kurz auf die Untersuchungen von LEVINE hinzuweisen, die Ihnen ja aus dem Symposiumheft der Schweizer Akad. d. med. Wiss. bekannt sein werden und in denen in schönen Experimenten gezeigt werden konnte, daß die Muskelermüdung des nebennierenlosen Tieres weitgehend vom Blutzufluß abhängig ist, nicht also mit dem Ausfall stoffwechselregulierender Wirkungen der Corticoide zusammenhängt, sondern mit dem Wegfall einer gefäßregulierenden Wirkung, die ihrerseits wieder ein Kombinat der Noradrenalinwirkung mit den Nebennierensteroiden darstellt. Nach den genannten Untersuchungen scheinen die 11-Oxysteroide für den Ablauf des Noradrenalin-Gefäßreflexes notwendig, selbst aber als Vasokonstriktoren nicht wirksam zu sein, wobei die weitere Verfolgung dieser Gedankengänge wiederum zu der Bedeutung des nervösen Regulationsweges führt, den wir bei der Besprechung der Pathologie des rheumatischen Kreises schon gestreift haben.

Damit scheint mir ein Gebiet nochmals angeschnitten zu sein, dessen Erforschung glaube ich in nächster Zukunft ganz besondere Aufmerksamkeit zugewendet werden muß: das Nebeneinandergehen und Ineinandergreifen des hormonalen und nervösen Regulationsweges: womit ich keineswegs, dies sei gleich grundsätzlich vorausgeschickt, die Meinung vertreten möchte, daß diese beiden Wege überhaupt grundsätzlich getrennt nebeneinander verlaufen könnten. Jedem, dem die Einheit des lebendigen Organismus klar geworden ist, scheint es selbstverständlich, daß solche Trennung in verschiedene Mechanismen nur von uns aus, den Untersuchern her notwendig ist, nicht im Wesen der Regulationen selbst begründet ist; deswegen, weil wir die uns verwirrende Vielfalt der Erscheinungen nur in Form der Zerlegung und Ordnung in Einzelfaktoren begreifen können.

Einiges über solche Zusammenhänge ist ja aus der Physiologie des Hypophysenadrenalsystems her bekannt — so etwa, daß nach elektrolytischer Zerstörung im Bereiche des Hypothalamus [nach HUME und WITTENSTEIN (*63*)] bei gesetztem Stress die ACTH-Ausschüttung unterbleibt, was zusammen mit der außerordentlich raschen Geschwindigkeit der ACTH-Freisetzung nach einem Stress — nach i. v. Histamin ist es bereits in 10 sec im Blut nachweisbar — zunächst für eine nervale Regulation spräche. Andere Autoren nehmen auf Grund ihrer Versuche, vor allem mit HVL-Implantationen [LONG (*57*), CHENG (*64*)] jedoch nur humorale Steuerung an. Auch an meiner Klinik wurde in Zusammenarbeit mit dem Wiener Physiologischen und Pharmakologischen Institut dieser Frage von BRAUNSTEINER und Mitarbeiter nachgegangen (*62*).

Die Versuche wurden an Parabiosetieren durchgeführt: Ein hypophysektomiertes und ein adrenalektomiertes Tier wurden parabiontisch vereinigt. Wird Formalin einem Tier als Stress injiziert (wegen der eiweißfällenden Wirkung ist ein Übertreten auf das andere Tier nicht anzunehmen), so muß der Stresseffekt auf humorale Weise die Hypophyse des adrenalektomierten Tieres erreichen und dort positivenfalls zur ACTH-Ausschwemmung führen, die humoral wieder die Nebennieren des ersten Tieres erfaßt und im Falle einer Glucocorticoidausschwemmung in einem Eosinphilensturz erfaßt werden kann.

Tatsächlich kommt es nach der Formalininjektion zu einem Eosinophilensturz, der sich im Ausmaße von dem normaler Parabionten nicht unterscheidet und durchschnittlich 67 bzw. 69% beträgt. Die Blutabnahme allein, das „handling" usw. haben einen signifikant geringeren Einfluß auf die Eosinophilenzahl. Das Gewicht der Nebenniere des hypophysenlosen Partners erreicht dabei in 10 Tagen das Gewicht eines normalen Einzeltieres (also mit HVL!) und überschreitet es in der Folge sogar. Es kann also kein Zweifel sein, daß der HVL des adrenalektomierten Tieres, das vom hypophysektomierten Partner gestresst wurde, aktiviert wird, was nur auf humoralem Wege möglich ist.

Unsere Versuche zeigen jedenfalls, daß ein rein humoraler Stressmechanismus besteht, und daß in diesem Zusammenhang eine Einschaltung nervöser Regulationsbahnen zunächst nicht erfolgen muß. Das Schwergewicht eines solchen Zusammenhangs scheint uns vielmehr, wie schon angedeutet, am Angriffspunkt der Glucocorticoide zu suchen zu sein, wobei wir immer wieder auf die Ähnlichkeit des Verhaltens von Gewebsreaktionen unter Cortison einerseits, nach Blockierung der Nervenbahnen andererseits hinweisen möchten. Es sei kurz auf die Versuche SPERANSKYs hingewiesen, der nach Unterbrechung aller, die jeweiligen Gebiete versorgenden Nervenbahnen eine weitgehende Unterdrückung aller Entzündungserscheinungen feststellen konnte. Es sei auf den Mangel entzündlicher Reaktionen bei den oft schweren Zerstörungen der Gelenke der Tabiker usw. verwiesen. Wenn wir umgekehrt am Beispiel des Gelenkrheumatismus, als nach allen Auffassungen wohl am meisten dem Typ der Adaptationskrankheiten entsprechenden Syndrom nochmals auf die Momente verweisen, die für eine neurale Regelung sprechen: die Symmetrie des Auftretens und Ablaufes, etwa morphologisch-histologisch nachgewiesene Veränderungen vor allem an den Vorderhornzellen in Form ausgeprägter Schrumpfung, Pigmentatrophie, retrograde Degeneration, wie sie vor allem von MORRISON und Mitarbeiter (*42*) gefunden wurden, Veränderungen an den peripheren Nerven, der Gelenksveränderung vorausgehende, sich in eigentümlichen elektromyographischen Veränderungen ausdrückende Muskelveränderungen, deren Ursprung in die tieferen motorischen Neurone verlegt werden und nach Blockierung dieser schwinden, endlich die Befunde über Arthropathien nach peripheren Nervenverletzungen, die nach STERLING (*58*) sogar polyarthritisähnlich erscheinen, so sind das gewichtige Argumente, die der nervalen Regulation, vorsichtig formuliert, jedenfalls eine ähnliche Dignität zubilligen lassen wie der hormonalen.

Die Lösung wird also mit einiger Wahrscheinlichkeit dort zu suchen sein, wo die beiden Steuerungswege ineinandergreifen, wie schon oben erörtert, zunächst vielleicht nicht so sehr an der Regulation der ACTH-Ausschüttung, sondern am Angriff der Glucocorticoide.

Wir kennen aus der allgemeinen Pathologie und aus der besonderen Pathologie gerade des Rheumatismus und im Sinne der Dreistadienlehre SIEGMUNDs (*43*) die Möglichkeit der Bahnung bestimmter Abläufe in nervösen Zentren. Wie wir an anderer Stelle schon postuliert haben, besteht Grund zur Annahme, daß es zur Bildung von sog. Engrammen, zur anatomischen Fixierung pathologischer Abläufe in gewissen Ganglienzellen kommt, die auch dann noch ihre zentrifugalen Reize aussenden, wenn der ursprüngliche Reiz- — etwa ein Infekt — schon lange ausgeheilt erscheint.

Man könnte sich heute bereits nicht mehr unbegründet vorstellen, daß die hormonalen Wirkstoffe auf diese Ganglienzellen in verschiedener Weise einwirken:

Die einen (DOC? STH?) im Sinne der Fixation, die Glucocorticoide im Sinne einer Art Löschung dieser Engramme. Manche Beobachtungen würden in diesem Sinne verwertbar sein: Nach WOODBURY und SAYERS (*44*) setzt DOC die Erregbarkeitsschwelle von Ganglienzellen hinauf, Cortison (und ACTH) herab. WOODBURY und Mitarbeiter schließen nach Rattenversuchen, daß sich diese beiden Hormongruppen gegenseitig von der Oberfläche der Erfolgszelle — hier Ganglienzelle — verdrängen, was sie sogar als Methode zur Klassifizierung der Zugehörigkeit fraglicher Rindensteroide empfehlen.

Es hätten dann die während einer Alarmreaktion vermehrt ausgeschiedenen Glucocorticoide vorwiegend die Aufgabe, die Residuen der sich dabei etwa bahnenden nervösen Abläufe zu löschen, damit keine Automatie, und in der Folge etwa das, was wir als Adaptationskrankheiten bezeichnen, entstehen könne. Eine derartige Löschung des vegetativen Gedächtnisses, wie wir vor kurzem schrieben, stellt einen physiologischen, noch viel zu wenig erforschten Vorgang dar, der im Sinne einer schadlosen Überwindung von Einwirkungen aller Art dem Organismus nötig ist.

Erst besondere Bedingungen (so etwa ein ungünstiges Verhältnis der noch recht unbekannten Faktoren STH usw.) könnten zu einem Zurückbleiben von Engrammen führen, die dann ihrerseits die eigentliche Ursache immer wiederkehrender zentripetaler Impulse werden oder werden können und dann allein oder zusammen mit hormonalen Wirkungen Abläufe vom Physiologischen allmählich ins Pathologische verschieben können, womit wir allerdings schon auf hypothetisches Gebiet gelangt sind. Nochmals weise ich aber darauf hin, daß wir Kliniker Hilfshypothesen benötigten, um Ansätze für die Versuchstherapie und auch für die Laboratoriumsuntersuchung am Kranken selbst zu gewinnen — und der Zweck dieser Zusammenkunft hier sollte ja wohl vor allem der sein, Anregungen für neue Arbeitsansätze auszutauschen.

Literatur.

1. CLAUDE-BERNARD: Leçons sur les phénomènes da la vie. Paris 1878.
2. CANNON: Amer. J. Psychiatry **2**, 15 (1922).
3. LÉRICHE: Lyon chir. **1934**, 627.
4. HARTMANN: Amer. J. Phys. **101**, 50 (1932).
5. SELYE: Stress, Montreal 1950.
6. PIRQUET: Zur Therapie der Infektionskrankheiten, Ber. Akad. Wiss. Wien **45**, 77 (1908).
7. BROWN-SEQUARD: Zit. ROLLESTON, The endocrine organs in health etc. London, Oxford 1936.
8. HERBERT and DE VRIES: J. Clin.-Endocrin. **44**, 259 (1949).
9. MARMOSTON-GOTTEMANNS: The Plasma and Resistance. Baltimore: Williams and Wilkins 1935.
10. STÖRK et col.: Proc. Soc. Exper. Biol. a. Med. **66**, 25 (1947).

10a. THATCHER et col.: Endocrinology (Springfield, Ill.) **43**, 204 (1949).

11. ANTOPOL: Proc. Soc. Exper. Biol. a. Med. **73**, 262 (1950).
12. SCHMID u. Mitarb.: Wien. Z. inn. Med. **33**, 8 (1952).
13. SVARZT and SCHLOSSMANN: Ann. Rheumat. Dis. **9**, 379 (1950).
14. ALBRIGHT: Harvey Lectures **38**, 123 (1943).
15. FORTESCUE and FOX: Lancet 13 July 1895.
16. CURSHMANN: Med. Welt **20**, 500 (1941).

16a. ALLEGRA: Giorn. clin. Med. **30**, 96 (1949).

17. PEARSE: Lancet **1**, 958 (1950).
18. MANAGAWA: Trans. Soc. Path. Jap. **29**, 547 (1939).

19. Pemberton and Scull: Ann. Int. Med. **19**, 482 (1943).
20. Selye: Brit. Med. J. **1949**, 1129.
21. Uehlinger, Pyrozinsky u. Ackerl: Schweiz. Med. Wschr. **33**, 747 (1948).
22. Freeman et col.: J. Amer. Med. Assoc. **142**, 1124 (1950).
23. Hench: Proc. Staff Meet Mayo Clin. **24**, 181 (1949).
23a. Venning et col.: Endocrinology (Springfield, Ill.) **45**, 430 (1949).
24. Ceresa e Rubino: Rheumatismo (Milano) **3**, (1951).
25. Davis et Lemmens: Ann. d'Endocrin. **11**, 389 (1950).
26. Staub et col.: J. Clin. Invest. **24**, 349 (1950).
27. Dobriner et col.: Proc. 2nd Clin. ACTH-Conf. **1**, 65 (1951).
28. Dingemanse et col.: J. Clin. Endocrin. **6**, 535 (1946).
29. Zygmuntowicz et col.: J. Clin. Endocrin. **11**, 578 (1951).
30. Weissbecker u. Staudinger: Klin. Wschr. **29**, 59 (1951).
31. Cope: Brit. Med. J. **1951**, 271.
32. Perera and Plotz: Amer. J. Med. Sci. **220**, 307 (1950).
33. Thorn: The diagn. a. treatment of adren. insuff. Springfield 1949.
34. Coste et col.: Revue du Rhumat. **17**, 243 (1950).
35. Selye: J. Clin. Endocrin. **6**, 1179 (1946).
35a. Baschieri: Giorn. clin. Med. **29**, 1061 (1948).
36. Sandweiss et col.: Amer. J. Digest. Dis. **5**, 24 (1938).
37. Speransky: Grundlagen der Theorie der Medizin. Berlin: Saenger 1950.
38. Sandweiss et col.: J. Amer. Med. Assoc. **144**, 1436 (1950).
39. Selye: Stress, Montreal 1950.
40. Tuerkischer and Wertheimer: J. of Endocrin. **4**, 143 (1945).
41. Davenport and Chavre: J. of Endocrinol. **47**, 193 (1950).
42. Morrison et col.: Amer. J. Med. Soc. **2541**, 33 (1947).
43. Siegmund: Dtsch. med. Wschr. **73**, 357 (1948).
44. Woodbury and Sayers: J. of Pharmacol. **98**, 36 (1950).
45. Wagner-Jauregg: Jahrb. f. Psychiatr. u. Neurol. **7**, 94 (1887).
46. Nicholls and Stainsby: J. Clin. Invest. **10**, 323 (1931).
47. Fellinger u. J. Schmid: Abderhaldens Z. Vitamin- usw. Forsch. **4**, 595 (1952).
48. Davidson et col.: J. Clin. Endocrin. **9**, 79 (1949).
49. Desmarais: Ann. Rheumat. Dis. **8**, 296 (1949).
50. Schmid, J. u. Mitarb.: Wien: Z. inn. Med. **32**, 514 (1951).
51. Selye: Revue du Rhumat. **17**, 243 (1950).
52. Schmid, J. u. Mitarb.: Wien: Z. inn. Med. **32**, 546 (1951).
53. Fellinger u. Mitarb.: Münch. med. Wschr. **27**, 1353 (1952).
54. Fellinger: Schweiz. med. Wschr. **80**, 931 (1950).
55. Leonhartsberger, Neugebauer u. J. Schmid: Wien: Z. inn. Med. **30**, 417 (1949).
56. Miller and Turner: J. of Biol. Chem. 91 **1945; 147**, 573 (1943).
57. Long: Proc. Soc. Exp. Biol. a. Med. **72**, 609 (1950).
58. Sterlin: Neur. Zbl. **35**, (1916).
59. Braunsteiner, Gisinger u. Pakesch: Klin. Wschr. **30**, 394 (1952).
60. Cartwright et col.: J. Clin. Invest. **30**, 161 (1951).
61. Braunsteiner, Fellinger, Kolder u. Vetter: Im Druck.
62. Braunsteiner u. Mitarb.: Arch. exper. Path. u. Pharmakol. **215**, 210 (1952).
63. Hume and Wittenstein: Proc. 1th Clin. ACTH-Conf. Blakiston, Philadelphia 1950.
64. Cheng et col.: Amer. J. Physiol. **159**, 426 (1949).
65. Randolph and Clarc: 2nd Amer. ACTH-Conferenz 1951.
66. Robles Gil, J. et col.: 2nd Amer. ACTH- Conferenz 1951.
67. Luetscher jr.: 2nd Amer. ACTH-Conferenz 1951.
67—69. Luetscher jr.: 2nd Amer. ACTH-Conferenz 1951.

Diskussionsbemerkungen.

Hübener, Meyerheim und Brückel (Frankfurt a. M):

Ein großer Teil der zur Zeit üblichen Methoden zur Bestimmung von Nebennierenrinden (NNR)-Hormonen ist relativ unspezifisch. Dementsprechend ist auch die Vergleichbarkeit von Ergebnissen, die mit verschiedenen Methoden gewonnen wurden, unsicher, was insbesondere einer vergleichenden klinischen Auswertung gewisse Schwierigkeiten bereitet. — Herr Fellinger hat mit Recht auf diesen wesentlichen Punkt hingewiesen.

Nach übereinstimmender Auffassung verschiedener Autoren (*1—6*) eignet sich z. Z. lediglich die chromatographische Methode zu einer exakten Bestimmung von NNR-H in biologischen Lösungen. Von unserer Seite (*7*) wurde die Kontaktphotographie der entwickelten und getrockneten Chromatogramme im UV-Licht — ursprünglich von Markham und Smith (*8*) zur Charakterisierung von Purinen und Pyrimidinen benutzt — zur Identifizierung von NNR-Hormon vorgeschlagen. Unabhängig von uns und etwa gleichzeitig hat auch Bush (*9*) die UV-Kontaktphotographie für NNR-H beschrieben und auf die Brauchbarkeit dieser Methode zur NNRH-Analyse in Blut und NNR-Extrakten hingewiesen. Wir haben uns in erster Linie mit der Analyse im Harn befaßt und möchten an dieser Stelle einige vorläufige Ergebnisse mitteilen. Das Prinzip der Methode sei in Kürze vorausgeschickt.

Methode: Extraktion von jeweils einem Fünftel des 24 Std.-Harnes nach Burton et al. (*4*). Der Trockenrückstand der letzten Destillation wird in Methanol gelöst und auf Schleicher & Schüll-Papier 2043b aufgetragen. Entwicklung des Chromatogrammes in 25% Methanol. Der Nachweis der Corticoide im Papier erfolgt durch Kontaktphotographie (*7*). Hierbei wird das getrocknete Chromatogramm auf photoempfindliches Papier (Agfa, Copex C) gelegt und mit einer UV-Lichtquelle (Niederdruck-Quecksilberlampe, maximal bei 252 mμ) bestrahlt. Alle sog. aktiven NNRH absorbieren UV-Licht der Wellenlänge um 240 mμ. Befinden sich derartige Substanzen im Papier, so entstehen an den betreffenden Stellen helle Flecke, wobei noch Mengen von 1—2 γ/cm^2 nachweisbar sind. Die so durch die Photographie gekennzeichneten Stellen können aus dem Papierchromatogramm ausgeschnitten, eluiert und spektrophotometrisch quantitativ bestimmt werden.

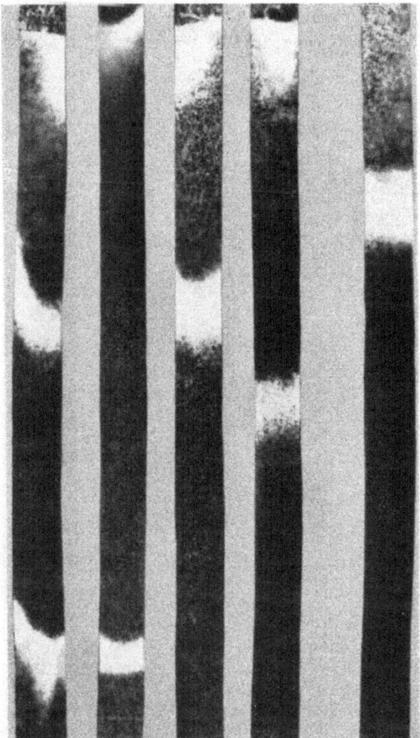

Abb. 1. Man erkennt die gute Trennung von 11-Dehydro-17-OH-Corticosteronacetat (Cort A) und 17-OH-Corticosteron (Comp. F). Jedoch zeigt der erste Streifen auch, daß im Xylol-Acetonitril-Gemisch Comp. F nur wenig vom Startpunkt entfernt ist. Eine bessere Isolierung ergibt sich in 25%igem Methanol (5. Streifen). Die Front weist „UV-Verunreinigungen" auf.

Die Abb. 1 zeigt einige Chromatographiestreifen, bei denen Testsubstanzen mit zwei Lösungsmitteln, die sich uns bei der ascendierenden Chromatographie besonders bewährt haben, getrennt wurden. Bei den Lösungsmitteln handelt es sich um Xylol und 35 Vol.-% Acetonitril (das Gemisch wird mit Formamid gesättigt und der Lösung 3,5% Methanol zugesetzt) und 25%iges Methanol. Wir verwenden das letztere polare Lösungsmittel nach einem Vorschlag von Hoffmann und Staudinger (*5*), um die bisher physiologisch und klinisch interessantesten, stark polaren NNRH zur besseren Trennung im Chromatogramm weiter nach oben zu bringen. Im übrigen besprühen wir das Chromatographiepapier mit dem erwähnten Xylol-Acetonitrilgemisch und lassen es über Nacht antrocknen.

Die Testsubstanz wurde auf Streifenchromatogramme aufgetragen; die Abmessung der einzelnen Streifen beträgt 33 × 6 cm. Zu einer Bestimmung wurden drei Streifen benutzt. Der erste Streifen lief leer und diente als Vergleichsstreifen, auf dem 2. Streifen wurde ein Fünftel und auf dem 3. Streifen vier Fünftel des (in Methanol gelösten) Extraktes aufgetragen.

Ergebnisse: In menschlichen Harnextrakten konnten bei diesem Vorgehen regelmäßig 4 Zonen durch die UV-Kontaktphotographie dargestellt werden. Nach ihren R_F-Werten geordnet seien sie von oben nach unten aufgezählt: R_F:0,87 = Frontfraktion (FF), R_F:0,78

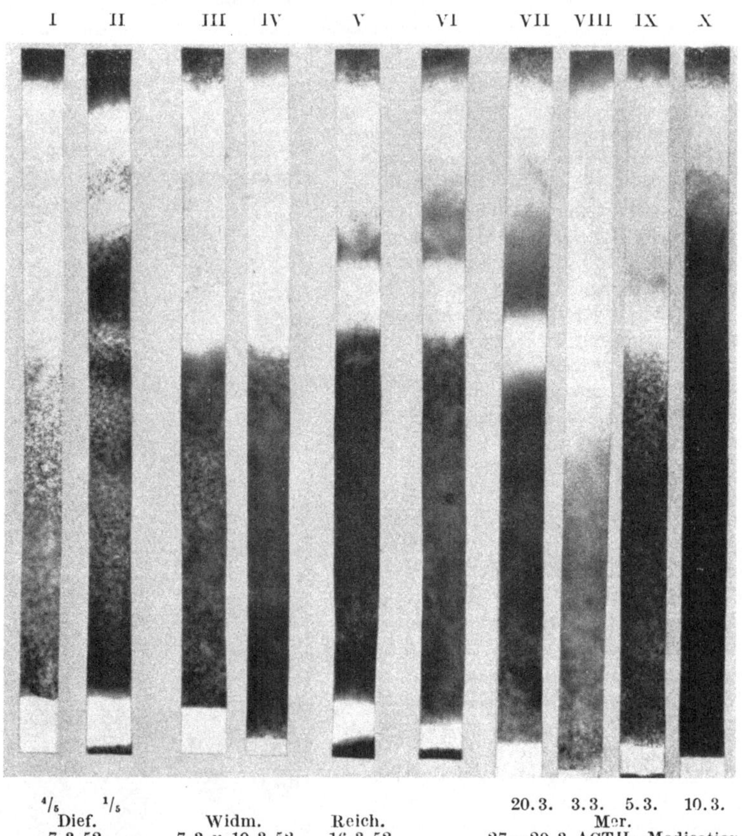

Abb. 2. Chromatographische Trennung der neutralen, lipoiden, UV-absorbierenden Extrakte aus Harn von Patienten mit Hypercortizismus. Streifen VII—X zeigt die Chromatogramme bei ACTH-Behandlung eines Polyarthritispatienten.

M_2-Fraktion (M_2), R_F:0,60 = M_1-Fraktion (M_1) und R_F:0,49 = M_a-Fraktion (M_a). Diese Bezeichnungen sind willkürlich und sollen zunächst nur bis zur endgültigen Identifizierung der Substanzen verwendet werden. Zwei weitere Fraktionen waren nicht regelmäßig unterhalb von M_a zu beobachten: R_F:0,32 = M_b-Fraktion (M_b) und R_F:0,25 = M_c-Fraktion (M_c) vgl. Abb. 3, V.

Die vier regelmäßig auftretenden neutralen, lipoiden, UV-absorbierenden Zonen zeigen eine deutliche Abhängigkeit von der NNR-Aktivität. Abb. 2 stellt einige Chromatographiestreifen von Patienten dar, die sich durch ein Zuviel an ACTH im Organismus auszeichnen. Für alle diese Fälle ist eine Vermehrung der FF und der M_2-F charakteristisch. Dies kommt besonders deutlich in den Streifen zum Ausdruck, bei denen nur ein Fünftel (z. B. Dief. 7.3.1952) des Extraktionsgutes aufgetragen wurde ($^1/_{25}$ der Gesamtausscheidung!). Zum besseren Vergleich seien hierzu im Folgenden Streifen demonstriert, die vier Fünftel des Extraktionsgutes enthalten. Die hier dargestellten Patienten mit CUSHINGscher Krankheit (s. Abb. 2) verhalten sich im Chromatogramm fast gleich. Die Gesamtmenge der M_2-F entspräche, wenn man die molare Extinktion von Desoxycorticosteron (DOC) als orientierendes Maß einsetzt, etwa 600—1500 γ/d DOC; die der FF etwa 1000—3000 γ/d. Nach bisherigen Beobachtungen zeigen *essentielle Hypertonien* kein einheitliches Verhalten. Einige Fälle liegen bezüglich der obersten beiden Fraktionen zwischen den Mengen von Gesunden und denen der CUSHING-Fälle. Andere Patienten mit essentieller Hypertonie zeigen Ausscheidungen dieser Substanzen, die sich nicht von denen Gesunder unterscheiden. HETZEL und HINE (*10*) konnten übrigens mit dem Glykogentest bei der Maus keinen Anhalt für Störungen der NNR-Funktion bei essentieller Hypertonie finden.

In Abb. 2 ist ferner ein Fall von primär chronischer Polyarthritis dargestellt, dem insgesamt 200 mg ACTH (Farbwerke Hoechst) verabfolgt wurden, und zwar am 27. und 28. 2. je 60 mg und am 29. 2. und 1. 3. 1952 je 40 mg ACTH. Das Maximum der Ausscheidung an FF und M_2-F lag am 6. Tage nach Beginn der Behandlung. Im Anschluß daran entwickelte sich eine erhebliche negative Nachschwankung, deren Minimum etwa am 13. Tage erreicht war.

Eine Patientin mit ausgeprägter *NN-Insuffizienz* (Morbus Addison) zeigte im Gegensatz zu den bisher besprochenen Fällen bei wiederholter Untersuchung nur eine schwache Andeutung der beiden oberen Fraktionen. Eine regelmäßige Vermehrung der M_2-F mit charakteristischem Corticoidspektrum zeigten *Gravide* (Mens VIII).

Von den darauffolgenden Fraktionen M_1 und M_a ist zu sagen, daß sie bei *Morbus Cushing* vermehrt und bei *NNR-Insuffizienz* relativ vermindert erscheinen, die Abweichungen sind jedoch nicht so ausgesprochen wie bei den oberen beiden Fraktionen. Ein auffallendes Verhalten zeigten die Chromatogramme bei *Lebercirrhosen* (Abb. 3, I—IV). Besonders bei schweren dekompensierten Cirrhosen waren die Fraktionen M_2 und M_1 lediglich noch angedeutet. Diese Verminderung, besonders der M_1-Fraktion entsprach etwa der Schwere des Leberbefundes, wie er durch die Testacidprobe nach FELIX und TESKE ermittelt wurde. Eine Parallelität zu anderen Leberfunktionsprüfungen wie den Eiweißlabilitätsproben konnte nicht immer festgestellt werden. (Die Diagnosen der hier gezeigten Fälle waren durchweg laparoskopisch und z. T. autoptisch gesichert.). Besonders aufschlußreich war ein Fall, der von klinischer Seite als Lebercirrhose mit portaler Hypertension aufgefaßt wurde. Auf Grund der papierchromatographischen Untersuchungen konnte dieser Verdacht nicht gestützt werden. Bei der durchgeführten Operation stellte sich heraus, daß es sich um einen extrahepatischen Block infolge Obliteration der Pfortader (spezifische Lymphadenitis!) gehandelt hat. Die Leber selbst war völlig intakt. — Im übrigen konnte bei der Rekompensation von Cirrhosen eine Rückbildung der Veränderungen im Chromatogramm beobachtet werden. Bezüglich des Zusammenhanges zwischen Steroidstoffwechsel und Lebererkrankungen sei auf die Veröffentlichung von RUPPEL und WEISSBECKER (*11*) hingewiesen.

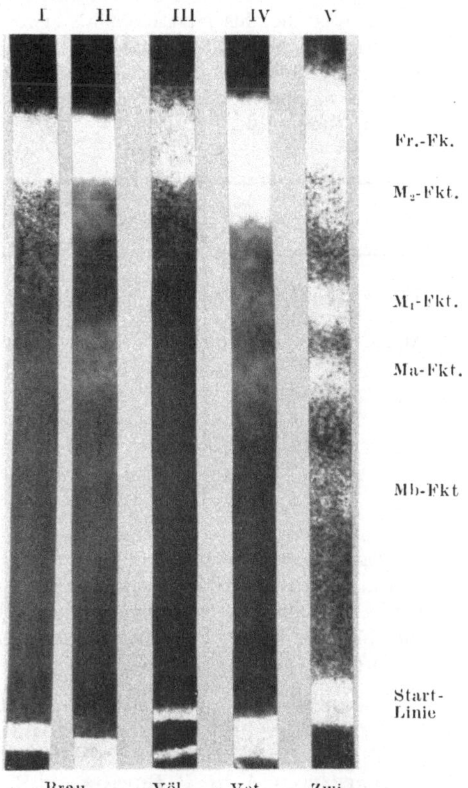

Abb. 3. M_1 und Ma-Fraktion sind bei schweren dekompensierten Lebercirrhosen erheblich vermindert. Zum Vergleich ein Fall ohne Cirrhose (Pfortaderstenose).

Desoxycorticosteron und 17-Hydroxy-11-Desoxy-corticosteron konnten bislang bei der Chromatographie mit den verschiedensten Lösungsmitteln nicht gefunden werden. Wenn die Substanzen überhaupt im Urin ausgeschieden werden, handelt es sich um Mengen unter 10 γ/d.

Charakterisierung der Substanzen: Die chemische Charakterisierung der beschriebenen Zonen ist noch nicht abgeschlossen. Bei der Front- und M_2-Fraktion handelt es sich nicht um einheitliche Substanzen (zumindest 2 Komponenten), wie eine 2. Fraktionierung mit dem Xylol-Acetonitrilgemisch zeigte. In M_2 ist mit Sicherheit Comp. F (17-OH-Corticosteron) enthalten. Comp. F ist besonders bei Cushing-Fällen und Schwangeren gegenüber den anderen Substanzen mit gleichem R_F-Wert stark vermehrt, so daß ein praktisch reines Corticoidspektrum im UV. zu beobachten ist. Auch die Fluorescenz- und Farbreaktionen werden bei Vermehrung der Substanzen besonders charakteristisch. Bei normalen Harnen trifft dies gewöhnlich nicht zu. Hier muß eine 2. Fraktionierung evtl. mit dem Acetonitrilgemisch vorgenommen werden, um reines Comp. F zu erhalten.

Die Fraktionen M_1 und M_a stellen auch im Acetonitrilgemisch reine Substanzen dar. Sie haben zwar das Absorptionsmaximum um 240 mμ, besitzen jedoch noch eine Stufe bei 285 mμ und streben unter 220 mμ nochmals einem Maximum zu. Das schließt aus, daß es sich hier um freie „aktive" NNR-Hormone handelt. Möglicherweise sind es Conjugate von Steroiden der NNR, was aber bis jetzt nicht als erwiesen gelten kann. Die bisher mit den beschriebenen Fraktionen angestellten Reaktionen sind in Tab. 1 dargestellt. Abschließend möchten wir noch darauf hinweisen, daß die angegebene Methode nur dann für Steroide spezifisch ist, wenn man die entsprechende Zone nach Elution in einem UV-Spektrophotometer von etwa 220 bis 320 mμ durchmißt.

Tabelle 1.

Fraktion	R_F	UV Max. mμ	Anisaldehyd.		15% H_3PO_4 (13) UV	(3b) Silber diamin	TTC (5)	$SbCl_3$ (14) UV	(15) m-Dinitrobenzol	OsO_4 (16)
			sichtb.	UV						
Front-	0,87	(240) (275)	rot (int.)	rosa (int.)	orange	(+)	(+)	orange	—	(+)
M_2-	0,78	240 (275)	—	grünlich-grau	gelb-grünlich	+	+	grün	(+)	+
M_1-	0,60	245 (285)	gelb (int.)	braun (int.)	(blaugrau)	+	(+)	(orange)	+	++
M_a-	0,49	245 (285)	—	—	—	(+)	—	—	(+) UV +	(+)
M_b-	0,32	(260)	—	—	—		—			

Tab. 1 stellt die Reaktionen dar, die mit den von uns gefundenen Fraktionen zum Teil charakteristisch ausfallen. Die in Klammern angegebenen Werte in der Spalte „UV-Maxima" sind Stufen im Absorptionsspektrum. Über dem Startpunkt findet sich bei der Behandlung mit 15%iger H_3PO_4 regelmäßig eine intensiv (int) blau fluorescierende Zone, die keine UV-Absorption ergibt.

1. DOBRINER, K., S. LIEBERMANN and C. P. RHOADS: J. of Biol. Chem. **172**, 241 (1948).
2. LIEBERMANN, S., K. DOBRINER, B. R. HILL, L. F. FIESER and C. P. RHOADS: J. of Biol. Chem. **172**, 263 (1948).
3. ZAFFARONI, A., R. B. BURTON and E. H. KEUTMANN: a) J. of Biol. Chem. **177**, 109 (1949); b) Science (Lancaster, Pa.) **111**, 6 (1950).
4. BURTON, R. B., A. ZAFFARONI and E. H. KEUTMANN: J. of Biol. Chem. **193**, 769 (1951).
5. HOFMANN, H., u. H. J. STAUDINGER: Naturwiss. **38**, 213 (1951).
6. SCHNEIDER, J. J.: J. of Biol. Chem. **194**, 337 (1952).
7. HÜBENER, H. J., E. HOFFMANN u. F. BODE: Hoppe-Seylers Z. **289**, 102 (1952).
8. MARKHAM, R., and J. D. SMITH: Biochemic. J. **42**, 238 (1949).
9. BUSH, J. E.: Biochemic. J. **50**, 370 (1952).
10. HETZEL, B. S., and D. C. HINE: J. Clin. Endocrin. **12**, 296 (1952).
11. RUPPEL, W., u. L. WEISSBECKER: Acta endocrinol. (Copenh.) **10**, 29 (1952).
12. MIESCHER, K.: Helvet. chim. Acta **29**, 743 (1946); zit. nach NEHER u. WETTSTEIN.
13. NEHER, R., u. A. WETTSTEIN: Helvet. chim. Acta **34**, 2278 (1951).
14. LEVINE, V. E., and E. RICHMAN: J. of Biol. Chem. **101**, 373 (1933).
15. ZIMMERMANN, W.: a) Hoppe-Seylers Z. **233**, 257 (1935); b) Hoppe-Seylers Z. **245**, 47 (1936).
16. MANARO, J. M., and A. ZYGMUNTOWICZ: J. of Endocrinol. **48**, 114 (1951).

WEISSBECKER (Freiburg):

Die Frage der Umwandlung von Steroiden oder Steroidvorstufen und der Nachweis, daß Desoxyverbindungen in der NNR in 11-Stellung oxydiert werden, zwingt ebenfalls zur Frage, ob 11-Oxycorticoide in der NNR weiter umgebaut werden. Dazu liegen verschiedene Arbeiten vor, aus denen entnommen werden kann, daß eine einmal gegebene 11-Oxyfunktion in einem Steroid erhalten bleibt. Im Urin erscheinende Glucocorticoide oder ihre Abwandlungsprodukte sind wohl an der 3 und 21 Stellung verändert, sowie an der Δ 4 oder 5 Doppelbindung, aber nicht an der 11-Stellung. Daraus leitet sich auch die Berechtigung ab, die Substanzen, die in der mehr wasserlöslichen Fraktion bei der Harnsteroidanalyse erscheinen, als Glucocorticoide oder deren Abwandlungsprodukte zu bezeichnen.

STAUDINGER (Mannheim):

Die Untersuchungen von HÜBENER sind interessant. Man kann ihm dazu nur gratulieren. Was er damit analysiert, ist unter Umständen sehr wichtig. Es gibt zahlreiche Arbeiten darüber, was im Harn an Umwandlungsprodukten erscheint. Auffallenderweise verschwindet beim Stoffwechsel der Steroide meist zuerst die α-, β-ungesättigte Ketogruppe am C-Atom 3. Er stellte nun fest, daß Verbindungen im Harn vorkommen, die die α-, β-ungesättigte Ketogruppe noch enthalten. Diese Verbindungen schienen bis jetzt im Harn selten zu sein; es sind vor allem die „biologisch aktiven“ Steroide, die zu etwa 50 γ pro Liter ausgeschieden werden. Ich vermute, daß es sich hier also um ganz neue Substanzen handelt. Dafür spricht auch, daß die Reduktionsproben mit TTC schwach ausfallen. Es sind also Produkte (vielleicht Steroide), bei denen die Umwandlung zuerst an der reduzierenden Seitenkette vor sich gegangen ist und nicht an der α-, β-ungesättigten Ketogruppe. Auffallend ist dabei allerdings, daß gerade in Fällen mit Lebercirrhose das Vorkommen von Stoffen mit α-, β-ungesättigter Ketogruppe vermindert ist. Bekanntlich ist es gerade die gesunde Leber, die die α-, β-ungesättigte Ketogruppe schnell reduziert. HÜBENER findet besonders bei der geschädigten Leber ein Verschwinden dieser Gruppe. Dies scheint doch noch eine offene Frage zu sein.

Herr HÜBENER, Sie sprachen bei Ihren Befunden auch von Oestrogenen. Können die überhaupt vorkommen? Wie arbeiten Sie ihre Harnextrakte auf? Allgemein schüttelt man mit Alkali aus, damit entfernt man die Oestrogene. (Wie Herr HÜBENER sagt, schüttelt er mit Alkali aus, Oestrogene können daher nicht mehr in dem Auszug sein.)

Zu FELLINGER: FELLINGER hat die Kurven der fraktionierten 17-Ketosteroide nach „Dingemanse“ gezeigt. Dabei ist mir aufgefallen, daß die Fraktionen 10 bis 12 besonders vermindert waren in Fällen von Rheumatismus und Leukämie. In den Fraktionen 10—12 verbirgt sich aber das DHA. Mit anderen Worten: in diesen Fällen finden Sie eine verminderte DHA-Ausscheidung. Wir haben nun aber gestern von Herrn LABHART gehört, daß das DHA ein Umwandlungsprodukt des Cortison sei. Sie haben also einen Hinweis dafür, daß in diesen Fällen eine verminderte Corticosteroidproduktion anzunehmen ist. Dazu aber eine Frage: Wie kann das Cortison den Sauerstoff am C-Atom 11 verlieren, um in DHA überzugehen? Dies ist eine offene Frage! Bei der chronischen Polyarthritis liegt nach PFEFFERs, WEISSBECKERs und meinen Befunden doch eine gewisse Dysfunktion der Nebenniere vor. Wir sehen eine verminderte Ausscheidung von „Oxycorticoiden“ und somit eine Verschiebung zugunsten der 11-Desoxycorticoide. Noch nicht genügend gesichert ist der Befund, daß zugeführtes DOC bei Rheumatikern in manchen Fällen nicht in 11-Oxycorticoide umgewandelt wird. Unsere Befunde sprechen aber bisher dafür. Ob dieser Befund kausal mit dem Problem des Rheumatismus zusammenhängt, ist allerdings noch sehr fraglich. Nach HOAGLAND scheint es dysfunktionierende Nebennieren zu geben, d. h. solche, die andere „pathologische“ Steroide sezernieren. Bei Durchströmungsversuchen in der Anordnung nach HECHTER mit Nebennieren von Operierten bei Schizophrenie oder Hochdruck glaubte HOAGLAND gefunden zu haben, daß abwegige Steroide sezerniert werden, wie er in Bristol sagte. Dies muß zur Kenntnis genommen werden.

WEISSBECKER (Freiburg):

Zur Frage des Rheumatismus: Wir haben uns erst dann mit der Frage der Corticoidtrennung im Harn befaßt, als nachzuweisen war, ob der Rheumatismus wirklich etwas mit einer vermehrten Mineralocorticoidproduktion zu tun hat. Wir fanden bei Rheumatikern leicht erhöhte 17 Ks.-Ausscheidung, aber verminderte „Glucocorticoid"ausscheidung bei gleichbleibender „Mineralocorticoid"exkretion. Der Quotient verschob sich von normalerweise 1:4—5 auf 1:1—2. Wir fanden also nach unserer Methode keine vermehrte Ausscheidung von sog. Mineralocorticoiden oder deren Metaboliten. Lediglich das Verhältnis zum Glucocorticoid war verschoben. Wir sind der Ansicht, daß das ein völlig unspezifischer Befund ist, den wir bei den verschiedensten anderen chronischen Krankheiten ebenfalls beobachteten. Eine Abwegigkeit im Steroidhaushalt beim Rheumatiker glauben wir allerdings doch gefunden zu haben. Während bei Normalen injiziertes Desoxycorticosteron in der sog. „Glucocorticoid"fraktion erscheint, in die alle 11-Oxycorticoide eingehen, scheiden manche Rheumatiker nach DOC vermehrt „Mineralocorticoid" aus. Wir deuten das als Ausdruck mangelhafter enzymatischer 11-Oxydation der Corticoidvorstufen in der NNR. Denn Addisonkranke scheiden injiziertes DOC ebenfalls nur in der Mineralo- und nicht in der Glucocorticoidfraktion aus. Wenn ich Herrn LASZT richtig verstanden habe, findet er DOC nach Injektion beim Normaltier nicht wieder, aber wohl beim adrenalektomierten Tier. Setzen wir diese Befunde in Beziehung zu den Ergebnissen der NNR-Perfusion, wie sie PINCUS und DORFMAN durchführten, so scheint doch vieles für eine Störung im enzymatischen 11-Oxydationsmechanismus zu sprechen.

Zur Frage der Nephrose: Wir finden dabei 17 Ks.- und Corticoidwerte im Harn, wie sie sonst nur beim Addison gefunden werden. Auffällig ist bei der Nephrose, daß sie auf ACTH relativ gut, auf Cortison dagegen kaum anspricht. Das weist unseres Erachtens auf eine Beziehung zum Eiweißstoffwechsel hin. ACTH stimuliert nicht nur die Corticoid-, sondern auch die Ketosteroidproduktion der NNR. Diese Ks. sind aber nach ALBRIGHT N-Hormone, also stickstoffanabolisierende Hormone. Betrachten wir aber die Nephrose unter klinischen, nicht unter ätiologischen Gesichtspunkten, so steht die Eiweißstoffwechselstörung doch ziemlich im Vordergrund. Liegt also die 17-Ks-Produktion niedrig, sei es durch starken Eiweißverlust, durch verminderte oder abartige Eiweißbildung, so kommt es zu einer relativen NNR-Insuffizienz, wie z. B. bei Hunger, vor allem bei Eiweißhunger. Diese verminderte N-Hormonbildung könnte also für einen Teil der Eiweißstoffwechselstörung verantwortlich gemacht werden, um so mehr, als hohe Dosen von Testosteron oder Methylandrostendiol klinisch im Sinne einer Positivierung der N-Bilanz das Krankheitsbild deutlich bessern. Andere Maßnahmen zur Stimulation der NNR, wie eiweißreiche Kost, Bluttransfusion bzw. Plasmainfusion oder Pyriferfieber, dürften dann im gleichen Sinne wirkungsmäßig zu deuten sein. FELLINGER zitiert Arbeiten, nach denen Lost die Nephrose beeinflußt. Wir glauben wohl, daß Lost ein „Stressor" ist, daß es aber bezogen auf seine Mesenchymwirkung nichts mit der NNR zu tun hat. Die mesenchymalen Eiweißsynthesestätten können durch Lost sicher direkt beeinflußt werden evtl. im Sinne einer Blockierung der abartigen Eiweißbildung bei der Nephrose. Therapeutisch dürfte diese Lostwirkung keinerlei Bedeutung haben.

FELLINGER (Wien):

Eine neue Problemstellung ist die abwegige Corticoidproduktion der NNR. Cortison und DOC verwenden wir nur deshalb, weil diese für uns am leichtesten erhältlich sind, obwohl wir uns darüber im klaren sind, daß diese Steroide nicht die wichtigsten und physiologischen sind. Zu WEISSBECKER: Beim Rheumatiker sind die Glucocorticoide, gemessen an der biologischen Aktivität im Harn, herabgesetzt. Die Steroidausscheidung im Harn bei Rheumatikern ist wohl noch ungeklärt. Befürwortet wird, daß jeweils mit derselben Methode gearbeitet wird, um zu vergleichbaren Ergebnissen an einem großen Material zu kommen. Es wird vorgeschlagen, verschiedenen Arbeitsgruppen einzelne Themata zur Bearbeitung zu übergeben. Eiweißstoffwechselstörungen bei der Nephrose sind nicht immer ursächlich, die Nephrose ist ein sehr komplexes Krankheitsbild. Bezüglich des Lost bin ich mißverstanden worden. Lost kann einen diuretischen Effekt haben, der aber nicht über die NNR gehen muß.

HEILMEYER (Freiburg):

Zur Frage der Methodik haben sich vor einem Jahr in Wiesbaden die Forscher, die sich mit der Nebenniere beschäftigen, auf bestimmte Methoden geeinigt. Die Österreicher waren aber dort nicht dabei. Dies kann aber im Anschluß an den Kongreß nachgeholt werden; denn es ist eingehend erörtert worden, welche Methoden brauchbar sind und welche nicht. Ein Komitee hat in dieser Richtung einen Beschluß gefaßt. Vielleicht findet die österreichische jetzt Anschluß an die deutsche Gruppe.

H. Braunsteiner (Wien):

Ich möchte kurz ein Gebiet anschneiden, das methodisch sehr interessant ist und bisher nicht besprochen wurde. Es handelt sich um die biologische Austestung und Bestimmung der Corticosteroide. Wir haben an einer großen Anzahl klinischer Fälle die Glucosteroidausscheidung nach der Methode von Speirs und Meyer bzw. von Cope am Eosinophilensturz der adrenalektomierten Maus bestimmt. Bei sorgfältiger Wahl der Tiere und genauer Einhaltung der methodischen Bedingungen erhält man sehr brauchbare, gut reproduzierbare Werte. Bei einigen Cushing- bzw. Addisonfällen haben wir mit der biologischen Bestimmung signifikantere Werte erzielt als mit chemischer Bestimmung. Es ist dabei ein beruhigendes Gefühl, daß damit wirklich eindeutig definierte Stoffe erfaßt werden. Durch die Extraktion erfolgt allerdings ein sehr großer Wirkungsverlust. Wir extrahieren wie die angelsächsischen Autoren bei p_H 1,0. Tatsächlich ist sogar im Nativharn eine Aktivität nachzuweisen, bei M. Cushing stark gesteigert, die auf eine effektive Ausscheidung von etwa 1 mg biologisch aktiver Glucocorticoide täglich schließen läßt.

Mit dieser Methode findet man wohl bei langandauernden primär chronischen Polyarthritiden eine etwas verminderte Ausscheidung, das gleiche kann man jedoch auch bei anderen chronischen Krankheiten finden, eine Dysfunktion der Nebennierenrinde ist damit noch nicht erwiesen.

Der Nachweis mineralocorticoider Substanzen im Harn mit biologischen Testmethoden scheint in bezug auf das Adaptationssyndrom keine konkreten Anhaltspunkte zu bieten. Ein Nachweis natriumretierender Substanzen gelingt nur bei schwer ödematösen Kranken (Nephrosen, cardialer Dekompensation).

Herrnring (Hamburg):

Die Werte der 17-Ketosteroidausscheidung bei Rheumatikern streuen. Je mehr Patienten man untersucht hat, um so vorsichtiger wird man mit einer generellen Aussage. Dagegen ist es eine Regel, daß bei Behandlung mit Conteben oder anderen geeigneten Thiosemicarbazonen die 17-Ketosteroidausscheidung gesenkt wird. Wir sehen öfters Senkungen auf 50% des Ausgangswertes und darunter. Wir haben solche Urine vor und nach der Behandlung nach Dingemanse fraktioniert und festgestellt, daß alle Fraktionen gesenkt werden. Dagegen haben wir dafür Hinweise, daß bei Arbeitern in Benzidinbetrieben eine anormale Steroidfraktion auftritt.

Marti (Zürich): **Zur Dehydro-iso-androsteron-Ausscheidung im Urin.**

Das DHA stammt wohl wie z. B. 11-Hydroxyandrosteron oder 11-Hydroxyätiocholanolon ausschließlich aus der Nebennierenrinde. Bei der Beurteilung der DHA-Ausscheidung muß beachtet werden, daß bei seiner sauren Hydrolyse immer auch Artefakte entstehen. Bei der oben (Fellinger) erwähnten chromatographischen Trennung kommt es zu einer Vermehrung der Fraktion I, also zu einer Verminderung des an einer anderen Stelle ausgeschiedenen DHA.

Aus Dehydro-iso-androsteron entsteht bei HCl saurer Hydrolyse:

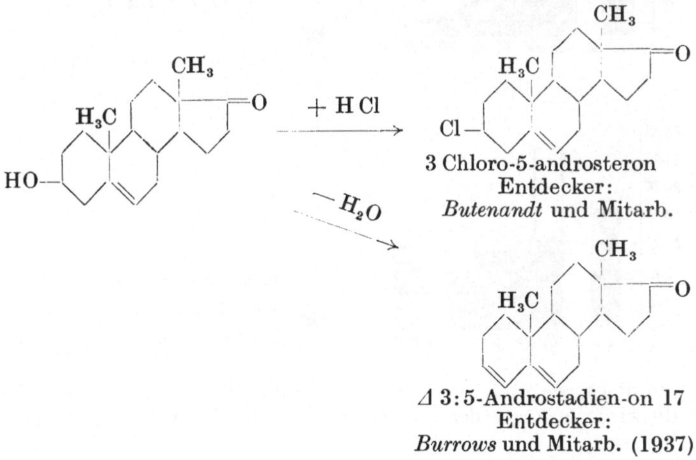

CH_3 H_3C HO— =O $+ HCl$ → Cl— $-H_2O$ →

3 Chloro-5-androsteron
Entdecker:
Butenandt und Mitarb.

Δ 3:5-Androstadien-on 17
Entdecker:
Burrows und Mitarb. (1937)

H. L. MASON und E. J. KEPPLER [J. of biol. Chem. **167**, 73 (1947)] haben gezeigt, daß DHA nicht nur ein Abbauprodukt ist, sondern vom Körper offenbar zur Synthese anderer Steroide (z. B. Testosteron) verwendet werden kann.

Wir haben bei vergleichenden Untersuchungen an Normalen und Kastraten unter Dehydro-iso-androsteron bei ersteren eine Erhöhung der Testosteronmetaboliten Androsteron und Ätiocholanolon bekommen. Bei den Kastraten war dies nicht der Fall.

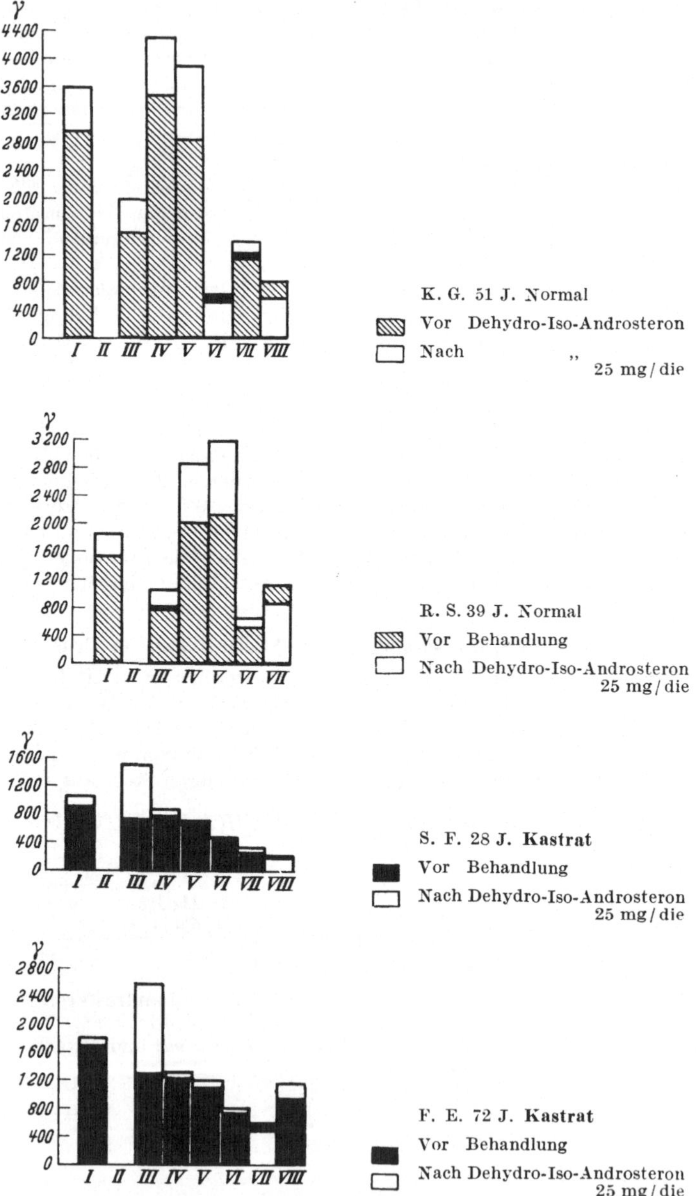

Abb. a—d.

Wir wissen nun nicht, wie weit beim Rheumatiker die Gonaden mitbeteiligt bzw. geschädigt sind. Deshalb wird die Frage der Steroid-, speziell der DHA-Ausscheidung beim Rheumatiker noch schwieriger.

LABHART (Zürich):

Bezüglich des Umbaues von Cortison zu Dehydroisoandrosteron (DHA):

Unsere Befunde stehen nicht im Gegensatz zu denjenigen der Gruppe von WORCESTER, die den Steroidumbau innerhalb der Nebenniere studierten, da unsere Patienten gar keine Nebennieren mehr hatten. Der Umbau findet also auch in anderen Organen statt. Wir können die Beobachtung FELLINGERs bestätigen, daß beim Rheumatiker im allgemeinen keine veränderte 17-Ketosteroidausscheidung gefunden wird. Dagegen weicht das Verhalten der 17-Ketosteroide unter protrahierter i.v. ACTH-Stimulation bei gewissen chronisch Kranken, darunter bei Rheumatikern, erheblich von demjenigen Normaler ab, bei welchen in wenigen Tagen ein rascher Anstieg bis auf ein konstantes Niveau von 40—50 mg erfolgt. Es finden sich drei verschiedene Formen des path. Verhaltens: bei der einen Gruppe erfolgt überhaupt kein wesentlicher Anstieg, selbst unter Steigerung der ACTH-Dosis. Bei einer zweiten Gruppe wird unter allmählichem Anstieg das Niveau erst nach 2—3 Wochen erreicht. Bei einer dritten Gruppe dagegen erfolgt der Anstieg in zwei Stufen, zunächst rasch auf ein mittleres Niveau, nach 10 Tagen auf das Normalniveau. Dieser zweite Anstieg fiel regelmäßig mit einem auffälligen Rückgang der entzündlichen Erscheinungen zusammen, so daß der Gedanke nahe liegt, daß die Nebenniere von Anfang an auf das ACTH mit einer maximalen Hormonproduktion reagierte, daß aber zunächst durch den Verbrauch in der Peripherie eine geringere Quote zum Umbau und zur Ausscheidung zur Verfügung steht.

Corticoide und 17-Ketosteroide verhielten sich bei unseren Versuchen im allgemeinen parallel.

WEISSBECKER (Freiburg):

Uns fiel das gleiche auf. Eine derartig verzögert auftretende ACTH-Wirkung wurde allerdings von uns noch nicht beobachtet, was durch die kleinere Fallzahl bedingt sein kann. Dagegen fiel uns öfters eine Dissoziation zwischen der Geschwindigkeit des Anstiegs der Harncorticoide und Harnketosteroide auf.

PFEIFFER (Frankfurt a. M.):

In seinem heutigen Referat ging Herr FELLINGER auf das Problem des Hyper- oder Dyscortizismus als Ursache oder Teilursache des chronischen Gelenkrheumatismus, das durch die tierexperimentellen Untersuchungen von SELYE aufgeworfen wurde, an verschiedenen Stellen ein.

Die Vorstellung einer Überproduktion von „prophlogistisch" wirkenden Mineralocorticoiden bei diesem Krankheitsbild erfährt durch einige Befunde eine gewisse Einschränkung:

1. Extrem selten ist bei Kranken mit primär chronischer Arthritis gleichzeitig ein Hypertonus vorhanden. Diese Beobachtung, auf die uns VOLHARD seinerzeit immer wieder aufmerksam gemacht hat, ist mit der Annahme eines Überwiegens salzwirksamer Hormone der Nebennierenrinde, deren Vasoaktivität durch die gesetzmäßig zu beobachtende Blutdrucksteigerung bekannt ist, schlecht in Übereinstimmung zu bringen.

2. Der von FELLINGER, KAINDL und SCHMID angegebene Kochsalzbelastungstest mit 10 g NaCl, der bei Kranken mit primär chronischem Rheumatismus als Ausdruck einer verstärkten Wirkung der 11-Desoxycorticoide eine charakteristische Retention erkennen lassen soll, ergab bei unseren Untersuchungen, die ebenso wie die folgenden gemeinsam mit SCHÖFFLING durchgeführt wurden, kein positives Resultat. Von 11 Kranken mit primär und sekundär chronischem Rheumatismus sowie Morbus Bechterew einerseits, und 11 Vergleichsfällen mit verschiedenen Krankheitsbildern andererseits, wurde ungefähr dieselbe Menge Kochsalz nach Belastung ausgeschieden (Abb. 1). Freilich müssen wir bei dieser Diskrepanz zu den Ergebnissen von FELLINGER und Mitarbeitern darauf hinweisen, daß wir bei unseren Untersuchungen den Chlorgehalt im Urin mit der Silbernitratmethode bestimmten, während die Wiener Autoren die Kochsalzkonzentration mit dem Stufenphotometer quantitativ erfaßten. Eine gesetzmäßige Kochsalzretentionsneigung scheint jedenfalls bei chronischen Arthritikern nicht vorhanden zu sein.

3. Auch die verschiedentlich unternommenen Versuche, mit einer äußerst kochsalzarmen Diät den „schädlich" wirkenden Mineralocorticoiden gewissermaßen ihr Substrat zu entziehen und ihre Wirkung dadurch zu neutralisieren, blieben wirkungslos. Wir hatten schon

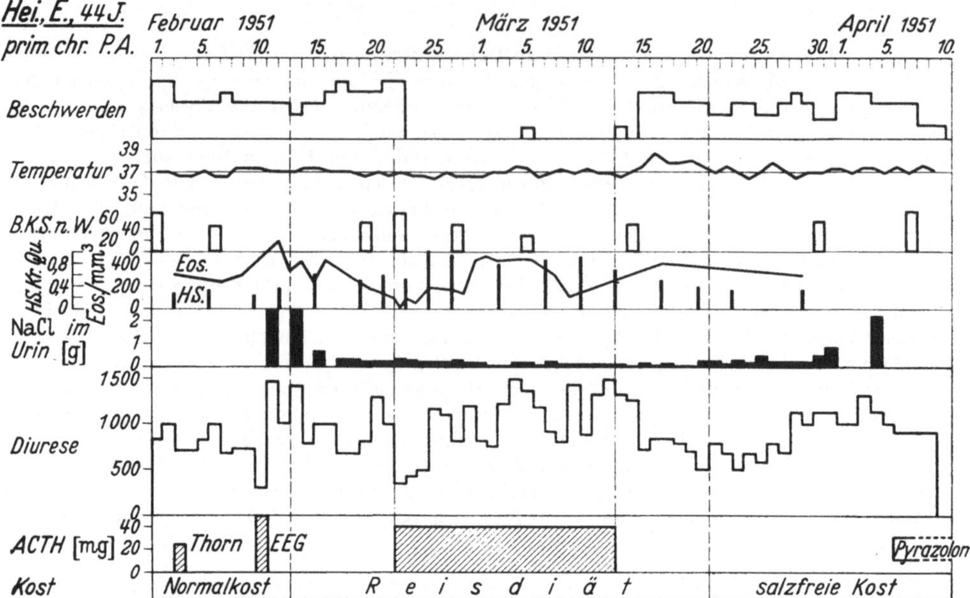

Abb. 1. Verlauf der Kombinationsbehandlung von Reisdiät und ACTH bei einer Kranken mit primär chronischer Arthritis: Keine Beeinflussung der Beschwerden durch die Reisdiät, allein durch die Kostform jedoch Aktivierung der NNR (Anstieg des Harnsäure-Kreatininquotienten und Abfall der Eosinophilen). Deutlicher Rückgang der Diurese im Augenblick des Einsetzens der ACTH-Therapie trotz minimaler Salzzufuhr, die einer ähnlichen Ausscheidungshemmung noch unter Normalkost bei einer einmaligen Injektion von 50 mg entspricht.

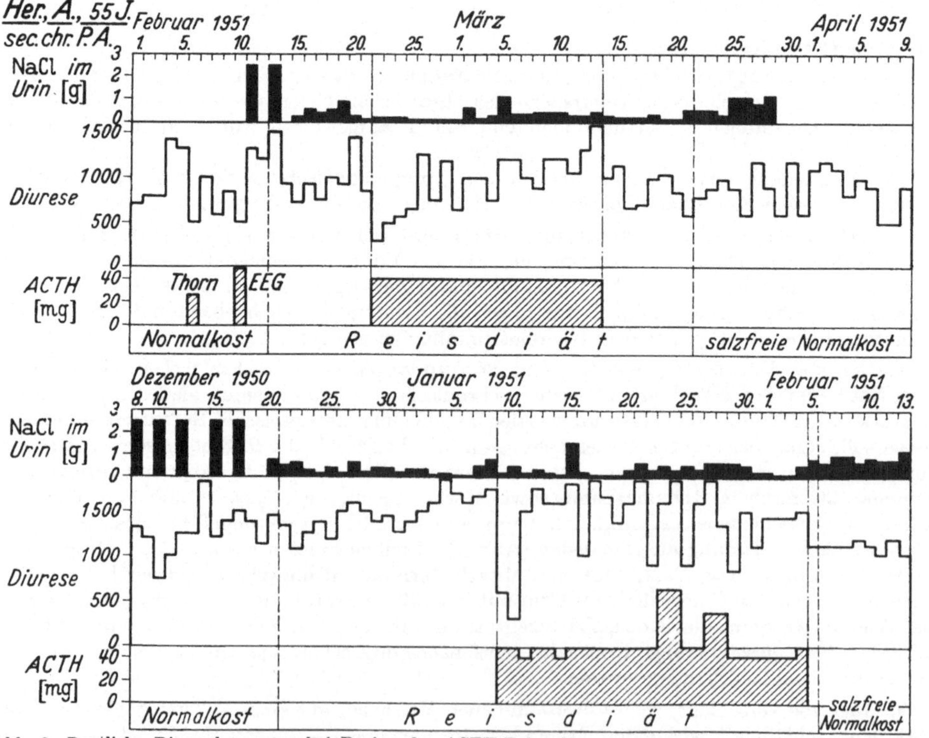

Abb. 2. Deutliche Diuresehemmung bei Beginn der ACTH-Behandlung auch unter salzfreier Kost bei einer Kranken mit sekundär chronischer Arthritis und einem Patienten mit Morbus Bechterew.

vor $2^1/_2$ Jahren die Beobachtung gemacht, daß bei Kranken mit primär chronischer Arthritis mehrfach unter Reisdiät nach KEMPNER ein Abfall der erhöhten Blutkörperchensenkungsgeschwindigkeit eintrat. Nach Kenntnis der eben geäußerten Gedankengänge einer krankheitserregenden Wirkung der salzaktiven Hormone haben wir dieselben 11 soeben demonstrierten Kranken vor, während und nach der ACTH-Behandlung mit Reisdiät behandelt. Aus Abb. 2 ist ersichtlich, wie bei 5 Fällen ein Rückgang des Mittelwertes der BSG (berechnet nach der Formel $a + b/2:2$) allein durch die Reisdiät bewirkt wurde. Die Arthritis selbst wurde durch die Kost jedoch nicht gebessert und erst nach Beginn der ACTH-Medikation kam es zu der bekannten Beschwerdefreiheit. Das gewohnte Rezidiv nach Beendigung der ACTH-Therapie trat bei einem Teil der Kranken, wie weiterhin aus der Abbildung zu ersehen ist, noch während der 3. Periode der Reisdiät auf. Nur bei 2 Patienten blieb die erzielte Besserung bisher 17 Monate bestehen, so daß es nicht berechtigt erscheint, die Remission dieser Einzelfälle auf die diätetische Maßnahme zurückzuführen.

Interessanterweise konnten wir nun während der Vorperiode mit Reisdiät bei einigen Fällen Zeichen einer Nebennierenrindenaktivierung in Gestalt von Anstieg des Harnsäure-Kreatininquotienten und Abfall der Eosinophilen beobachten, wie sie von BOOKMAN und Mitarbeiter übrigens in anderem Zusammenhang ebenfalls unter kochsalzfreier Kost beschrieben wurden.

Überblicken wir das Ergebnis dieser Untersuchungen und erinnern uns dabei an die Arbeiten von PFEFFER und STAUDINGER und FREY, so erscheint die Annahme durchaus berechtigt, daß unter wirklich salzfreier Kost eine Aktivierung der Nebennierenrinde zur Ausschüttung von zuckerwirksamen Hormonen einsetzt, die aber nicht ausreicht, eine klinische Besserung eines bestehenden chronischen Gelenkrheumatismus, oder auch nur eine Verbesserung der ACTH-Wirkung im Sinne einer Rezidivverhütung herbeizuführen. Falls also die entzündungsfördernden Mineralocorticoide, die bekanntlich auch bei den Tierexperimenten SELYEs nur bei entsprechender Salzzufuhr ihre schädliche Wirkung entfalteten, wirklich eine pathogenetisch bedeutsame Rolle im Krankheitsmechanismus des chronischen Gelenkrheumatismus spielen sollten, dann hätte man bei dem Zusammentreffen von zwei gewissermaßen antirheumatischen Prinzipien durch die salzfreie Kost, nämlich einer Mehrausschüttung von zuckerwirksamen Hormonen und einem Salzmangelzustand an sich, einen therapeutischen Effekt sehen müssen.

Im Hinblick auf unsere gestrige Diskussion erscheint uns weiterhin die bei 3 von 11 Fällen gemachte Beobachtung einer deutlichen Diuresehemmung bei Einsetzen der ACTH-Therapie auch unter salzfreier Kost von Bedeutung. Bei diesen Fällen ging die Urinausscheidung in den ersten Tagen der ACTH-Behandlung in derselben Weise zurück wie einige Zeit vorher, als die Kranken noch unter Normalkost zum Zwecke einer elektroencephalographischen Untersuchung 50 mg ACTH einmalig erhielten (Abb. 3 u. 4). Wir haben uns lange die Frage vorgelegt, wie bei Fehlen des entsprechenden Kochsalzgehaltes der Nahrung diese Retention zustandekommen kann. Aus der klinischen Beobachtung ist uns die Abhängigkeit der Diuresehemmung unter DOC von der Kochsalzzufuhr ja durchaus bekannt und wurde uns durch folgendes Beispiel einmal in eindrucksvoller Weise vor Augen geführt:

Ein Hepatitiskranker, der sich bei seinem neuen Arbeitgeber vorstellen sollte, legte verständlicherweise großen Wert darauf, ohne die so sichtbaren Zeichen seiner Erkrankung vorsprechen zu können. Um ihm seinen Wunsch nach Befreiung von seiner Gelbsucht wenigstens für einen Vormittag zu erfüllen, gaben wir ihm für 3 Tage unter Kochsalzzulage täglich 20 mg Percorten. Dabei kam es zu einem Gewichtsanstieg von 3 kg, der am 4. Tage nach Absetzen von Salz und DOC durch eine Harnflut von etwa 4 l wieder weitgehend ausgeglichen wurde, während zu derselben Zeit der Patient eindeutig abblaßte. Nachgetragen sei noch, daß sich 24 Std. später der Ikterus in ähnlichem Ausmaß wie vorher wieder ausgebildet hatte.

Ist aber der „DOC-Effekt" der durch das ACTH mobilisierten Corticoide für die starke Flüssigkeitsretention in den ersten Tagen der ACTH-Behandlung wirklich verantwortlich zu machen? Die naheliegende Annahme, daß es sich vielleicht um Hypophysin-Anteile im ACTH handeln könnte, wird etwas unwahrscheinlich dadurch, daß die höchstens 2 V.E. betragende Verunreinigung der Tagesdosis ACTH von etwa 50 mg, die in den damals verwandten Präparaten gefunden wurde, ja entsprechend der Applikationsart verzettelt über 24 Std. in 6 Einzelportionen gegeben worden ist. Ebenso fehlt die nach Hypophysin übliche reaktive Diurese. Nach 3—4 Tagen kam es bei den Patienten zur „Normalisierung" der

Ausscheidung, d. h. wir haben wieder genau das Verhalten vor uns, das wir vor der ACTH-Behandlung bei normaler Salzzufuhr als sog. „2. Na-Exkretion" einige Tage nach Beginn der Behandlung zu bezeichnen gewohnt sind.

In Abhängigkeit von einer individuell verschiedenen Na-Sättigung der Gewebe scheint es somit auch bei extrem kochsalzarmer Kost durch die den Salzhaushalt beeinflussenden nach ACTH ausgeschütteten Corticoide zu einer Rückresorption jedes verfügbaren Na-Ions und damit zur Flüssigkeitsretention zu kommen.

Bookman, J. J., R. S. Megibow u. H. Pollack: J. Clin. Invest. **29**, 798 (1950).
Fellinger, K., F. Kaindl u. J. Schmid: Med. Klin. **1950**, Nr. 37.
Frey, J.: Klin. Wschr. **1951**, 262.
Pfeffer, K. H., u. Hj. Staudinger: Klin. Wschr. **1951**, 201; **1952**, 307.
Selye, H.: Stress Acta Inc. Montreal 1950; Annual Rep. Stress Acta Inc., Montreal 1951.

Tabelle 1. *Kochsalz-Belastungen nach* Fellinger, Kaindl und Schmid.

Nr.	Name	Erkrankung	Schweregrad [1]	Gesamtausscheid.	Zwei Std.-Ausscheidung					
					I	II	III	IV	V	VI
				A. Arthritiden						
1.	Täu.	Pr. chr. Arthr.	s	8,31	0,77	1,42	1,44	1,51	1,51	1,66 [2]
				4,55	0	1,36	0	1,41	1,08	0,70 [3]
2.	Tri.	Sec. chr. Arthr.	s	8,45	1,80	1,48	1,58	1,90	0,47	1,22
				4,04	0	1,15	1,77	0	0,81	0,21 [3]
				4,99	0,92	1,73	0,96	0,64	0,52	0,22 [4]
3.	Hei.	Pr. chr. Arthr.	m	3,35	0	1,89	0	0,79	0,32	0,35
4.	Sch.	Pr. chr. Arthr.	s	4,83	0,34	0,18	1,42	1,28	0,78	0,83
5.	Brä.	Pr. chr. Arthr.	s	0,62	0,18	0,08	0,14	0,07	0,05	0,10
6.	Her.	Sec. chr. Arthr.	m	4,30	0	1,65	0,10	2,05	0,30	0,20
7.	Imh.	Sec. chr. Arthr.	s	1,71	1,05	0,22	0,18	0,11	0	0,15
8.	Hiss.	Sec. chr. Arthr.	s	3,27	1,80	0,99	0	0,26	0,07	0,15
9.	Fuc.	Sec. chr. Arthr.	l	3,48	0,88	0,77	0,91	0,37	0,32	0,23
10.	Rei.	M. Bechterew	s	2,76	0,12	0,37	0,72	0,58	0,52	0,45
11.	Ort	M. Bechterew	s	9,64	1,54	2,72	2,60	2,06	0,63	0,09
				B. Vergleichspersonen.						
1.	Kir.	Hepatitis		3,00	0,10	0,63	0,56	0,59	0,44	0,68
2.	Wat.	Diab. insip.		2,88	0,29	0,65	0,50	0,61	0,57	0,26
3.	Hoc.	Cholecystop.		4,54	0,36	0,85	0,53	1,74	0,46	0,60
4.	Bos.	Tetanie		4,51	0,31	1,56	0,34	0,59	0,89	0,82
5.	Psu.	Cholecystitis		4,25	0,73	1,33	0,80	0,48	0,36	0,55
6.	Göt.	Restalbumin.		4,10	0,58	0,79	0,51	1,44	0,31	0,47
7.	Mey.	Veget. Dystonie		4,79	0,48	0,88	1,05	1,40	0,81	0,14
8.	Her.	Thrombophleb.		3,65	0,23	0,51	0,96	0,99	0,54	0,22
9.	Ebe.	Veget. Dystonie		3,20	0,13	0,34	0,88	0,60	0,28	1,60
10.	Fau.	Cholecystop.		6,73	0,51	1,33	1,80	1,29	1,42	0,38
11.	Wei.	Ess. Hypertonie		2,85	0,34	0,78	0,50	0,26	0,39	0,58

[1] s = schwer, m = mittel, l = leicht.
[2] Vor ACTH-Behandlung.
[3] Nach ACTH-Behandlung.
[4] 6 Monate nach ACTH-Behandlung.

Die Untersuchungen wurden im Jahre 1950 und 1951 durchgeführt.

Tabelle 2. *Übersicht über 11 Arthritiker und Bechterewkranke, die mit der Kombination von salzfreier Kost (Reisdiät nach* KEMPNER) *und ACTH behandelt wurden.* (Einzelheiten s. Text.)

Nr.	Name	G	Alter Jahre	Klinikaufenthalt	Erkr.-beginn	Erkr.-dauer Jahre	ACTH-Behandlung: Dauer (Tage)	Gesamt dosis mg	Tages-dosis mg	Effekt auf Arthr.	Effekt auf BSG	Dauer des Behandl.-erfolges	Reisdiät: Vor ACTH (Tage)	Nach ACTH (Tage)	Gesamt-dauer (Tage)	Effekt auf Arthr.	Effekt auf BSG	NNR-Reak-tion
							I. Primär chronische Arthritis											
1.	Brä.	w	45	7. 9. 50 bis 8. 12. 50	1932	18	24	790	35	++	∅	5 Tage	22	9	55	∅	74→28	+
2.	Täu.	w	38	25. 10. 50 bis 13 2. 51	1941	9	15	615	40	++++	∅	17 Mon.	22	6	43	∅	40→27	+
3.	Scha.	w	39	31. 12. 50 bis 31. 3. 51	1945	6	14	525	40	++	∅	16 Tage	8	11	33	∅	∅	+
4.	Hei.	w	44	23. 1. 51 bis 12. 4. 51	1950	1	20	795	40	+++	65→34	1 Tag	9	8	37	∅	∅	+
							II. Sekundär chronische Arthritis.											
1.	Möl.	m	49	7. 7. 50 bis 25. 11. 50	1938	12	12	530	45	+++	53→26	3 Mon.	(8)	(0)	(20)	∅	∅	+
2.	Tri.	w	40	18. 10. 50 bis 13. 2. 51	1943	7	15	625	40	++++	∅	17 Mon.	22	6	43	∅	∅	+
3.	Her.	w	55	4. 1. 51 bis 10. 4. 51	1941	10	20	795	40	+++	36→10	1 Tag	9	8	37	∅	∅	+
4.	Imh.	w	46	12. 1. 51 bis 6. 6. 51	1937	14	17	675	40	+++	51→42	9 Tage	9	11	37	∅	∅	+
							III. Morbus Bechterew.											
1.	Obs.	m	37	16. 12. 49 bis 10. 6. 51	1938	11	34	1610	50	+++	42→33	5 Tage	8		16	∅	49→15	+
2.	Ort.	m	41	10. 8. 50 bis 19. 12. 51	1936	14	26	1360	55	++	∅		17	1	44	∅	43→27	+
3.	Rei.	m	43	16. 11. 50 bis 9. 3. 51	1935	15	22	1190	55	+	∅		20	1	43	∅	36→28	+

FREY (Freiburg):

Herrn PFEIFFER möchte ich sagen, daß auch wir einen Hepatitisfall beobachten konnten, der auf DOC-Glucosid eine enorme Ausscheidung von Gallenfarbstoffen zeigte [Klin. Wschr. 28, 263 (1950)], gemessen nach dem F_0-Verfahren von HEILMEYER; allerdings war — offenbar wegen der starken Farbstoffretention — ein momentanes Abblassen des Ikterus nicht zu sehen.

FASSBENDER (Mainz):

Wir haben die Versuche von SELYE unter denselben Bedingungen reproduziert und Bilder erhalten, die denjenigen von SELYE gleichen, die wir aber nicht als „rheumatisch" auffassen. Vielmehr handelt es sich um eine diffuse interstitielle unspezifische Entzündung, die aber dem rheumatischen Typ, wie wir ihn aus der menschlichen Pathologie kennen, nicht entspricht.

Auch vieles, was heute als „Periarteriitis nodosa" — durch DOC produziert — gezeigt wird, ist nur eine perivasculäre Entzündung. In den ganz seltenen Fällen, wo bei der Ratte wirklich eine Panarteriitis mit fibrinoiden Nekrosen erzeugt wurde, ist dies wohl durch den Hochdruck und andererseits durch den Mesenchymreiz bei DOC-Gaben zu verstehen.

Aber sicher ist weder beim Rheumatismus noch bei der Periarteriitis nodosa das *Primum movens* eine endokrine Fehlsteuerung. Dagegen sind die Bilder, die man im Hyperergieexperiment erhält, dem menschlichen Rheumatismus doch sehr ähnlich, und die infektionsallergische Genese des Rheumatismus wird uns heute, da wir die Bedeutung der Autoantikörper kennen, wesentlich leichter verständlich.

Dagegen ist es im höchsten Maße wahrscheinlich, daß beim menschlichen Rheumatismus die Entzündungsbereitschaft und die Mesenchymreaktion einer hormonalen Steuerung unterliegen, die evtl. für den Übergang in die chronische Form verantwortlich ist.

FELLINGER (Wien):

Unter Hinweis auf Ansichten EPPINGERs muß dazu doch vor allem unterstrichen werden, daß Allergie einerseits und hormonale Mechanismen andererseits uns heute nicht mehr als gegensätzliche Mechanismen erscheinen, sondern nur als verschiedene Betrachtungsaspekte bestimmter biologischer Abläufe. Man muß wohl auch sagen, daß es keine bestimmten spezifischen Veränderungen im Rahmen des Rheumatismus gibt, sondern allgemeine Reaktionsabläufe normaler, nervöser und serologisch faßbarer Art. Eigene Arbeiten über Stickstofflost liegen nicht vor. Das Zitat wurde nur als Beispiel gebracht, um zu zeigen, wie vielgestaltig die Möglichkeiten und Mechanismen sind.

HEILMEYER (Freiburg):

PFEIFFER hat gesagt, ACTH macht Ödeme und Na-Retentionen und das Cortison nicht, bzw. weniger. Ich möchte aber dieser Auffassung nicht ganz beipflichten. Wir arbeiten sehr viel mit Cortison und sehen fast regelmäßig eine Vermehrung der Wasserretention und eine Zunahme der Na-Retention. Dies geht wohl mit ACTH ziemlich konform; die Wirkung von ACTH ist vielleicht etwas stärker, z. T. vielleicht auch deshalb, weil noch Hypophysin als Verunreinigung mit dabei ist.

FELLINGER (Wien):

Abgesehen von der Frage der Elektrolytverschiebung, über die ja schon heute viele positive Kenntnisse vorliegen, zweifellos aber noch lange keine restlose Klärung besteht, wird das Problem der unterschiedlichen Wirkung bei Gaben von ACTH bzw. Cortison wohl auch weiter dadurch kompliziert, daß (klinisch) ja auch stets mit der körpereigenen ACTH-Produktion zu rechnen ist, die derzeit noch als unbekannte Größe einzusetzen ist.

JAHN (Nürnberg):

Herr FELLINGER hat die Beziehungen zwischen der Nebennierenrinde und der Schilddrüse erwähnt und den Befund einer Schilddrüsenvergrößerung bei herabgesetzter Aktivität nach Cortisonanwendung zur Diskussion gestellt. Zu beiden Punkten möchte ich auch deshalb etwas beitragen, weil dabei der bisher nicht erwähnte Phasenwechsel des Hypophysen-Nebennierenrindensystems zur Sprache kommen kann (JAHN: Med. Klin. **1952**, 512).

Durch Cortisongabe wird die ACTH-Produktion vermindert. Die amerikanische Literatur (SELYE: Brit. Med. J. **1950**, 1383) bezeichnet diesen Vorgang als „kompensatorische Atrophie". Mit ihr ist ein Umschwung in der Art der vom Vorderlappen produzierten glandotropen Hormone verbunden. Rückgang der ACTH-Produktion führt zu Mehrbildung des Thyreotropins [LANGLEY and CLARKE: Yale J. Biol. a. Med. **14**, 529—546 (1942)].

In der Beobachtung FELLINGERs hat Cortison durch Thyreotropinmehrbildung die Schilddrüse aktiviert und durch Proliferation vergrößert. Derartige Wirkungen sind zeitlich begrenzt. Aber der Rückgang der Schilddrüsenaktivität — phasenmäßig oft mit Unterschreitung der Norm verbunden — erfolgt rascher als die Größenabnahme.

Diesen Vorgang haben meine Mitarbeiter STRAUSS, HILLER und JAKOB (Arzneimittelforschg **1952**, 177) unter Verwendung des Radiojodtestes bei der Behandlung von Hyperthyreosen mit Thiouracilen verfolgt, wobei der Halsumfang, der sich zunächst vergrößerte, viel später zurückgeht als die Speicherungsfähigkeit der Schilddrüse für Jod. Erschöpfbarkeit der Thyreotropinproduktion führt schließlich zu dauernder Herabsetzung der Schilddrüsenfunktion, aber wiederum zur Mehrabgabe von ACTH und Cortison. In dieser Phase würde eine zusätzliche Cortisonapplikation Cushingsymptome hervorbringen.

KOLLER (Zürich):

In der Klinik von Thorn in Boston, wo ich 1 Jahr lang zu arbeiten Gelegenheit hatte, wurde ein Fall von Morbus Basedow mit anfänglich 40, dann 80 mg ACTH pro die behandelt. Diese Therapie führte nach 2 Wochen zu einem Abfall des proteingebundenen Jodes von 12 auf 5,8%, zu einer Senkung des Basalstoffwechsels von + 35% auf + 12%, zu einer Besserung des Allgemeinbefindens usw., so daß am 14. Tag die subtotale Thyreoidektomie ausgeführt werden konnte.

FELLINGER (Wien):

Die Beziehungen von Schilddrüse zum Hypophysennebennierenrindensystem sind noch recht unklar. Ich bin deshalb Herrn JAHN und PICHOTKA für die Anregungen dankbar. Die Theorie des Shifts erscheint mir sehr plausibel, vor allem im Hinblick auf eine Beobachtung, die wir in den letzten Wochen gemacht haben: Beim Absetzen der Thiouraciltherapie erfolgte etwa 14 Tage später eine außerordentliche Steigerung der Jodaufnahmefähigkeit der Schilddrüse. Eine endgültige Deutung dürfte allerdings erst durch histologische Untersuchungen möglich sein.

Zu PICHOTKA: Eine Sättigung der Schilddrüse kann durch radioaktives Jod wohl nicht erzielt werden, da dieses Jod mengenmäßig keine Rolle spielt. Das ist der Vorteil der physikalischen Messungen.

STUDER (Basel):

Wir beobachteten mit Cortison an der Ratte keine Hemmung des Thiouracilkropfes [A. STUDER: Z. Rheumaforsch. **9**, 337 (1950)].

RIBITSCH (Graz):

Nach Zufuhr von Paraoxypropiophenon kommt es beim Versuchstier zu regressiven Veränderungen in Schilddrüse und Keimdrüse und zu progressiven Veränderungen in der Nebennierenrinde. Das spricht für eine ACTH-Stimulation im HVL (Stress) mit „Shift"-Wirkung (TTH- und GTH-Bremsung).

FELLINGER (Wien):

Die Tatsache, daß Cortison und ACTH die Schilddrüse dämpfen, ist heute wohl eindeutig sichergestellt. Über die Wirkung bei Hyperthyreose liegen heute reichlich Untersuchungen vor. Zur Frage des Shifts wäre noch zu sagen: Hier liegt sicher kein Schichtwechsel zwischen thyreotropem Hormon und ACTH vor. Die Frage ist nur, wieso es beim Zurückdrängen des thyreotropen Hormons dennoch zu einer Vergrößerung der Schilddrüse kommt.

RUPPERT (Würzburg):

Zu dem Vortrag von Herrn FELLINGER möchte ich mir die Frage erlauben, ob auch bei lymphatischen Leukämien von ihm Hypophysenimplantationen gemacht wurden, und ob gegebenenfalls dabei dann Unterschiede im Vergleich zu ACTH und Cortison zu verzeichnen waren. Nach unseren Untersuchungen ist die alkalische Blutphosphatase nicht nur bei der myeloischen Leukämie, sondern auch bei einem gewissen Teil der lymphatischen Leukämien erhöht zu finden.

BEIGLBÖCK (Freiburg):

Die beiden Fälle von Leukämie, über die Herr FELLINGER soeben berichtet hat, mit einer nach Hypophysenimplantationen aufgetretenen Verschlechterung, haben mir den Gedanken nahegelegt, daß hierbei vielleicht das Wachstumshormon eine Rolle gespielt hat (wegen der behaupteten Beziehung desselben zum Tumorwachstum). Uns ist nämlich aufgefallen, daß wir nach Hypophysenimplantationen eine außerordentliche Vermehrung der alkalischen Phosphatase im Serum fanden, wogegen nach ACTH die Steigerung relativ gering ist. Nach EVANS ruft aber gerade das Wachstumshormon eine bedeutende Erhöhung des Phosphatasespiegels hervor. Es ist deshalb daran zu denken, daß das Hypophysenimplantat vielleicht auf diesem Wege gewirkt hat.

HEILMEYER (Freiburg):

Ich habe mit FELLINGER vorher darüber diskutiert, und wir sind bereits zu demselben Schluß gekommen, und zwar aus folgendem: In beiden Fällen ist eine Myeloblastenwucherung aufgetreten. Wir wissen ganz sicher, daß Cortison und ACTH die Myeloblastenwucherung unterdrückt, im Gegensatz zur Wirkung auf die reifen segmentkernigen Granulocyten. Dies wird in der Literatur nicht ganz scharf unterschieden, hat aber für die Praxis eine ungeheuere Bedeutung. Eine reifzellige Leukämie verschlechtert sich im allgemeinen unter Cortison. Eine Myeloblastenleukämie bessert sich unter ACTH. Wenn Sie mit großen Dosen herangehen können, bekommen sie in etwa 90% der Fälle nach unserem Material eine Senkung der Myeloblasten, in einem Fall bis zu einem myeloblastenfreien Mark, wo nur noch Mesenchymzellen darin waren. Der Myeloblast reagiert anders auf Cortison und auf ACTH wie die reife Zelle, das liegt offenbar am Chemismus. Ich komme auf Befunde von LAVES zurück. Das sind sehr interessante Untersuchungen des Enzymchemismus der Zellen. Der Myeloblast reagiert ähnlich wie die Mesenchymzelle, wie der Lymphocyt und die lymphocytäre Stammzelle. Alle diese Zellen reagieren mit Senkung unter ACTH und Cortison. Ich glaube daher auch, daß die Hypophysenimplantation nicht als Cortison gewirkt hat. Es ist ein wichtiger Punkt, daß die Hypophysenimplantation nicht einer Cortisoninjektion gleichzusetzen ist. Die Hypophyse enthält eben viel mehr Hormone, auch das Wachstumshormon.

FELLINGER (Wien):

Die Hypophysenimplantation bewirkt einen ganz anderen Mechanismus wie ACTH-Medikation. Die Wirkung ist vielfach länger, intensiver und modifizierter. Die beiden Mechanismen überschneiden sich.

KLOOS (Kiel):

Die bisher vorliegenden morphologischen Befunde am lympho-reticulären System nach experimenteller Einwirkung von ACTH und Cortison sind nicht geeignet, genügend klare Vorstellungen über die biologischen Eigenschaften dieser Hormone zu vermitteln. Eigene Untersuchungen wurden an Meerschweinchen durchgeführt, die aus kurz- und langfristigen ACTH-Experimenten von HANSEN und SCHOEN (Univ.-Kinderklinik Kiel) stammen. Als Beispiel sollen hier die Befunde an der Milz als dem größten geschlossenen lympho-reticulären Organ dienen. Veränderungen an den Lymphknoten und am Knochenmark sind grundsätzlich ähnlicher Natur, haben aber natürlich teilweise eine abgeänderte biologische Bedeutung; wir werden an anderer Stelle darauf zurückkommen.

Im *akuten Versuch* (2mal 10 E, 1mal 20 E ACTH-Promonta mit 6stündigem Abstand, Tötung $4^1/_2$ Std. nach der letzten Injektion) besteht das Follikelzentrum der Milz fast ausschließlich aus großen Reticulumzellen mit großen, bläschenförmigen, relativ polymorphen Kernen und reichlich syncytialem Plasma. Das Bild in der Follikelperipherie wird beherrscht von unreifen lymphoiden Elementen. Außerhalb des Follikels findet sich eine schmale leukocytenreiche Zone. Die meisten Leukocyten lassen Zeichen des Zellunterganges erkennen: Hypersegmentierung, Karyorrhexis und Cytolyse. Innerhalb des Follikels, vorwiegend in seinen peripheren Anteilen, ist mäßige Kernbröckelphagocytose zu beobachten neben Erythrophagie und Siderophagie (Abb. 1a u. b). In der roten Pulpa sind festzustellen: Schwellung der Pulpazellen und Endothelien mit erheblicher Erythro- und Siderophagie, daneben Zellproliferationsherde mit eingestreuten Plasmo- und Lymphoblasten.

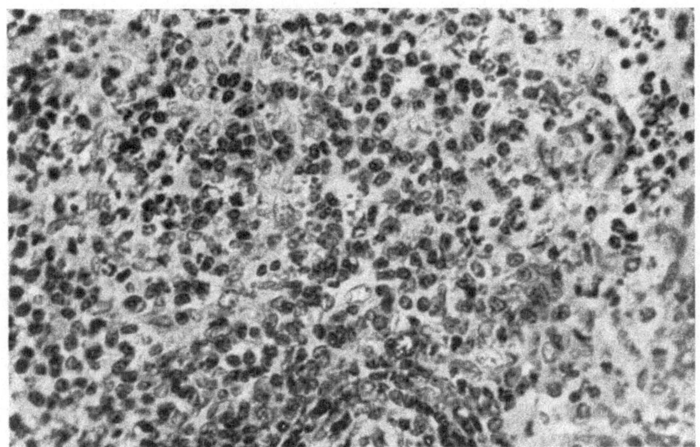

Abb. 1. Milzfollikel eines jungen Meerschweinchens nach 40 E ACTH-Promonta. a) HE-Färbung: Großzelliger Umbau im Zentrum, peripherer Lymphoblastensaum, perifollikuläre Leukotaxie und Leukoklasie.

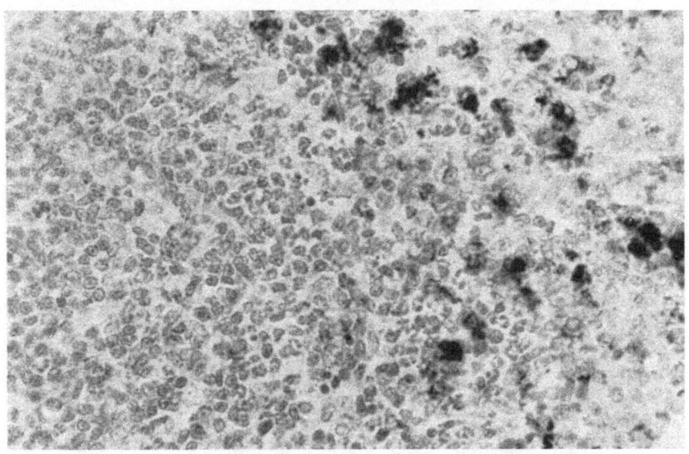

b) Turnbullblau-R: Perifollikuläre Siderophagie.

Im *chronischen Versuch* konnten zwei Reaktionsformen unterschieden werden. Zur Erläuterung folgende Beispiele:

1. Bei *guter Anpassung* an die künstlich gesetzte hormonale Dysregulation: (Männliches Meerschweinchen im Alter von 14 Tagen in den Versuch genommen. 70 Tage lang 3 mal täglich 2,5 E ACTH mit eingeschalteter 6 tägiger Behandlungspause. Tötung im Alter von 90 Tagen nach Gaben von insgesamt 532,5 E ACTH. Gewichtsanstieg während des Versuches von 120 auf 270 g, keine Krankheitszeichen außer einem mäßig starken Haarausfall).

In der Milz nur wenige schlecht erkennbare Follikel fast ausschließlich aus plasmareichen Reticulumzellen, deren Vergrößerung und Polymorphie wesentlich über das Maß der im akuten Versuch beobachteten Veränderungen hinausgehen. Doch sind die Kerne durchweg bläschenförmig, sie enthalten mehrere kleine, wenn auch meist unregelmäßige Nucleolen. Der Lymphoblastensaum an der Follikelperipherie ist nur schwach angedeutet, Ausreifungsvorgänge im Rahmen einer Lymphopoese treten dabei ganz zurück. Andererseits sind auch perifollikuläre Leukotaxie, Kernbröckelphagocytose, Erythro- und Siderophagie nur in geringem Maße aufzufinden. Die rote Pulpa zeigt eine hochgradige syncytiale Proliferation des Grundreticulums, das sich hinsichtlich seiner Kern- und Zelleigentümlichkeiten ebenso wie das des Follikelapparates verhält. Die Sinus sind durch diese Wucherung fast ganz verlegt, stellenweise finden sich außerdem stark in die Lichtung vorspringende Proliferationsherde mit vorwiegend unreifen lymphoiden Elementen. Sinusendothelien sind vielfach abgelöst und als Makrophagen in den engen Lichtungen aufzufinden, sie enthalten neben einigen Erythrocyten und geringen Hämosiderinmengen vielfach polychrome rundliche Eiweißboazervate, die auch frei in der Sinuslichtung angetroffen werden. Fasern sind bei gewöhnlicher Färbung nicht zu erkennen und auch bei der Gitterfaserdarstellung stark zurückgedrängt (Abb. 2 und 3).

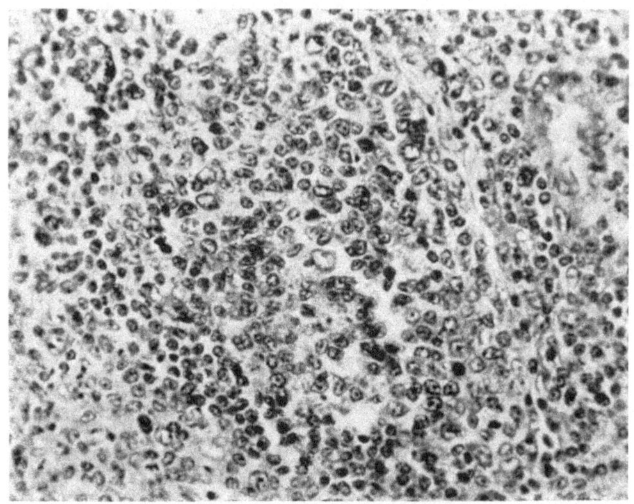

Abb. 2. Umbaufollikel in der Milz eines jungen Meerschweinchens bei guter Anpassung an chronische ACTH-Überdosierung (64 Behandlungstage, 532,5 E).

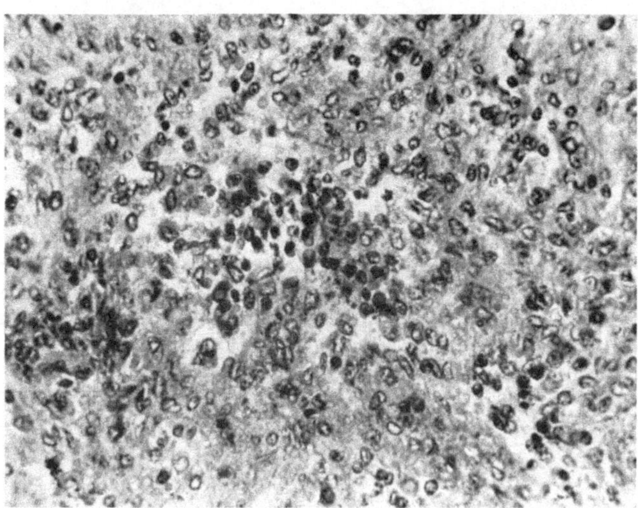

Abb. 3. Syncytial-großzelliger Umbau der roten Milzpulpa mit herdförmiger Lymphoblastenproliferation (gleiches Tier wie bei Abb. 2).

Bei nur *mäßiger Anpassung* zeigt die Milz ebenfalls eine Verminderung und Verkleinerung der Follikel. Doch sind hier die unreifen lymphoiden, besonders auch die plasmazellähnlichen

Elemente reichlicher vorhanden, besonders bei einem Fall, der während des Lebens eine erhebliche Erhöhung des Blutzuckers auf 238 mg-% gezeigt hatte (Dystrophie und starker Haarausfall bei 47 tägiger Versuchsdauer und 438,5 E ACTH; Gewicht im Alter von 68 Tagen = 250 g).

2. Das Bild bei *nicht erfolgter Anpassung* und schließlicher *Erschöpfung:* (Als Beispiel sei ein männliches Meerschweinchen angeführt, das mit 26 Tagen bei 130 g Körpergewicht in den Versuch genommen wurde und weitere 26 Tage lang täglich 3 mal 2,5 E ACTH erhielt. Wegen hochgradiger Dystrophie und Adynamie bei starkem Haarausfall mußte das Experiment nach Verabreichung von 195 E ACTH abgebrochen werden, das Tier starb 5 Tage später spontan, das Körpergewicht betrug jetzt 120 g).

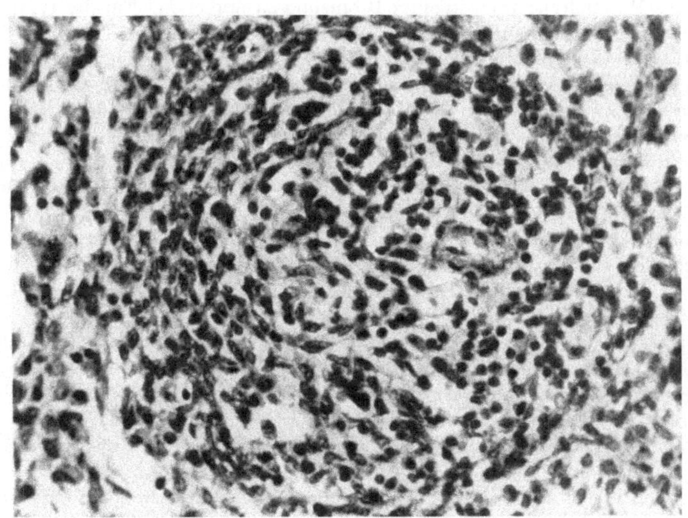

Abb. 4. Chronische ACTH-Überdosierung beim jungen Meerschweinchen (195 E in 26 Tagen). Erschöpfung, Spontantod. — Lockeres Faserknötchen der Milz.

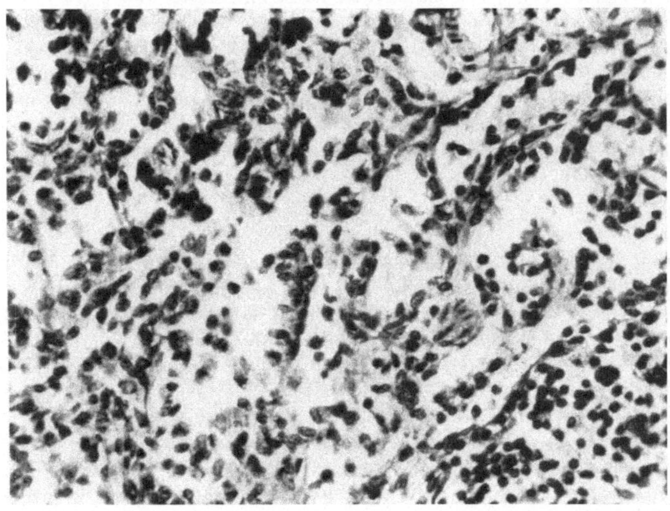

Abb. 5. Gleiches Tier wie bei Abb. 4. Ausgekämmte rote Pulpa, Makrophagenmobilisierung, Erythro- und Siderophagie.

Hier bestehen die Milzfollikel aus einem lockeren Gefüge reticulären Gewebes mit deutlich ausgebildeten, z. T. sklerosierten Fasern. Die Reticulumzellen sind auffallend klein und dunkelkernig. Im Follikelzentrum erinnern sie an lymphoide Elemente, haften aber dem Fasernetz fest an. In der Follikelperipherie finden sich stellenweise gering proliferierte plasmareichere längsovale Zellen mit größeren, helleren, meist fibroblastenähnlichen Kernen. Auch hier sind gelegentlich lymphoide Elemente eingestreut. Die rote Pulpa erscheint wie ausgekämmt. In den breiten Sinus liegen reichlich degenerativ veränderte Makrophagen und Sinusendothelien, man sieht eine ausgedehnte Erythro- und Siderophagie. Das Pulpareticulum ähnelt im übrigen dem follikulären Grundgewebe.

Es scheint dementsprechend nicht angebracht, hinsichtlich der Wirkung von ACTH und Cortison auf das Mesenchym nur von einer Bremsung zu sprechen. Für die lymphoreticulären Organe hat dies zumindest keine Berechtigung. Wie am Beispiel der Milzreaktion im ACTH-Experiment des Meerschweinchens gezeigt, handelt es sich hier im wesentlichen um einen auch formativ deutlich zum Ausdruck kommenden *Funktionswechsel* der Grundelemente. Die Lymphopoese wird zwar gehemmt, die Makrophagentätigkeit sowie eine ortsständige Proliferation des Lymphoreticulums und des Pulpareticulums lassen dagegen eine deutliche Steigerung erkennen. Dabei findet im akuten Stadium sowie im Zustand der Erschöpfung gleichzeitig eine Leukotaxie sowie eine beschleunigte Zerstörung bluteigener Zellen, vorwiegend von polymorphkernigen Leukocyten und Erythrocyten statt. Die von Hansen und Schoen studierten Blutveränderungen am lebenden Tier (s. unten) haben gezeigt, daß auch im chronischen Versuch stets die charakteristische ACTH-Wirkung auftrat, daß somit die Gegenregulation auch bei den gut angepaßten Tieren nicht ausreichte, den speziellen endokrinen Reiz unwirksam zu machen.

Im Gegensatz zu den Angaben amerikanischer Autoren können wir die Bilder des Kernzerfalls nicht als Ausdruck einer Lymphoklasie ansehen. Dies ist an den Übergangsbildern von hypersegmentierten Leukocyten zu Zellresten mit entsprechend gelagerten Kernbröckeln ersichtlich. Kernzerfall, wie er bei rundkernigen Elementen erwartet werden müßte, wird nirgends erkennbar. Die Lymphopenie ist vielmehr durch den Funktionswechsel des Follikelapparates bedingt.

Alle diese Veränderungen wurden am gesunden Jungtier gesehen, also an einem Organismus, der durch das Fehlen besonderer Anpassungsleistungen des für die Antigenabwehr verantwortlichen lympho-reticulären Apparates gekennzeichnet ist. Die dargestellten Bilder sind somit Ausdruck einer verstärkten Reaktion des lympho-reticulären Gewebes bei unkomplizierter, speziell endogen-hormonaler, und zwar vorgeschalteter Stimulation. Sie zeigen in eindrucksvoller Weise, wie stark die Variationsbreite dieses polyvalenten Erfolgssystems schon bei einseitiger endokriner Belastung ist. Die weitere Prägung der Zustandsbilder erfolgt sehr wahrscheinlich im Rahmen einer Lenkung biologischer und biochemischer Zelleistungen von seiten der Peripherie und teilweise durch exogene Agentien. Dabei wird man hauptsächlich zwei Funktionskreise im Auge haben, nämlich Immunreaktionen und Neoglykogenie. Bis zu welcher Phase der lymphoreticulären Reaktion Zellchemismus, Gestalt- und Strukturwandel bei beiden Funktionskreisen eingleisig verlaufen, müssen erst weitere Versuche zeigen.

Hansen (Kiel):

In Ergänzung der Befunde von Kloos darf ich erwähnen, daß wir die Veränderungen des peripheren Blutbildes bei den über 12 Wochen behandelten Meerschweinchen verfolgt haben. Dies ist insofern interessant, als dieser Versuch zeigt, daß die Einzelreaktionen aller Zellarten selbst bei einer bis zu 12 Wochen durchgeführten ACTH-Zufuhr unverändert nachweisbar bleiben, insbesondere auch der der Lymphopenie folgende überschießende Lymphocytenanstieg, der auf die immer noch vorhandene Leistungsfähigkeit des lymphatischen Gewebes hinweist. Eine völlige Involution kann zu diesem Zeitpunkt also noch nicht eingetreten sein. Dagegen glauben wir, den Beginn des regressiven Einflusses auf das lymphatische Gewebe dort zu sehen, wo einer anfänglich noch ansteigenden Tendenz der absoluten Lymphocytenzahlen ein allmähliches Absinken mit Umkehr des Differential-Blutbildes zugunsten der Granulocyten folgt. Dies entspricht den pathologisch-anatomischen Befunden insofern, als zwar eine Reifungshemmung, noch nicht aber eine völlige Rückbildung der lymphatischen Drüsen erfolgt ist.

RIBITSCH (Graz):

Zu KLOOS: Dieselben Veränderungen in der Milz findet man nach Injektion von DOC. Die Milzhülsenarterien werden kongorotpositiv und man findet kongorotpositive Stellen in den Milztrabekeln. Eine Färbbarkeit mit Methylviolett (Amyloid) ist dagegen nicht nachweisbar. In der Leber tritt eine Atrophie der Leberzellen mit Hyperchromasie ein, die DISSÉschen Räume werden breiter und lassen sich im Azan-Präparat blau anfärben.

BETKE (Freiburg):

Zur Frage der Lymphoklasie nach ACTH: DOUGHERTY und WHITE erzielten sie in ausgedehntem Maße bei der weißen Maus mit subcutanen Injektionen von 1 mg ACTH. Herr GÄDEKE und ich haben diese Versuche nachgearbeitet. Wir verwendeten das Präparat Cortiphyson der Firma Promonta. Bei Injektion von 1 I. E. und Tötung der Tiere nach 6—9 Std. sahen wir in Lymphknoten und Milz keinen Unterschied gegenüber den Kontrolltieren. Auch bei 3 und 5 I. E. war keine eindeutige Lymphoklasie festzustellen, dagegen eine mäßige Proliferation reticulärer Elemente. Das stimmt mit den eben mitgeteilten Ergebnissen von Herrn KLOOS überein, der in seinen akuten Versuchen auch keine Lymphoklasie sah. Bei Mengen über 5 I. E. mehrten sich die Befunde von Zellzerstörung in den lymphatischen Organen, aber sie waren auch bei einer Gabe von 37,5 I. E. (fraktioniert in 3 Dosen innerhalb 6 Std. intraperitoneal) noch nicht so stark wie bei den Versuchen von DOUGHERTY und WHITE. Auch die Lipoidentspeicherung der Nebennierenrinde war bei den Dosen bis 5 I. E. kaum faßbar. Bei den höheren Dosen bis 37,5 I. E. wurde sie deutlicher. Nie aber erreichte die Entspeicherung das Ausmaß, wie wir es z. B. bei einem infektiösen Stress, wie einer experimentellen Infektion mit einem neurotropen Virus sahen. Wenn wir nicht unterstellen wollen, daß das verwendete Cortiphyson wirkungsschwach war — und wir haben keine Veranlassung dazu, — dann ließe sich die Frage folgern: bewirkt ein gereinigtes ACTH-Präparat überhaupt eine NNR-Entspeicherung einerseits und eine Lymphoklasie andererseits? Die dem ACTH an sich zugeordnete positive Transformation würde diese Wirkungen ja nicht unbedingt einschließen. Müssen nicht vielleicht besondere Bedingungen, z. B. exogene Einflüsse (Infekte, Toxine usw.) noch dazukommen, um diese Effekte hervortreten zu lassen? Die Versuche von DOUGHERTY und WHITE liegen 9 Jahre zurück; es ist möglich, daß ihr ACTH-Präparat Verunreinigungen oder Begleitstoffe enthalten hat, die einen lymphoklastischen Effekt verursachten.

GÄDEKE (Freiburg):

Ich möchte, von einem speziellen Beispiel ausgehend — welches mir nach den von FELLINGER angedeuteten Relationen morphologischer ZNS-Reaktionen und Nebennierenrindenfunktion recht reizvoll erscheint, — zwei allgemeine Fragen aufwerfen: Durch Viren der Para-Poliomyelitisgruppe können an der Maus und anderen Säugern bei Applikation hoher Virusdosen schwerste Irritationen der lymphatischen Gewebe mit ausgedehnter Lymphoklasie sowie bizarren Schwellungen, Proliferationen und Polymorphien des Grundreticulum produziert werden. Gleichzeitig läßt sich eine weitgehende Lipoidentspeicherung (auch der doppeltbrechenden Substanzen) der Zona fasciculata und Z. reticularis der Nebennierenrinden sowie eine nicht sehr stark markierte Zellpolymorphie in den äußeren Rindenabschnitten mit geringer Vermehrung der Mitosen, schließlich eine capilläre Hyperämie erkennen. Bei Gabe niederer Virusmengen überwiegt in Milz und Lymphknoten eine gleichförmige Reticulumhyperplasie; Makrophagen mit Lymphocytenkerntrümmern lassen sich häufig auffinden. Die Nebennierenrinden weisen außer einer Lipoidentspeicherung der basalen Fasciculataanteile und der Z. reticularis keine Besonderheiten auf.

Reaktionen der beschriebenen Art können in den lymphatischen Geweben durch verschiedenste andere Noxen ausgelöst werden (Urethan, Röntgenbestrahlung, Streptokokkentoxin u. a. m.). Derartige lymphoklastische Reaktionen sowie irritative Veränderungen der reticulären Anteile in den lymphatischen Geweben stellen somit eine der charakteristischen Reizantworten dar, welche diesen Geweben mit verhältnismäßig begrenzten und etwas monotonen morphologischen Mechanismen auf verschiedene Impulse zur Verfügung stehen. Es erscheint mir durchaus fraglich, ob man derartige Reaktionen obligat mit einem ACTH-Effekt identifizieren kann. Handelt es sich hierbei nicht vielmehr um Mechanismen, wie sie MENKIN beim Entzündungsgeschehen aufgedeckt hat? Man müßte sich dann darüber Rechenschaft ablegen, ob das reaktive Verhalten des Hypophysen-Nebennierenrindensystems ebenso einen Partialeffekt darstellen würde wie die Reaktionsform der lymphatischen Gewebe, und nicht — wie vielfach postuliert wird, — die Geschehensabläufe im lymphatischen System Folge einer übergeordneten Hypophysen-Nebennierenrindenirritation seien.

Die zweite Frage: Nach MARTHE VOGT werden von der Nebennierenrinde zwar fortlaufend hormonal wirksame Substanzen produziert, aber nicht gespeichert; ein Produktionsstop von 9—12 sec reicht aus, um die Nebennierenrinde von solchen Substanzen zu entblößen. Bei derartig sublimen und äußerst labilen Reaktionen muß es schwerfallen, aus der Morphe, dem „*Gewordenen*", bindende Rückschlüsse auf das „*Werden*" zu ziehen. Einem Rückschluß vom jeweiligen morphologischen Substrat auf die Funktion sind damit verhältnismäßig enge Grenzen gesetzt. Das bedeutet aber dann doch, daß deskriptive Begriffe wie Lipoidentspeicherung, Atrophie oder Hyperthrophie nur bedingt ein Urteil über die jeweilige Leistung erlauben.

BILGER (Freiburg):

Im Anschluß an die Mitteilungen von Herrn FELLINGER über das Verhalten des Serumeisens nach ACTH- und Cortisongaben ist es vielleicht von Interesse, über Ergebnisse zu berichten, die in gemeinsamen Untersuchungen mit H. REINDELL, H. SCHARPF, H. JUNG, H. KILCHLING und R. WEYLAND bei einer besonderen Stress-Situation—sportlichen Wettkämpfen — gewonnen wurden. Wir untersuchten im Winter 1951 und 1952 den Serumeisengehalt bei Teilnehmern an Skilangläufen über 18, 35, 40 und 50 km. Bei allen Läufen, an denen die deutsche Spitzenklasse im Skilanglauf teilnahm, handelte es sich um entscheidende Wettkämpfe, die von den Sportlern das Höchstmaß an Leistung forderten (Deutsche Skilanglaufmeisterschaften, Olympiaauswahlkampf). Da bei derartigen Wettkämpfen Blutentnahmen naturgemäß auf das Mindestmaß beschränkt bleiben mußten, konnten die Untersuchungen lediglich vor dem Lauf und nach Beendigung des Laufes vorgenommen werden. Die Blutentnahme nach dem Laufe erfolgte in den meisten Fällen unmittelbar nach Eintreffen im Ziel in einem warmen Raum, bei einigen Sportlern in einem Zeitraum bis zu 2 Std. nachher. Die Serumeisenbestimmung erfolgte nach der Methode von HEILMEYER und PLÖTNER jeweils durch Doppelbestimmungen.

In einer ersten orientierenden Reihe untersuchten wir 20 Sportler lediglich *nach* einem 35 km-Lauf. Bei 10 von ihnen lag der Serumeisengehalt im Normalbereich, die andern 10 zeigten mehr oder weniger deutliche Erhöhungen. Das Ergebnis der daraufhin durchgeführten weiteren Untersuchungen, wobei auch eine Blutentanhme *vor* dem Lauf erfolgte, ist in Abb. 1 graphisch dargestellt.

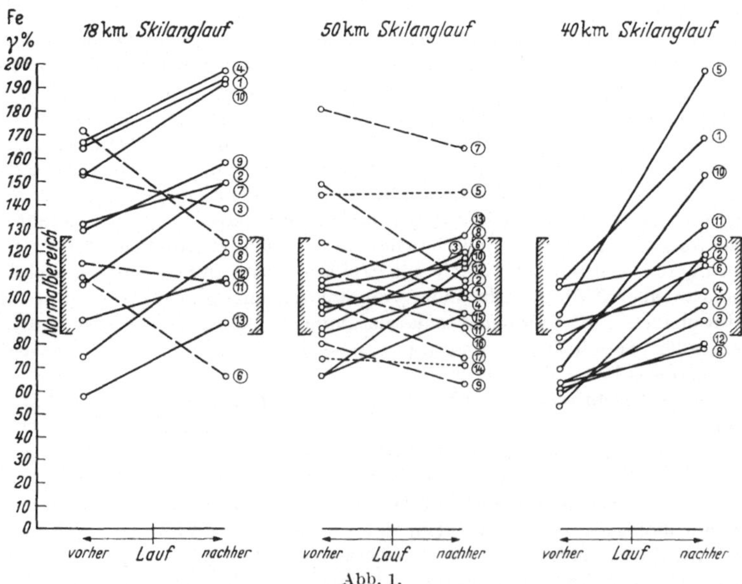

Abb. 1.

Bei 42 Untersuchungen wurde 11 mal eine Abnahme des Serumeisens nach dem Lauf gefunden. 2 mal blieben die Werte gleich. In 29 Fällen konnte ein Anstieg beobachtet werden, der bei einem Teil der Sportler beträchtlich ist. Bei den andern ist zumindest die Tendenz zum Anstieg deutlich erkennbar. Der 18 km-Lauf dauerte durchschnittlich 1 Std. 20 min. der 40 km-Lauf 3 Std. und der 50 km-Lauf 4 Std. 15 min. Zusammenfassend ist demnach festzustellen, daß unmittelbar nach mehrstündiger körperlicher Höchstleistung in der Mehrzahl der Fälle eine Verminderung des Serumeisengehaltes vermißt wurde. Möglicherweise tritt diese erst zu einem späteren Zeitpunkt ein. Andererseits könnten die von uns gefundenen Serumeisenerhöhungen auch Folge einer minimalen Hämolyse sein, welche GILLIGAN und Mitarbeiter bei Marathonläufen überzeugend nachgewiesen haben.

Viel einheitlicher waren die Befunde bei der Untersuchung des weißen Blutbildes. Es wurden 19 Teilnehmer an einem 18 km-Skilanglauf, 17 Sportler bei einem 35 km-Lauf und weitere 18 Läufer bei einem 50 km-Lauf untersucht.

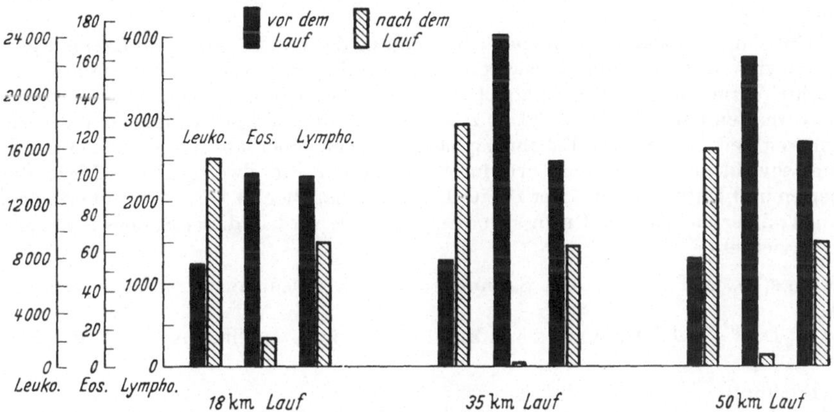

Abb. 2. Durchschnittswerte der Leukocyten, Eosinophilen und Lymphocyten bei Sportlern vor und nach Skilangläufen.

Wie Abb. 2 zeigt, war regelmäßig eine Leukocytose, eine sehr starke Eosinopenie und eine signifikante Lymphocytenverminderung nachzuweisen. Einzelheiten finden sich in einer in Kürze erscheinenden Veröffentlichung.

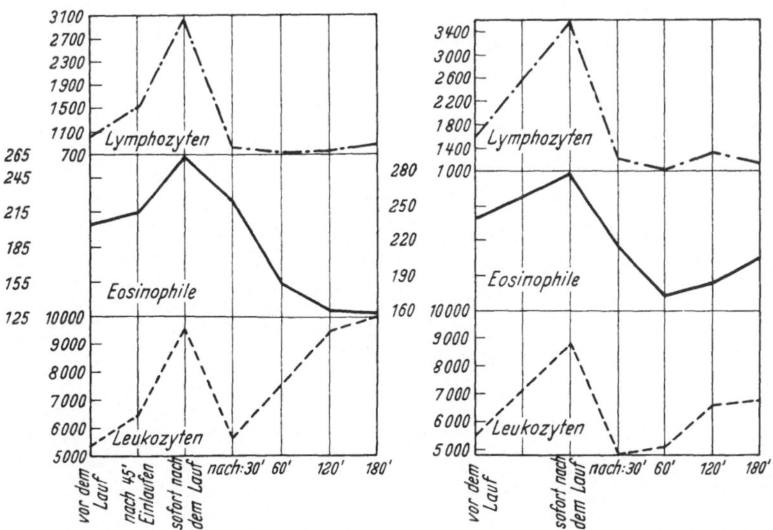

Abb. 3. Veränderung der absoluten Leukocyten-, Eosinophilen- und Lymphocytenzahlen bei Mittelstreckenläufen.
Trainierte Untrainierte

Interessante Befunde konnten wir bei weiteren Untersuchungen an Mittelstreckenläufern, welche im Klinikgelände Strecken zwischen 1500 und 5000 m liefen, erheben.

Diese Untersuchungen sollten einen Einblick in die Leukocytenbewegungen während der Erholungsphase nach einer kurzfristigen starken körperlichen Belastung geben. Uns interessierte in diesem Zusammenhang weiterhin, das Blutbild des Trainierten mit dem des Untrainierten zu vergleichen. Wir untersuchten deshalb 19 der besten deutschen Mittelstreckenläufer (Olympiakernmannschaft) und 14 völlig Untrainierte.

Wie aus Abb. 3 hervorgeht, steigen Eosinophile und Lymphocyten zunächst signifikant an. Erst dann setzt die charakteristische Eosinopenie und Lymphopenie ein. Die Leukocyten zeigen ein zweiphasisches Verhalten. Dem ersten Anstieg, der zum Zeitpunkt der Lymphocytose und Eosinophilenvermehrung nachweisbar ist, folgt zunächst eine Verminderung, auf die ein zweiter Anstieg der Leukocyten einsetzt. Trainierte und Untrainierte verhalten sich ähnlich.

Die Untrainierten zeigen 30 min nach Beendigung des Laufes jedoch häufiger ein Absinken der Leukocyten unter den Ausgangswert als die Trainierten, weshalb beim Durchschnittswert eine leichte Verminderung der Leukocyten entsteht. Es kann nicht entschieden werden, ob diesem Verhalten eine Gesetzmäßigkeit zukommt, da die Zahl der Untersuchungen zu klein ist. Im weiteren Verlauf der Erholungsphase bestehen innerhalb des untersuchten Zeitabschnittes sowohl im Durchschnitt wie im Vergleich der Einzelwerte Unterschiede zwischen Trainierten und Untrainierten. Der zweite Leukocytenanstieg ist beim Untrainierten geringer als beim Trainierten. Auf die Diskussion dieser Befunde wird an dieser Stelle aus Gründen der Kürze verzichtet.

Heilmeyer, L., u. Plötner: Das Serumeisen und die Eisenmangelkrankheit. Jena: Fischer 1937.

Gilligan, D. R., M. D. Altschule and E. M. Katerskzy: J. Clin. Invest. **22**, 859 (1943).

Frey (Freiburg):

Zu den Blutbildveränderungen nach einem 25 km-Lauf darf ich Ihnen eine Abbildung zeigen, die darlegt, daß man die gleichen für ACTH- bzw. Cortisonausschüttung charakteristischen Blutbildveränderungen auch mit 25 g Glucose oral erreichen kann; absolute Granulocytenvermehrung, Lymphopenie und Schwinden der eosinophilen Zellen, mit etwa 30 min Verzögerung den Blutzuckerbewegungen folgend (Klin. Wschr. **1952**, 516).

Funktionsproben des Hypophysen-Nebennieren-Systems.

Von

FRIEDRICH BAHNER (Heidelberg).

Es ist nicht meine Aufgabe, die gesamte Diagnostik dieses Gebietes abzuhandeln, sondern ich will versuchen, den Wert einzelner, teilweise problematischer Funktionsproben darzustellen, wobei ich auf ihre experimentelle Begründung und die Theorie nur insoweit eingehe, als es für das Verständnis und die Kritik der Funktionsproben erforderlich ist. Solche Funktionsproben in der Klinik dürfen nicht allzu komplizierte Arbeitsvorschriften voraussetzen, und ihr Ergebnis muß allgemein reproduzierbar sein. Standardisierung der Methodik ist daher notwendig. Ich glaube, es ist unsere Hauptaufgabe, an diesem Nachmittage uns darüber auszusprechen, welche Funktionsproben wir praktisch für wertvoll halten und welche nicht. Ich habe mir außerdem vorgenommen, Ihnen nicht Laboratoriumsbefunde zu bringen, die Curiosa oder die diagnostische Girlanden sind, sondern ich werde mich auf die Funktionsproben beschränken, mit denen man zur richtigen oder genaueren Diagnose oder zur richtigen Beurteilung eines Krankheitsstadiums kommen kann, und ich hoffe, daß nachher in der Diskussion zahlreiche kasuistische Belege für die Anwendung der Funktionsproben gebracht werden.

Von den vielen im Tierexperiment gefundenen Wirkungen des ACTH und der Corticosteroide kommen folgende als Teste der Funktionstüchtigkeit des HVL-NNR-Systems in Frage:

1. Funktionstüchtigkeit der Hypophyse wird gemessen an ihrer ACTH-Ausschüttung, entweder der spontanen oder derjenigen nach Reiz. Hierfür kommt die Bestimmung des ACTH-Gehaltes im Blut oder der Erfolg der ACTH-Wirkung an der NNR in Betracht. Es ist bisher meines Wissens nicht routinemäßig mit Sicherheit gelungen, bei Normalen oder Kranken ACTH im Blut nachzuweisen. Verschiedene Berichte über ACTH-Nachweis im Blut, nach Fällung der Proteine und Anreicherung des ACTH sind erschienen; es gibt aber zahlreiche Forscher, die solche Untersuchungen nicht bestätigen konnten. Es ist zu bedenken, daß ACTH im Blut, nach Injektion einer größeren Menge, nur für Minuten nachweisbar ist, woraus wohl zu schließen ist, daß der dauernde Blutspiegel, selbst bei Krankheit, außerordentlich gering sein muß.

Auf die Anwesenheit von vermehrt ausgeschüttetem ACTH kann also praktisch nur indirekt geschlossen werden, nämlich durch Untersuchung der NNR selbst oder der Folgen der stimulierten Corticosteroid-Produktion.

2. Die Wirkung des ACTH direkt an der NNR ist klinisch praktisch nicht bestimmbar.

3. Alle klinischen Funktionsproben basieren daher auf von der NNR induzierten Stoffwechselveränderungen. Soweit sie die *diagnostische* Gabe von ACTH einschließen, sind es reine NNR-Funktionsproben. Alle anderen Funktionsproben der positiven Feststellung des Vorhandenseins einer NNR-Funktion setzen die Funktionstüchtigkeit des HVL voraus, denn ohne HVL-Einfluß ist die NNR ein schlummerndes Organ, wofür später bei Besprechung der Funktionsproben Beispiele gebracht werden. Alle anderen Funktionsproben, außer denen mit ACTH-Gaben, sind also Proben des ganzen HVL-NNR-Systems.

Folgende Funktionen der NNR können zu Testen benützt werden:

a) Die 17-Ketosteroidausscheidung im Urin,
b) die Corticoidausscheidung im Urin,
c) die Änderung der Lymphocytenzahl des Blutes,
d) die Änderung der Eosinophilenzahl des Blutes,
e) der Gehalt des Blutes an Na, Ka, Cl und anderen Stoffen,
f) die Ausscheidung dieser Ionen und von U^- im Urin,
g) die Wasserausscheidung im Urin im Zusammenhang mit der Wasserbilanz des Körpers,
h) KH-Stoffwechselveränderungen,
i) Veränderungen im Elektroencephalogramm,
k) Hypotension, Adynamie und weitere klinische Symptome.

Auf letzteres gehe ich nicht ein, da es ein Teil der allgemeinen klinischen Diagnose ist. Selbstverständlich gewinnen die Funktionsproben erst ihren vollen Wert, wenn sie im Zusammenhang mit dem gesamten klinischen Bild verwertet werden. Allein für sich ist der pathologische Ausfall einer der Funktionsproben oft vieldeutig und die Probe relativ wertlos, im Zusammenhang mit dem klinischen Bild können aber auch kleinere Schwankungen oder als normal sich ergebende Werte von größerer diagnostischer Bedeutung sein.

Die 17-Ketosteroidausscheidung.

Da wir hierfür Forscher auf chemisch-methodischem Gebiet unter uns haben, gehe ich auf methodische Details nicht ein, sondern überlasse die hierin liegenden Probleme der späteren Diskussion. Nur eine ganz kurze Übersicht über die Grundlagen, soweit sie für das Verständnis der klinischen Bedeutung der KS-Ausscheidung notwendig sind: Die Ketosteroide, also alle jene im Urin vorhandenen Stoffe, deren C-Atom 17 eine Carbonylgruppe ist, lassen sich analytisch leicht in „phenolische“ und „neutrale“ Ketosteroide trennen. Erstere haben eine phenolische OH-Gruppe am C_3, sind also alkalilöslich, letztere haben diese nicht. Da es unumgänglich notwendig ist, vor Anstellung der ZIMMERMANNschen Reaktion andere sauere Substanzen des Urins mit Sodalösung zu entfernen, ist es schon aus diesem Grunde nicht einfach möglich, auch die phenolischen Ketosteroide mitzubestimmen, wie es z. B. SCHLÖSSER bei uns getan hat. Es ist zu erwarten, daß die phenolischen KS zum Teil bereits in die Sodalösung gehen. Man bestimmt also nur die neutralen KS, bei denen sich durch die Stellung des Hydroxyls am C_3 zwei isomere Reihen, nämlich die α-Reihe mit den Derivaten des Androsterons und des Ätiocholanolons und die β-Reihe vom Typ des Isoandrosterons ergeben. Letztere lassen sich, im Gegensatz zur α-Reihe, mit Digitonin fällen. Die α-Reihe entstammt Steroiden aus der NNR und bei Männern aus den Testes, während einige wichtige KS aus der β-Reihe lediglich der NNR entstammen, deren wichtigster Vertreter im Urin das Dehydroisoandrosteron ist. Die Ausbeute an dieser Substanz im Urin hängt mit von der Hydrolysemethode ab; diese ist also bei Analyse der β-Reihe wesentlich. Methoden zur Bestimmung von Dehydroisoandrosteron stammen von MUNSON und von DIRSCHERL und ZILLIKEN, weiter ausgearbeitet von PATTERSON. Auf die klinische Bedeutung der β-Fraktion komme ich noch zurück. Besonders wünschenswert ist, daß man sich bei der Bestimmung der neutralen KS, also der $\alpha + \beta$-Fraktion, auf eine konstante Hydrolysezeit einigt, über deren Optimum die Meinungen auseinandergehen. Alle KS liegen im Urin bekanntlich in konjugierter Form vor. Zahlreiche Versuche der Reinigung des Lipoid-Rohextraktes durch weitere Waschungen, durch Isolierung einzelner Ketone, durch Adsorption oder durch Analyse mittels Polarographie, oder mit der PINCUSschen Reaktion mit Antimontrichlorid in Essigsäure, haben für allgemein klinische Zwecke keinen entscheidenden Vorteil gebracht gegenüber der einfachen KS-Bestimmung mit der ZIMMERMANNschen Reaktion. Für die Charakterisierung einzelner Steroide ist natürlich ein viel komplizierterer Arbeitsgang notwendig. Störende unspezifische farbgebende Substanzen können durch Isolierung der Ketonfraktion mit GIRARDs Reagenz entfernt werden, durch eine Korrektur rechnerisch abgezogen werden, oder durch Ausschütteln der Endfarbe mit Äther oder Benzol eliminiert werden. Für praktisch klinische Zwecke sind die beiden letzteren Methoden ausreichend.

Zur Technik ist zu bemerken, daß die Untersuchung mehrerer 24 Std.-Mengen unbedingt notwendig ist. Bei der Untersuchung einer einmaligen Portion hat man die Chance, dem Mittelwert mehrerer Tage nur auf $\pm$ 30—40% nahezukommen. Über die Abhängigkeit der Tagesausscheidung von der Diurese gehen die Meinungen auseinander. Bei mittleren Urinvolumina, also etwa 0,8—1,2 l pro Tag, ist die Abhängigkeit der Tagesausscheidung von der Urinmenge sicherlich gering. Wichtig ist, daß die eventuell durch Diurese bedingten Tagesschwankungen kleiner sind als die spontanen Schwankungen der absoluten Ausscheidung von Tag zu Tag bei gleicher Diurese. Um die physiologischen Schwankungen von Tag zu Tag zu erfassen, ist es wichtiger, die absolute Ausscheidung pro Tag als die bloße Konzentration festzustellen. Die viele analytische Arbeit hat daher nur Sinn, wenn das Urinsammeln wirklich quantitativ geschieht; bei sehr streuenden Werten von Tag zu Tag kann man den Verdacht haben, daß unzuverlässig gesammelt wurde. Die höheren festgestellten Werte sind daher diagnostisch wichtiger als die niedrigen, und es erscheint mir fraglich, ob z. B. das Mittel aus den Werten von 2 Tagen, die relativ hoch liegen und von einem dritten Tag, der wesentlich niedriger liegt, überhaupt einen biologischen Sinn hat.

Androsteron ist nicht nur mengenmäßig, sondern auch nach biologischer Aktivität das stärkste Androgen des Harns, jedoch beträgt seine Aktivität wiederum nur ein Zehntel der des Testosterons. Ein großer Teil der KS ist endokrin völlig inaktiv. Inwieweit also die physiologischen KS als endokrin aktive Androgene noch Bedeutung haben, bliebe überhaupt noch zu untersuchen. Die Ausscheidung ist beim Manne um ein Drittel höher als bei der Frau, und dieses Drittel stammt aus den Testes.

Die Alterskurve zeigt einen charakteristischen Verlauf bei Mann und Frau. Bei Kindern beiderlei Geschlechts sind die Zahlen etwa gleich und recht niedrig. Unter 12 Jahren ist daher hohe Ausscheidung diagnostisch viel sicherer zu verwerten als später, Unterfunktion dagegen ist in diesem Alter kaum nachweisbar. Vom 12. Lebensjahr ab sollte mindestens 1 mg/Tag ausgeschieden werden, d. h. vom Alter der Pubertät an kann man Unterfunktionszustände mit der

KS-Bestimmung unter Umständen nachweisen. Das Maximum der Ausscheidung ist mit etwa 25 Jahren erreicht. Die Mittelwerte (s. MASON und ENGSTRÖM) sind bei Männern von 20—40 Jahren 12,5—16,7 mg/Tag mit einer Streubreite von 6—25 mg; bei Frauen 7—12 mg/Tag als Mittelwert mit einer Streubreite von 3—22 mg. Werte, die in diesem Bereiche liegen, sind als normal zu bezeichnen. Der Abfall der KS im Alter beginnt mit einer wesentlichen Neigung erst im sechsten Lebensjahrzehnt unter die unterste Streubreite jüngerer Menschen. Von Erhöhung oder Erniedrigung innerhalb dieses genannten Zahlenbereiches kann nur gesprochen werden, wenn bei ein und demselben Kranken spontan oder durch einen therapeutischen Eingriff eine Periode niedrigerer oder höherer Ausscheidung von in sich relativ konstanten Werten auf eine zweite Periode auch wiederum in sich konstanter Werte folgt. Bindende Schlüsse auf erhöhte oder erniedrigte KS-Werte bei ein und demselben Menschen müssen sich also auf zwei miteinander zu vergleichende Zahlenreihen stützen. In vielen Publikationen dieser Art hat man den Eindruck, daß statistisch ganz insignifikante Unterschiede für reelle Unterschiede gehalten werden. Die β-Fraktion, im wesentlichen also Dehydroisoandrosteron, beträgt normal nicht mehr als 15% der Gesamt-KS.

Bei *Krankheiten* findet man folgende Werte (s. MASON und ENGSTRÖM): Bei *Addison* sind die Werte fast immer Null. Bei *HVL-Insuffizienz* findet man gleich niedrige Werte. In der Differentialdiagnose von primärer NNR-Insuffizienz und primärer HVL-Insuffizienz liefert also die KS-Ausscheidung keine Entscheidung. Der Befund einer normalen KS-Ausscheidung scheidet aber sowohl Addison als auch Simmonds aus. Bei *Anorexia nervosa*, wobei also das HVL-NNR-System nicht organisch lädiert, sondern nur funktionell relativ ruhig gestellt ist, liegen die Werte an der unteren Grenze der Norm. In der Differentialdiagnose sprechen deutlich über dieser Grenze liegende Werte für eine Anorexia nervosa, weit unter ihr liegende für Simmonds oder Addison. Niedrige Werte findet man auch bei *Myxödem*, und zwar besonders beim spontanen Myxödem, bei dem die Werte von Addison oder HVL-Insuffizienz nicht zu unterscheiden sind. Bei der Hyperthyreose findet man im Mittel eher niedrigere als erhöhte Ketosteroide.

Die wichtigste Bedeutung hat die KS-Untersuchung zweifellos bei Hyperfunktionszuständen der NNR. Dem klinischen Bild, entweder dem *Cushingsyndrom* oder dem *adrenogenitalen Syndrom* entspricht ein geradezu buntes Bild aller möglicher im Urin ausgeschiedener KS. Die Isolierung zahlreicher einzelner KS ist für unsere auf das Praktische ausgerichteten Betrachtungen nicht wesentlich. Am sichersten findet man vermehrte KS, die selbst zum großen Teile androgen sind oder von androgenen Stoffen abstammen und nur zum Bruchteil den Corticosteroiden entstammen, bei *adrenogenitalem Syndrom*, dem bekanntlich ein Tumor oder einfache Hyperplasie zugrunde liegen kann. Bei der Hyperplasie beginnt das Syndrom meist bei der Geburt, und bei solchen Kindern sind Werte von 50 bis 100 mg/Tag nicht selten. Die Werte sind manchmal höher als bei Tumoren. Bei der Hyperplasie im späteren Alter, meistens bei bärtigen Frauen ohne Cushingzeichen, findet man häufig erhöhte Werte, häufig auch normale, jedenfalls nicht so hohe wie bei der Hyperplasie jugendlicher Mädchen. Bei Knaben tritt das Syndrom als Pubertas praecox auf; die Werte sind entsprechend. Diagnostisch verwertbar sind nur die hohen Zahlen, während normale Werte Hyperplasie nicht in jedem Falle ausschließen. Je umschriebener der zeitliche Beginn, desto deutlicher die folgende Progredienz des Syndroms ist, und je mehr das klinische Bild Cushingzüge enthält, um so wahrscheinlicher ist, daß ein Tumor und nicht einfache Hyperplasie vorliegt. Bei Cushing findet man, ebenso wie bei adrenogenitalem Syndrom durch Tumoren, die höchsten KS-Werte. Zahlen über 100—150 mg/Tag sind für Tumor beweisend. Bei der Differentialdiagnose zwischen Tumor und Hyperplasie kann wichtig sein, daß bei Tumoren relativ große Mengen der β-Fraktion, also besonders Dehydroisoandrosteron, vorkommen, während bei der Hyperplasie die $\alpha:\beta$-Relation normal bleibt, das heißt, die β-Fraktion zu $< 15\%$ vorhanden ist. Mehr als 50 mg/Tag KS, mit mehr als der Hälfte β-Fraktion, kann daher als Beweis für Tumor angesehen werden. Bei Cushingsyndrom auf Grund von NNR-Hyperplasie findet man in der Regel erhöhte KS-Ausscheidung (18,1 mg/Tag) im Gegensatz zur erniedrigten Ausscheidung bei benignem NNR-Tumor (5,7 mg/Tag) (Forbes und Albright), was ebenfalls für die Differentialdiagnose Hyperplasie-Tumor der NNR wichtig ist. Bei NNR-Carcinom war die Ausscheidung im Mittel 124,4 mg/Tag.

Bei echtem Hermaphroditismus sind die KS uncharakteristisch. Bei echtem Arrhenoblastom, also einer virilisierenden Ovarialgeschwulst sind die Werte öfters normal.

Bei Überfunktion von HVL und NNR findet man folgendes: Bei Akromegalie findet man in der Hälfte oder mehr der Fälle normale Werte, bei einigen vermehrte Ausscheidung, bei anderen verminderte. Dies steht wohl im Zusammenhang mit dem klinischen Bild, denn bei der Ausbreitung des eosinophilen Adenoms, Verdrängung der restlichen gesunden Hypophyse usw. kommt es insbesondere in fortgeschrittenen Fällen zu relativer hypophysärer Insuffizienz, Adynamie usw. Analog ist es beim sonst endokrin inaktiven chromophoben Adenom der Hypophyse. Die KS-Ausscheidung kann in solchen Fällen also einen gewissen Hinweis dafür geben, ob die Funktion der basophilen Zellen des HVL noch erhalten ist, oder ob diese Zellen verdrängt sind.

Auf Schwankungen in der Schwangerschaft, während des Cyclus oder in der Menopause gehe ich nicht ein, da *diagnostische* Vorteile hierbei durch die KS-Bestimmung nicht gegeben sind. Auch die Untersuchungen bei anderen Krankheiten, z. B. auch bei Krebs, tragen nichts zur Verwendung der KS-Ausscheidung als Funktionsprobe bei. Bei Hypertension findet man normale Werte. Bei Lebererkrankungen kann die Ausscheidung dagegen erheblich erniedrigt sein. Bei Stress ist erhöhte NNR-Tätigkeit anzunehmen, entsprechend findet man sofort nach Stress, z. B. Operation, die KS erhöht, aber nur kurze Zeit, denn trotz anzunehmender verstärkter NNR-Tätigkeit gehen die KS zurück und werden eher unternormal. Dieses Paradoxon der Dissoziation erhöhter NNR-Tätigkeit und verminderter KS-Ausscheidung beleuchtet, wie kritisch man den nur bis zur oberen oder unteren Grenze des Normalen sich bewegenden KS-Werten gegenüber zu stehen hat.

Zusammengefaßt ist die 17-Ketosteroidbestimmung eine Methode, die diagnostisch wertvoll ist bei Hyperplasie und bei Tumoren der NNR; hierbei besonders, wenn die Bestimmung der β-Fraktion angeschlossen wird, weiter für die Diagnose von Addison oder HVL-Insuffizienz, welche durch normale KS-Werte ausgeschlossen werden können. Von Bedeutung ist die KS-Ausscheidung nach

ACTH-Reiz (s. unten). Sonst hat die Methode recht beschränkte Bedeutung, denn die Streubreite der Normalwerte ist groß, so daß man erst bei einer größeren Anzahl Kranker mit der gleichen Krankheit signifikante Differenzen der Mittelwerte zum Normalbereich bekommt, im Einzelfall dagegen versagt die Methode, falls man sie diagnostisch verwenden will. Bei allen gewöhnlichen Funktionsschwankungen der NNR, welche im täglichen Leben doch ganz erheblich sind, bleibt die KS-Ausscheidung praktisch innerhalb ihres Normalbereiches.

Die Corticoidausscheidung.

Man sollte denken, daß die Bestimmung der Ausscheidung der NNR-Hormone im Urin, also der Harncorticoide, von größerem diagnostischem Wert ist. Dies ist wohl auch der Fall. Grundsätzlich gibt es folgende Methoden: Entweder man bestimmt chemisch die Reduktionsfähigkeit der Ketolseitenkette, z. B. kolorimetrisch durch Reduktion von Phosphormolybdänsäure (HEARD und SOBEL) oder mit einem Kupferreagenz wie bei der Blutzuckerbestimmung (TALBOT). STAUDINGER und SCHMEISSER schließen unspezifische reduzierende Substanzen, die natürlich im Lipoidextrakt außer den NNR-Hormonen enthalten sind, dadurch aus, daß sie die Molybdänblaureaktion vor und nach Alkalibehandlung vornehmen. Hierbei werden als Differenz die alkaliempfindlichen, reduzierenden Lipoide erfaßt, und dies sind vorwiegend die die Ketolseitengruppe tragenden Steroide. Die einfache Molybdänblaureaktion am rohen Extrakt ist sicher viel unspezifischer, denn sie bestimmt auch die α-β ungesättigte Ketolgruppe am C_3 von Steroiden im Urin, die nicht die Corticosteroidgruppe am C_{17} haben, also keine Corticosteroide sind.

Eine weitere chemische Corticoidbestimmung benützt die Eigentümlichkeit der Ketolgruppe, mit Perjodat 1 Mol Formaldehyd zu bilden, welches kolorimetrisch bestimmt wird. Die Methode ist insofern nicht ganz spezifisch, als auch aus der Gruppe —CHOH—CH_2OH 1 Mol Formaldehyd abgespalten wird, also aus Steroiden, die nicht zu den biologisch aktiven NNR-Steroiden gehören. Der klinische Wert ist deswegen aber ungeschmälert.

Die Aufspaltung der Corticoide in solche des 11-Desoxytyps und in die 11-Oxycorticoide gelingt durch Verteilung zwischen Wasser und Benzol (TALBOT) oder Wasser und Petroläther (WEISSBECKER und STAUDINGER). Die 11-Oxycorticoide sind die relativ wasserlöslicheren. Die Mannheimer und Freiburger berichten über brauchbare Ergebnisse, wobei ich auf die Diskussion verweisen kann.

Neben der chemischen Bestimmung gibt es biologische Verfahren zur Harncorticoidbestimmung. Das wichtigste benützt die Eigentümlichkeit der 11-Oxycorticosteroide, bei fastenden Mäusen das Leberglykogen zu erhöhen. Dieser Test ist zweifellos nicht einfach, weil die Versuchsbedingungen sehr genau eingehalten werden müssen. Dazu gehört ein geeigneter Inzuchtmäusestamm, besondere Fütterungsbedingungen, definierte Temperaturverhältnisse, genaues Einhalten der Injektionszeiten usw. DOCA wird hiermit nicht erfaßt. Da aber die 11-Oxycorticoide im Urin die Hauptmenge ausmachen, kann mit diesem Test tatsächlich die NNR-Hormonausscheidung recht spezifisch bestimmt werden. Umgerechnet wird auf Wirkungsäquivalent / Milligramm-Cortison. Auch der Kälteschutztest kann herangezogen werden. Zweifellos kommen aber beide Methoden für die klinische Routine-Diagnostik wenig in Betracht.

Mit den verschiedenen Methoden werden ganz verschiedene chemische Gruppen bestimmt, so daß die Werte nicht von einer zur anderen Methode, sondern nur mit den normalen Werten der gleichen Methode vergleichbar sind. Bei jeder der genannten Methoden findet man bei Addison und HVL-Insuffizienz Werte, die um die Hälfte und mehr erniedrigt sind, bei NNR-Überfunktionszuständen entsprechend erhöhte Werte. Bei Operationsstress und Verbrennungen findet man erheblich, meist auf das zwei- bis vierfache oder noch mehr gesteigerte Corticoidausscheidung [s. SAYERS (a)]. Da die normale Streubreite der chemischen Corticoidbestimmung im Urin relativ kleiner ist als bei der 17-Ketosteroidbestimmung und bei Unter- und Überfunktionszuständen der NNR die Werte deutlicher außerhalb des normalen Bereichs liegen, ist diese Methode wohl von diagnostisch größerem Wert, soweit es sich nicht um das adrenogenitale Syndrom handelt. Die einfache Molybdänblaureaktion im Gesamtextrakt (HEARD und SOBEL) ist dabei wohl die unspezifischste Methode mit der größten Streubreite. Ein Reinigungsschritt, wie der von STAUDINGER und SCHMEISSER oder der von SPRECHLER, welcher Abtrennung der Steroide mit Girards-Reagens einfügt, erscheint zweckmäßig.

Zur Kritik der Corticoidbestimmungen muß folgendes gesagt werden: Die im Urin erscheinenden Corticoide, die partiell nur frei, nicht verestert vorkommen und von denen nur dieser freie Anteil bestimmt wird, sind nur ein sehr kleiner Prozentsatz der im Körper während der gleichen Zeit sezernierten Corticosteroide, nämlich rund einige wenige Prozent. Obgleich auch ein konjugierter Anteil ausgeschieden wird, wird zweifellos der Hauptteil der Corticosteroide im Gewebe verbraucht und abgebaut. Von injiziertem Cortison z. B. erscheint nur ein kleiner Teil im Urin. Was bedeutet nun also der Anteil, der den Körper durch die Nieren verläßt? Wir wissen, d. h. ich kenne jedenfalls nichts über die Clearence dieser Stoffe. Ist es vielleicht ein kleiner, aber der Blutkonzentration proportionaler Anteil dessen, was mit dem Blute durch die Niere fließt? Dann wäre er dem Gesamtumsatz der Corticoide *nicht* proportional, wenn die Auffassung von SAYERS (a, b) richtig ist, daß der Cortingehalt im Blut homöostatisch konstant reguliert ist, weil den Geweben bei gleicher Blutkonzentration völlig unterschiedliche Mengen dabei zufließen könnten. Oder ist das, was im Urin erscheint, eine kleine Menge, die nur vom Nierenstoffwechsel der Corticosteroide abhängt, entweder ihm proportional ist oder die Differenz zwischen Angebot an die Niere und deren Verbrauch ist? Die Tatsache, daß die Harncorticoide eine so kleine Fraktion des Gesamtcorticosteroidumsatzes sind, daß außerdem ein Parallelgehen des NNR-Funktionszustandes und der Corticoidausscheidung zwar bei erheblich anatomischen und funktionellen Abweichungen nachzuweisen ist, wenn die NNR-Sekretion sich um ein Vielfaches ändert, nicht aber bei den feineren adaptiven Schwankungen der NNR-Sekretion im täglichen Leben ohne eigentlichen Stress, muß zur Vorsicht mahnen, aus kleinen Schwankungen der Corticoidwerte im Harn NNR-Funktionsanomalien zu erschließen. Zweifellos geht aber die Corticoidausscheidung der Corticosteroidproduktion der NNR eher parallel als die Ketosteroidausscheidung, was man z. B. daran erkennt, daß injiziertes Cortison leicht in der Corticoidfraktion, nicht aber so leicht unter den Ketosteroiden wieder zu finden ist, und daß nach ACTH viel leichter ein Corticoidanstieg als ein Ketosteroidanstieg nachweisbar ist.

Der Eosinophilentest.

Die 11-Oxycorticosteroide bewirken Lymphopenie und Eosinopenie im Blut. Messung des Lymphoytenabfalles hat sich als Funktionsprobe nicht so eingeführt wie der von THORN, FORSHAM, PRUNTY und HILLS angegebene Test auf Funktionstüchtigkeit der NNR mit 25 mg ACTH i.m. oder mit 0,3 mg Adrenalin s.c. oder mit 0,2 mg Adrenalin i.v. als Dauerinfusion (RECANT c. s.). Die Theorie ist hinsichtlich des Schicksals der verschwindenden Eosinophilen noch ganz dunkel. Auch über den Weg, wie Adrenalin zur Eosinopenie führt, gehen die Meinungen auseinander. VOGT wies zuerst Corticoidausschüttung durch Perfusion der NN mit Adrenalinzusatz nach und vermutete direkten Adrenalinangriff an der NNR. HECHTER konnte bei seinen Perfusionsversuchen isolierter NN mit Adrenalin keine vermehrte Corticosteroidausschüttung feststellen. LONG wies den Wirkungsangriff des Adrenalins an der Hypophyse selbst nach, auch Angriff im Zwischenhirn kommt in Betracht.

Tierexperimente sind dahingehend zusammenzufassen, daß zu einem richtigen *ausgiebigen* Adrenalineffekt auf die Eosinophilen die NNR erforderlich ist. Ich verweise auf Versuche von SPEIRS und MEYER an der Maus, im deutschen Schrifttum von HENI und MAST an der Ratte; auch ist es die Erfahrung von LONG [zit. bei SAYERS (*6*)] und anderen Forschern. RUPPEL und HITZELBERGER sind allerdings der Ansicht, daß auch bei adrenalektomierten Ratten durch Adrenalin Eosinopenie erzeugt werden kann und stimmen darin mit einigen anderen Autoren überein. Ein ziemlich großes tierexperimentelles Material ist aber beweisend dafür, daß zumindest der *ausgiebige* Adrenalineffekt ohne NNR nicht zustande kommt. Die Anwesenheit der Hypophyse ist für den Adrenalineffekt insofern notwendig, als ohne sie der Effekt wesentlich geringer ist, sodaß man also annehmen kann, daß der *volle* Adrenalineffekt auf die Eosinopenie erst bei intakter Hypophyse eintritt. Wie ist es nun beim Menschen? Es hat sich gezeigt, daß der Eosinophilentest nicht immer so glatt und einfach geht, wie man zunächst dachte, und zwar sinken die Eosinophilen manchmal ab, wenn man gar nichts gibt und manchmal sinken sie auch bei Addison ab, wenn man es eigentlich nicht erwartet. Diese Schwierigkeit beruht darauf, daß der Ausgangswert der Eosinophilen nicht immer konstant ist. APPEL und vor ihm schon andere haben vor Jahren auf die Eigentümlichkeit eines morgendlichen Spontanabfalls der Eosinophilen einige Zeit nach dem Erwachen hingewiesen. SWANSON, BAUER und ROPES zählten von morgens 8 Uhr an die Eosinophilen und fanden spontan nach 3 Std. die meisten Werte zwischen —15 und —70%; begann man mittags zu zählen, so war der Spontanabfall nach 2 Std. fast ausschließlich geringer als —40%, und nach 4 Std. war der mittägliche Ruhewert stets wieder erreicht. Es ist also am besten, den Thorntest mittags 12 Uhr zu beginnen und die zweite Zählung um 16 Uhr zu machen. Die Mittagsmahlzeit hat keinen wesentlichen Einfluß, natürlich wird man eine kleine Mahlzeit bevorzugen.

Prüft man so die NNR-Funktionstüchtigkeit mittels 25 mg ACTH i.m., so kann man auf diese Weise auf funktionstüchtige NNR schließen, wenn der Eos.-abfall größer als 50% ist, und man kann auf NNR-Insuffizienz schließen, wenn der Abfall weniger als 40% ist. In Zweifelsfällen untersucht man mehrmals.

Beim Menschen gibt es verschiedene Berichte darüber, daß auch bei Addison die Eosinophilen nach Adrenalin gelegentlich absinken können. Auch THORN gibt das für vereinzelte Fälle zu. Dies hat vielleicht mehrere Gründe: Erstens könnte etwas NNR-Gewebe erhalten sein; weiter könnte Adrenalin Blutverteilungsveränderungen bewirken, bei denen eosinophilenreiches und eosinophilenarmes Blut zusammentrifft, gemischt wird, und dadurch die Eosinophilenzahl z. B. sinkt. Diese vasomotorische Beeinflussung des Eosinophilentestes ist bei Anwendung von ACTH praktisch sehr gering. Weiterhin ist zur Kritik des Adrenalintestes zu sagen, daß Adrenalin vielleicht verschiedene Angriffspunkte am HVL-NNR-System hat: erstens also vielleicht die NNR selbst, zweitens die Hypophyse, drittens die hypothalamischen Zentren, viertens vielleicht durch Adrenalin in der Stoffwechselperipherie ausgelöste Prozesse, die ihrerseits reflektorisch zu ACTH-Ausschüttung führen.

Die wesentliche Bedeutung dieser verschiedenen Angriffsorte wäre, daß der zeitliche Eintritt der Eosinophilenreaktion in den verschiedenen Fällen verschieden schnell wäre, d. h., daß mehrere Impulse nacheinander die NNR erreichen und mehrere kleine Schübe der Corticosteroidausschüttung stattfinden könnten, von denen man nicht im Einzelnen weiß, welche Gegenregulation dadurch ausgelöst wird, und ob nicht z.B. das ausgeschüttete Cortin vom *ersten* Schub den Adrenalinangriff an der Hypophyse bremst und dadurch den ganzen Ablauf modifiziert. Wie dem auch sei, der Eingriff des Adrenalins in den ganzen, sich selbst regulierenden Sekretionsmechanismus des HVL-NNR-Systems ist weder restlos geklärt, noch ist die Wirkung auf die Eosinophilen praktisch-klinisch ganz berechenbar. Diese Einschränkung des Wertes des Eosinophilentestes gilt aber nicht so sehr bei der Verwendung des ACTH. THORN (zit. bei SAYERS (b), S. 64) äußert sich: „Ich bin sicher, daß eine Eosinopenie nach ACTH-Gabe ein sehr zuverlässiger Indicator der NNR-Ausschüttung von 11, 17-Oxy-Steroiden ist; ich habe aber nicht das Gefühl, daß Eosinopenie nach Adrenalingabe auch nur annähernd diesen Grad der Zuverlässigkeit hat.“ Es ist also empfehlenswert, ACTH beim Eosinophilentest zu verwenden und nicht Adrenalin. Auf die gleichzeitige Corticoid- und Ketosteroidausscheidungsförderung wies ich schon hin.

Nicht nur NNR-zerstörende Prozesse verhindern den Eosinophilenabfall, sondern auch bei HVL-Insuffizienz kann, wenn die NNR lediglich funktionell stillgelegt ist, der Eosinophilenabfall auf einmalige Gabe von 25 mg ACTH ausbleiben. Hier erreicht THORN den Abfall der Eosinophilen (und den 17-Ketosteroidanstieg) erst nach längerer ACTH-Gabe. Er gibt 25 mg als Initialdosis, und dann alle 6 Std., 48-Std. lang, 10 mg, insgesamt 96 mg ACTH. Die stillgelegte NNR hat hierbei Gelegenheit und Zeit, ihre Sekretionsfähigkeit wieder aufzunehmen. Zur Differentialdiagnose zwischen organischer und funktioneller NNR-Atrophie erscheint dieser Test zweckmäßig, wenn der Vierstunden-Eosinophilentest negativ ist.

Bei allergischer Eosinophilie ist der Abfall etwas modifiziert, jedoch wird grundsätzlich auch hier Eosinopenie nach ACTH gefunden.

Die spontane Eosinophilenzahl ohne ACTH oder Adrenalinstimulierung läßt sich ebenfalls, allerdings mit Einschränkung, als Index der endogenen NNR-Aktivität verwenden. Allerdings entspricht keineswegs jedem Eosinophilen-Absinken eine Hyperaktivität der NNR und umgekehrt, z. B. bei Infektionskrankheiten. Man muß im Auge behalten, daß ein akuter Stress mit Eosinophilensturz einherzugehen pflegt, daß aber beim Fortbestehen des Stress über längere Zeit die Eosinophilen wieder erscheinen können und jetzt unter Umständen anders reagieren. Sehr niedrige oder fehlende spontane Eosinophilie läßt aber häufig auf starke NNR-Tätigkeit schließen, hohe Eosinophilie im Stress auf mangelnde NNR-Sekretion. Es wurden Erfahrungen mitgeteilt, daß nach Verbrennungen oder Operationen diejenigen Patienten im Kollaps gestorben sind, bei denen die Eosinophilenzahlen nach wenigen Tagen wieder hoch waren (z. B. SEVITT, ROCHE).

Im Vergleich mit der Ketosteroid- und Corticoidausscheidung im Urin muß der Eosinophilentest als ein weit empfindlicherer Indicator des Wechsels der NNR-Aktivität im physiologischen Bereich angesehen werden. Zum Beispiel kann man nach kontinuierlicher Adrenalingabe über Tage, wobei also die NNR sicherlich erheblich zur Sekretion veranlaßt wird, und wobei man starke Eosinopenie findet, keine vermehrte Ketosteroid- oder kaum oder nicht vermehrte

Corticoidausscheidung finden. Auch beim Phäochromocytom sind die Ketosteroide und die Corticoide im Urin normal, reflektieren also nicht die zweifellos dabei vorhandene NNR-Aktivierung.

KH-Stoffwechseluntersuchung.

Weitere Funktionsproben für die NNR-Funktion bedienen sich der Störungen im KH-Stoffwechsel; auch hiermit kann man kleine physiologische NNR-Funktionsabweichungen kaum erfassen, da sowohl die Zuckerbelastung als auch die Insulinbelastung eigene physiologische Eingriffe in die NNR-Sekretion bedeuten, die eine vorhandene kleine Störung überdecken können. Bei starken Abweichungen, bei Zerstörung oder bei Hyperplasie der NNR oder der Hypophyse findet man vor allem die Änderung der Insulinempfindlichkeit. Da bei Addison und auch bei hypophysärer Insuffizienz mit erheblich gesteigerter Insulinempfindlichkeit immer zu rechnen ist, sodaß bei Insulinbelastung sehr unangenehme Hypoglykämien auftreten können, bedienen wir uns in diesen Fällen des Himsworth-Testes: Man gibt gleichzeitig 30 g Glucose/m² per os und 5 E Insulin i.v. Bei Insulinüberempfindlichkeit überwiegt die Insulinwirkung, und die Blutzuckerkurve geht nach unten, ohne daß es gefährlich wird. Bei Hypercortizismus vom Cushingtyp geht sie nach oben.

Bei Cortisontherapie aller Hypoglykämien, z. B. des Addisons, der hypophysären Insuffizienz oder auch des Pankreasinseladenoms ist zu beachten, daß die hypoglykämischen Anfälle durch relativ kleine Dosen Cortison beseitigt werden können. Wir haben eine Patientin, die dauernd schwere Hypoglykämien bei klinisch zu diagnostizierendem Inseladenom hatte, und die mit zweimal wöchentlich 25 mg Cortison anfallsfrei ist. Thorn teilt mit, daß bei der Erhaltungsdosis von 12,5—25 mg Cortison bei Addison die hypoglykämischen Anfälle aufhören, obgleich in manchen Fällen der Nüchternblutzucker noch niedrig sein kann und Insulinüberempfindlichkeit fortbesteht. Jedoch ist die Grenze, wo beim niedrigen Blutzucker der hypoglykämische Anfall eintritt, offenbar verschoben, so daß ein tieferer und steilerer Abfall des Blutzuckers jetzt notwendig wäre, um die hypoglykämischen Anfälle noch auszulösen. Die Anfallsschwelle wird durch Cortison also gesenkt. Man braucht daher im Hinblick auf die hypoglykämischen Anfälle nicht eine normale KH-Toleranz bei der Testung der Insulinempfindlichkeit unbedingt anzustreben.

Mineral- und Wasserhaushaltuntersuchung.

Läßt sich die Diagnose einer erheblichen Dysfunktion des HVL-NNR-Systems mit den bisher erwähnten Testen zwar fördern, so reichen sie doch nicht aus, etwa zu entscheiden, ob ein Addisonkranker hinreichend behandelt ist, ob Überdosierungserscheinungen eingetreten sind usw. Die klinische Untersuchung muß hier durch eine feinere Mineral- und Wasserhaushaltsuntersuchung ergänzt werden. Die Normalisierung der spontanen Serumwerte für Na, K, Cl, des Hämatokriten usw. ist kein genügender Maßstab. Kleinere Belastungen des Mineral- und Wasserhaushaltes müssen dem Organismus auferlegt werden, an deren Beantwortung häufig erst zu ersehen ist, ob er wieder im Mineral- und Wasserhaushalt gegen Umgebungsänderungen gepuffert ist.

Ein normaler Organismus reagiert auf Wasserzufuhr prompt durch entsprechende Wassermehrausscheidung; bei Addison ist dies nicht der Fall. Dies etwas genauer als durch unseren üblichen Wasserversuch zu erfassen, dient der ROBINSON-POWER-KEPLERsche Wasserversuch, der in seiner einfachen Form kaum etwas anderes ergibt als unser üblicher VOLHARDscher Wasserversuch, immerhin aber eine wenn auch kurze, so doch festgesetzte Vorperiode enthält. Weiterhin erlaubt er bei zusätzlicher quantitativer Mineralanalyse die Aufstellung des Quotienten:

$$Q = \frac{U^+ \text{ Urin}}{U^+ \text{Plasma}} \times \frac{Cl' \text{ Plasma}}{Cl' \text{ Urin}} \times \frac{\text{größte 1 Stdn.-Urinmenge}}{\text{9 stündige Nachtmenge}}$$

welcher bei NNR-Insuffizienz <25 und bei Normalen >30 ist.

Bei intaktem Mineralstoffwechsel hat der Organismus die Freiheit, je nach intermediärem Bedarf K und Na auszuscheiden oder zu retinieren. Der Haupteffekt der K-Retention bei NNR-Insuffizienz findet dabei an der Niere selbst statt. Dies ist nicht eine einfache vicariierende Retention von K für die Mehrausscheidung von Na, sondern beide Ionen vermögen in gewissem Umfange, unabhängig von einander, sich in ihrem physiologischen Raum zu bewegen. WILDER (s. CUTLER c. s.) hat einen Test für den Nachweis der K-Retention angegeben. Bei einer Kost mit konstant niedrigem Kochsalz- und K-Gehalt wird geprüft, ob der Kranke nach K-Salzzulage die Symptome einer K-Vergiftung zeigt, also der Verschlechterung des Addison. Das Verfahren scheint nicht ganz ungefährlich zu sein. Umgekehrt mißt man die Na-Retentionsfähigkeit, indem man bei Na-armer Kost untersucht, ob im Bilanzversuch die Na-Ausscheidung fortdauert. Zweifellos gehört dies zu den feineren, wenn auch zu den langwierigen Testen. Natürlich kann man nun wieder mit diagnostischer ACTH-Gabe kombinieren und sehen, ob stimulierbares NNR-Gewebe dabei ist. Hierher gehört auch die Untersuchung des Quotienten $\frac{U^-}{\text{Kreatinin}}$ vor und nach ACTH-Gabe, wobei ein Anstieg funktionstüchtige NNR beweist.

Daß man mit DOCA den Addison nicht genügend normalisieren kann, hängt einmal davon ab, daß diese Substanz zahlreiche Wirkungen des Cortisons vermissen läßt; weiterhin, und das zeigt besonders die Ödemneigung bei DOCA-Verabreichung, bewirkt es unphysiologische Veränderungen im Wasserhaushalt, und zwar offensichtlich an der Niere. GAUNT weist darauf hin, daß zur Bewältigung jeder durch die Niere hindurchtretenden Wassermenge ein Eingriff der Corticosteroide in die tubuläre Rückresorption von Wasser notwendig ist. Diese antagonisieren hier die Wirkung des Adiuretins aus dem HHL, so daß beim Fehlen der Corticosteroide die Adiuretinwirkung überwiegt und die Diurese gehemmt ist. Von den geprüften NNR-Extrakten ist die amorphe Fraktion besonders wirksam, während z. B. DOCA die Adiuretinwirkung nur ungenügend bremst. Da andererseits die Na-Rückresorption in den Tubuli durch DOCA stark gesteigert wird, und außerdem durch DOCA Na und damit H_2O in den Geweben stark festgehalten wird, kommt es bei DOCA-Gabe zur Salz- und Wasserretention in den Geweben, also auch zur Salz- und Wasserretention in der Niere und damit leicht zu Ödemen. Die physiologische NNR-Wirkung auf den Mineral- und Wasserhaushalt, die man therapeutisch also am besten unter Mitverwendung der amorphen Fraktion imitiert, stellt der Na-Retention in Geweben und Nierentubuli ein Wassergefälle in den Tubuli entgegen, das nach außen gerichtet ist, da es eine physiologische NNR-Wirkung ist, die tubuläre Wasserresorption zu hemmen und damit wenigstens hier die Diurese zu fördern. Die unphysiologische Beeinflussung des Wasserhaushaltes der Niere ist bei der Behandlung mit DOCA zu berücksichtigen und bei Wasserbilanzversuchen zu bedenken.

Die die Mineral- und Wasserausscheidung der Niere benutzende Testung der NNR-Funktion ist also manchmal schwierig zu deuten, weil extrarenale und renale Einflüsse zusammenkommen. Durchsichtiger und einfacher scheint dabei die Beurteilung von Testen zu sein, mit denen der Einfluß der NNR auf den Mineralstoffwechsel ohne Einschluß der Niere festgestellt wird, was evtl. am Schweiß oder Speichel gelingt.

Untersuchungen am Speichel stammen von Frawley und Thorn; ähnliche Versuche wurden in unserer Klinik durchgeführt, und ich verdanke Hoffmeister und Albrecht ein noch nicht veröffentlichtes tabellarisches Zahlenmaterial, das die Autoren mir freundlicherweise zur Demonstration überlassen haben.

	Name	Na m Äq.	K m Äq.	Na/K	H_2O Mol	Na+K	$\frac{Na}{H_2O}$	$\frac{K}{H_2O}$	$\frac{Na+K}{H_2O}$	Statistischer Vergleich des Faktors 8
		1	2	3	4	5 ·	6	7	8	
I. NNR-Unterfunktionen	Schi. ♀	11,40	3,10	3,67	9,9	14,50	1,15	0,31	1,46	
	Ko. ♀	4,90	1,30	3,77	4,6	6,20	1,06	0,28	1,34	
	Eck. ♀	6,88	1,62	4,25	5,2	8,50	1,32	0,31	1,63	
	Vei. ♂	10,70	1,97	5,43	8,3	12,67	1,29	0,24	1,53	
	Thie. ♀	9,82	3,34	2,93	9,1	13,16	1,08	0,37	1,45	
	M_I = . .	8,74	2,27	4,01	7,4	11,01	1,18	0,30	1,48	
	σ = . . .								0,11	σ-Diff. = 0,078
	σ_M = . .								0,05	M_I-M_{II} = 0,35
		1	2	3	4	5	6	7	8	t = 4,48 m = 10
II. Normalpersonen	Albr. ♂	5,54	3,63	1,53	10,3	9,17	0,54	0,35	0,89	P < 0,01
	Hoff. ♂	5,88	3,27	1,79	8,6	9,15	0,68	0,38	1,06	
	Hert. ♂	12,78	3,45	3,72	12,6	16,23	1,01	0,27	1,28	
	Bro. ♂	7,55	1,95	3,87	7,6	9,50	0,99	0,26	1,25	
	Mün. ♂	6,90	4,29	1,61	11,5	11,19	0,60	0,37	0,97	
	Arn. ♂	9,74	3,64	2,68	11,1	13,38	0,88	0,33	1,16	
	Schm. ♂	11,02	4,15	2,65	11,8	15,17	0,93	0,35	1,28	
	M_{II} = .	8,49	3,48	2,55	10,5	11,97	0,80	0,33	1,13	
	σ = . . .								0,157	σ-Diff. = 0,062
	σ_M = . .								0,059	M_{II}-M_{III} = 0,46
		1	2	3	4	5	6	7	8	t = 7,42 m = 7
III. NNR-Überfunkt.	Ba.. . ♀	2,64	2,78	0,95	7,8	5,42	0,34	0,35	0,69	P < 0,01
	Ku. ♀	2,79	2,57	1,08	8,3	5,36	0,34	0,31	0,65	
	M_{III} = .	2,71	2,67	1,01	8,0	5,39	0,34	0,33	0,67	
	σ = . . .								0,028	
	σ_M = . .								0,020	

Aus der Tabelle geht hervor, daß die K-Konzentration im Speichel wenig schwankt, daß aber die Na-Konzentration ein sehr gutes Maß für die NNR-Aktivität ist, wenn man diese nach allgemein klinischen Gesichtspunkten beurteilt. Ohne Ausnahme ist die Na-Konzentration des 1 Std. nach Pilocarpininjektion gesammelten Speichels gegenüber der Norm bei NNR-Unterfunktion vermehrt, bei Überfunktion vermindert. Wegen der Unabhängigkeit von der Nierenfunktion scheint ein solcher Speicheltest recht deutlichen Aufschluß über die NNR-Aktivität zu geben.

Literatur.

APPEL: Z. exper. Med. **104**, 15 (1939).
CUTLER, POWER and WILDER: J. Amer. Med. Assoc. **111**, 117 (1938).
DIRSCHERL u. ZILLIKEN: Naturwiss. **31**, 349 (1943).
FORBES and ALBRIGHT: J. Clin. Endocrin. **11**, 926 (1951).
FRAWLEY and THORN: Proc. Second Clin. ACTH Conference 1951.
GAUNT: Recent Progr. in Hormone Res. **6**, 247 (1951).
HEARD and SOBEL: J. of Biol. Chem. **165**, 687 (1946).
HECHTER: Federat. Proc. **8**, 70 (1949).
HENI u. MAST: Z. exper. Med. **117**, 282 (1951).
LEVY, POWER and KEPLER: J. Clin. Endocrin. **6**, 607 (1946).
LONG: Recent Progr. in Hormone Res. **7** (1952).
MASON and ENGSTROM: Physiol. Rev. **30**, 321 (1950).
MUNSON, JONES, MCCALL and GALLAGHER: J. of Biol. Chem. **176**, 73 (1948).
PATTERSON: Lancet **1947** II, 580.
RECANT, HUME, FORSHAM and THORN: J. Clin. Endocrin. **10**, 187 (1950).
ROCHE, THORN and HILLS: New England J. Med. **242**, 307 (1950).
RUPPEL u. HITZELBERGER: Schweiz. med. Wschr. **1951**, 926.
SAYERS: (a) Physiol. Rev. **30**, 241 (1950).
— (b) Adrenal Cortex, Transactions of the Second Conference, Josiah Macy jr. Foundation 1951.
SEVITT: Brit. Med. J. **1951**, 978.
SPEIRS and MEYER: Endocrinology (Springfield, Ill.) **45**, 403 (1949).
SPRECHLER: Acta endocrinol. (Copenh.) **4**, 205 (1950).
STAUDINGER u. SCHMEISSER: Biochem. Z. **321**, 83 (1950).
SWANSON, BAUER and ROPER: Lancet **1952**, 129.
TALBOT, SALTZMANN, WIXOM and WOLFE: J. of Biol. Chem. **160**, 535 (1945).
THORN: Adrenal Cortex, Transactions of the Second Conference. Josiah Macy jr. Foundation 1951.
— FORSHAM, PRUNTY and HILLS: J. Amer. Med. Assoc. **137**, 1005 (1948).
VOGT: J. of Physiol. **103**, 317 (1944).
WEISSBECKER u. STAUDINGER: Klin. Wschr. **1951**, 59.

Diskussionsbemerkungen.

JORES (Hamburg):

Für den Kliniker ist es nicht so sehr von Bedeutung, die ausgeprägten Krankheitsbilder zu erfassen, denn diese sind in ihrer Symptomatologie so typisch, daß man kaum auf diagnostische Schwierigkeiten stößt. Das, was uns aber interessiert, wäre die Erkennung der Übergangszustände, also z.B. des Addisonismus. Nach den Untersuchungen an meiner Klinik kommt nun leider dem ROBINSON-POWER-KEPLER-Test in dieser Hinsicht keine Bedeutung zu. Er ist, wie wir fanden, bei allen Fällen von ausgeprägtem Addison positiv, aber nicht bei den Grenzfällen. Von besonderer Bedeutung ist die Funktionsdiagnostik des Nebennierenrindensystems, nachdem wir heute wissen, daß das einwandfreie Funktionieren dieses Systems von so ausschlaggebender Bedeutung ist. Gerade in dieser Hinsicht kommt den Funktionsproben eine besondere Bedeutung zu, aber ich muß gestehen, daß z. B. der Eosinophilentest uns auch hier nicht recht befriedigt hat. Mein Assistent KÜCHMEISTER, der diese Dinge an meiner Klinik systematisch bearbeitet hat, wird jetzt selbst über diese Fragen berichten.

KÜCHMEISTER (Hamburg):

Während die Addisonsche Krankheit, das vollentwickelte Bild der NNR-Insuffizienz, für den Kliniker diagnostisch faßbar ist, stößt die Objektivierung der latenten NNR-Insuffizienz immer wieder auf Schwierigkeiten. Es ist daher eine große Zahl von Funktionsproben im Laufe der Jahre entwickelt worden, wovon fast 40 in der Klinik schon Anwendung gefunden haben. Hieraus geht hervor, ähnlich wie bei der Leberfunktionsdiagnostik, daß es notwendig sein wird, in jedem Falle ein NNR-Funktionsspektrum zu entwerfen, um etwas über die Aktivität dieses Organs aussagen zu können.

Wir selbst beschäftigten uns an der Klinik von Jores mit allen bekannteren Funktionsproben, wobei uns besonders der Robinson-Power-Kepler-Test, der Eosinophilentest nach Thorn, der Tyrosintest und zur Objektivierung der Adynamie die Muskelinnendruckbestimmung von Bedeutung schien.

Der Robinson-Power-Kepler-Test ist zur Erfassung der latenten NNR-Insuffizienz nicht empfindlich genug (Küchmeister und Gensler). Im Kindesalter soll es nach Rominger jedoch möglich sein, auch die latenten Formen damit zu erfassen.

In allen Fällen von klinisch nachgewiesener Insuffizienz fiel der Robinson-Power-Kepler-Test dagegen positiv aus.

Es wird als möglich herausgestellt, daß andererseits ein besonders hoher normaler Index für eine Überfunktion der NNR sprechen könnte, da verschiedentlich beim Cushing z. B. ein solcher Index gefunden werden konnte. Weitere Untersuchungen werden angeregt. Chronische Leber- und Nierenschäden können einen positiven Robinson-Power-Kepler-Test aufweisen, ohne daß weitere Symptome der Insuffizienz nachweisbar wären.

Zur Fehlerbreitenbestimmung des Eosinophilentestes wird mitgeteilt, daß die Schwankungen der Eosinophilenzahlen über 24 Std. nur verhältnismäßig gering waren, so daß ein echter Rhythmus statistisch nicht wahrscheinlich gemacht werden konnte. Auch konnten keine deutlichen Unterschiede zwischen den Eosinophilenzahlen des venösen und capillären Blutes gefunden werden. Eine Abhängigkeit vom Alter konnte ebenfalls nicht festgestellt werden.

Zur Erfassung der manifesten Form der NNR-Insuffizienz ist der Eosinophilentest nach Thorn geeignet. Da er jedoch auch bei einer größeren Zahl von Erkrankungen positiv ausfiel, die nicht die eindeutige Symptomatik der NNR-Insuffizienz boten, wird geschlossen, daß der Thorn-Test entweder als unspezifisch anzusehen ist oder bei diesen Erkrankungen eine stille Beteiligung der Nebenniere anzunehmen ist.

Die Tyrosinprobe nach Ferrero scheint uns nach umfangreichen Untersuchungen nicht genügend spezifisch zu sein.

Da die Adynamie das konstanteste Symptom der NNR-Unterfunktion darstellt, versuchten wir mit Hilfe der Muskelinnendruckmessungen die Adynamie zu objektivieren. Durch vergleichende Untersuchungen mit dem Eosinophilentest konnten wir feststellen, daß bei pathologischem Eosinophilentest der Muskelinnendruck immer erniedrigt war, bei normalem aber auch erniedrigt sein konnte. Sollten sich diese Ergebnisse an einem größeren Material bestätigen, so geht daraus hervor, daß eine NNR-Funktionsdiagnostik nur dann durchgeführt zu werden braucht, wenn der Muskelinnendruck als Ausdruck der Adynamie herabgesetzt ist. Eine Herabsetzung des Muskelinnendruckes genügt zur Bestätigung einer NNR-Unterfunktion jedoch nicht, da der Muskelinnendruck auch aus anderen Gründen herabgesetzt sein kann. Da die Erfassung der latenten NNR-Unterfunktion außerordentlich schwierig ist — ich verweise weiterhin auf Kappert — wird empfohlen, in jedem Falle ein NNR-Funktionsspektrum der einzelnen Aufgabenbereiche anzulegen und ihre Ergebnisse der klinischen Symptomatik und den Ergebnissen der Steroidbestimmungen im Harn gegenüberzustellen.

Weissbecker (Freiburg):

Die folgende Tabelle zeigt Ihnen die Möglichkeit, mit Hilfe eines Harnsteroidspektrums differentialdiagnostisch weiterzukommen. Die Werte entstammen eigenen Versuchen und der Literatur und sind nur kollektive Werte. Einzelfälle können dabei immer gewisse Abweichungen zeigen, während doch die große Mehrzahl wie angegeben Steroide ausscheidet. Für klinische Zwecke ist die Bestimmung der schwerwasserlöslichen, alkaliempfindlichen Steroide der sog. „Mineralocorticoidfraktion" ohne jegliche Bedeutung, nicht zuletzt weil wir nur andeutungsweise wissen, was alles darin steckt. Wir wissen nur, daß sich darunter auch Abbauprodukte der Desoxycorticoide verbergen. Wichtig dagegen ist die Glucocorticoidbestimmung, die 17-Ketosteroidbestimmung und die Erfassung des Dehydroisoandrosterons. Zu dieser Bestimmung. besonders nach der von Dirscherl und Traut modifizierten Methode von Allen ist zu sagen, daß sie recht einfach ist. Die ersten Arbeitsgänge gehen der Zimmermannschen Methode parallel, was eine große Zeit- und Materialersparnis bedeutet. Es fehlten lediglich noch die normalen Bezugswerte. Die folgende Kurve, die wir zusammen mit Ruppel und Schulz ausgearbeitet haben, gibt diese Werte für Alter und Geschlecht an.

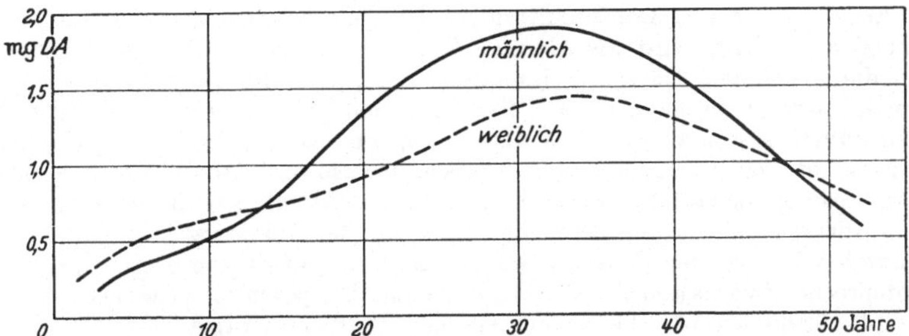

Abb. 1. DHA-Ausscheidung in den verschiedenen Altersstufen. ——— männlich, – – – – weiblich.

Sie sind außerordentlich abhängig von Belastungssituationen, so daß nur Ruhewerte Bedeutung haben. Sie gehen den Corticoidwerten wesentlich mehr parallel als den 17-Ks-Werten.

	„Mineralo"-corticoid	„Gluko" corticoid	neutr. 17-Ketosteroid	DHA
Addison	—	—	— —	—
Cushing	?	+ +	+ ∅	+
Akromegalie, Chromophobe Aden.	(+) ∅ —	(+) ∅ —	(+) ∅ —	∅ —
Panhypopituitarismus	—	—	— —	—
Myxödem	∅ —	∅ —	—	?
Hyperthyreose	∅	∅ ∅	∅ —	?
Diabetes (insulinisiert)	—	∅	∅	?
Diabetes unbehandelt mit Acidose	∅	+ +	+ ∅	?
Schwangerschaft	?	+	∅	?
NNR-Tumoren	+ ∅	+ ∅ —	+ +/+	+ +
NNR-Hyperplasie weibl. präpubert.	∅ —	∅ —	+ +	—
weibl. postpubert. gew. Virilismus	∅	∅	∅	—
Eunuchoidism. Kastr.	?	?	∅ —	+ +
Zwischenzelltum.	?	?	+ +	∅
Arrhenoblastom	?	?	+ + ∅	∅
„Stress", auch akute Infekte, Allergie	∅	+ +	+	+
chron. Krankheiten, chron. Allerg.	∅ —	—	—	—
chron. Rheumatismus	∅	—	+ ∅	?
Hypertonie	∅	∅	∅	?
Leberparenchymschaden	∅	+ ∅	— —	?
genuine Nephrose	∅	∅ —	— —	—

Herrnring (Hamburg):

Für die getrennte Bestimmung der α- und β-Fraktion der 17-Ketosteroide im Harn nach Digitoninfraktionierung mit der Zimmermannschen Farbreaktion geben Ruth Haslam und W. Klyne[1] neuerdings ein Verfahren an. Eine ganz ähnliche Methode habe ich schon mehrere Jahre benutzt[2] und möchte empfehlen, nur so zu arbeiten, daß man jede Fraktion für sich bestimmt. Dann stellt die Summe der α- und β-Werte eine gute Kontrolle für die Fraktionierung dar, während das oft geübte Verfahren, die Werte der β-Fraktion aus der Differenz der Summe ($\alpha + \beta$) minus α-Fraktion zu gewinnen, mit einer sehr großen Unsicherheit belastet ist. In der Literatur streuen die β-Werte sehr. Die Methode der Dehydroisoandrosteronbestimmung nach Dirscherl schließt sich mit ihren Werten dagegen gut an ein Verfahren an, bei dem man sowohl die α- wie die β-Steroide getrennt bestimmt.

Labhart (Zürich):

Die wiederholte i. v. Applikation von ACTH gestattet die Differenzierung verschiedener Formen von NNR-Insuffizienz, wie Renold an der Thornschen Klinik gezeigt hat. Als ein Standardtest hat sich die i. v. Infusion von 20 I E (= 20 mg) ACTH in 500 cm^3 physiologischer NaCl-Lösung während 8 Std. bewährt. Die Wirkung wird nach Eosinophilenabfall

[1] Lancet **262**, 285 (1952).

[2] Verhandlungen der Deutschen Gesellschaft für innere Medizin, 57. Kongreß.

und 17-Ks-Anstieg beurteilt. Der unmittelbare Leistungsanstieg, den man mit einer einmaligen Infusion erreicht, wird als *aktuelle Reserve* bezeichnet. Die maximale Hormonproduktion, die man nach 3tägiger Stimulation erreicht, stellt die *potentielle Reserve* dar. Beim Normalen erfolgt unter i. v. ACTH-Stimulation ein rascher Anstieg der KS. Die Eosinophilen fallen jedesmal um fast 100% ab, um am nächsten Tag das Ausgangsniveau wieder zu erreichen. Beim Morbus Addison, ebenso nach Adrenalektomie, fehlt jeder Anstieg bzw. Eosinophilenabfall und damit sowohl die aktuelle wie die potentielle Reserve. Beim Hypopituitarismus dagegen bleibt am ersten Tag der Anstieg aus, die aktuelle Reserve fehlt. Am zweiten Tag ist der 17-KS-Anstieg gering, um am dritten Tag sich der Norm zu nähern. Entsprechend verhalten sich die Eosinophilen. Die potentielle Reserve ist vorhanden. Das gleiche gilt für die atrophische Nebenniere nach Cortisontherapie.

RUPPERT (Würzburg):

Da das Dehydroandrosteron ja speziell in der NNR gebildet wird, sollte dieses Hormon mehr in den Vordergrund der NNR-Funktionsprüfung gestellt werden und zwar in Relation zu den Gesamt-17-Ketosteroiden. Dies macht aber zur Bedingung, daß man sich bei der Bestimmung der 17-Ketosteroide eines Verfahrens bedient, welches die bis jetzt noch mitgemessenen unspezifischen Chromogene weitgehend eliminiert, wie es von ZIMMERMANN durch Ausäthern vor der Messung vorgeschlagen wurde. In der von uns ausgearbeiteten Versuchsanordnung erhält man so im physiologischen Bereich von 5—15 mg durchschnittlich 2—4 mg weniger an Ketosteroiden, was namentlich im niedrigen Hormonbereich bei der NNR-Unterfunktion Bedeutung hat. Es sollte daher bei künftigen Veröffentlichungen immer angegeben werden, ob mit oder ohne Eliminierung der unspezifischen Chromogene gearbeitet wurde, sonst sind die Ergebnisse schwer zu vergleichen.

ZEISEL (Würzburg):

Steroidausscheidung im Harn und deren Abhängigkeit vom Lebensalter: Wir haben die Ausscheidung der Corticoide und 17-Ketosteroide im Harn über das ganze Kindesalter verfolgt, vom Neugeborenen bis zu den 15jährigen Kindern einschließlich. Die Bestimmung der Corticoide erfolgte nach STAUDINGER und SCHMEISSER, die der 17-Ketosteroide nach ZIMMERMANN in der Modifikation von RUPPERT. Wachstum und Entwicklung ließen im Kindesalter ein wechselvolles Bild der Ausscheidung erwarten.

Anatomie und Histologie — die Lebenskurve der NNR wie sie ROTTER auf Grund seiner Befunde und derer von STIEVE zeichnet — ergibt: ein großes und anders strukturiertes Organ in der Fetalzeit. Vor allem die Innenzone zeigt eine mächtige Entwicklung: sie involviert binnen einiger Wochen nach der Geburt, es kommt so zur Verkleinerung des Organs. Es erfolgt langsames Wachstum des Organs im weiteren Kindesalter, und es kommt zur Ausprägung des bekannten histologischen Bildes mit den drei Schichten beim Erwachsenen. — Schwierigkeiten machte das Harnsammeln im Säuglingsalter. Gesammelt wurde mit besonders konstruierten Kölbchen. Mädchen mußten als ungeeignet ausscheiden, in unserem Untersuchungsgut sind also nur männliche Säuglinge enthalten. Die Sammelperiode betrug 48 Std. 136 Säuglinge wurden untersucht. Die Tabelle zeigt die Aufteilung in Altersgruppen, das Körpergewicht, die Nahrung, die 24 Std.-Harnmenge und die Kochsalzausscheidung im 24 Std.-Harn. Die Corticoidausscheidung/24 Std. ist in γ angegeben, die der 17-Ketosteroide in Milligramm. Die Ausscheidung der Corticoide liegt in der Neugeborenenperiode im Durchschnitt bei 150 γ/24 Std., sie fällt bis zur 4. Lebenswoche gering ab, der Abfall ist aber statistisch nicht gesichert. Weiterhin erfolgt langsamer Anstieg bis zum Ende des 1. Lebensjahres (232 γ/24/Std.). — Die 17-Ketosteroidausscheidung/24 Std. ist im Neugeborenenalter hoch (1,3 mg im Durchschnitt), sie fällt bis zum Ende der 4. Lebenswoche steil ab, bleibt im späteren Säuglingsalter niedrig. — Im Kindesalter wurden 80 Kinder, Knaben und Mädchen, untersucht. Die Corticoidausscheidung steigt von dem Wert am Ende des Säuglingsalters weiter an. Steil erfolgt der Anstieg mit dem fünften Lebensjahr (577 γ/24 Std.), ab 8. Lebensjahr dann nur mehr gering bis zum 15 Lebensjahr (880 γ/24 Std.). — Die 17-Ketosteroide zeigen bis zum 4. Lebensjahr einen langsamen Anstieg, einen steilen ähnlich dem der Corticoide im 5. Lebensjahr (1,9 mg/24 Std.). Sie steigen aber auch weiterhin über das 8. Lebensjahr hinaus kräftig an — auf 3,7 mg in der Altersgruppe 11—12 Jahre, auf 7,5 mg/24 Std. in der Gruppe 13—15 Jahre — im Gegensatz zu dem geringen Anstieg der Corticoide.

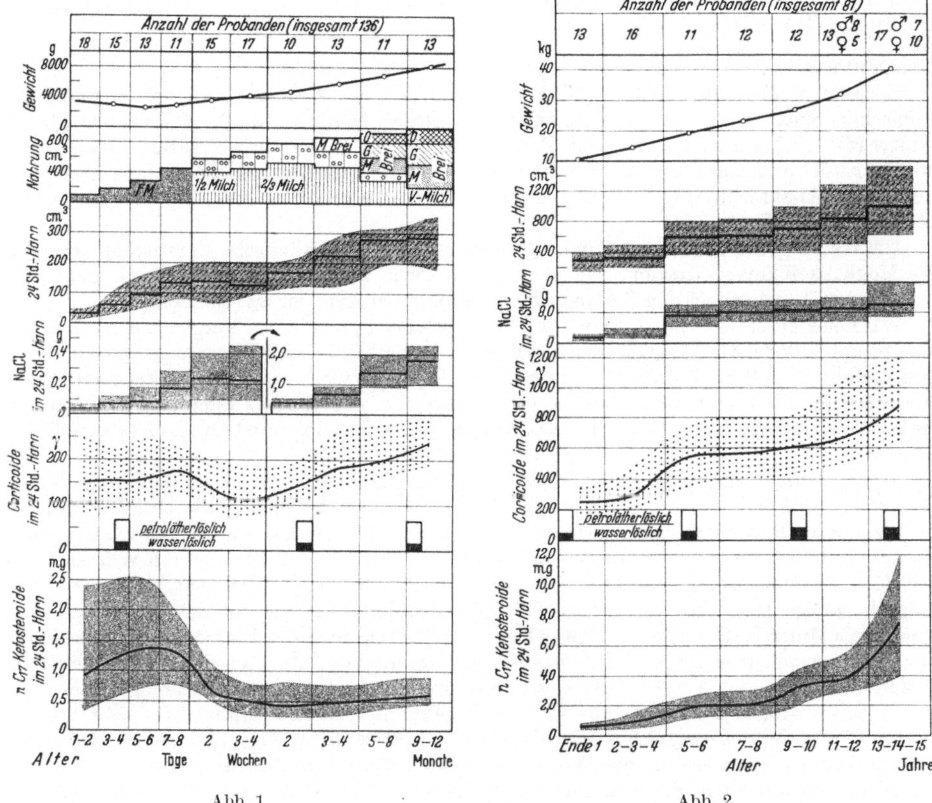

Abb. 1. Abb. 2.

Zusammenfassend bleibt festzuhalten: Die Corticoidausscheidung im 24 Std.-Harn steigt von der Neugeborenenperiode bis zum 15 Lebensjahr an. Die Ausscheidung der 17-Ketosteroide ist in der Neugeborenenperiode hoch, sie fällt bis zur 4. Lebenswoche ab, steigt dann bis zum 8. Lebensjahr konform mit den Corticoiden an. Von diesem Zeitpunkt an ist der Anstieg der 17-Ketosteroidausscheidung wesentlich steiler als derjenige der Corticoide.

PRADER (Zürich):

Folgende zwei Funktionsproben, die bisher nur beim Erwachsenen angewendet wurden, stellen auch für das Kindesalter eine Verbesserung der bisherigen Diagnostik dar.

1. *Intravenöser ACTH-Test* (RENOLD[1]). Wir verwenden auf die Oberfläche berechnet die gleiche Dosis (12 I E ACTH pro Quadratmeter in 8 Std. i. v.) wie bei Erwachsenen. Wie bei Erwachsenen beträgt der Abfall der Eosinophilen normalerweise 90—100%. Dieser Eosinophilensturz ist wesentlich signifikanter und das Testresultat damit in der Regel viel eindeutiger als bei dem bisher üblichen i. m. ACTH-Test.

2. *Na/K-Quotient im Speichel* (FRAWLEY[2]). Die Speichelgewinnung erfolgt durch Kauen von Paraffin unter genauem Einhalten der von FRAWLEY angegebenen zeitlichen Verhältnisse. Merkwürdigerweise finden wir bei Kindern häufig einen auffallend niedrigen Quotienten, ohne daß ein CUSHING-Syndrom vorliegt. Wir haben den Eindruck, daß ein erniedrigter Quotient (unter 0,3) im Kindesalter diagnostisch wenig brauchbar ist, während ein erhöhter Quotient (über 2,1) auch im Kindesalter für eine NN-Insuffizienz spricht. Beim hypophysären Zwergwuchs kann der Quotient auch bei normalen Serumelektrolyten stark erhöht und damit für

[1] RENOLD, A. E., P. H. FORSHAM, J. MAISTERRENA and G. W. THORN: New. England J. Med. **244**, 796 (1951).

[2] FRAWLEY, T. F., and G. W. THORN: Second ACTH Conference **1**, 115 (1951).

die Diagnose wegweisend sein. Wie beim Erwachsenen senkt sich der Quotient auf DOCA, Cortison und ACTH.

STAEMMLER (Kiel):

Zusammenhänge zwischen der NNR-Funktion und den Gestosen sind seit längerem von klinischer Seite vermutet [B. WAGNER (*1*), LANGE-SUNDERMANN (*2*), S. THADDEA (*3*), R. ELERT (*4*) u. a.], durch histologische Befunde an der NNR teilweise bestätigt [CIACCIO und DE COSTA(*5*)] und durch Substitutionstherapie mit unterschiedlichem Erfolg bekräftigt worden [V. J. ANSELMINO (*6*), B. WAGNER (*1*), S. THADDEA (*3*), R. ELERT (*4*), A. KAPPERT (*7*), M. P. VAN DEN BOSCH (*8*)].

Die Klärung der Chemie der Corticoidsteroide und ihre synthetische Darstellung erbrachte die Möglichkeit ihrer Titration, mit der die Kliniker in die Lage versetzt wurden, den Corticosteroidstoffwechsel bei den Schwangerschaftstoxicosen genauer zu studieren.

Wir befassen uns seit $1^1/_2$ Jahren mit diesen Untersuchungen. Der Vergleich der bekannten Symptombilder der Gestosen mit den Erscheinungen bei Hypo- und Hyperfunktionen derNNR ließ vermuten, daß die Hyperemesis mit einem Hypocortizismus einhergeht, während bei der Nephropathie der Corticosteroidblutspiegel, wahrscheinlich besonders zugunsten der Mineralofraktion, pathologisch erhöht ist [PARVIAINEN (*9* u. *10*), R. DEVIS und DEVIS-VAN DEN EECKHOUDT (*11*)].

Neben dem Studium der physiologischen Corticoidausscheidung beim Weibe im Verlauf des Cyclus, während der Gravidität, im Wochenbett und in der Menopause kontrollierten wir im besonderen laufend die Harncorticoidwerte bei der Hyperemesis und Nephropathia gravidarum. Zur Bestimmung verwandten wir die Methoden nach STAUDINGER und WEISSBECKER (*12, 13*). Physiologischerweise scheidet nach unseren bisher vorliegenden Ergebnissen die gesunde, tätige Frau durchschnittlich 880 γ Corticoide in 24 Std. mit dem Harn aus. Das Verhältnis Mineralo/Glucocorticoiden beträgt 1/1,63. Während des Prämenstruum und in der Menstruationsphase steigt die Corticoidausscheidung um etwa 20% an, die biologische Streuung in dieser Periode aber ebenfalls, so daß eine statistische Sicherung nicht möglich ist.

Im 2.—4. Monat der Gravidität werden durchschnittlich 900 γ (Min./Gluc. = 1/1,4), im letzten Drittel der Schwangerschaft im Mittel 875 γ Corticoide pro die eliminiert. In den ersten 10 Wochenbettstagen sinken die Werte von etwa 1000 γ auf durchschnittlich 500—400 γ ab. Während am Ende der Gravidität das Verhältnis der Fraktionen 1/1,58 beträgt, verschiebt es sich im Wochenbett zugunsten der Mineralocorticoide zu 1/1,22.

Erwartungsgemäß ist die Hyperemesis durch eine Verminderung der Corticoidausscheidung gekennzeichnet. Die Werte betragen durchschnittlich 30% der normalerweise aufgefundenen. Je nach Schwere des Krankheitsbildes liegen sie zwischen 500 und 100 γ/die (= 55% bis 10% der Norm). Die Mineralo- verhalten sich zu den Glucocorticoiden wie 1/1,5.

Bei Fällen schwerer Nephropathie (Präeklampsie und Eklampsie) werden vor der Entbindung durchschnittlich 1200 γ ausgeschieden, was gegenüber Gesunden einer Steigerung um 50% entspricht. Wir hatten gerade in diesen Fällen höhere Werte erwartet. Überraschenderweise steigen im Wochenbett, also in einer Phase der Gesundung, die Harnwerte besonders ab 5. Tag bis auf das 6- und 7fache der Norm an. An dieser Steigerung, man kann geradezu von einer Ausschwemmung der Corticoide sprechen, sind besonders die Glucocorticoide beteiligt. Das Verhältnis der beiden Fraktionen verschiebt sich von 1/1,22 im normalen Wochenbett auf ein Drittel bei der Nephropathie.

Wenn wir auch in den Werten der Harncorticoide keinen absolut zuverlässigen Index für die Hormonproduktion haben, so glauben wir doch auf Grund dieser Befunde und ihrer *Normalisierung* im Verlaufe der klinischen Heilung auf bestimmte pathogenetische Beziehungen zwischen den Schwangerschaftstoxicosen und der NNR-Funktion schließen zu dürfen. Damit ist natürlich noch nichts über die Kausalität gesagt, die entweder in einer konstitutionellen oder konditionellen Labilität und Insuffizienz der NNR begründet liegt oder aber in einer Störung des übergeordneten hormonellen Regulationsmechanismus zu suchen ist (Hypophyse und Placenta).

1. WAGNER, B.: Zbl. Gynäk. **1939**, 432.
2. LANGE-SUNDERMANN: Münch. med. Wschr. 87, 808 (1940).
3. THADDEA, S.: Geburtsh. u. Frauenheilk. **1941**, 48.
4. ELERT, R.: Zbl. Gynäk. **1942**, 417; **1950**, 1844; Klin. Wschr. **1940**, 49; Wien. klin. Wschr. **1952**, 289 (dort auch weitere Literatur).

5. CIACCIO u. DE COSTA: Zit. nach W. KOLDE, Arch. f. Gynäk. **99**, 272 (1913).
6. ANSELMINO, V. J.: Arch. f. Gynäk. **161**, 273 (1936).
7. KAPPERT, A.: Klin. Wschr. **1947**, 769.
8. VAN DEN BOSCH, M. P.: Amer. J. Obstetr. **62**, 456 (1951).
9. PARVIAINEN, S., K. SOIVA u. C. A. EHRNROOTH: Ann. chir. et gynaec. fenn. , 39 (1950).
10. PARVIAINEN, S., K. SOIVA u. S. VARTIAINEN: Acta obstetr. scand. (Stockh.) **29**, 3 (1950).
11. DEVIS, R., et DEVIS-VAN DEN EECKHOUDT: Ann. d'Endocrin. **11/1**, 22 (1950).
12. STAUDINGER, H. J., u. L. WEISSBECKER: Klin. Wschr. **1951**, 59.
13. PFEFFER, K. H., W. RUPPEL, H. J. STAUDINGER u. L. WEISSBECKER: Arch. exper. Path. **214**, 165 (1952).

RUPPEL (Freiburg i. Brsg.):

Ich möchte ein Problem aufwerfen, das meines Erachtens bei Bewertung der im Urin bestimmten Steroide beachtet werden muß: Die Abhängigkeit der Steroidausscheidung vom Steroidverbrauch im Organismus.

LABHART zeigte uns Kurven, aus denen hervorging, daß bei Rheumatikern, bzw. Patienten mit Psoriasis unter ACTH die vermehrte 17-Ketosteroidausscheidung verzögert auftritt und führte dies auf einen erhöhten Steroidbedarf dieser Kranken zurück. Aus den Untersuchungen von STAEMMLER kann entnommen werden, daß am Ende der Schwangerschaft Corticoide gespeichert und nach der Geburt überschießend ausgeschieden werden. Wenn man für diese vermehrte Ausscheidung nicht das Geburtstrauma verantwortlich macht, ergibt sich aus den erwähnten Untersuchungen, daß mit der Corticoid- und 17-Ketosteroidbestimmung im Urin kein bindender Schluß auf die Sekretionsleistung der Nebennierenrinden (NNR) gezogen werden darf, ohne daß neben anderen Faktoren, z. B. Einfluß der Leber, auch der Steroidverbrauch in Rechnung gestellt wird.

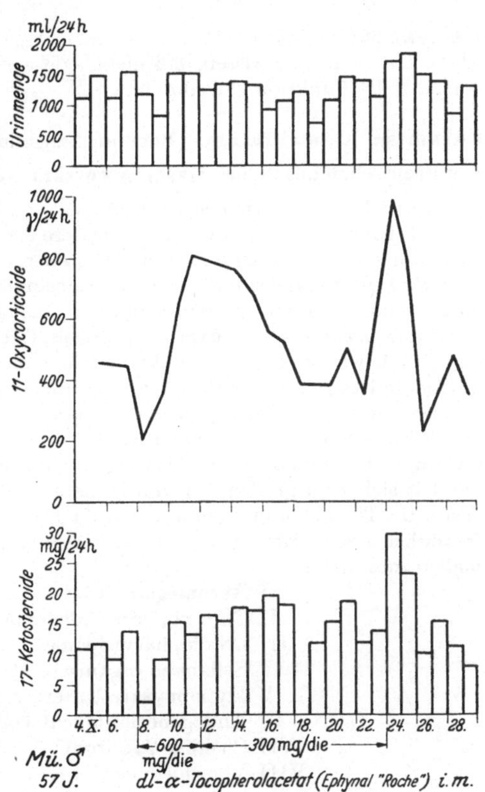

Abb. 1

Auf diesem Symposion wurde bereits auf die erniedrigte 17-Ketosteroid- und Corticoidausscheidung unter TB I hingewiesen. Viel spricht jedoch dafür, daß die NNR durch TB I stimuliert wird: Neben cushingähnlichen Erscheinungen, die längere TB I-Medikation hervorrufen kann, deuten die therapeutischen Erfolge, die Stoffwechseluntersuchungen, die ACTH-Bestimmung im Blut und die histologischen Bilder auf eine Aktivierung des Hypophysen-Nebennieren-Systems durch TB I hin. Diese auffallende Diskrepanz zur erniedrigten Steroidausscheidung macht einen durch TB I vermehrten Steroidabbau wahrscheinlich[1]. Dasselbe wie für TB I gilt offensichtlich auch für Aminopterin. Nach HANLON, MASON und STICKNEY[2] führt Aminopterin zu einer Verminderung der Corticoidausscheidung trotz gleichzeitiger Aktivitätssteigerung der NNR. Die genannten Autoren weisen auf dieses gegensätzliche Verhalten hin, geben hierfür jedoch keine Erklärung.

Möglicherweise können Steroidanalysen im Blut das angeschnittene Problem weiter klären. Die üblichen Corticoidbestimmungen sind wegen der geringen Konzentration und der deshalb benötigten großen Blutmenge für laufende Untersuchungen wohl ungeeignet.

[1] WEISSBECKER, L., u. W. RUPPEL: Klin. Wschr. **30**, 155 (1952).
[2] HANLON, D., H. MASON and J. STICKNEY: J. Labor. a. Clin. Med. **36**, 877 (1950).

Dagegen lassen sich die 17-Ketosteroide nach einer etwas modifizierten ZIMMERMANN-Methode schon in 5 bis 10 ml Blut nachweisen. Über diese Methode, die unter Umständen ganz neue Gesichtspunkte bringen wird, berichten wir an anderer Stelle.

Zum Schluß möchte ich auf das Verhalten der Steroidausscheidung unter Vitamin E hinweisen. Die wiedergegebene Kurve zeigt nach anfänglichem Abfall ein deutliches Ansteigen der 17-Ketosteroide und Glucocorticoide im Urin. Ein weiterer Anstieg tritt vorübergehend nach Absetzen von Vitamin E ein. Eine Erklärung für dieses eigenartige Verhalten könnte die Annahme ergeben, daß Vitamin E auch den Steroidabbau im Organismus fördert, also als „Verbrauchskatalysator" wirkt. Nach dieser These wäre dann der primäre Abfall der Steroidausscheidung nach Gaben von Vitamin E durch den erhöhten Steroidbedarf zu erklären, der folgende Anstieg durch die reaktiv einsetzende Mehrproduktion an Rindenhormonen. Nimmt man an, daß nach Absetzen von Vitamin E der Steroidbedarf normalisiert wird, die aktivierten Nebennieren jedoch noch über einige Zeit vermehrt sezernieren, äußert sich dies — wie in unserem Fall — durch einen weiteren Anstieg der Steroidausscheidung.

Ich muß allerdings betonen, daß die Steroidausscheidung durch Vitamin E nicht regelmäßig verändert wird. Teilweise wird keinerlei Einfluß von Vitamin E auf die 17-Ketosteroid-, bzw. Corticoidausscheidung gefunden, möglicherweise durch von Fall zu Fall unterschiedliche Resorptionsverhältnisse. Von Interesse wäre daher die gleichzeitige Bestimmung des Serum-Tocopherolspiegels. Immerhin zeigten 9 von 15 untersuchten Normalfällen, denen wir Vitamin E in ähnlicher Dosierung und über etwa die gleiche Zeit wie bei dem erwähnten Fall verabfolgten, mehr oder weniger ausgeprägt den geschilderten Verlauf der 17-Ketosteroidausscheidung.

HEILMEYER (Freiburg):

Es ist wichtig zu wissen, daß nicht jede verminderte Corticoidausscheidung einer verminderten NNR-Funktion gleichkommt.

OBERDISSE, K., und H. LINS (Bochum-Langendreer):

Steroidausscheidungen bei Hypophysenerkrankungen, insbesondere bei Hypophysentumoren.

In den letzten Jahren hat sich gezeigt, daß die Funktion der NNR für die Beurteilung einer Hypophysenerkrankung, insbesondere eines Hypophysentumors, von ausschlaggebender Bedeutung ist. Diese Untersuchungen stehen z. Z. im Mittelpunkt der Forschung. Insbesondere wird die Prognose und die Operationsindikation durch den Funktionszustand der NNR maßgebend bestimmt, da die endokrinen Ausfallserscheinungen, die durch die Vorderlappenzerstörung zustande kommen, zum großen Teil durch mangelnde ACTH-Produktion und die dadurch bewirkte Rindenatrophie bedingt sind. Allerdings ist die Funktionsdiagnose im großen und ganzen durchaus noch unbefriedigend, weil es schwer ist, larvierte Rindeninsuffizienzen mit genügender Sicherheit zu klären.

In den letzten Jahren haben wir bei einer großen Anzahl hypophysärer Störungen, ganz besonders bei Tumoren der Hypophyse, die Steroidausscheidung im Urin untersucht. Es handelt sich zum großen Teil um Patienten, die uns von der neurochirurgischen Abteilung (Prof. Dr. TÖNNIS und Chefarzt Dr. KLUG) zugewiesen wurden. Die Untersuchungen hat freundlicherweise Herr STAUDINGER vorgenommen. Unser Krankengut setzt sich folgendermaßen zusammen:

I	Akromegalie	12
II	Chromophobe Adenome	12
III	Craniopharyngeome	10
IV	Sellanahe organische Prozesse	14
V	Hypophysäre Unterfunktion	10
VI	Endogene Fettsucht vom Cushing-Typ	23
VII	Cushing-Syndrom	19
VIII	Verschiedenes	11
		111

In der Gruppe IV handelt es sich meistens um supraselläre Tumoren, die vom Hypothalamus, vom Opticus oder Chiasma ausgingen. Unter die Gruppe V fallen Fälle von FRÖHLICHschem Syndrom, hypophysäre Zwerge und hypophysäre Infantilismen.

Als Normalwerte für die Steroidausscheidung haben wir folgende Zahlen angenommen:

17-Ketosteroide	Männer 10—18 mg/24 Std.	Frauen 5— 8 mg/24 Std.
Corticoide	Männer 600—800 γ/24 Std.	Frauen 400—800 γ/24 Std.

Die Ausscheidung der 17-Ketosteroide ist in denjenigen Fällen erhöht, bei denen wir mit einer sekretorischen Hyperaktivität des Vorderlappens zu rechnen haben, d. h. bei den acidophilen Adenomen und beim Cushing-Syndrom vom hypophysären Typ. Bei den Craniopharyngeomen überwiegen die Fälle mit niedriger Ausscheidung, wie man es entsprechend der vorliegenden hypophysären Unterfunktion erwartet. Dagegen fallen die chromophoben Adenome, bei denen ebenfalls eine Vorderlappeninsuffizienz vorliegt, heraus: erniedrigte, normale und erhöhte Werte verteilen sich etwa in gleicher Weise.

Was die Ausscheidung der Corticoide angeht, so verhält sie sich bei den acidophilen Adenomen und beim Cushing-Syndrom ähnlich wie die der 17-Ketosteroide. Auch hier überwiegen ganz entschieden die Fälle mit erhöhter Ausscheidung. Bei den chromophoben Adenomen und bei den Craniopharyngeomen ergibt sich dasselbe Bild, während wir bei der hypophysären Unterfunktion oft erniedrigte Ausscheidung finden.

Nun darf man den leicht erhöhten und den leicht erniedrigten Werten wohl keine allzu große Bedeutung beimessen. Es ist aber immerhin auffallend, daß diejenigen Patienten unter den chromophoben Adenomen und den Craniopharyngeomen, die eine stark erniedrigte Ausscheidung hatten, eine schlechte Prognose aufwiesen und die Operation nicht überstanden. Für die große Mehrzahl der Fälle darf man aber annehmen, daß noch genügend funktionstüchtiges Vorderlappengewebe vorhanden ist, um die Rindenatrophie zu verhüten. Es ist wahrscheinlich, daß der Vorderlappenrest nicht sehr groß zu sein braucht, da wir normale und erhöhte Steroidausscheidungen auch bei stark erweiterter oder zerstörter Sella finden. Außerdem muß man beachten, daß es bei Läsion des Vorderlappens eine bestimmte Reihenfolge im Ausfall der Hormonproduktion gibt. Zunächst fallen die für die Erhaltung des Individuums nicht lebenswichtigen gonadotropen Hormone aus, während die Produktion des ACTH noch lange Zeit erhalten ist.

Staudinger hat vor kurzem darauf hingewiesen, daß auch der Verbrauch der Corticoide und Steroide in der Peripherie von Bedeutung ist, da ein kleiner Teil der produzierten Steroide überhaupt nur in den Urin gelangt. Es handelt sich demnach auch um ein Bilanzproblem. Bei den Hypophysentumoren, die zu einer Vorderlappeninsuffizienz und damit zu einer allgemeinen Depression der Stoffwechselfunktionen führen (was aus Grundumsatz und spezifisch-dynamischer Wirkung hervorgeht), ist es möglich, daß auch die Steroide in der Peripherie des Körpers weniger gestört werden, und daß so die zunächst erstaunliche Erhöhung in der Urinausscheidung zu erklären ist.

Appel hat kürzlich auf die Bedeutung der Diurese für die Ausscheidung der Corticoide aufmerksam gemacht. Bei den 17-Ketosteroiden fand sich keine Abhängigkeit von der Urin-Tagesmenge, wohl aber bei den Corticoiden, und zwar so, daß mit dem Anstieg der Urin-Tagesmenge auch die ausgeschiedene Corticoidmenge in die Höhe ging. Ich glaube nicht, daß die Diurese bei der Beurteilung von Hypophysenadenomen eine große Bedeutung hat, weil hier fast immer eine Oligurie vorliegt. Wir haben unter der Annahme, daß die Ausscheidung linear mit der Urinproduktion zunimmt, die gefundene Corticoid-Tagesmenge auf 1 l Urin bezogen. Dabei zeigte sich, daß sich das Verhältnis zwischen der hohen Tagesausscheidung der chromophilen Adenome und der niedrigeren Tagesausscheidung der Craniopharyngeome im Mittel zwar etwas verschob; im wesentlichen blieb es aber bestehen.

Vorsichtshalber haben wir, um den Einfluß der Diurese möglichst auszuschalten, den Mittelwert aus 3 Tagesportionen bestimmt.

In der Gruppe IV, den suprasellären Prozessen, fanden sich fast ausnahmslos erhöhte oder normale Steroidausscheidungen. Die Ursache der Erhöhung bleibt auch hier unklar. Jedenfalls genügt die partielle oder komplette Kompression des Hypothalamus allein nicht, um die Steroidausscheidung herabzusetzen. Die Kompression des Vorderlappens ist notwendig.

Die Gruppe V entspricht in bezug auf die Ketosteroide den Erwartungen. Die Werte sind fast immer herabgesetzt, während sich bei den Corticoidausscheidungen keine verwertbaren Differenzen ergeben. Bei der Fettsucht vom Cushing-Typ und bei den eigentlichen Cushing-Syndromen finden sich immer erhöhte Werte, was bereits bekannt ist und den Erwartungen entspricht.

Driesen (Köln):

Die Bedeutung der Nebennierenrindenfunktionen für die Operationsprognose der Hypophysenadenome.

Vor kurzem konnte Tönnis über die Operationsergebnisse bei 262 operierten Hypophysenadenomen berichten. Ihre Auswertung ist deshalb von besonderem Interesse, da es in der Welt nur 4 ähnlich große Serien gibt.

Die unmittelbare Mortalität nach diesen Eingriffen geht aus der Tab. 1 hervor.

Tabelle 1. *Operations-Mortalität.*

	Fälle	Chromophil	Chromophob	Zusammen
Cushing (1939)	338	8,6%	4,9%	5,8%
Olivecrona (1950)	287	9,5%	11,3%	11,1%
Grant	143			11,3%
Tönnis (1951)	240	9,6 (3,8)%	11,9 (6,9)%	11,2 (6,2)%

Sie ist belastet mit 12 Todesfällen nach Probefreilegung von übergroßen, inoperablen Tumoren, die auf Grund ihrer topographischen Ausdehnung von vornherein hätten ausgeschlossen werden müssen.

Tabelle 2. *Todesursachen.*

	Chromophil	Chromophob	Zusammen
Zentr. Regulationsstörung	2	8	10
Nachblutung	—	2	2
Meningitis	—	2	2
Herzinsuffizienz	—	1	1
	2	13	15 (6,2%)
Probetrepanation	3	9	12
	5	22	27 (11,2%)

Bei der Betrachtung einer so bereinigten Statistik (Tab. 2) über die Todesursachen waren wir überrascht zu sehen, daß zwei Drittel dieser Todesfälle auf zentrale, endokrine Regulationsstörungen zurückzuführen waren.

Diese Feststellung erhält besonderes Gewicht dadurch, daß in den letzten Jahren die Indikation zur operativen Behandlung von Hypophysenadenomen aus anatomischen Gründen, z. B. Sehstörungen, mehr und mehr zugunsten der Anzeige wegen endokriner Störungen zurücktrat.

Während der Beginn der Krankheitsgeschichte in den meisten Fällen durch Sexualstörungen und allgemeine Adynamie gekennzeichnet ist, nehmen für die Beurteilung der unmittelbaren operativen Prognose die diabetische Gefährdung, die Kreislaufhypotonie und die Wasserretention als die gefährlichsten endokrinen Ausfallserscheinungen den wichtigsten Platz ein.

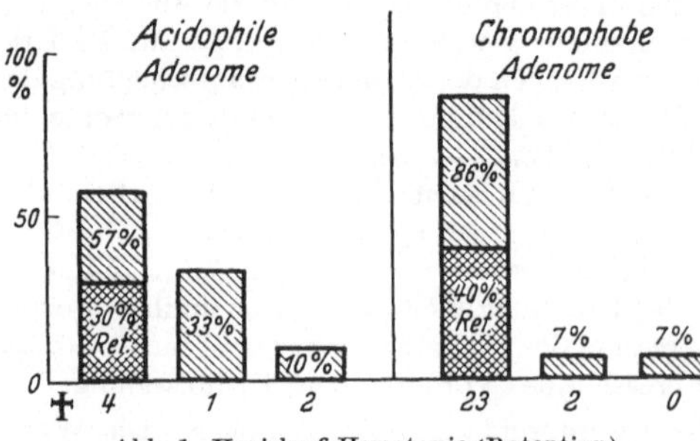

Abb. 1. Kreislauf-Hypotonie (Retention).

Wenn auch eine latente oder manifeste diabetische Stoffwechsellage bei den eosinophilen und basophilen Adenomen mit insgesamt 40% recht häufig war, ist sie für unsere heutige Betrachtung weder klinisch — wir verloren nur einen Patienten in einem postoperativen Coma diabeticum — noch endokrinologisch von größerer Bedeutung, da es sich dabei im wesentlichen um eine Affektion des Inselapparates handelt.

Um so mehr weisen die Adynamie, die Hypotonie und die Wasserretention mit ihrer begleitenden Mineralstoffwechselstörung auf pathologische Vorgänge im Hypophysennebennierenrindensystem hin.

Ein Blick auf die Abbildung 1 zeigt die Häufigkeit und den klinischen Verlauf der beiden letztgenannten Symptome.

In der Tabelle sind 5 Todesfälle bei Rezidivoperationen enthalten.

Der Ausfall der NNR-Funktion scheint die wesentliche Ursache dieser Störungen zu sein.

Angeregt durch die Arbeiten von STAUDINGER und ZIMMERMANN haben wir Ende vergangenen Jahres begonnen, bei unseren Hypophysenadenomen die mengenmäßige Ausscheidung der Corticoide bzw. 17-Ketosteroide im Urin zu studieren. Die ersten Analysen verdanken wir STAUDINGER, später haben wir sie in unserer neuen Kölner Klinik selbst ausgeführt und die Corticoide nach der Methode von STAUDINGER, die 17-Ketosteroide nach den Angaben von ZIMMERMANN bestimmt.

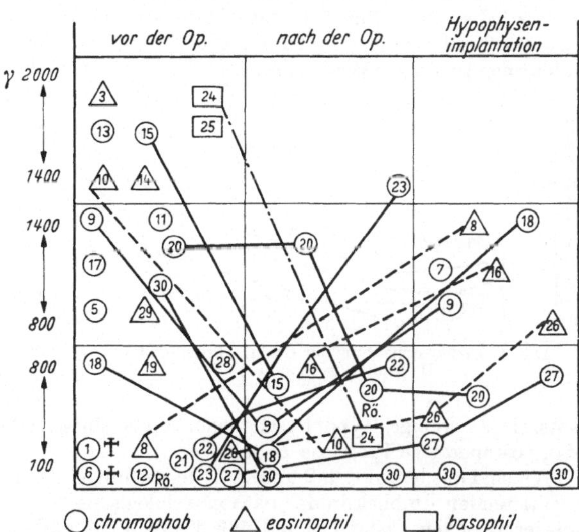

Abb. 2. Urinausscheidung der Corticoide bei Hypophysenadenomen.

Ein Blick auf die Abbildungen 2 und 3 zeigt, daß wir bei 30 operierten Hypophysenadenomen in recht gleichmäßiger Verteilung erhöhte, normale und erniedrigte Werte sowohl der Gesamtcorticoide als auch der 17-Ketosteroide gefunden haben.

Eine Deutung dieser Befunde für die Differentialdiagnose der einzelnen Adenomarten wollen wir heute noch nicht versuchen. Sie müßte in engem Zusammenhang mit den pathohistologischen Untersuchungen stehen, die unter dem Aspekt der endokrinen Störungen an unserer Klinik erneut in Fluß gekommen sind. Aus gleichem Grunde unterbleibt auch in den beiden Tabellen die Aufgliederung in die einzelnen Adenomarten.

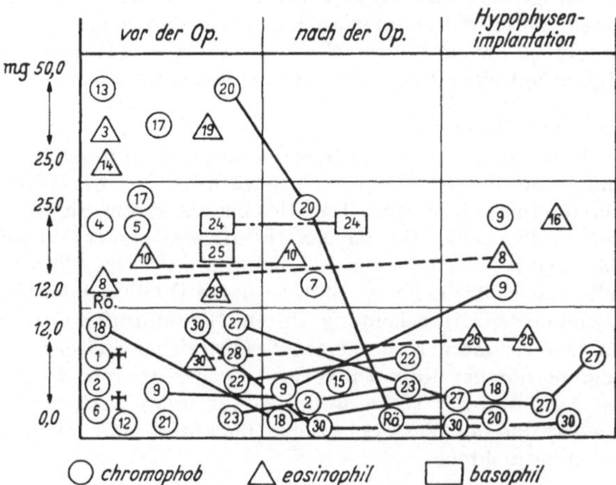

Abb. 3. Urinausscheidung der 17-Ketosteroide bei Hypophysenadenomen.

Wir wollen heute unser besonderes Interesse denjenigen Fällen zuwenden, die eine erheblich verminderte Ausscheidung vor allem der Gesamtcorticoide aufwiesen.

Von 9 Patienten mit einer Corticoidausscheidung von weniger als 200 γ in 24 Std. verloren wir kurz nach der Operation 2 unter den Zeichen der zentralen Regulationsstörung. Zwei weitere Patienten dieser Reihe haben wir nicht operiert, weil die Prognose angesichts ihrer schweren endokrinen Ausfallserscheinungen infaust war.

Der Ausfall des ACTH infolge der Zerstörung des sezernierenden Hypophysenvorderlappengewebes durch den Tumor mit nachfolgender Atrophie der NNR oder die Erschöpfung der epirenalen Cortex bei überschüssiger ACTH-Produktion aus einem Adenom mit sezernierendem Tumorgewebe sind die beiden Möglichkeiten, die als Ursache solcher klinisch und chemisch nachweisbarer NNR-Insuffizienzen diskutiert werden müssen.

Die medikamentöse Substitutionstherapie hat uns bisher nicht befriedigen können. Wir gewannen aber die Erkenntnis, daß eine Implantation von Kalbshypophysen zumindest temporär einen guten therapeutischen Effekt zeigt. Diesen konnten wir durch Messung der Corticoidausscheidung im Urin objektivieren. Es zeigte sich nämlich, daß durch die Implantation in den meisten Fällen eine Steigerung der Ausschüttung von Corticoiden bewirkt wurde. Sie war besonders deutlich bei den Patienten, die postoperativ ein starkes Absinken der Werte zeigten. Bei den 17-Ketosteroiden waren die Ergebnisse nicht so überzeugend.

Wir haben daraufhin 5 weitere Patienten mit stark verminderter Corticoidausscheidung, darunter 2 mit sehr großen Tumoren und einen mit ausgedehntem Rezidiv, alle mit schweren endokrinen Insuffizienzerscheinungen, erst operiert, nachdem wir ihnen am Tage vor der Operation, bei zweien während derselben, je 2 Kalbshypophysen implantiert haben. Sie alle zeigten einen, völlig im Gegensatz zu unseren bisherigen Erfahrungen bei derartig insuffzienten Fällen, fast ungestörten Heilungsverlauf.

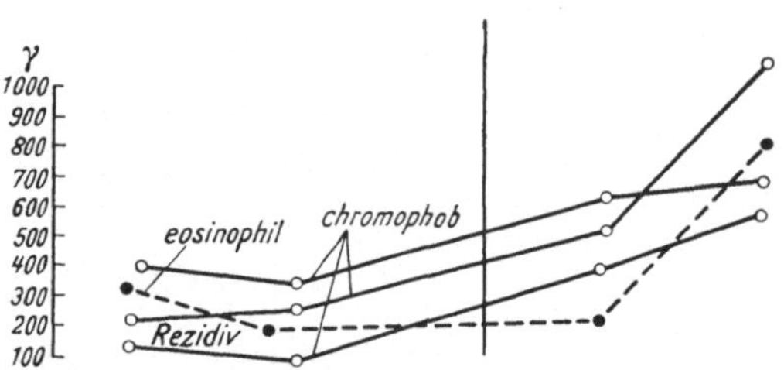

Abb. 4. Urinausscheidung der Gesamtcorticoide bei Hypophysenadenomen.

Die Abbildung 4 zeigt die mittlere Corticoidausscheidungskurve von 4 dieser Patienten.

Nach diesen Erfahrungen scheint uns die Frage nach der Funktionstüchtigkeit der Nebennierenrinde bei Patienten mit fortgeschrittenen endokrinen Krankheitszeichen infolge Hypophysenadenoms von entscheidender Bedeutung für die unmittelbare postoperative Prognose zu sein.

Wir sind uns bewußt, daß unsere Untersuchungen über die Corticoidausscheidung erst einen orientierenden Einblick in das pathophysiologische Geschehen im Hypophysen-NNR-System unserer Kranken gestatten, und daß die Zahl der Fälle und der Einzeluntersuchungen einer erheblichen Erweiterung bedarf. — Dennoch glauben wir uns schon heute zu der Forderung berechtigt, daß man Hypophysenadenome mit erniedrigter Corticoidausscheidung nicht operieren sollte, ohne vorher an Hand der Corticoid- und 17-Ketosteroidmessung im Urin festgestellt zu haben, ob die NNR noch auf ACTH oder besser, Implantation von Kalbshypophysen mit einer Mehrausscheidung reagieren kann.

PICHOTKA (Freiburg):

BAHNER hat in seinem Schema die Änderung der Na^+- und K^+-Verteilung zwischen intra- und extracellulären Raum nicht berücksichtigt. Sie spielt sicher eine wesentliche Rolle für das Verständnis des Ganzen. Ich wies bereits darauf hin, daß der Abbau des osmotischen Potentials in den Zellen bei der NN-Insuffizienz einhergeht mit einem Ausgleich in der typischen Na^+- und K^+-Verteilung zwischen intra- und extracellulärem Raum. Die gleichen Bedingungen gelten auch für die Niere. Man kann die Erhöhung des K^+ im Plasma nicht als Ausdruck einer verminderten Ausscheidung durch Niereninsuffizienz ansehen. Der entscheidende Anteil für den erhöhten Kaliumspiegel rührt sicher aus der Unfähigkeit aller Körperzellen K^+ im Zellinnern in der normalen Weise zu konzentrieren. In gleicher Weise muß man die Störungen der Na^+- und der Wasserausscheidung unter Berücksichtigung der verminderten Verteilung des Na^+ und des Wassers zwischen dem intra- und extracellulären Raum der gesamten Körperzellen betrachten.

HEINTZ (Frankfurt a. M.):

Zur Frage der Beziehungen zwischen NNR und Regulation des Wasserhaushaltes möchte ich auf eine experimentelle und klinische Beobachtung hinweisen. BAHNER hat erwähnt, daß bei Morbus Addison die Wasserrückresorption durch die Tubulusepithelien vermehrt ist. Wir haben Albinoratten über 7—12 Wochen täglich 2—5 mg DOCA/100 g Körpergewicht eingespritzt. Eine Versuchsgruppe erhielt dann noch eine mit NaCl angereicherte Kost. Nach 2—3 Wochen trat bei den mit DOCA allein wie auch bei den mit DOCA und NaCl behandelten Tieren eine Polydipsie und eine Polyurie mit Absinken des spez. Gewichtes auf, also ein echtes Diabetes insipidus Syndrom. Die Trinkmenge dieser Tiere betrug das 2—6fache des Normallen. Daß es sich dabei nicht um eine einfache Salzdiurese nach J. FREY handelte, zeigte sich darin, daß die nur mit NaCl behandelten Tiere keine Polydipsie und Polyurie hatten. Wenn bei NNR-Insuffizienz eine vermehrte tubuläre Wasserrückresorption besteht, kann man annehmen, daß durch die hochdosierte DOCA-Verabreichung die Wasserrückresorption — möglicherweise durch Zurückdrängen des adiuretischen Hormons — gehemmt wird. Ähnliche Befunde wurden von HARROB und THORN, GAUNT, BIRNIEU, EVERSOLE u. a. erhoben. Den skeptischen Bemerkungen von Herrn KÜCHMEISTER über die Spezifität des KEPLER-Testes möchte ich eine weitere hinzufügen. Wir konnten feststellen, daß in den Fällen mit positivem KEPLER-Test auch der VOLHARDsche Wasser- und Konzentrationsversuch pathologisch ausfiel. Da seine Ausführung einfacher als der KEPLER-Test ist, möchten wir ihm zur Untersuchung der Wasserregulationsstörung den Vorzug geben.

SOUCHON (Kiel):

Der KEPLER-Test ist von uns auch bei Kindern angewandt worden, um relative NNR-Insuffizienzen nachzuweisen. In der Rekonvaleszenz nach Infektionskrankheiten haben wir ihn in etwa 30% der Fälle temporär positiv gefunden. Da der Test auf der Feststellung basiert, daß bei Addison-Patienten neben der verzögerten Flüssigkeitsausscheidung nach Wasserstoß im allgemeinen die Cl-Clearance erhöht und die Harnstoff-Clearance erniedrigt ist, haben wir bei der Auswertung für jeden einzelnen Fall die Cl- und die Harnstoffclearance ausgerechnet und folgendes gefunden: bei den positiven Fällen liegt die Cl-Clearance durchschnittlich höher als bei den negativen, wie dies einer NNR-Insuffizienz entsprechen würde. Die Harnstoffclearance ist jedoch in beiden Gruppen gleich hoch. Sie kann bei positiven Fällen sogar erhöht sein. Nun ist bekannt, daß die Einschränkung der Harnstoffausscheidungsfähigkeit etwa parallel geht mit der Schwere der NNR-Insuffizienz. Da es sich in unseren Fällen nur um temporäre, relative Insuffizienzen handelte, war eine stärkere Erniedrigung der Harnstoffclearance gar nicht zu erwarten. Andererseits haben wir auch feststellen können, daß die Stickstoffausscheidung insgesamt bei infektionsgeschädigten Kindern höher liegt als bei gesunden. Es mag sein, daß eine vermehrte N-Ausscheidung den KEPLER-Test beeinflussen kann, wenn keine Verminderung der Harnstoffclearance besteht.

HANSEN (Kiel):

Was die charakteristischen Veränderungen des Blutbildes nach ACTH-Zufuhr bei Kindern betrifft, so weichen sie generell nicht von denen des Erwachsenenalters ab. Ein Unterschied besteht aber insofern, als bei Kleinkindern und Säuglingen die Eosinophilie nicht genügend konstant ist, um in allen Fällen normaler Rindenfunktion die Bedingungen des THORN-Testes zu erfüllen. An Hand eines Diapositives wird demonstriert, daß es sich bei Kleinkindern und Säuglingen als zweckmäßig erweist, die Prüfung der ACTH-Wirkung bzw. der NN-Funktion durch die Auszählung des weißen Blutbildes, besonders der Lymphocyten zu stützen. Die günstigen Bedingungen für die Verwertung der Lymphopenie im frühen Kindesalter nehmen aber ab mit zunehmender Angleichung des kindlichen Blutbildes an das des Erwachsenen, so daß die zeitliche Grenze spätestens in das 4.—5. Lebensjahr, dem Zeitpunkt der sog. 2. Leukocytenkreuzung, fällt. Hauptsächlich gelten diese Beobachtungen jedoch für das erste Lebensjahr.

STAUDINGER (Mannheim):

Die Corticoidausscheidung ist, wie gesagt, eine Resultante aus Produktion und Verbrauch. Diese Resultante wäre also bei einer verminderten Ausscheidung aufzulösen in die Fragen: wird zu wenig produziert? Oder wird zuviel verbraucht? Das zu entscheiden ist häufig nicht und manchmal nur schwer möglich. Bei einer NNR-Insuffizienz, wie Addison, Addisonismus, Tuberkulose oder chronische Krankheiten sehen wir eine verminderte Corticoidausscheidung, bei einer hohen NaCl-Diurese. „Stressituationen" können eine niedrige Corticoidausscheidung bei gleichzeitiger Natriumretention verursachen. Ebenso sehen wir bei scharfer NaCl-Restriktion in der Nahrung eine verminderte Corticoidausscheidung. Nach einem Vorschlag von PFEFFER und mir mag die gemeinsame Bestimmung von Corticoid- und NaCl-Ausscheidung die Beurteilung der NNR-Funktion gelegentlich erleichtern. Zu BAHNER möchte ich sagen, daß die Corticoidausscheidung im Harn rund 1—2% der von der Nebennierenrinde sezernierten Menge ausmacht. Mit PFEFFER gemeinsam haben wir neulich einen Addisonfall mit einer Corticoidausscheidung von etwa 100 γ / Tag beobachtet. Nach einem Infekt stieg die Ausscheidung bei diesem Patienten bis auf 600—700γ/Tag an. Die später vorgenommene Sektion ergab eine stark zerstörte NNR, aber mit einem kleinen Rest unzerstörten Gewebes. An diesem Fall kann man also gut die Brauchbarkeit der Corticoidausscheidung erkennen.

Folgendes zum Eosinophilentest, der jetzt mit Harnextrakten bzw. mit Nativharn an epinephrektomierten Mäusen durchgeführt wird: die damit bestimmten Mengen „biologisch aktiven" Hormons sind sehr hoch und decken sich keinesfalls mit den bisherigen Ergebnissen. Sowohl mit dem Glykogendepositionstest, als auch mit papierchromatographischen Methoden hat man nur etwa 50 γ Corticosteroide/l Harn finden können. Ich vermute, daß bei Anwendung von Nativharn unspezifische Faktoren die Ergebnisse unbrauchbar machen. Vielleicht kann Herr WESTPHAL dazu Stellung nehmen.

WESTPHAL (Säckingen/Baden):

STAUDINGER hat die Frage von Inhaltsstoffen des Urins hinsichtlich ihrer Wirkung auf den Organismus (bei Reinjektion) berührt. Es ist bekannt, daß man durch Injektion von Urin alle möglichen Reizwirkungen auf den Organismus ausüben kann. Seit alten Zeiten kennt man die Reiztherapie mit Eigenurin. Wir haben uns in Zusammenarbeit mit HEILMEYER und KEIDERLING seit einiger Zeit bemüht, die hierbei wirksamen Stoffe zu isolieren und biologisch zu charakterisieren. Dabei haben wir uns zunächst auf die dialysable Peptidfraktion beschränkt, welche durch Phenolextraktion und anschließend durch eine spezielle Papierelektrophorese bei hoher Spannung (1400—2800 Volt, 5—8 Milliamp.) angereichert und fraktioniert werden konnte (*1*). Es gelang so, außerordentlich wirksame Stoffe zu isolieren, welche beim Kaninchen in Dosen von 1—10 μg/kg intravenös bereits massive Lymphopenien, Leukocytosen, starke Fieberwirkungen u. a. auslösten. Die isolierten Stoffe ähneln jenen von V. MENKIN (*2*) aus entzündlichen Exsudaten angereicherten Substanzen. Woher kommen diese endogenen Reizstoffe? Sie haben ihren Ursprung offenbar in proteolytischen Vorgängen, welche auch beim normalen Zellabbau eine Rolle spielen. Bei entzündlichen Prozessen oder bei intensivem Zellzerfall treten diese Stoffe vermehrt auf und gehen vermehrt in den Urin über, wo man sie unter Umständen grammweise isolieren kann. Da wir bisher wenig über das Wechselspiel von Corticoiden und diesen Stoffen wissen, sollte man bei der Verwendung unfraktionierten (nativen) Urins zur Bestimmung von Corticoiden vorsichtig sein. Die lokale Applikation derartiger endogener Peptide führt zu lokalisierten entzündlichen Prozessen (*3*), welche durch Cortison gebremst werden können. Ähnliche Beobachtungen machte MENKIN (*2*) bei der Injektion von Leucotaxin und Corticalextrakt. Wenn man also solche Peptide zugleich mit gewissen Corticoiden injiziert, so wird man (zumindest am Normaltier) unübersichtliche Resultate erwarten müssen. Über die Wirkung der endogenen Peptide am adrenal- oder am hypophysektomierten Tier ist meines Wissens noch nichts bekannt. Dies zur Frage von STAUDINGER.

Ein wichtiger Punkt ist, wie der Organismus überhaupt mit diesen endogenen Reizstoffen fertig wird. Hierbei dürften Corticoide eine wichtige Rolle spielen. Man denke z. B. an die Wirkung von Cortison bei Verbrennungen. Die endogenen Peptide werden offenbar auch normalerweise nicht bis zu Aminosäuren abgebaut. Sie sind proteolytische Endprodukte, die man im Urin auffindet. Das elektrophoretische Spektrum dieser Stoffe ist außerordentlich scharf und gut reproduzierbar; es zeigt Veränderungen, wenn der Organismus unter Reizwirkungen gesetzt wird, wie man z. B. am Kaninchen zeigen kann (Versuche mit E. EICHENBERGER und B. KICKHÖFEN).

1. KICKHÖFEN, B., u. O. WESTPHAL: In Vorbereitung; vgl. O. WESTPHAL: Angew. Chem. **64**, 314 (1952).
2. MENKIN, V.: Newer Concepts of Inflammation. Springfield (III.) USA. Charles C. Thomas Publ. 1950.
3. Vgl. hierzu W. G. SPECTOR: J. of Path. **63**, 93—110 (1951).

BRAUNSTEINER (Wien):

Ich kann Herrn STAUDINGER insofern nicht beipflichten, als uns die biologischen Methoden recht verläßliche, gut reproduzierbare Werte geliefert haben. Sie stimmen auch mit den chromatographisch gefundenen Werten überein.

Wir glauben, daß es sich bei den im Nativharn vorzufindenden eosinopenischen Substanzen, die bei den üblichen Extraktionsmethoden zu etwa 90% verlorengehen, doch um Glucocorticoide und nicht um leukotaxinähnliche Stoffe handelt. Wie wäre es sonst zu erklären, daß sie gerade beim Morbus Cushing höchstgradig vermehrt sind?

LOHMEYER (Hamburg):

Um einen Überblick über die Brauchbarkeit des *ACTH- und Adrenalin-Testes* zu erhalten, wurde bei 151 Patienten 81 mal der ACTH-Test (THORN) durchgeführt, 114 mal der Adrenalin-Test (RECANT) und 39 mal beide Teste nebeneinander. Die Blutentnahme erfolgte aus der Vene. Die Eosinophilen wurden nach der Methode von RANDOLPH mit einer Phloxin-Propylenglykollösung gefärbt. Die Zählung erfolgte in der BÜRKER-Kammer; von jeder Entnahme wurden 4 Kammern ausgezählt. Ausgangswerte unter 110 Eos./cm^3 d. h. 10 Eos./Zählkammer, wurden nicht zur Beurteilung herangezogen, da geringe Schwankungen bereits bei der Umrechnung hohe Prozentwerte ausmachen. Als positiv wurde der Test erst bezeichnet, wenn ein Abfall auf 50% des Ausgangswertes oder niedriger erfolgte. Der ACTH-Test in der von THORN angegebenen Weise, von uns auch zum Teil mit 50 Einheiten ACTH durchgeführt, erwies sich für die Belange der Klinik als zuverlässig und brauchbar. Lediglich in 8 von 81 Fällen war der Eosinophilenabfall trotz normalen klinischen Befundes nicht ausreichend. Die ACTH-Chargen in diesen Testen (Cortiphyson) hatten sich in Vergleichsversuchen als voll wirksam erwiesen. Der Adrenalin-Test war jedoch unzuverlässig. Von 97 Testen waren 41 negativ, von denen der negative Ausfall nur bei 8 Patienten dem klinischen Bild entsprach. Bei einem Vergleich mit dem ACTH-Test wiesen 15 von 32 Fällen eine Diskrepanz auf. Mit Ausnahme eines Falles handelte es sich dabei immer um einen negativen Adrenalintest trotz normalen ACTH-Testes. Zusätzliche Bestimmung von Lymphocyten- und Leukocytenzahl sowie des Harnsäure-Kreatinin-Quotienten und der C-17-Ketosteroidausscheidung im Urin erhöhten nicht die Genauigkeit und Verwertbarkeit der Teste. Für den praktischen Gebrauch in der Klinik ist also lediglich die Eosinophilenzählung nach ACTH zu empfehlen. Der Adrenalintest weist nicht die nötige Zuverlässigkeit auf.

Die Bestimmung der *neutralen C-17-Ketosteroide* im Urin lieferte uns bei der Untersuchung von Patienten mit lipophiler Dystrophie (BANSI) wichtige Hinweise und veranlaßte uns zu dem Versuch einer Klärung dieses interessanten Krankheitsbildes. Bei den Fällen mit deutlich negativer Stickstoffbilanz trotz reichlicher Stickstoff- und Calorienzufuhr fand sich eine erhöhte Ausscheidung von C-17-Ketosteroiden (LOHMEYER). Wir glaubten daraus auf eine Überfunktion der NNR schließen zu dürfen, da die herabgesetzte Aktivität der Testes eher eine verringerte Ausscheidung hervorrufen würde. Da der Umbau auch von stickstoffkatabolischen Glucocorticoiden in C-17-Ketosteroide bekannt ist, wie STAUDINGER gestern ausführte, könnte diese vermehrte Ausscheidung durch Mehrproduktion von Glucocorticoiden erklärt werden. Eine weitere Untersuchung dieser Theorie durch zusätzliche Bestimmung der Corticoide im Urin war uns damals aus technischen Gründen nicht möglich.

BANSI, H. W.: Med. Klin. **42**, 397 (1947); Dtsch. med. Wschr. **73**, 548 (1948).
LOHMEYER, G., u. H. A. AHLHELM: Z. klin. Med. **148**, 352 (1951).
RANDOLPH, T. G.: J. Labor. a. Clin. Med. **34**, 1696 (1949).
RECANT, L., D. M. HUME, P. H. FORSHAM and G. W. THORN: J. Clin. Endocrin. **10**, 187 (1950).
THORN, G. W., P. H. FORSHAM, F. T. G. PRUNTY and A. G. HILLS: J. Amer. Med. Assoc. **137**, 1005 (1948).

ELERT (Freiburg):

Um das Schicksal der Eosinophilen zu verfolgen, deren Zahl im Blut nach ACTH- oder Adrenalininjektion absinkt, haben wir (mit RIBITSCH) die Eosinophilen im THORN-Test stündlich gleichzeitig im Blut und im Inhalt von Cantharidenblasen gezählt. Parallel mit der Abnahme der Eosinophilen im Blut ließ sich eine Zunahme im Blaseninhalt nachweisen, während die Leukocyten sowohl im Blut wie im Blaseninhalt eine Zunahme zeigten. Daraus läßt sich der Schluß ziehen, daß der Eosinophilensturz im Blut nach NNR-Stimulation darauf beruht, daß diese Zellen — wenigstens zum Teil — in das Gewebe abwandern. Es bleibt noch die Frage zu klären, ob diese Abwanderung in alle Gewebe gleichzeitig erfolgt oder ob sie vorwiegend dort vor sich geht, wo ein Reiz (Cantharidinwirkung) gesetzt wurde. In Kontrollversuchen konnten wir uns davon überzeugen, daß Cantharidin allein keine Gewebseosinophilie erzeugt, da der Blaseninhalt ohne Adrenalin- bzw. ACTH-Injektion immer frei von Eosinophilen war.

GROSS (Marburg):

Gestatten sie mir einige *Bemerkungen zur direkten Kammerzählung der Eosinophilen.* Die Abb. 1 zeigt Eosinophilenzählungen bei zwei gesunden männlichen Versuchspersonen, jeweils morgens um 9 Uhr nüchtern, an 8 bzw. 9 aufeinanderfolgenden Tagen. Es wurden gleichzeitig

Venenblut und Capillarblut entnommen und beide sowohl mit der Eosin-Aceton-Zählflüssigkeit nach Dunger [Münch. med. Wschr. **57**, 1942 (1910)] als auch mit der Phloxin-Methylenblau-Propylenglykolmischung nach Randolph [J. Allergy **15**, 89 (1944)] untersucht. Die von Randolph selbst angegebene Mischung hat sich uns in Vorversuchen gegenüber den Modifikationen einiger späterer Untersucher zumindest als gleichwertig erwiesen.

Sie sehen, daß mit der T-Verteilung nach Fisher bei den insgesamt 66 Bestimmungen an Gesunden *kein Unterschied zwischen Venen- und Capillarblut* nachweisbar war. Die um ein geringes — nicht signifikant — niedrigeren Zahlen im Capillarblut mögen durch eine, wenn auch leichte Verdunstung in den Kölbchen mit Venenblut bedingt sein. Gegenüber den Befunden von Lützenkirchen (Köln) [Dtsch. med. Wschr. **76**, 1600 (1951)] von Herrn Küchmeister (s. oben) und von uns, daß zwischen Venenblut und Capillarblut bei genügend großen Untersuchungsreihen kein Unterschied hinsichtlich der Eosinophilenzahlen besteht, haben Hitzelberger, Ruppel und Weissbecker [Klin. Wschr. **30**, 470(1952)] an der hiesigen Klinik mit der Dungerschen Methodik viel höhere Werte im Capillarblut als im Venenblut beobachtet. Sie führen an, daß Mayr und Moncorps 1925 zu ähnlichen Ergebnissen kamen. Ich darf demgegenüber darauf hinweisen, daß auch B. u. E. Fisher [Amer. J. Med. Sci. **221**, 121 (1951)] in ihren statistischen Ausführungen über Bluteosinophile betonen, daß Stitt (1938) und Osgood (1940) unabhängig voneinander die gleichen Zellzahlen im Venen- und Capillarblut fanden, „wenn letzteres frei fließt". In dieser Bedingung dürfte vielleicht die Erklärung der scheinbar divergierenden Ergebnisse liegen: wie tief man einsticht und — vice versa — ob man auspreßt . . .

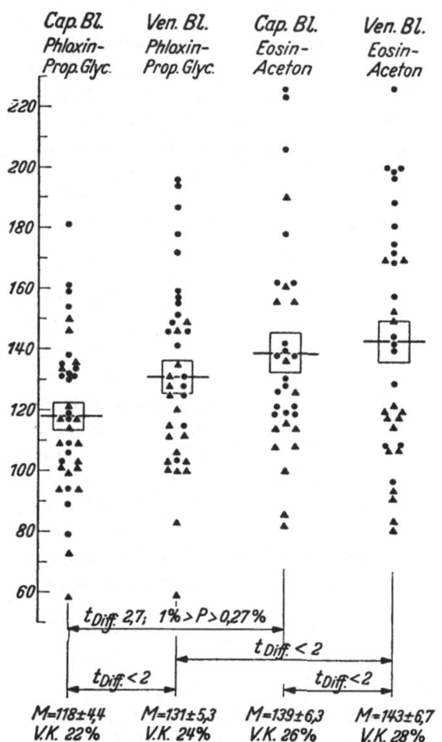

Abb. 1. Kammerzählungen der Bluteosinophilen bei 2 Gesunden an aufeinanderfolgenden Tagen, Venenblut und Capillarblut, Methodik von Dunger und von Randolph. Die Querstriche geben das arithm. Mittel, die Rechtecke den einfachen mittleren Fehler des Mittelwertes an. V. K. = relative Streuung von Pearson.

Da vor allem die Veränderungen der Eosinophilen interessieren, erscheint uns wichtiger als die umstrittene Differenz, daß man eine gleichbleibende Technik anwendet und die methodischen sowie individuellen Streuungen bei seinem Vorgehen kennt.

Wie Sie weiter in der Abb. 1 sehen, fanden wir mit der *Technik von* Dunger etwas höhere Werte als mit der *Technik von* Randolph, vor allem aber auch die größeren relativen Streuungen. Randolph bezeichnet es als einen Hauptfehler der Acetongemische, daß an den Zellmembranen von sich auflösenden Zellen Klumpen eosinophiler Granula sich anlagern oder vorgetäuscht werden. Einen weiteren Unterschied zwischen den beiden Methoden entnehme ich einer Arbeit von Henneman, Wexler und Westenhaver [J. Labor. a. Clin. Med. **34**, 1017 (1949)]: diese fanden, daß die Eosinophilenzahlen bei der Aufbewahrung in acetonhaltigen Zählflüssigkeiten schon nach 20 min um mehr als 50% abnahmen, während sie in den Propylenglykolgemischen relativ konstant blieben. Bei besonderen Fragestellungen, etwa bei den Vergleichen zwischen Venenblut und Capillarblut, sollte man deshalb unseres Erachtens der Randolphschen *Technik* den *Vorzug* geben. Auch Roche, Thorn und Hills betonen die Vorteile der Randolph-Technik besonders für Capillarblut [New. Engl. J. Med. **242**, 307 (1950)]. Bei dieser Methode gestattet bekanntlich außerdem der Methylenblauzusatz die Zählung der Gesamtleukocyten mit der gleichen Kammerfüllung, so daß etwaige prozentuale Angaben der Eosinophilen eine viel höhere Genauigkeit erreichen als bei getrennten Zählungen mit verschiedenen Zählflüssigkeiten (Abb. 2). Bei der Aufstellung unserer eosinophilen Normalwerte haben wir eine Zufallsbeobachtung gemacht, die recht aufschlußreich erscheint.

Bei einem sich ganz gesund fühlenden Kollegen fanden wir eine *Eosinophilie* um 5—600/cm³, deren spontane Rückbildung innerhalb von 4 Tagen beobachtet werden konnte. Alle hier wiedergegebenen Zahlen sind Mittel aus Doppelbestimmungen; Sie sehen, daß der Ablauf als solcher im Venen- wie im Capillarblut und mit beiden Färbungen etwa gleich gut zu beobachten war, auch, daß die Streuungen zwischen den einzelnen Methoden bei den höheren Zahlen viel größer waren als im Normalbereich. Die klinische Untersuchung, Durchleuchtung, Stuhluntersuchungen ergaben in diesem Fall nichts, unseres Erachtens ein Hinweis, daß man, besonders *bei erhöhten Werten*, sich *erst* durch *mehrfache Kontrollen* überzeugen muß, daß nicht schon spontane Bewegungen im Gange sind, bevor man etwa ACTH-Wirkungen feststellt.

Wir stimmen mit der Freiburger Klinik darin überein, daß allzuviele Faktoren in den THORN-Test hineinspielen, als daß man aus einem einmaligen Ergebnis schon bindende Schlüsse ziehen könnte.

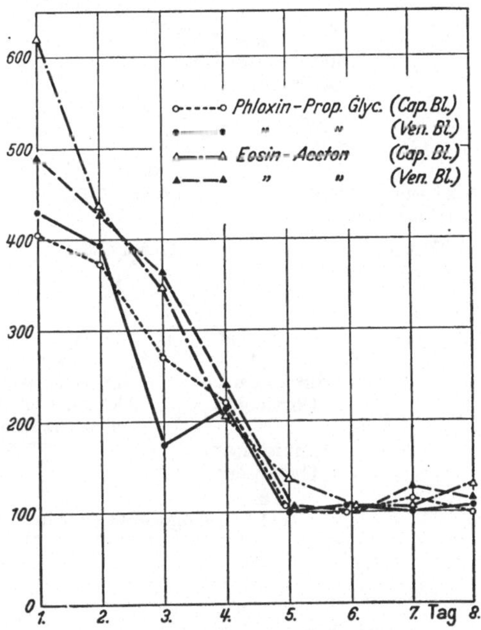

Abb. 2. Eosinophilenzahlen (direkte Kammerzählungen) bei einem klinisch „Gesunden".

Noch eine Feststellung zur *Eosinophilenzählung im Knochenmark:* mit der plötzlichen Ausbreitung der direkten Kammerzählung der Eosinophilen haben einzelne Autoren diese Methode auch auf das Knochenmark übertragen, so z. B. ROSENTHAL und Mitarbeiter [Proc. Soc. Exper. Biol. a. Med. **75**, 740 (1950)], die nach ACTH eine Zunahme der Markeosinophilen um 42—370% beobachteten. Wir halten die direkte Kammerzählung hinsichtlich der Markeosinophilen für weniger geeignet. Zu der, wie Sie wissen, durch die Inhomogenität des aspirierten Marks schon recht beträchtlichen Streuung der direkten Zellzählung kommt noch die wechselnde Anfärbung der eosinophilen Vorstufen. Bei einer vergleichenden Untersuchung an 8 unbehandelten Gesunden fanden wir mit der Kammerzählung nach RANDOLPH im Sternalpunktat 3300 ± 1040/cm³, d. h. eine relative Streuung (PEARSON) von rund 90%. Bei der Durchmusterung von jeweils 4000 Kernhaltigen in den Ausstrichen 3,6 ± 0,4%, d. h. eine relative Streuung von rund 30%.

Ich darf unsere Auffassungen über den *Mechanismus des sogen. Eosinophilensturzes* unter Corticoidausschüttung oder -zufuhr vielleicht an Hand eines auf dem Hämatologenkongreß in Wiesbaden gezeigten Schemas kurz besprechen und einige zusätzliche Beobachtungen mitteilen:

Die corticoidbedingte Eosinopenie ist eine *Bilanzstörung*, kann also durch Abnahme der Eosinophilen im strömenden Blut oder durch Drosselung des Nachschubes aus dem Knochenmark verursacht werden. Naturgemäß sind Ausreifung, Ausschwemmung, Neubildung und etwaige Zerstörung der Eosinophilen im Knochenmark leichter zu verfolgen als das Verschwinden dieser Elemente aus dem strömenden Blut. Wir konnten, gemeinsam mit SIECKE zeigen, daß die Markeosinophilen während des peripheren Eosinophilensturzes nicht nur nicht abnehmen, sondern eher eine — an unserem Material statistisch allerdings nicht gesicherte — Zunahme zeigen; dasselbe gilt für die Mitosen der Eosinophilen. Wir glauben aber nicht, daß man daraus, wie es vereinzelt amerikanische Autoren diskutieren, eine Ausreifungs- und Ausschwemmungssperre als maßgebliche Ursache des peripheren Eosinophilensturzes ableiten kann. Selbst eine völlige Blockierung des Eintritts der Markeosinophilen ins Blut würde in Anbetracht des Ausmaßes der peripheren Abnahme eine Eosinophilenlebensdauer von wenigen Stunden voraussetzen; wir haben aber bisher keinen Grund, für die Eosinophilen eine wesentlich von der der Neutrophilen verschiedene Lebensdauer, also im Durchschnitt einige Tage, anzunehmen. Auch bei unseren Untersuchungen an in vitro kultiviertem Knochenmark konnten wir beobachten, daß die Eosinophilen etwa in gleichem Zeitabstand degenerative

Veränderungen und Zerfall zeigen wie die Neutrophilen, was verständlicherweise nur besagen soll, daß sie gegenüber den ungünstigeren Lebensbedingungen in vitro nicht empfindlicher sind als die letzteren. Wenn eine Markspere die alleinige oder dominante Ursache des peripheren Eosinophilensturzes wäre, so müßte der rasche Wiederanstieg von einer beträchtlichen Ausschwemmung und damit von einer mindestens erkennbaren Abnahme der — nach dieser Hypothese während des peripheren Minimums zurückgehaltenen und damit erhöhten — Markeosinophilen begleitet sein; diese nehmen aber, wie wir am Menschen — übereinstimmend mit den von DURGIN und MEYER bei Mäusen erhobenen Befunden — zeigen konnten,

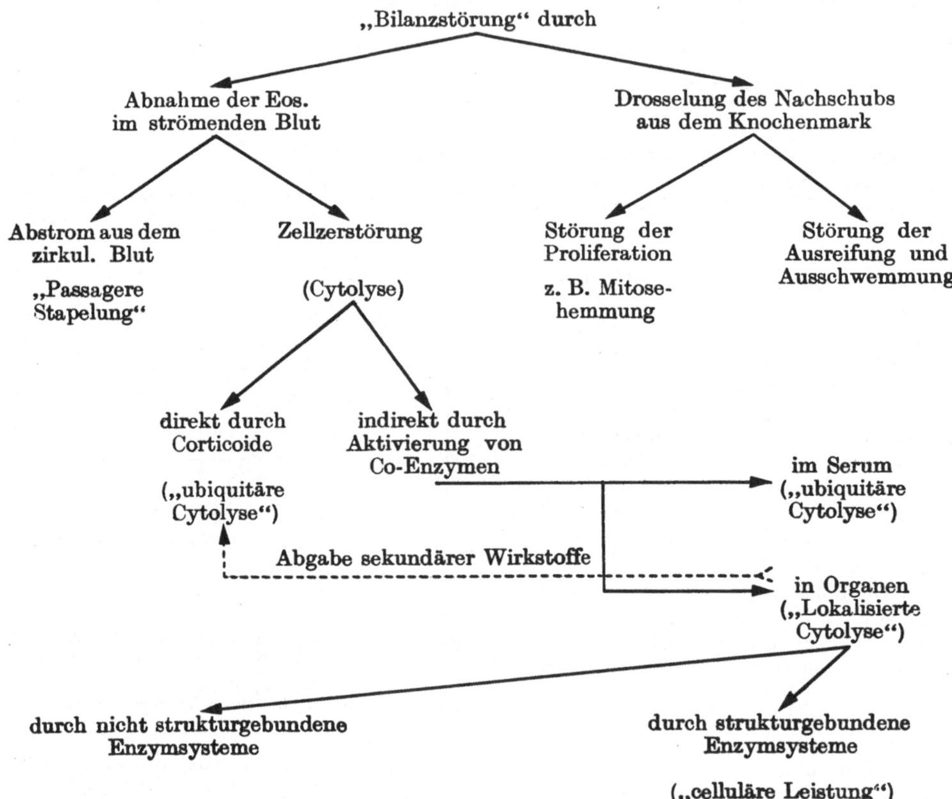

Abb. 3. Grundsätzliche Möglichkeiten für den Mechanismus der Eosinopenie unter Glucocorticoidwirkung.

auch während des Wiederanstiegs der Bluteosinophilen noch zu. Es ist andererseits aber nicht ausgeschlossen, daß eine *vorübergehende Störung der Ausreifung oder Ausschwemmung* die Vorgänge in der Peripherie begleitet und die dort schließlich resultierenden Zahlen mit beeinflußt.

Wenn es also recht wahrscheinlich erscheint, daß die genannte Bilanzstörung vorwiegend von der Peripherie her, d. h. durch eine Abnahme der Eosinophilen im strömenden Blut verursacht wird, so ist die entscheidende Frage: *Vorübergehende Stapelung* oder *echte Zellzerstörung*, noch nicht genügend beantwortet. Wie 1951 in Wiesbaden, so würde ich auch beim gegenwärtigen Stand der Dinge sagen: beides — und darin glaube ich auch mit den Ergebnissen und Ansichten der Untersucher der Freiburger Klinik in Übereinstimmung zu sein. Mit anderen Worten: Vasomotorische Momente, Verschiebungen innerhalb verschiedener Capillargebiete, spielen offenbar bei der Entstehung der Eosinopenie eine Rolle, entscheidend dürfte aber nach der Mehrzahl der Untersucher eine Zerstörung von Eosinophilen sein.

Wie wir bereits [Klin. Wschr. **30**, 456 (1952)] darlegten, sprechen schon in vivo verschiedene Beobachtungen gegen eine direkte ubiquitäre Zerstörung der Eosinophilen durch NNR-Steroide. Wir konnten inzwischen, gemeinsam mit Frau v. KRIESS, am LETTRÉschen Institut zeigen, daß die Eosinophilen in Deckglaskulturen von Meerschweinchenknochenmark durch Corticoidzusätze nicht beeinträchtigt werden. Geprüft wurden Desoxycorticosteronglucosid- und Acetat, ferner als Acetate die Substanz „S“[1] von REICHSTEIN und die Compounds „A“[2], „E“[3] und „F“[4] von KENDALL. Entsprechend unserer Kulturtechnik haben wir Kristalle dieser Substanzen zu den jeweils auf einem Clot sitzenden Kulturen gegeben und beide, Kulturen und Kristalle, mit einem kleinem Tropfen von Eigenserum überzogen. Man kann bei dieser Technik im Brutschrank nach einigen Stunden eine Sättigung des Serums mit dem betreffenden Steroid erwarten. Auch bei dieser Konzentration nahmen die Eosinophilen prozentual in den Steroidkulturen gegenüber denen der Kontrollen meist noch etwas zu. Lediglich die Granulocytenmitosen, z. T. auch die erythropoetischen Mitosen nahmen ab.

Wir möchten dies eher für eine unspezifische toxische Wirkung der hohen Konzentration halten, zumal sie bei den 11-Desoxycorticoiden noch ausgeprägter war als bei den 11-Oxycorticoiden. LETTRÉ und Mitarbeiter [Klin. Wschr. **29**, 555 (1951)] konnten mit entsprechend anderer Technik und wohl etwas geringeren Konzentrationen an den Zellen — bei Fibroblastenkulturen keine Mitosegiftwirkungen von Desoxycorticosteron und Cortison allein nachweisen. Auch an der Freiburger Klinik konnte nach einer Mitteilung von HEILMEYER in bisher unveröffentlichten Untersuchungen keine direkte cytolytische Wirkung des Cortisons beobachtet werden.

Wir glauben nach diesen Befunden, daß die Eosinopenie nicht durch direkte Einwirkung von Corticoiden auf die Zellen hervorgerufen wird; ebenso sprechen unsere Befunde gegen eine Aktivierung eines Co-Enzyms im Serum, da wir ja mit Serumzusätzen arbeiteten. Per exclusionem kommen wir somit von der Hypothese einer Zerstörung der Eosinophilen ausgehend zur Annahme, daß dieser Abbau organgebunden ist, sei es, daß unter der Corticoidwirkung aus bestimmten Organen sekundäre Wirkstoffe ins Blut abgegeben werden, sei es, daß die Cytolyse nur in bestimmten Organen stattfindet. Zu dieser Frage haben wir am LETTRÉschen Institut weitere Untersuchungen an Gewebskulturen durchgeführt, über die hier noch kurz berichtet werden soll. Wie Sie wissen, wird bei dem Verschwinden der Eosinophilen aus dem zirkulierenden Blut in erster Linie die Rolle der Milz erörtert. Wir haben in mehreren Kulturserien die Milz unbehandelter Meerschweinchen mit Starmessern fein zerkleinert, den entstehenden Brei in gepufferter, isotoner, glucosehaltiger Salzlösung für 1—2 Std. bei 37° mit und ohne Cortisonzusatz inkubiert und, mit Serum gemischt, zu Markkulturen der gleichen Tiere gegeben. Die Eosinophilen der Kulturen blieben nach Zusatz reiner Milzextrakte und der mit Cortison bereiteten gleich: Wir haben — bei dieser Versuchsanordnung — keine auf die Eosinophilen destruierend wirkenden Enzyme aus der Inkubation von Milzbrei mit Cortison nachweisen können. Weitere Untersuchungen müssen zeigen, ob sich mit dieser Technik eine Cytolyse der Eosinophilen allein durch intakte Zellen oder Organsysteme ableiten oder wenigstens wahrscheinlich machen läßt.

HALBERG und VISSCHER (Minneapolis):

Zum Eosinophilentest.

Die Bedeutung des Eosinophilentests mit Adrenalin zur Hypophysen-Nebennierenrinden-Funktionsprüfung wird mehr und mehr angezweifelt. Die ungenügende Beachtung der rhythmischen Eosinophilenschwankungen hat zu dieser Beurteilung des Tests viel beigetragen. Wir möchten deshalb kurz einige Beobachtungen bekanntgeben, die während der letzten Jahre am Physiologischen Institut der Universität Minnesota gemacht wurden. Steroide, die nach Implantation von 2,8 mg Substanz in 10 bzw. 24 Std. einen 90%igen Eosinophilenabfall bei adrenalektomierten, hypophysektomierten oder intakten Mäusen hervorrufen, haben folgende gemeinsame Charakteristika:

a) Sie enthalten 21 Kohlenstoffatome.

b) Sie haben eine Seitenkette mit einer primären Hydroxylgruppe benachbart zu einer Carbonylgruppe (primäre α-Ketolgruppe).

c) Sie sind bei C_4 ungesättigt.

d) Sie tragen bei C_3 und C_{11} ein Sauerstoffatom.

---

[1] 17-Hydroxy-11-Desoxycorticosteron.

[2] 11-Dehydrocorticosteron.

[3] 17-Hydroxy-11-Dehydrocorticosteron.

[4] 17-Hydroxycorticosteron.

Die eosinopenische Reaktion bezieht sich auf die maximale Eosinopenie (ME). Sie ist abhängig von der Position und nicht von der Anzahl der Sauerstoffatome im Molekül. Alle Steroide, die eine ME verursachen, sind 11-Oxyverbindungen. Keine der Desoxyverbindungen löst eine ME aus. Es ist gleichgültig, ob in Position-11 eine Oxo- oder eine Oxygruppe steht. Die chemische Struktur, die ME hervorruft, hat auch entsprechende Glykogenaktivität bei adrenalektomierten Mäusen. Wesentlich für beide Wirkungen ist der Sauerstoff in 11-Stellung. Beide Wirkungen werden durch Einführung eines Sauerstoffs in 17-Stellung noch gesteigert. Eine quantitative Bestimmung der 11, 17-Oxycorticoide basiert auf Testen, die an gesunden Mäusen während der ansteigenden Phase ihres 24 Std.-Eosinophilenrhythmus durchgeführt werden. Unter standardisierten Verhältnissen erstreckt sich diese Phase von einem abendlichen Tief zu einem morgendlichen Hoch in der Eosinophilenzahl. Der Index, der bei dieser Messung angewandt wird, ist die prozentuale Veränderung der Eosinophilenzahl über eine 4 Std.-Periode hin, von 2—6 Uhr früh. Diese Methode hat den Vorteil der relativen Einfachheit, Schnelligkeit und Empfindlichkeit. Sie weist Cortison in Dosen von 5 γ nach. Ein 24 Std.-Rhythmus in der Zahl der zirkulierenden Eosinophilen ist bekannt vom 7. Lebensmonat bis zum Greisenalter. Er ist bei beiden Rassen vorhanden, bei Weißen wie bei Schwarzen. Er scheint in zeitlichem Zusammenhang zu stehen mit dem Beginn der täglichen Betätigung beim Menschen, bei Hunden und Mäusen. Er wurde unter der Bedingung konstanter Außentemperatur beim Menschen und bei Mäusen ermittelt.

Er besteht bei Mäusen in der Dunkelheit (untersucht in einem Zeitraum von 16 Tagen). Er wird umgekehrt binnen 8 Tagen bei Veränderung der Beleuchtung (bei Mäusen) und etwas langsamer bei Umkehr der täglichen Futterzeit bei knapp ernährten Mäusen.

Das Verschwinden des Eosinophilenrhythmus bei primärer und sekundärer NNR-Dysfunktion beim Menschen zeigt an, daß eine periodisch funktionierende NNR eine Voraussetzung ist für die Manifestation eines 24 Std.-NNR-Cyclus. Die früheren Ermittlungen in der 24 Std.-Periodizität der Zahl der zirkulierenden Lymphocyten, wie in der Ausscheidung der 17-Ketosteroide, wie auch in der von Neutralfetten, sind in der physiologischen Vorstellung des 24 Std.-NNR-Cyclus mit inbegriffen. Das Fehlen der endogenen morgendlichen Eosinopenie bei Patienten ohne nachweisbare NNR-Dysfunktion kann für klinische Verfahren angewandt werden. Der endogene Eosinopenietest (EE) erfordert die Abnahme von zwei Blutproben um 6.30 und 9.30 am selben Morgen. Eine Abnahme der Eosinophilen von der ersten zu der zweiten Probe von 20% oder mehr wird als normaler negativer Test bezeichnet. Ein einmaliger Test kann nicht eine NN-Insuffizienz sichern. Es ist jedoch ein einfaches Verfahren, eine NN- oder Hypophyseninsuffizienz auszuschließen. Die Ergebnisse des normalen negativen Tests (nur *ein* Test) sind wie folgt:

Personengruppe	Testzahl	% negativ
Normale Personen	60	72
Bettlägerige Personen (nicht ausgewählt) (ohne primäre oder sekundäre NNR-Dysfunktion)	145	68
Herzkranke	45	58
Leberkranke	25	68
Bösartige Tumoren	11	81
Epilepsie	63	60
Geisteskranke	61	67
Hypothyreoidismus (4)[1]	7	0
Vollkommene Unterfunktion der Hypophyse (5)	13	0
Morbus Addison (11)	21	0
Zustand nach beiderseitiger NN-Entfernung (8)	17	0

Es kann aus dieser Tabelle ersehen werden, daß bei 51 Testen, ausgeführt bei Patienten mit primärer oder sekundärer NNR-Insuffizienz, der EE-Test konstant positiv war. Bei der kleinen Zahl der Patienten mit Hypothyreoidismus war der EE konstant positiv. Hypothyreoidismus kann daher nicht von NNR-Insuffizienz abgegrenzt werden mit Hilfe des

[1] Für Gruppen, die eine kleine Patientenzahl enthalten, wurden die Werte in Klammer angegeben.

EE-Tests. Nichtsdestoweniger ist dieses Verfahren zum Ausschluß einer NNR-Insuffizienz bei Vorhandensein eines negativen EE-Tests nicht nur einfach, sondern auch zuverlässig. Diese Überlegenheit des EE-Tests dem herkömmlichenAdrenalintest gegenüber tritt besonders bei Patienten mit beidseitiger NNR-Entfernung hervor, wofür letzteres Verfahren falsche negative Werte ergibt. Es erscheint nach dem Obigen, daß Veränderungen in der Aktivität der NNR eine regelmäßige Erscheinung darstellen, die an der Aufrechterhaltung der 24 Std.-Periodizität bei Säugetieren mit beteiligt sind. Die Bedeutung der NNR in diesen Erscheinungen scheint vergleichbar zu sein mit dem ovariellen Cyclus.

Holzbauer (Graz):

Verzeihen Sie, wenn ich gerade im Zusammenhang mit den Hypophysen-NN-Funktionsproben Sie noch einmal mit der Frage der gestern schon diskutierten Beziehungen zwischen Intermedin und ACTH belästigen muß. Sie ist auf Grund der bisher durchgeführten Untersuchungen vorwiegend qualitativer Art wohl noch nicht als endgültig geklärt zu betrachten. Da es noch nicht gelungen ist, diese beiden Hormone einwandfrei voneinander zu trennen, läßt sich ohne weitere Untersuchungen die Frage ihrer Identität weder behaupten noch widerlegen.

Wie schwierig es ist, hier zu einer Erkenntnis zu kommen, läßt sich schon daran erkennen, daß wir über den eigentlichen Initiator dieses Symposions, über das ACTH, sowohl in chemischer wie leider auch in biologischer Hinsicht noch immer nicht ausreichend informiert sind. Anderseits ist das Vorkommen großer Intermedinmengen in der Hypophyse der Säugetiere und des Menschen bekannt, ohne daß seine biologische Bedeutung für den Warmblütlerorganismus bisher aufgeklärt werden konnte. Daß das Hormon ohne Funktion wäre, ist nicht anzunehmen, da sonst wohl die Fähigkeit zu seiner Bildung im Laufe der Phylogenese verloren gegangen wäre. Man hat versucht, das Intermedin auch im Warmblütlerorganismus mit dem Pigmentstoffwechsel in Zusammenhang zu bringen, doch sind diese Bemühungen erfolglos geblieben. Beziehungen zwischen Pigmentstoffwechsel und Intermedin sind aber auch für den Kaltblüterorganismus keineswegs sichergestellt. Die Dunkelfärbung der Froschhaut auf einen Intermedinreiz hin erfolgt nicht durch eine Vermehrung des Pigmentes, sondern durch die Verteilung der ursprünglich im Zentrum der Zelle geballten Melaninkörnchen über die ganze Zelle und in deren präformierte Plasmafortsätze. Die aktiven Kräfte für diese Wanderung scheinen eher im Plasma der Zelle als in den Melaninkörnchen zu suchen zu sein, und damit müßte man an einen Einfluß des Pigmenthormons auf den Faltungszustand von Linearproteinen denken. Anscheinend erfolgt dieser indirekt, denn Belehradek zeigte 1939, daß die Expansion der Melanophoren mit einem anaeroben glykolytischen Prozeß verknüpft ist. Diese Angabe fußt auf der Beobachtung, daß Kaliumcyanid die Wirkung des Melanophorenhormons nicht hemmt, während es die Monojodessigsäure tut.

Nun wieder zum ACTH zurückkommend: dieses ist im Blut nur mit Hilfe sehr komplizierter, für den klinischen Gebrauch ungeeigneter Methoden nachzuweisen. Auf der Suche nach einer vereinfachten ACTH-Bestimmungsmethode fiel uns eine im Februar 1952 im Nature publizierte Arbeit von Högberg und Johnsson in die Hände, die, ausgehend von der Beobachtung, daß es nach länger dauernder ACTH-Applikation zu Überpigmentierungen kommt, erneut die Frage der Beziehung zwischen Intermedin und ACTH aufgegriffen haben. Aus den Ergebnissen ihrer biologischen und chemischen Versuche (u. a. auch Papierchromatographie) leiten sie eine Identität dieser beiden Hormone ab. Um aber diese Frage nach Möglichkeit zu klären, wie auch zur Bestimmung dieses Hormones im Blut, ist es Voraussetzung, eine Methode in Händen zu haben, mit deren Hilfe es gelingt, die zu erwartenden geringen Hormonmengen noch quantitativ zu fassen.

Ich möchte mir erlauben, an Hand von drei Abbildungen eine Methode zu demonstrieren, die unter Verwendung des Pulfrichschen Stufenphotometers an der isolierten Froschhaut Intermedinmengen in $^1/_{100}$ γ zu bestimmen gestattet.

Die Bestimmung der Extinktion erfolgt jeweils gegen eine stabile Tuschesuspension. Es wird zunächst der Wert E_0 ermittelt, dann die Zunahme der Extinktion nach Zusatz einer Standardintermedinlösung, die die Melanophoren zu einer submaximalen Expansion veranlaßt. (In unseren Versuchen 0,05 γ eines Voegtlinpulvers/1 cm^3 Ringer = 1 E.)

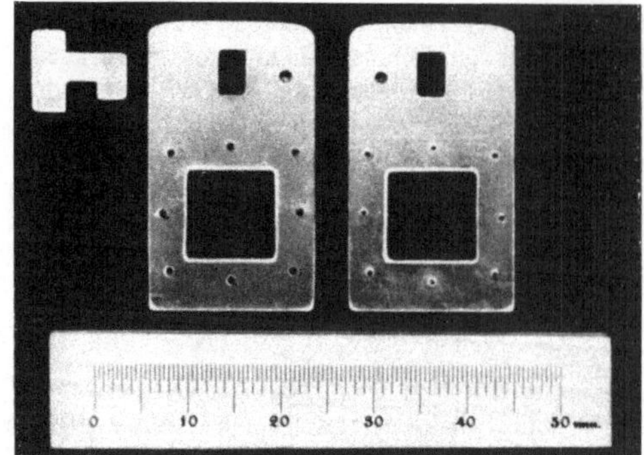

Abb. 1. Plexiglasrähmchen, in das ein Stück Oberschenkelhaut einer Rana esculenta gespannt wird, und welches in eine mit Froschringer gefüllte 10 mm Cuvette eingehängt wird.

Vergleicht man die Wirkungen einer geometrisch interpolierten Intermedinkonzentrationsreihe, indem man für jede Probe den Faktor

$$\frac{E_{Pr} - E_o}{E_{St} - E_o}$$

bildet, so ergibt sich als Dosiswirkungskurve eine Gerade, mit deren Hilfe es möglich ist, die Intermedinkonzentrationen unbekannter Lösungen zu bestimmen.

Abb. 3 zeigt die auf diese Weise ermittelte Eichkurve.

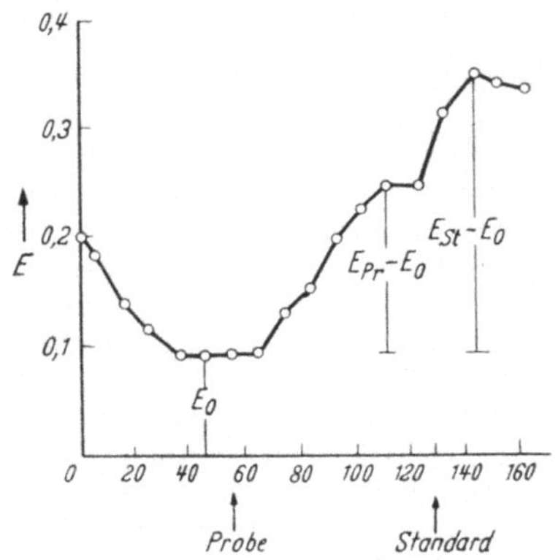

Abb. 2. Versuch zur Aufstellung einer Eichkurve: Ordinate: Extinktion; Abszisse: Zeit in Minuten.

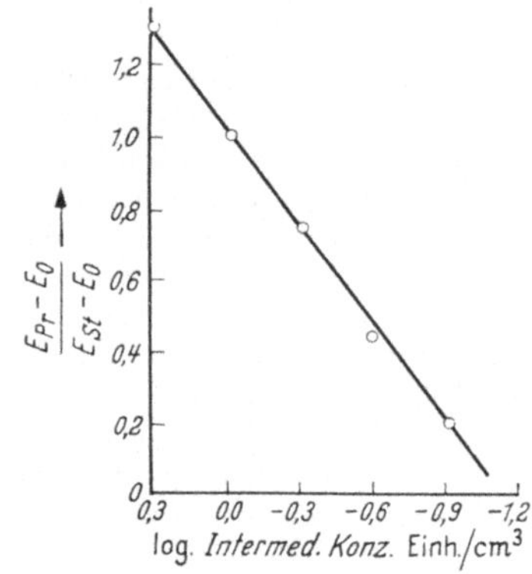

Abb. 3.

Jores (Hamburg):

Ich habe eine einwandfreie Lösung in der Hand gehabt, die keine Pigmenthormonwirkung mehr ausübte, aber noch eine deutliche ACTH-Wirkung hatte. Durch Natronlauge läßt sich nämlich Intermedin sicher von ACTH trennen.

Pfeiffer (Frankfurt a. M.):

Ich möchte 3 Fragen stellen:

1. Sind die Untersuchungen von Laves und Thoma bezüglich des verschiedenartigen Nucleinsäurestoffwechsels von Eosinophilen und Lymphocyten einerseits und Granulocyten andererseits schon einmal wiederholt worden, wenn ja, mit welchem Ergebnis?

2 Zu der Beobachtung von Oberdisse, daß es mehrfach bei Kranken nach Hypophysektomie trotz primär komplikationslosem postoperativen Verlauf einige Tage nach der Operation zu einem Exitus subitus kam: Warum geben Sie bei Ihren Kranken nicht vor und nach der Operation kontinuierlich ACTH, bis die Kranken aus der kritischen Phase heraus sind, um dadurch eine gleichmäßige Stimulierung der NN zu gewährleisten?

3. Küchmeister hat mit der Beobachtung einer Steigerung des Muskelinnendruckes nach ACTH die Adynamie des Addisonkranken zu erklären versucht, da bei diesen Patienten eben ein Mangel an NNR-Hormonen vorliegt. Wie kann man aber mit dieser Annahme vereinbaren, daß der Cushingkranke, bei dem doch gewiß eine Überproduktion von ACTH besteht, als eines der charakteristischsten Symptome eine Adynamie aufweist?

Holzbauer (Graz):

Zu den Versuchen von Laves:

Inkubiert man einen methanolfixierten menschlichen Blutausstrich in 0,9 %iger Kochsalzlösung 2 Std. bei 60°, so findet man bei nachträglicher Giemsafärbung die chromophile

Substanz aus den Kernen der neutrophilen Granulocyten ausgetreten. Die Kerne sind kaum gefärbt, an den Oberflächen von Kern und Zelleib sowie in der Umgebung der Zelle sind blaugefärbte Schleier zu erkennen. Die Monocyten verhalten sich ähnlich, wenn auch nicht in solchem Ausmaß, während Lymphocyten und Eosinophilen ein vollkommen normales Färbebild zeigen. Diese Beobachtung scheint für die von LAVES vertretene Auffassung einer histochemischen Verwandtschaft zwischen Eosinophilen und Lymphocyten zu sprechen. Inwieweit sie mit den LAVESschen Fermentversuchen direkt vergleichbar ist, wurde von uns nicht näher untersucht.

GROSS (Marburg):

Gegen die LAVESsche Deutung, daß der corticoidbedingte Fosinophilensturz auf einer besonderen Empfindlichkeit dieser Zellen gegenüber Dornase beruhe, spricht, daß die Markeosinophilen die periphere Verminderung nicht mitmachen, während nach den Untersuchungen von LAVES auch die eosinophilen Myelocyten das gleiche enzymatische Verhalten zeigen wie die ausgereiften Formen.

HEILMEYER (Freiburg):

LAVES hat diese Frage vor einigen Tagen mit mir besprochen, und er erklärt diese Besonderheit damit, daß die Markeosinophilen so schnell regenerieren, daß man eine Erniedrigung nicht mehr nachweisen kann.

KEIDERLING (Freiburg):

In klinisch-experimentellen Untersuchungen zur Wirkungsanalyse hochgereinigter und chemisch abgewandelter Bakterienstoffe, welche gemeinsam mit WESTPHAL und LÜDERITZ in der Klinik zur Durchführung gelangten, wurde zum Nachweis reizstoffinduzierter Aktivitätsschwankungen im Hypophysen-NNR-System u. a. auch der Uropepsintest benutzt. Pepsinogen wird bekanntlich von den peptischen Zellen der Magenmucosa nicht nur ins Magenlumen sezerniert, sondern im Verhältnis von etwa 99:1 (JANOWITZ und HOLLANDER) auch in die Blutbahn abgegeben. Das im Blut kreisende Pepsinogen passiert die Nieren und wird mit dem Harn ausgeschieden, wo es nach Aktivierung mit HCl als Uropepsin nachweisbar wird. Die quantitative Bestimmung des Uropepsins kann mit Hilfe der Hämoglobinmethode von ANSON, bei welcher das aus Hämoglobinsubstrat freigesetzte Tyrosin photometrisch mit Phenolreagenz nach FOLIN bestimmt wird, oder der vereinfachten Methode von WEST, ELLIS und SCOTT aus der Gerinnungszeit von Milch erfolgen.

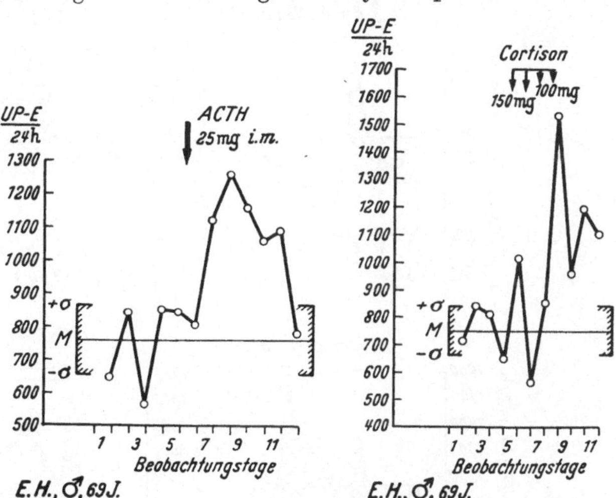

Abb. 1. Uropepsinogenausscheidung unter Einwirkung von ACTH und Cortison bei chronischer Polyarthritis rheum.

Die tägliche Ausscheidung des Harnpepsinogens im 24 Std.-Harnvolumen erweist sich beim Einzelindividuum unter normalen Lebensbedingungen als relativ konstant und ist bei Einhaltung der gewohnten Kost auch von den Schwankungen der normalen Diurese weitgehend unabhängig. Die individuellen Mittelwerte lassen demgegenüber von Person zu Person große Unterschiede erkennen und liegen über einen Streubereich von über einer Zehnerpotenz verteilt. Männer weisen im allgemeinen höhere Ausscheidungswerte als Frauen auf.

Zur Analyse der korrelativen Beziehungen zwischen Aktivitätszustand des Hypophysen-NNR-Systems und Funktion der peptischen Zellen der Magenmucosa wurde die Ausscheidung des Harnpepsinogens bei klinischen Patienten unter Einwirkung von exogen zugeführtem ACTH und Cortison verfolgt. Dabei zeigte sich, daß die uropeptische Aktivität nach Verabreichung therapeutisch wirksamer Dosen von ACTH und Cortison einen signifikanten Anstieg erfuhr und nach Absetzen wieder zur Ausgangslage zurückkehrte (Abb. 1). Quantitativ geringer war der Anstieg des Uropepsins nach Desoxycorticosteron. *Die Zellfunktionen der peptischen Zellen der Magenmucosa werden somit durch die exogen zugeführten Hypophysen- und NN-Wirkstoffe gesteigert, was in einer vermehrten Ausscheidung des Harnpepsinogens zum Ausdruck kommt.*

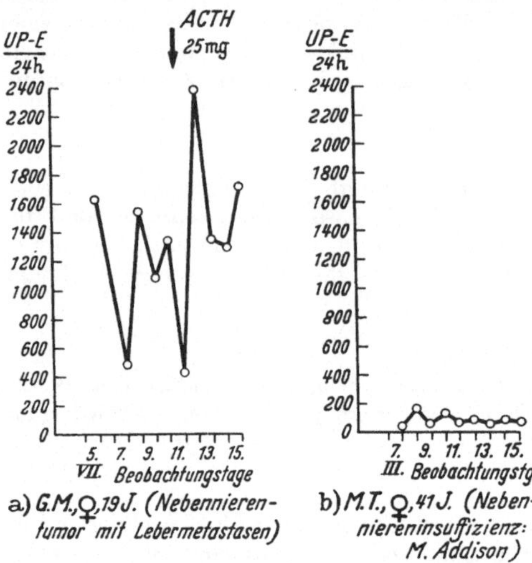

Abb. 2. Uropepsinogenausscheidung bei inkretorisch aktivem Nebennierentumor und bei Nebenniereninsuffizienz.

Schon auf Grund dieser Untersuchungsbefunde waren auch bei *primär bedingten Aktivitätsänderungen* im Hypophysen-NNR-System charakteristische Schwankungen in der Ausscheidung des Harnpepsinogens zu erwarten. In der Tat zeigten Patienten mit hypophysärer Insuffizienz eine verminderte Ausscheidung von Harnpepsinogen, während Beobachtungsfälle mit Hypophysentumor vom Cushingtyp durch erhöhte Ausscheidungswerte mit stärkeren täglichen Schwankungen gekennzeichnet waren. Noch eindrucksvoller dokumentierte sich das gegensätzliche Verhalten in der Uropepsinogenausscheidung bei Erkrankung der NNR, indem die uropeptische Aktivität bei NN-Insuffizienz wie z. B.

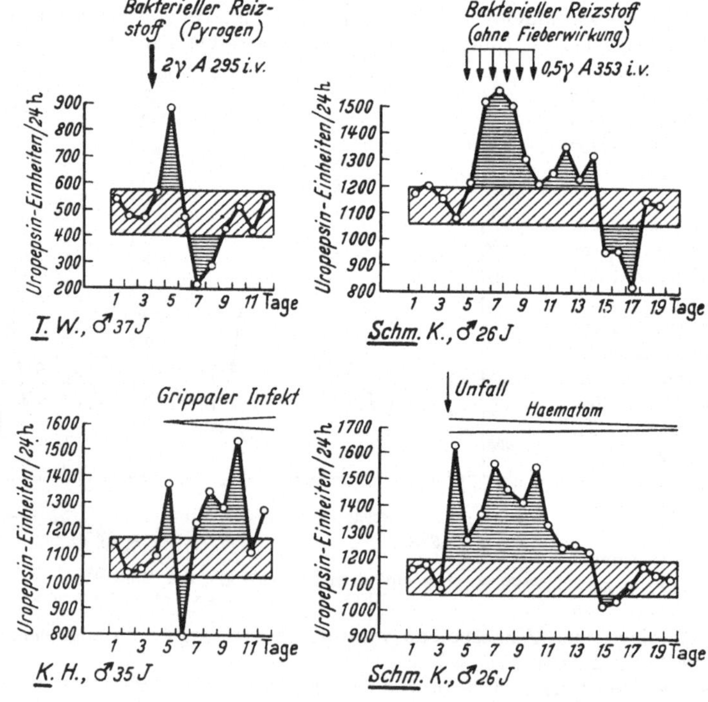

Abb. 3. Uropepsinogenausscheidung unter „stress"-Bedingungen.

bei M. Addison stark erniedrigt war oder ganz fehlte, während bei inkretorisch aktivem Tumor der NNR außergewöhnliche Schwankungen der z. T. extrem erhöhten Ausscheidungswerte nachweisbar waren (Abb. 2). Bei M. Addison stiegen die erniedrigten Uropepsinwerte nach Belastung mit 50 mg ACTH (Armour) nicht an, während auf tägliche Verabreichung von 100 mg Cortison ein signifikanter Anstieg erfolgte (SPIRO, REIFENSTEIN und GRAY). Die klinischen Ergebnisse konnten von uns auch durch tierexperimentelle Untersuchungen an hypophysektomierten und adrenalektomierten Hunden und Ratten bestätigt werden. *Es kann somit kein Zweifel darüber bestehen, daß die Funktion der peptischen Zellen der Magenmucosa und insbesondere auch die Inkretion des Pepsinogens in die Blutbahn einer Steuerung durch die Hormone der NNR unterliegt.*

Auch bei *sekundär bedingten Aktivitätsänderungen* im Hypophysen-NNR-System konnten unter Einwirkung zahlreicher stofflicher und physikalischer Reize charakteristische Schwankungen in der Ausscheidung des Harnpepsinogens beobachtet werden. So waren die Ausscheidungskurven nach körperlichen Belastungen, Wärmeeinwirkung, Röntgenbestrahlung, Injektion von bakteriellen Reizstoffen und anderen unspezifischen Reizkörpern sowie unter Einwirkung von traumatischen Reizen durch starke Anstiege des Uropepsins mit nachfolgender Rückkehr zur Norm und gelegentliche negative Nachschwankungen gekennzeichnet (Abb. 3). *Aus den Schwankungen des Uropepsins lassen sich somit bei intakter Magenmucosa wertvolle qualitative Rückschlüsse auf Aktivitätszustand und Aktivitätsänderungen im Hypophysen-NNR-System am Krankenbett gewinnen.*

Literatur.

1. ANSON, M. L.: The Estimation of Pepsin, Trypsin, Papain and Cathepsin with Hemoglobin. J. Gen. Physiol. **22**, 79 (1938).
2. JANOWITZ, H. D., and F. HOLLANDER: Relation of Uropepsinogen Excretion to Gastric Pepsin Secretion in Man. Appl. J. Physiol. **4**, 53 (1951).
3. KEIDERLING, W., u. O. WESTPHAL: Über die Stimulierung des Hypophysen-Nebennierenrindensystems durch bakterielle Reizstoffe. Verh. dtsch. Ges. inn. Med. **57**, 66 (1951).
4. KEIDERLING, W.: Die Ausscheidung des Harnpepsinogens und ihre Bedeutung beim Krankheitsgeschehen. (In Vorbereitung).
5. KEIDERLING, W., F. WÖHLER u. O. WESTPHAL: Experimentelle Untersuchungen zur Differenzierung therapeutischer Wirkungen von bakterieller Vaccine, hochgereinigten Polysacchariden und acetylierten Polysaccharid-Derivaten aus gramnegativen Bakterien. Arch. exper. Path. u. Pharmakol. (In Vorbereitung).
6. KEIDERLING, W., O. WESTPHAL u. O. LÜDERITZ: (In Vorbereitung).
7. SPIRO, H. M., R. W. REIFENSTEIN and S. J. GRAY: The Effect of Adrenocorticotropic Hormone upon Uropepsin Excretion. J. Labor. a. Clin. Med. **35**, 899 (1950).
8. WEST, P. M., F. W. ELLIS and B. L. SCOTT: A Simplified Method for Determining the Excretion Rate of Uropepsin. J. Labor. a. Clin. Med. **39**, 159 (1952).
9. WESTPHAL, O.: Über bakterielle Reizstoffe und die Analyse ihrer Wirkung, insbesondere auf das Hypophysen-NNR-System. Praxis (Bern) **40**, 789 (1951).
10. WESTPHAL, O., O. LÜDERITZ u. W. KEIDERLING: Über Uropepsin. I. Mitteilung: Die Abhängigkeit der Uropepsinausscheidung von der Aktivität des Hypophysen-Nebennierenrindensystems. Z. Naturforsch. **6** b, 309 (1951).
11. WESTPHAL, O., O. LÜDERITZ u. W. KEIDERLING: Der Uropepsintest zur Ermittlung von Aktivitätsänderungen des Hypophysen-NNR-Systems. Bull. schweiz. Akad. med. Wiss. **8**, 100 (1952).
12. WESTPHAL, O., O. LÜDERITZ u. W. KEIDERLING: Über die Wirkungsweise bakterieller Reizstoffe. — Beitrag zur biochemischen Analyse des Entzündungsvorganges. Zbl. Bakter. **1952** (im Druck).

KOLLER (Zürich):

Gestatten Sie mir einen Beitrag zum NNR-Test zu liefern, der zur Abwechslung nicht auf amerikanische Vorarbeiten zurückgeht. Es handelt sich um die Reaktion der Thrombocyten auf ACTH, die bisher wenig beachtet wurden, zweifellos wegen technischer Schwierigkeiten. Voraussetzung für zuverlässige Resultate der Thrombocytenzählung ist die direkte Bestimmung in der Zählkammer, und zwar am besten in ungefärbtem Zustand mit Hilfe des Phasenmikroskops (Vermeidung von Irrtümern infolge Farbstoffniederschlägen). Ausstrichmethoden haben sich für diese Zwecke als ungenügend erwiesen. Mit der erwähnten Methode kann man nach ACTH einen regelmäßigen Anstieg der Thrombocyten beobachten, der mit Sicherheit außerhalb der Tagesschwankungen dieser Blutelemente liegt. Der Anstieg erreicht sein Maximum in der Regel nach 6 Std. und beträgt in den meisten Fällen 30—60% des Ausgangswertes. Auch Werte von über 100% kommen vor. Bei 5 Fällen von Morbus Addison fehlte dieser Anstieg vollständig.

Beiglböck (Freiburg):

Der Heparineffekt kann durch ACTH bzw. nach Hypophysenimplantation wesentlich verringert werden. Wenn man die gleiche Heparinmenge vorher und nachher dem Blute zusetzt, so wird der gerinnungshemmende Effekt nach der Behandlung außerordentlich verkürzt gefunden, wie wir das schon 1950 beschrieben haben. Wir haben damals auch, wie ich glaube als erste, eine von uns beobachtete Thrombose mit dieser ACTH-Wirkung in Zusammenhang gebracht und vor diesem Zwischenfall gewarnt.

Bahner (Heidelberg):

Von verschiedenen Herren ist „Cortiphyson" zum Eosinophilentest verwendet worden, mit dem Ergebnis, daß die Eosinophilen häufig nicht abfielen. Dieses steht im Widerspruch zu den von mir zitierten Arbeiten. Es scheint mir zweckmäßig zu sein, diese Versuche mit einem anderen ACTH-Präparat zu wiederholen. Ich möchte fragen, ob das verwendete ACTH-Präparat im Sayerstest standardisiert wurde.

König (Hamburg):

Cortiphyson wird nach dem Sayerstest standardisiert. Anders ließe sich die Deklaration in IE auch gar nicht rechtfertigen.

Bahner (Heidelberg):

Zur Bemerkung von Pichotka über den Einfluß der NNR-Steroide auf den Mineralstoffwechsel, in der gegenüber meiner schematischen Übersicht des Einflusses auf die Nierentubuli ihr Einfluß auf die Zelle im allgemeinen betont wird, möchte ich sagen, daß mein Schema zur Herausstellung des Angriffs der Steroide am Mineral- und Wasserstoffwechsel der Niere simplifiziert war, daß aber selbstverständlich noch zahlreiche andere Faktoren an der Mineral- und Wasserbilanz interferieren.

Zu Heinz: Polyurie nach DOCA kann eintreten, wenn es zu solcher Kochsalzretention kommt, daß reflektorisch Polydipsie und dadurch Polyurie eintritt.

Allgemeine klinische Bedeutung des Hypophysen-Nebennierenrindensystems.

Von

Ludwig Heilmeyer (Freiburg).

Mit 15 Textabbildungen.

Ein klinisches Referat über dieses Thema kann nicht den Zweck haben, die bekannten klinischen Fakten auf diesem Gebiet zusammenzustellen, sondern vielmehr gerade die problematischen Fragen, die uns seit der bedeutsamen Entdeckung von Hench, Kendall, Slocumb und Polley sowie infolge der kühnen Konstruktionen Selyes (2) über die Adaptationskrankheiten entstanden sind, in den Mittelpunkt der Betrachtung zu stellen, damit wir darüber diskutieren können und so zu einer besseren Abklärung dieser Probleme kommen. Vielleicht gelingt es so klarer zu sehen, was als gesichert davon hinzunehmen, was vielleicht fraglich oder was irrig ist. Gleichzeitig erweist sich eine solche Betrachtung auch von heuristischem Wert für die weitere Forschung. Unter diesem Aspekt gesehen, möchte ich auf die Darstellung der bekannten Stoffwechselleistungen des Hypophysen- und NNR-Hormons verzichten. Ich möchte auch von der Darstellung der speziellen klinischen Krankheitsbilder des Hypophysen-NNR-Systems absehen und ganz in den Vordergrund *das* stellen, was den Kliniker seit der Entdeckung der Cortisonwirkung am meisten bewegt, nämlich die Frage der Beeinflussung der mesenchymalen *Gewebsreaktion*, also der Beeinflussung des *Entzündungsgeschehens* und der *Abwehrvorgänge*. Wir wissen selbstverständlich, daß hinter der Beeinflussung dieser Vorgänge auch exakt faßbare stoffwechselmäßige Vorgänge stehen, wir sind jedoch noch nicht soweit, daß wir heute in einer vollständigen Analyse diese etwa schon überschauen könnten. Dazu sind unsere Kenntnisse noch viel zu lückenhaft. Wir müssen bei der Betrachtung dieser Vorgänge die *Beeinflussung der gesamten Zellfunktion* in den Vordergrund stellen und nicht etwa nur einzelne Stoffwechselvorgänge hervorheben, was immer zu einseitigen Auffassungen führt. Ich möchte hier nur an die unmöglichen Versuche erinnern, etwa den Heilungseffekt des Cortisons bei rheumatischen Erkrankungen allein durch die Beeinflussung der Hyaluronidase oder der Capillarpermeabilität zu erklären, wie das vielfach geschehen ist. Solche Versuche, die nicht das Ganze des Geschehens berücksichtigen, sind von vornherein zum Scheitern verurteilt. Aus diesem Grunde müssen wir uns zunächst an das komplexe Erscheinungsbild halten, mit dem einzelne Zellsysteme oder -gewebe auf den hormonalen Einfluß reagieren. In der Tab. 1 habe ich Ihnen die einzelnen Faktoren der mesenchymalen Gewebsreaktionen, die durch ACTH oder Cortison beeinflußt werden, zusammengestellt. Alle diese Reaktionen werden durch die beiden Hormone im *hemmenden* Sinne beeinflußt. Diese am Tierexperiment zuerst gewonnenen Erkenntnisse konnten auch durch *klinische Beobachtung* bestätigt werden. So sieht man eine Verzögerung der Bindegewebsentwicklung

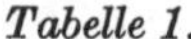

Tabelle 1.

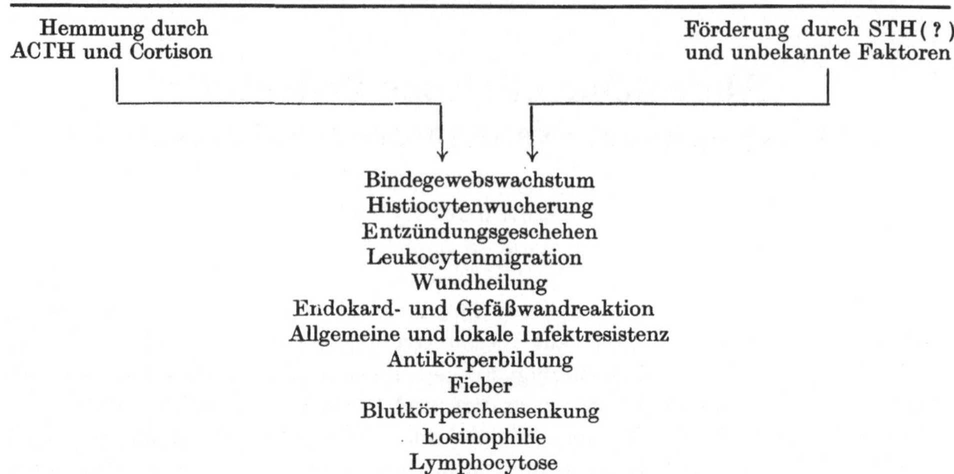

bei der Wundheilung (*4*), eine Hemmung der Keloidentwicklung nach Verbrennungen (*5, 6*), eine Rückbildung bindegewebiger Kontrakturen (*7*). Ebenso wird die Histiocytenwucherung gehemmt und zur Rückbildung gebracht. So sieht man in rheumatischen Knotenbildungen nach Cortisonbehandlung die epitheloidzelligen Histiocyten verschwinden (*8*). Ganz besonders eindrucksvoll ist der Rückgang der Histiocytenwucherung beim BOECKschen Sarkoid (*8*), wie ich es Ihnen nachher auch in eigener Beobachtung bestätigen kann. Daß die Entzündung auch am Menschen in Übereinstimmung mit den Tierversuchen SELYEs gehemmt wird, konnten wir im Cortisonversuch an einer am Unterarm gesetzten Formalinquaddel nachweisen (Abb. 1) (*9*). Am eindruckvollsten ist die Beeinflussung der schweren Entzündungen der Haut nach ausgedehnten Verbrennungen (*10*), sowie der entzündlichen Augenerkrankungen (*11*). Es sind zahlreiche Faktoren, welche beim Entzündungsgeschehen im antiphlogistischen Sinne beeinflußt werden; so beobachtet man nach ACTH oder Cortison eine Abnahme der Capillarpermeabilität und der Capillarerweiterung, eine Hemmung des Hyaluronidaseeffektes, eine Hemmung der Leukocytenmigration und damit eine Abnahme der Eiterbildung, eine Hemmung der Ödembildung, eine Hemmung der Bildung von Granulationsgewebe und schließlich von Bindegewebe (*11*). Die Phagocytoseleistung der Makrophagen wird dagegen entgegen früheren Berichten nicht beeinflußt (*28*). Die Hemmung vieler verschiedenartiger Funk-

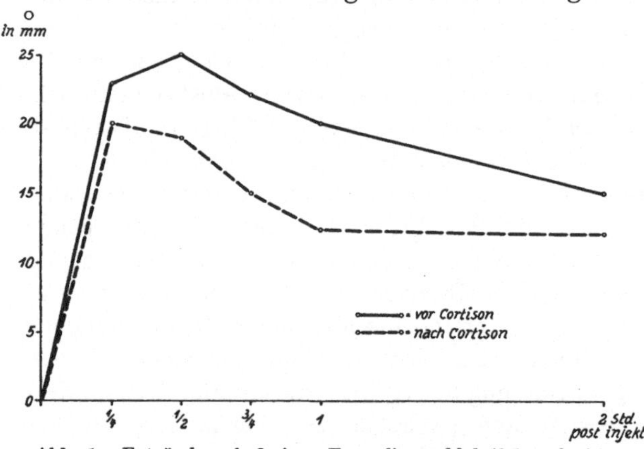

Abb. 1. Entzündungshof einer Formalinquaddel (0,1 cm^3 einer 1%igen Lösung) in der Haut des Unterarmes einer Versuchsperson vor und nach 500 mg Cortison.

tionen bei der akuten Entzündung läßt vermuten, daß Cortison hier vielleicht den übergeordneten Initiator der Entzündung ausschaltet, den wir in dem Auftreten der phlogistisch enorm wirksamen *Menkinstoffe* zu suchen haben. Gemeinsam mit Herrn WESTPHAL haben wir Versuche laufen, die darauf abzielen, diese Frage zu klären.

Die im Tierexperiment festgestellte Hemmung der allgemeinen und lokalen Infektresistenz ist auch für den Menschen bewiesen (*29*). Ich werde Ihnen nachher hierzu eigene Beobachtungen bringen. Zum Teil mag diese Abnahme der Infektresistenz auf einer Hemmung der Antikörperbildung beruhen, die nach länger dauernder hochdosierter Cortison- oder ACTH-Anwendung auch am Menschen beobachtet wird. Auch hierfür zeige ich Ihnen ein Beispiel. Die Hemmung der Infektresistenz kann soweit gehen, daß ein lang dauernder übermäßiger Einfluß dieser Hormone auf den Organismus schließlich zum völligen Zusammenbruch der gesamten Infektabwehr und des Infektschutzes führt. Der Organismus gerät dabei schließlich in den Zustand der negativen Anergie, d. h. Infektionen breiten sich aus ohne Entzündung, ohne Fieber, und schließlich kommt in diesem Zustand der Organismus zum Erliegen (*12*). Zu den Beeinflussungen des Mesenchyms im weiteren Sinne gehören auch die Wirkungen von ACTH und Cortison auf das *Blutsystem*. Hier sind die sämtlichen aus dem Tierversuch bekannten Wirkungen auch am Menschen nachgewiesen (*13*). Eine Übersicht gibt Abb. 2. Die Eosinopenie und Lymphopenie gilt auch für den Menschen als klassische Antwort auf ACTH oder Cortisonverabreichung. Zu den Wirkungen komplexer Genese gehört die Beeinflussung der Blutkörperchensenkung und des Fiebers. Der Rückgang der erhöhten Blutkörpersenkung ist in manchen Fällen Folge einer Bremsung der Antikörper- und damit γ-Globulinproduktion. Bei erworbenen hämolytischen Anämien, die auf einer unspezifischen Antikörperbildung beruhen, kann man unter Cortison die Antikörpertiter und die Blutkörperchensenkung zurückgehen sehen, wofür ich auch ein klinisches Beispiel bringen werde.

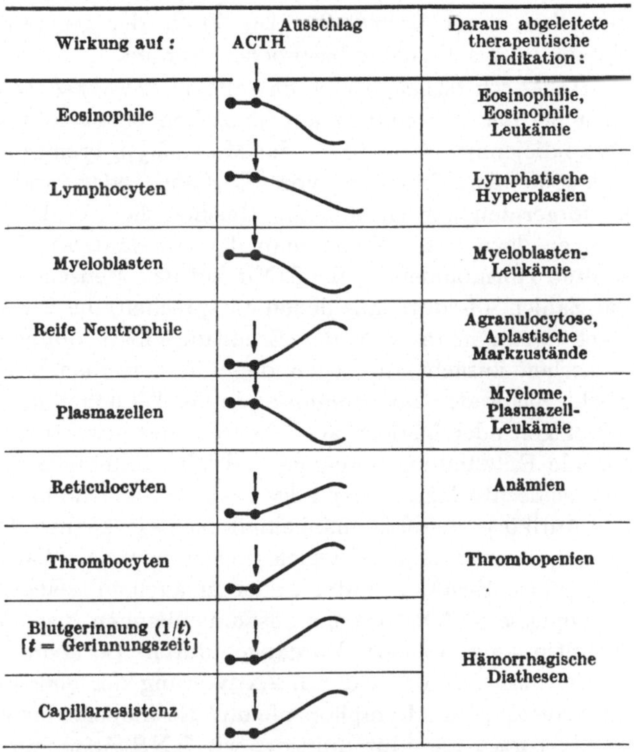

Wirkung auf:	Ausschlag ACTH	Daraus abgeleitete therapeutische Indikation:
Eosinophile		Eosinophilie, Eosinophile Leukämie
Lymphocyten		Lymphatische Hyperplasien
Myeloblasten		Myeloblasten-Leukämie
Reife Neutrophile		Agranulocytose, Aplastische Markzustände
Plasmazellen		Myelome, Plasmazell-Leukämie
Reticulocyten		Anämien
Thrombocyten		Thrombopenien
Blutgerinnung (1/*t*) [*t* = Gerinnungszeit]		Hämorrhagische Diathesen
Capillarresistenz		

Abb. 2. Wirkung von ACTH und Cortison auf das Blutsystem.

In anderen Fällen gehen Blutsenkung und Fieber gleichzeitig zurück, so beim Rheumatismus und bei der Tuberkulose (*9*). Hier ist daran zu denken, daß die im entzündeten Gebiet freiwerdenden Menkinstoffe, die ja hochgradig pyrogen sind, mit der durch Cortison gebremsten Entzündung zurückgehen oder durch das Cortison in ihrer Wirkung blockiert oder inaktiviert werden. Hier steht noch ein weites Forschungsfeld offen. Dahingehende Versuche sind gemeinsam mit Herrn WESTPHAL in Planung.

Alle die genannten Wirkungen auf die mesenchymalen Zellen werden durch Compound E (Cortison) und in noch stärkerem Maße durch Compound F ausgelöst. Dagegen zeigt das Desoxycorticosteron diese Wirkungen nicht. Lediglich die Eosinophilen und Lymphocyten werden in geringfügigem Maße im selben Sinne beeinflußt. Die Frage der gegensätzlichen Beeinflussung der Entzündung soll später besprochen werden.

Haben wir bisher gezeigt, daß alle im Tierexperiment beobachteten Wirkungen auch bei der Anwendung am Menschen beobachtet werden, so ist die nächste Frage diejenige, ob alle diese das Mesenchym bremsenden Wirkungen auch durch endogene Ausschüttung von Cortison oder anderer 11-Oxycorticosteroide hervorgerufen werden können. Reichen die von der NN produzierten Hormonmengen dazu aus? Wenn man die von MARTHE VOGT (*14*) am Hunde festgestellten Hormonmengen der NNR auf den Menschen umrechnet, so kommt man auf Zahlen, die durchaus denen entsprechen, die wir therapeutisch verabreichen. Auch wenn man von der Erhaltungsdosis doppelseitig epinephrektomierter Menschen ausgeht, so liegen diese in derselben Größenordnung. Wir kennen solche Zustände einer Hemmung in der Wundheilung, einer mangelhaften bindegewebigen oder histiocytären Abgrenzung etwa tuberkulöser Herde, wir kennen torpide Entzündungsvorgänge und Wundinfekte mit „schlechter" Eiterbildung, eine schlechte lokale oder allgemeine Infektabwehr; wir wissen, daß manchmal die Antikörperbildung mangelhaft ist, wir kennen Pneumonien mit fehlendem Fieber, um nur einige Beispiele hier zu nennen. Was liegt näher, als zu glauben, daß solche Zustände unter anderem auch mit einer veränderten Reaktion des Hypophysen-NNR-Systems zusammenhängen, nachdem wir jetzt eine negative Beeinflussung solcher Vorgänge durch Cortison genau kennen und auch wissen, daß ein Stress durch Aktivierung der endogenen ACTH- und Cortisonausschüttung eine Lymphopenie und Eosinopenie erzeugt. Fälle mit übermäßiger 11-Oxycorticosteroidproduktion, wie NNR-Adenome beim Morbus Cushing (*17*), weisen eine schlechte Infektresistenz (*33*) auf, und eine Tuberkulose kann hier unter dem Bilde der Sepsis tuberculosa acutissima mit völliger negativer Anergie rasch zum Tode führen (*18, 19, 19a*).

Die von uns *aufgeworfene Frage*, ob auch die *endogene* Hormonproduktion zur Hemmung der *mesenchymalen Gewebsreaktionen und* zur *Abschwächung der Infektresistenz* zu *führen vermag*, muß also auch bei *kritischer Betrachtung bejaht werden.*

Fragen wir uns nun, inwieweit auch eine gegensätzliche Beeinflussung der mesenchymalen Reaktionen möglich ist.

Ebenso wie torpide Entzündungen sind dem Kliniker übermäßige Entzündungsreaktionen bekannt, die weit über das Ziel hinausschießen, ebenso übermäßige histiocytäre Reaktionen und Bindegewebsentwicklungen. Ebenso kann das Fieber, kann die Antikörperproduktion, erkennbar an der γ-Globulinkonzentration oder zum Teil auch erkennbar an der übermäßigen Blutsenkung, scheinbar weit über das Ziel hinausschießen und eine übermäßige Aktivierung des Abwehrgeschehens anzeigen. Man hat solche Zustände als *hyperergische* bezeichnet, und ich möchte diese differenzieren in eine exsudative, histiocytäre oder kollagene Hyperergie, je nachdem die entzündlichen Exsudationen oder die histiocytären Reaktionen oder die Bindegewebsentwicklungen dabei im Vordergrund stehen.

Dasselbe gilt auch für das Verhalten der Eosinophilen, die manchmal bekanntlich in ihrer Vermehrung enorm über das Ziel hinausschießen, so daß wir statt 400 Zellen im Kubikmillimeter viele Zehntausende von Eosinophilen je Kubikmillimeter im peripheren Blut vorfinden, Zustände, die manchen Autor veranlaßt haben, an das Vorliegen einer Leukämie zu glauben, von denen wir aber in solchen Fällen bestimmt wissen, daß es sich um überschießende Reaktionen handelt, weil mit dem Wegfall der auslösenden Ursache auch die gesamte eosinophile Reaktion wieder verschwindet.

Aus solchen Beobachtungen geht eindeutig hervor, daß das mesenchymale Geschehen im Organismus auch im *positiven* Sinne beeinflußt werden kann. Auch hier stehen wir vor einem noch ungelösten Problem, nämlich vor der Frage, wo sind denn die Hormone, welche die eosinophile Zellzahl erhöhen, welche die Wundheilung antreiben, die Bindegewebs- und Histiocytenwucherung beschleunigen oder die entzündliche Infiltration steigern? Daß wir manchmal mehrere solcher überschießenden Reaktionen gekoppelt sehen, weist mit großer Wahrscheinlichkeit darauf hin, daß hier nicht die einzelnen Organe auf einen Reiz überschießend ansprechen, sondern daß ein übergeordneter Mechanismus wirksam ist. Es bestände die Möglichkeit, daß solche Phänomene durch eine *verminderte* Ausscheidung der hemmenden Faktoren etwa des Cortisons oder des ACTH zustande kommen. Daß die letztere Auffassung nicht wahrscheinlich ist, zeigt schon das Bild des Addisonkranken, der keineswegs hyperergische Neigungen hat oder das Beispiel des nebennierenlosen Hundes, bei dem wir solche Dinge ebenfalls nicht sehen. Freilich kommen Andeutungen vor. So hat STUDER (*20*) beobachtet, daß die Epidermis der Ratte nach doppelseitiger NN-Exstirpation sich verdickt. Da Cortison auf die Rattenhaut umgekehrt wirkt, ist diese Dickenzunahme durch Wegfall der physiologischen Hemmung des Epidermiswachstums zu erklären. Interessanterweise gleicht sich diese Enthemmung nach einiger Zeit wieder aus. So wird es auch beim Menschen sein. Wir sehen deshalb bei Unterfunktionszuständen der NNR keine hypergischen Erkrankungen. Viel näher liegt die Annahme einer Überproduktion eines die mesenchymale Gewebsreaktion steigernden Prinzips, wie es vor allem von SELYE postuliert worden ist. Er glaubte es vor allem im DOC zu sehen. In der Tat kann man bekanntlich mit sehr hohen Dosen von DOC im Tierexperiment mesenchymale Gewebsreaktionen auslösen. Aber ich glaube, solche gewaltigen Überdosierungen, die etwa 3000—5000 mg für den Menschen entsprechen, dürften im Organismus selbst wohl nicht zustande kommen. Dazu wird in den SELYEschen Tierversuchen meist noch NaCl in hoher Dosierung gegeben oder sogar die Nephrektomie einer Niere vorgenommen. Das sind doch Versuchsbedingungen, mit denen am Menschen nicht zu rechnen ist. Ich habe mit meinen Mitarbeitern FREY und FISCHER über die Frage der Beeinflussung des allergischen Ödems durch DOC Versuche angestellt, und wir haben anfangs geglaubt, die Befunde von SELYE bestätigen zu können (*21*), aber nur so lange, als unsere Tierzahlen noch sehr klein waren. Bei Anwendung großer Tierserien, welche die individuellen Schwankungen statistisch auszuschließen gestatten, ergibt sich aber kein deutlich antagonistisches Verhalten des DOC zum Cortison. Die Untersuchungen wurden am Eiweißödem der Ratte durchgeführt. Man findet zwar bei einigen Tieren, daß durch DOC die Entzündungsreaktion gesteigert wird, wir sehen aber ebenso häufig, daß die Entzündungsreaktionen durch DOC gehemmt werden, und daß in vielen Fällen keine deutliche Beeinflussung zu sehen ist. Wie die Abb. 3 zeigt, sind die Streuungen mit DOC sehr viel größer, als man sie durchschnittlich beim Normaltier sieht. Die Berechnung der durchschnittlichen Werte läßt aber keine deutliche Beeinflussung durch DOC erkennen. Dagegen war die Bremswirkung von ACTH und Cortison in allen Versuchen absolut eindeutig. Sie ließ sich durch DOC nicht aufheben (Abb. 4a u. b). Genau wie der Tierversuch verhält sich das klinische Bild. Auch am Krankenbett können wir bei rheumatischen Entzündungen durch DOC (namentlich zusammen mit großen Dosen von Vitamin C) in einigen Fällen eine Besserung der entzündlichen Erscheinungen beobachten. In einigen Fällen haben wir aber auch Verschlimmerungen gesehen, besonders bei Addisonkranken, wenn wir sie mit großen Dosen von DOC bei NaCl-reicher Ernährung behandelten. Diese letztere Tatsache macht die Stellung des DOC als Antagonisten weiterhin unwahrscheinlich. Denn wir müßten dann eine besondere Steuerung dieses Umwandlungsprozesses annehmen, die wenig wahrscheinlich ist. Auch die Untersuchungen meines Mitarbeiters WEISSBECKER über die DOC-Ausscheidung im Harn liefern dafür, daß eine gesteigerte DOC-Produktion als Ursache einer Steigerung der mesenchymalen Gewebsreaktion in Frage komme, keinen Anhalt, im Gegenteil zeigen diese Untersuchungen, daß DOC weitgehend unabhängig von hypophysären Steuerungsvorgängen ausgeschieden wird. Wir kennen keine hyperergische Erkrankung, bei welcher die Mineralocorticoidfraktion eindeutig gesteigert gefunden wurde. Es ist wahrscheinlich, daß die Zunahme des entzündlichen Ödems auf den Mineralverschiebungen durch DOC beruht, während die Abnahme vielleicht durch Umwandlung in Cortison oder Comp. F hervorgerufen wird, die in Durchströmungsversuchen der NNR gefunden wurde (*22*).

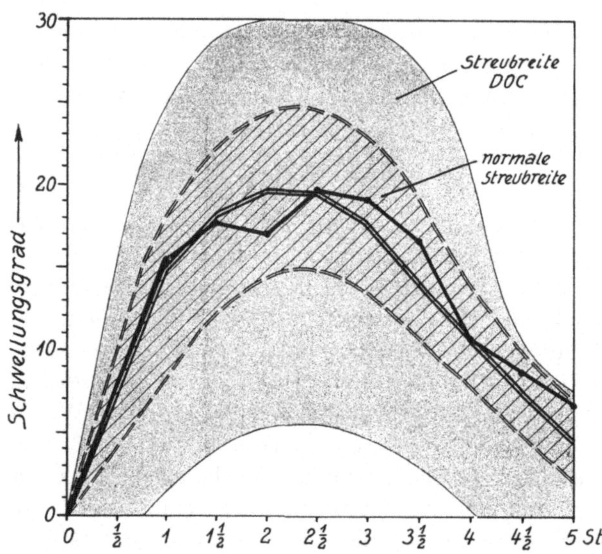

══ 0,5 ml Eiereiweiß i.p. + 1—2 mg DOC i.v. (32 Tiere);
—•— 0,5 ml Eiereiweiß i.p. (97 Tiere).

Abb. 3. Beeinflussung des Eiweißödems der Ratte durch DOC.

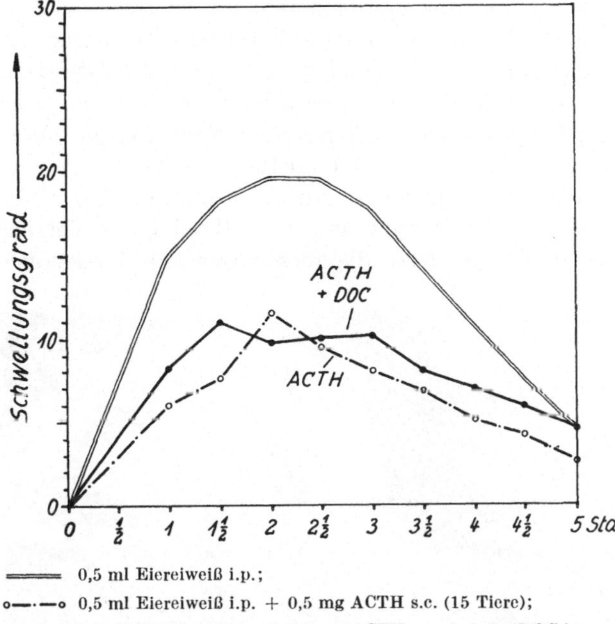

═══ 0,5 ml Eiereiweiß i.p.;

o—·—o 0,5 ml Eiereiweiß i.p. + 0,5 mg ACTH s.c. (15 Tiere);

•——• 0,5 ml Eiereiweiß i.p. + 0,5 mg ACTH s.c. + 1 mg DOC i.v. (11 Tiere).

Abb. 4a.

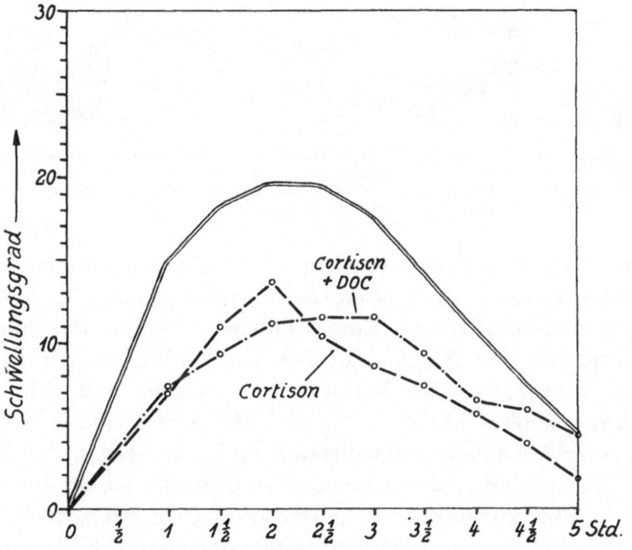

═══ 0,5 ml Eiereiweiß i.p. (97 Tiere);

o— —o 0,5 ml Eiereiweiß i.p. + 2 × 5 mg Cortison s. c. (15 Tiere);

o—·—o 0,5 ml Eiereiweiß i.p. + 5 mg Cortison s. c. + 1 mg DOC i.v. (11 Tiere).

Abb. 4b.

Abb. 3 und 4a u. b. Wirkung von ACTH, Cortison und DOC auf das Eiklarödem der Ratte. Die Kurven stellen den durchschnittlichen Schwellungsgrad berechnet auf je 10 Tiere dar. Die tatsächlich verwendeten Tierzahlen sind bei jedem Versuch angegeben. (Nach HEILMEYER, FREY und FISCHER.)

SELYE hat bekanntlich in seinen früheren Vorstellungen auch eine hypophysäre Steuerung der DOC-Sekretion und als Vermittler dafür einen wasserlöslichen Vorderlappenstoff (Faktor X) angenommen, der die DOC-Sekretion der NNR anregen und auf diese Weise die mesenchymale Reaktion steigern soll. Er hat später gezeigt, daß dieser Faktor X mit dem Wachstumshormon oder Somatotropin (STH) identisch ist. Inzwischen existiert bereits eine ganze Reihe experimenteller Daten, daß das STH direkt, anscheinend ohne Vermittlung der NNR die mesenchymale Abwehrreaktion steigert. Bereits die Versuche TONUTTIs, daß nach Ausfall der Hypophyse die mesenchymalen Reaktionen geschwächt

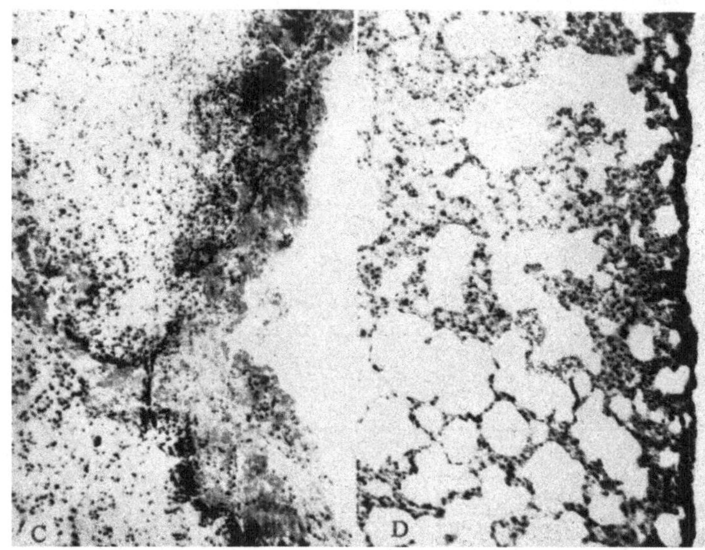

Abb. 5. C. Pleuraoberfläche einer Rattenlunge nach Behandlung mit übermäßigen Cortisondosen (20 mg täglich). Massenhaft Bakterien (dunkle Flecken) mit geringfügiger Eiterung. D. Entsprechendes Bild einer Rattenlunge und Pleura nach Behandlung mit Cortison und STH (6 mg täglich). Völlig normales Verhalten. Aus SELYE, Story of Adaptationsyndrom, Montreal 1952.)

sind, weisen in diese Richtung. Prüfungen des STH an Fibroblastenkulturen haben eine Steigerung des Fibroblastenwachstums ergeben (*24*). Neuere Versuche SELYEs (*25*) zeigen, daß STH das Entzündungsgeschehen, etwa am Beispiel der sog. Formalinarthritis der Ratte oder bei Entzündungen, die mit Senfpuder ausgelöst sind, stimuliert. Er konnte auch zeigen, daß STH das Bindegewebswachstum erheblich steigert. Nach STH zeigt sich bei Wunden ein gesteigertes Auftreten basophiler Fibroblasten und eine gesteigerte Bildung kollagener Fasern. Andererseits nimmt der antiarthritische Effekt des Cortisons ab, wenn gleichzeitig STH zugeführt wird. Der antiarthritische Effekt des Cortisons ist nach SELYE umgekehrt proportional dem Betrage von STH im Organismus. Auch die spontanen Infektionen, welche bei Überdosierung mit Cortison entstehen, können durch STH völlig aufgehoben werden. Ich möchte Ihnen dafür ein Beispiel von SELYE (*25*) zeigen (Abb. 5). Über ein weiteres schönes Beispiel dieser Art berichtet SELYE in seinem neuesten Buche über die Geschichte des Adaptationssyndroms. Die normale Ratte ist gegenüber dem menschlichen Tuberkelbacillus völlig resistent. Sie befindet sich im Zustande der positiven Anergie,

d. h. die totale Abwehr erfolgt ohne sichtbare Reaktionen. Nach Vorbehandlung mit ACTH oder Cortison wird diese natürliche Abwehr so geschwächt, daß die tuberkulöse Infektion jetzt glatt angeht. Das Tier verliert rasch an Körpergewicht, und in vielen Organen, besonders in den Lungen, gehen tuberkulöse Herde an. Diese durch ACTH oder Cortison künstlich erzeugte Resistenzschwäche kann durch gleichzeitige Gaben von STH völlig aufgehoben werden. Auch weitere Studien über die tuberkulöse Mäuseinfektion zeigen, daß STH die Resistenz über das Normale zu vermehren scheint. Wenn auch diese Untersuchungen noch nicht alle bestätigt sind und zweifellos noch der Überprüfung bedürfen, so scheint doch nach den Befunden, die bisher vorliegen, im *STH* ein dem Cortison antagonistisches Prinzip vorzuliegen. Wahrscheinlich spielen aber noch weitere Faktoren, die wir noch lange nicht alle kennen, mit herein. Ich möchte an dieser Stelle auf die anscheinend von allen Körperzellen bei Verletzung und bei Nekrosen auftretenden Stoffe hinweisen, die MENKIN beschrieben hat. Die MENKINschen Stoffe steigern die Entzündung, und andererseits scheint es hierfür Gegenstoffe zu geben, welche den Einfluß dieser MENKINschen Stoffe ausschalten. Aber auch hier stehen wir erst in den allerersten Anfängen, und wir müssen uns hüten, schon heute ein fertiges System der entzündungssteigernden und entzündungshemmenden Prinzipien im Organismus zu geben. Daß aber solche Steuerungen wahrscheinlich stofflicher Natur im Organismus vorliegen, darüber kann wohl kaum mehr ein Zweifel bestehen, und ich möchte nun fragen, was diese Dinge für die Klinik bedeuten.

Es ist wohl kein Zweifel möglich, daß diese Dinge in der Frage der Bedeutung der „Konstitution" beim Infektionsablauf eine wesentliche Rolle spielen. Wir beginnen allmählich zu verstehen, warum derselbe Erreger so verschiedenartige Krankheitsbilder hervorrufen kann. Hierfür einige Beispiele.

Seit ALBERTINIs erster Konzeption hat man die Krankheitsbilder der Herzklappen, die auf einer Streptokokkeninfektion beruhen, in ein einheitliches

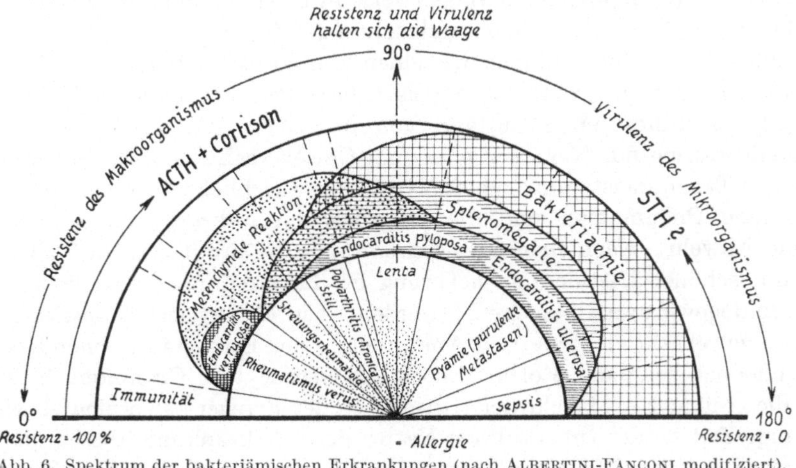

Abb. 6. Spektrum der bakteriämischen Erkrankungen (nach ALBERTINI-FANCONI modifiziert).

Schema gebracht und vermutet, daß sie auf einer verschiedenen Reaktionsweise bei gleicher Ursache beruhen. Die folgende Abb. 6 zeigt Ihnen ein solches Schema, das im wesentlichen auf den Konzeptionen von ALBERTINI, aber auch von FANCONI beruht, und das von mir nur modifiziert worden ist. Danach stehen auf der rechten Seite des Halbkreises diejenigen Krankheitsbilder der Herzklappen, bei denen wir die Erreger aus den Klappen züchten können, und bei denen eine Abnahme der Infektresistenz bzw. eine Zunahme der Virulenz vorliegt, und die schließlich in das volle Bild der Sepsis übergehen. Auf der linken Seite dagegen stehen diejenigen Krankheitsbilder, bei denen die Erreger infolge der übermächtigen Abwehrkräfte nicht mehr nachweisbar sind. Gleichzeitig treten auf dieser Seite die mesenchymalen Reaktionen, welche den Rheumatismus ausmachen, stärker hervor, sowie eine Reihe von Erscheinungen, die man als *allergische* bezeichnet. Auf dem äußersten linken Sektor steht die volle Immunität, ihr gegenüber die völlig resistenzlose Sepsis. Trägt man die klinischen Bezeichnungen dieser verschiedenen Zustände ein, so würde auf der äußersten Linken die positive Anergie stehen, d. h. die glatte Überwindung des Infekts ohne sichtbare Erscheinungen; dann kämen die Zustände der Hyperergie, bei welcher die heftigen Entzündungsreaktionen und Mesenchymalreaktionen stehen, in der Mitte die Normergie und ganz nach rechts die Zustände von Hypoergie und negativer Anergie. Bringen wir diese Reaktionsweisen in Beziehung zu den neugewonnenen Vorstellungen über die Wirkungen des Cortisons oder STH, so ist kein Zweifel, daß Cortison den Zeiger auf unserem Halbkreis nach rechts rückt, d. h. die hyperergischen Reaktionen dämpft, aber gleichzeitig die Gefahr der Resistenzschwäche heraufbeschwört, während das STH nach den bisher vorliegenden Mitteilungen im umgekehrten Uhrzeigersinn wirken wird. Wir müssen uns bei dem enormen Anwachsen der Sepsis lenta unter dem Zurücktreten der rheumatischen Endokarditiden nach diesem Kriege die berechtigte Frage vorlegen, ob nicht unter dem Einfluß des Kriegsstress die endokrine Gleichgewichtslage zugunsten des Cortisons verschoben ist. Jedenfalls erscheint diese Vorstellung angemessener als etwa die Vorstellung einer gesteigerten Virulenz eines Erregers, der an und für sich schon als Saprophyt normalerweise in unserer Mundhöhle oder in Zahngranulomen zu Hause ist. Noch einleuchtender liegen die Verhältnisse bei der Tuberkulose. Auch hier können wir einen Halbkreis zeichnen (Abb. 7), der auf der äußersten rechten Seite die Sepsis tuberculosa acutissima (Typhobacillose Landouzy) aufführt, jenen Zustand von negativer Anergie, bei welchem die Tuberkelbakterien nur Nekrosen ohne jede Gewebsreaktion verursachen, und die in wenigen Tagen meist zum Tode führt. Daran anschließend stehen die schweren verkäsenden Pneumonien und die ausgedehnten Nekrosen ohne jede mesenchymale Abwehr. Nach links zu nehmen dann die proliferativen Tuberkulosen Platz mit schöner Histiocytenwucherung im Tuberculum, die schließlich durch einen Bindegewebswall abgegrenzt werden. Die cirrhotische Tuberkulose zeigt die Bindegewebsentwicklung und Abkapselung des Erregers in vollendeter Form und schließlich zeigt der Morbus Boeck das histiocytäre Granulom, in welchem durch die gesteigerte Abwehr der Histiocyten der Erreger so vernichtet wird, daß man lange Zeit an der tuberkulösen Natur dieser Erkrankung überhaupt gezweifelt hat. Die zahlreich beobachteten Übergänge von Morbus Boeck in floride Tuberkulose lassen aber daran wohl keinen Zweifel mehr berechtigt erscheinen. Den letzten Sektor unseres Halbkreises auf der linken Seite bildet die positive Anergie oder totale Immunität. Daß Cortison in diesem Schema den Zeiger von links nach rechts dreht, kann weder auf Grund klinischer noch auf Grund experimenteller Untersuchungen fraglich sein. Wir wissen, daß durch Cortison die natürliche Immunität gegen Tuberkulose durchbrochen werden kann und daß bei bestehender Tuberkulose der Prozeß im Sinne geringerer Abwehrkräfte und geringer lokaler Abgrenzungsmöglichkeiten weiterschreitet (*30—35*). Die bekannte Aktivierung tuberkulöser Prozesse durch verschiedene Stresseinflüsse wie z. B. durch übermäßige Besonnung, durch Bluttransfusionen, durch Pyriferinjektionen, durch andere fieberhafte Erkrankungen oder seelische Belastungen beruhen wahrscheinlich auf diesem Mechanismus. Wenn auch die Tatsache feststeht, daß wir die Reaktionsweise des Organismus mit

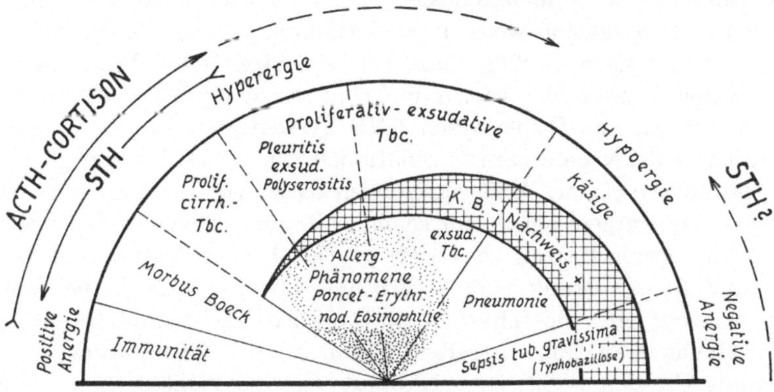

Abb. 7. Spektrum der tuberkulösen Erkrankungen nach HEILMEYER.

Cortison bzw. ACTH oder mit STH in dem besprochenen Sinne beeinflussen können, so sind natürlich noch viele andere Beeinflussungen möglich. Auf die Bedeutung der MENKINschen Stoffe wurde oben schon hingewiesen. SCHÄFER (*26*) hat gezeigt, daß das tuberkulöse Geschehen auch von der Schilddrüse aus beeinflußt werden kann, indem Unterfunktion der Schilddrüse eine Abnahme der Resistenz gegen Tuberkulose herbeiführt. Es sind noch viele unbekannte Faktoren im Spiel, was aber nicht hindern kann anzuerkennen, daß wir zum ersten Mal im Cortison und ACTH einen ungeheuer wichtigen Wirkstoff in der Hand haben, welcher die Reaktionsweise des Organismus tiefgreifend zu ändern vermag. Zum ersten Mal ist der Arzt in der Lage, ganz tiefgreifende Reaktionsänderungen des Organismus künstlich herbeizuführen — eine außerordentliche Möglichkeit auf der einen Seite, eine außerordentliche Gefahr auf der anderen — was eine tiefgründige und feine Einfühlung in die jeweilige Reaktionslage des Organismus erfordert, sonst kann damit mehr geschadet als genützt werden.

Nun noch ein Wort zu den *Stressreaktionen*. Wir haben uns unter dem Einfluß der übermächtigen experimentellen und klinischen Beweise daran gewöhnt, im Stress nur die Antwort des ACTH-Cortisonmechanismus zu sehen einfach deshalb, weil er der neu erforschte und jetzt bestbekannte Mechanismus ist. Es kann aber kein Zweifel sein, und darauf hat SELYE ja auch immer wieder hingewiesen, daß auch gegenteilige Mechanismen über das STH und nach seiner von uns nicht geteilten Meinung über das DOC möglich sind. Betrachten wir diese Frage klinisch, so müssen wir sagen, daß ein Stress bei einem bestehenden Entzündungsgeschehen, sagen wir bei einem chronischen Rheumatismus, einmal günstig und einmal ungünstig einwirken kann. Wir alle haben es als Ärzte oft erlebt, daß ein chronischer Gelenkrheumatismus nach einem Stress, etwa in Form einer Pyriferinjektion, einer interkurrenten Infektion, einer Badekur oder Röntgenbestrahlung die entzündlichen Erscheinungen entweder bessert oder aber auch in manchen Fällen zum heftigsten Aufflammen bringt, je nachdem nach der Meinung SELYEs phlogistische oder antiphlogistische Hormone aktiviert werden. Es erscheint uns wahrscheinlich, daß so etwas Ähnliches im Organismus auch vor sich gehen muß. Leider haben wir es als Ärzte bis heute nicht ganz in den Händen, diesen guten oder schlechten Effekt des Stress im einzelnen Falle scharf zu bestimmen. Vielleicht haben alte Badeärzte, die ihre Stressanordnungen aufs feinste dosierten und ein noch feineres Einfühlungsvermögen in die Reaktionsweise ihrer Patienten hatten als die Mehrzahl der heutigen Ärzte, bessere Erfolge mit solchen Stressmaßnahmen gehabt. Die ärztliche Kunst kommt hier wieder mehr zu ihrem Recht. Daß ein Stress sich aber nicht nur auf das Hypophysen-NNR-System auswirkt, sondern auch den ganzen Apparat der vegetativen Regulationen, wie HOFF das gezeigt hat, mitbeeinflußt, ist ebenso sicher. Wie verschieden dieser Einfluß sein kann, dafür hat KRACHT (*27*) vor kurzem einen sehr schönen Beweis erbracht. Es ist Ihnen allen bekannt, daß, wenn Ratten schweren psychischen Stressituationen ausgesetzt werden, eine Ausschüttung von ACTH und Cortison erfolgt, bei welcher die NNR hypertrophiert, die Thymus und ebenso die Lymphdrüsen sich verkleinern. Macht man nun denselben Versuch an *Wildkaninchen*, indem man sie etwa mit Hunden hetzt, so vergrößert sich die Schilddrüse, sie bekommen das Bild des Morbus Basedow und gehen daran sogar zugrunde. Die Untersuchung der NNR ergibt aber, wenigstens in den ersten 12 Tagen, keinerlei Veränderungen. Hier ging also der Stress allein oder vorzugsweise über das thyreotrope Hormon und nicht über die NNR. Man sieht, wie verschieden die Stressbeantwortung liegt, und wir müssen uns vor einem zu großen und einseitigen Schematismus hüten. Ich glaube auch unter den Menschen gibt es Typen vom Bilde des Wildkaninchens und Typen vom Bilde der Ratte, aber auch noch viele andere dazu.

Und nun lassen Sie mich zum Schluß noch einige Beispiele der klinischen Beeinflussung der Reaktionslage durch ACTH und Cortison anführen, die das Gesagte illustrieren.

Fall 1. Me. A.: Hyperergische Reaktion bei Lymphdrüsentuberkulose. Vor etwa $^1/_2$ Jahr nahm ich ein 17jähr. Mädchen in die Klinik auf mit schwersten allergischen Phänomenen, mit denen der Hausarzt nicht mehr fertig wurde. Sie litt unter schwersten asthmatischen Zuständen, an Magen-Darmkrisen, an allergischen Schwellungen im Bereiche der Nase und oberen Luftwege, an zeitweise auftretenden Ödemen im Gesicht. Das Blutbild zeigte bei der Aufnahme 40000 Leukocyten, dabei 75% Eosinophile! Die Blutsenkung war maximal beschleunigt zwischen 60 und 90 in der 1. Std. Es war lange Zeit schwierig, die Genese dieser schwersten Allergie zu klären, bis wir zeitweise Pleuraergüsse entdeckten mit kleinen Lungenherden, die auf eine tuberkulöse Genese des ganzen Zustandsbildes hinwiesen. Schließlich fanden sich auch vergrößerte tuberkulöse Hilusdrüsen als Quelle der Streuung, so daß das Krankheitsbild ätiologisch völlig klar war. Ungewöhnlich waren nur diese ungeheuerlichen allergischen Reaktionen. Die Familienanamnese deckte auf, daß solche Neigungen zu Allergie in der Familie zu Hause waren. Da alle medikamentösen Versuche, den schweren allergischen Zustand zu beeinflussen, nutzlos blieben, machten wir einen Versuch mit ACTH, das sofort zur Normalisierung des Blutbildes führte (Abb. 8). Auch die Blutsenkung ging auf normale Werte zurück. Die asthmatischen Erscheinungen schwanden, und es ging der Patientin wesentlich

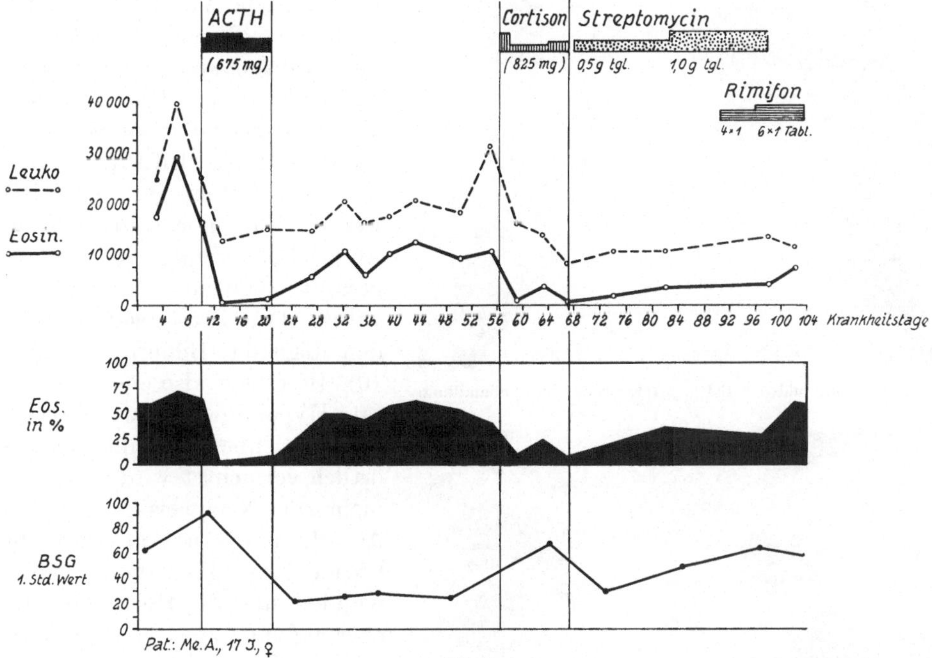

Abb. 8.
Einfluß von ACTH und Cortison auf überschießende allergische Reaktionen einer Lymphdrüsentuberkulose.

besser. Nach Absetzen des ACTH kamen die Eosinophilen in alter Zahl wieder. Die Blutsenkung stieg wieder an, ebenso kamen die übrigen allergischen Erscheinungen wieder, bis ein neuer Cortisonstoß wieder vorübergehend Hilfe schaffte. Wegen der tuberkulösen Genese haben wir dann mit Streptomycin und Rimifon weiterbehandelt, doch konnten diese Mittel das Auftreten der allergischen Erscheinungen nicht ganz verhüten, immerhin wurden sie geringer, was vielleicht darauf hindeutet, daß die endogene Allergenproduktion durch Hemmung des Tuberkelbakterienwachstums vermindert wurde. Mir scheint, daß bei diesem Fall alles klargelegt ist. Wir kennen die auslösende Ursache, nämlich die tuberkulöse Drüsenerkrankung, und kennen die konstitutionelle Grundlage der Familieneigentümlichkeit, auf die Stoffe des Tuberkelbacillus mit so überschießender Reaktion zu antworten. Was wir nicht kennen, sind die Mechanismen, die zu dieser überschießenden Reaktion führen. Liegt hier eine gesteigerte STH-Produktion des Hypophysenvorderlappens vor, oder sind noch andere Stoffe im Spiel?

Fall 2. Sch. E.: Überschießende histiocytäre Reaktion bei Morbus Boeck. 54jähr. Patient, der seit über *10 Jahren* wegen einer Lungentuberkulose in Behandlung stand. 1951 machte er eine *PAS-Kur zu Hause* durch, die jedoch auf sein Befinden *keinen Einfluß* hatte. Er litt unter zunehmender Atemnot und regelrechten

Erstickungsanfällen. Die Röntgenuntersuchung deckte dichte Infiltrationen in beiden Lungen auf, die beiderseits vom Hilus ausgingen. Der ursprüngliche Verdacht auf eine gewöhnliche Tuberkulose mußte fallengelassen werden, da der Patient auf Tuberkulin *völlig negativ* reagierte. Der klinische Verlauf, die Röntgenbilder, die negative Tuberkulinreaktion sprachen für einen Morbus Boeck. Die Diagnose konnte *histologisch durch Probeexcision* einer Infiltration am rechten Mittelfinger gesichert werden. Wir entschlossen uns zur ACTH-Behandlung, die mit insgesamt 3000 mg durchgeführt wurde. Den Erfolg sehen Sie in den folgenden Bildern (Abb. 9 u. 10). Hier liegt also eine histiocytäre Hyperergie vor, wobei offenbar der Tuberkelbacillus bereits örtlich vernichtet wird und nicht mehr zum Nachweis kommt. Auf ACTH und Cortison wird die histiocytäre Hyperergie überwunden, und die Histiocytenwucherung zurückgedrängt. Um die Gefahr des Aufflammens einer Tuberkulose zu vermeiden, wurde das Ganze unter Streptomycinschutz durchgeführt. Der Erfolg war ausgezeichnet. Der Patient hat sich seit Beginn seiner Erkrankung noch nie so wohl gefühlt wie nach dieser Behandlung. Die Frage heißt auch hier, was hat hier zur übermäßigen histiocytären Reaktion geführt, die wir als eine Adaptationsstörung bei einer vorliegenden tuberkulösen Infektion auffassen.

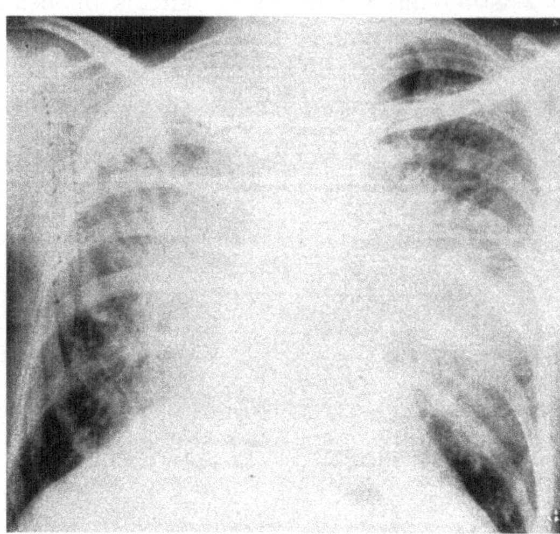

Abb. 9. Thoraxbild des Falles 2 (M. Boeck) vor Behandlung.

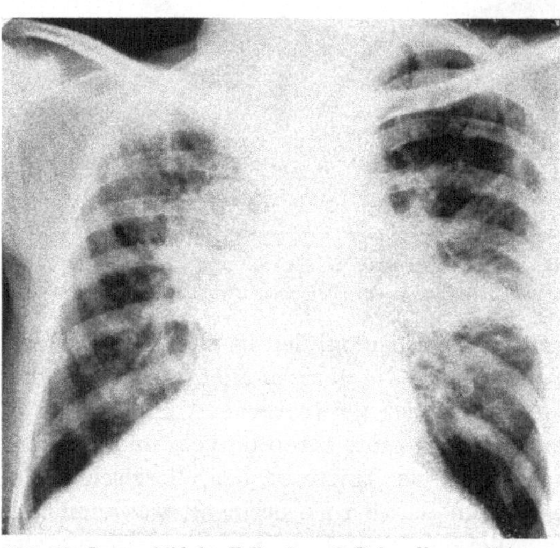

Abb. 10. Lungenbild des Falles 2 nach Behandlung mit insgesamt 3000 mg ACTH unter Streptomycinschutz. Weitgehender Rückgang der Infiltration und Beschwerdefreiheit.

Fall 3. K. E.: Hyperergische Reaktion auf ein steriles Pleuraexsudat; unter Cortison Übergang in Eiterung. Der 58jähr. Patient hatte im Herbst 1951 eine Pneumektomieoperation durchgemacht. Es ging zunächst gut, aber allmählich entwickelte sich das fast immer auftretende sterile Exsudat in der Brusthöhle. Allmählich traten Temperaturen auf, die bis 39° hochgingen. Der Allgemeinzustand verschlechterte sich zusehends. Es stellte sich Atemnot ein mit asthmatoiden Zuständen. Er bekam schließlich kaum noch Luft und war so elend, daß das Schlimmste zu befürchten war. Da man wegen des Fiebers eine Infektion vermutete, wurden in einem auswärtigen Krankenhaus Penicillin, Supronal und Aureomycin in größten Dosen gegeben. Das alles hatte nicht die geringste Wirkung. Dabei war die Blutsenkung auf maximal 120/126 beschleunigt. Wir nahmen einen hyperergischen Zustand gegenüber dem unspezifischen Pleuraerguß an und behandelten zunächst mit großen Dosen Cortison. Die Wirkung war ausgezeichnet, das Fieber und die schwere Atemnot verschwanden, die Lunge wurde auskultatorisch frei, ebenso verschwanden die Enge und das Schmerzgefühl. Der Appetit besserte sich, ebenso der Kreislauf, und der Patient stand am 8. Tage

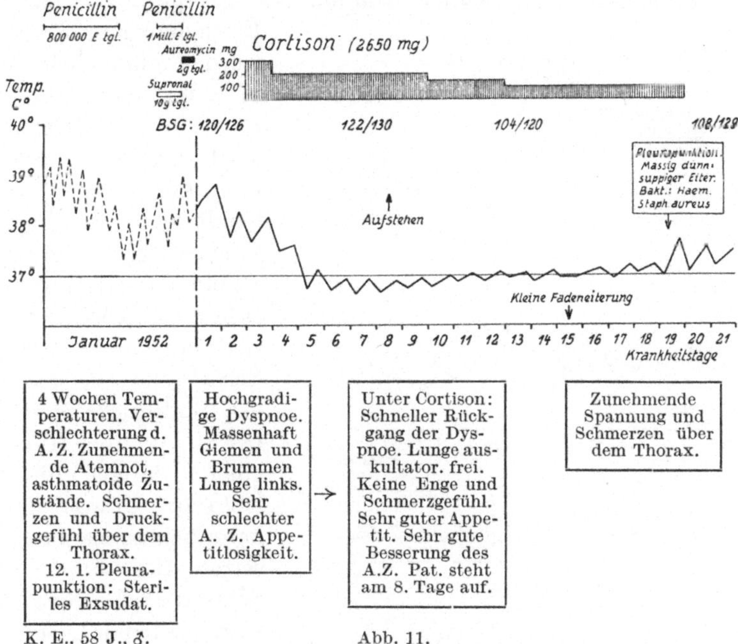

K. E., 58 J., ♂. Abb. 11.

auf (Abb. 11). In den nächsten Tagen zeigte sich aber, daß der Erfolg nicht in derselben Weise anhielt. Es traten allmählich wieder geringfügige Temperaturen auf, der Patient fühlte sich nicht wohl. Die genaue Untersuchung ergab eine kleine Fadeneiterung im Rücken, die uns veranlaßte, das Exsudat nochmals zu punktieren, dabei ergab sich, daß das vorher seröse Exsudat eitrig geworden war, allerdings ein Eiter, wie wir ihn sonst kaum sehen, *kein Pus bonum et laudabile*, vielmehr ein dünnsuppiger Eiter, der Staphylococcus aureus enthielt. Wir können hier nicht entscheiden, ob das Cortison den Staphylokokken die Möglichkeit zur Ausbreitung gegeben hat. Es ist möglich, daß die Fadeneiterung auch ohne Cortison zum Empyem geführt hätte, aber sicher ist, daß der Patient auf die Staphylokokkeninfektion unter dem Einfluß des Cortisons hypoergisch reagierte. Wir haben also hier das Paradoxon, daß das sterile Exsudat schwerste Krankheitserscheinungen auslöste, das infizierte Empyem dagegen unter dem Einfluß des Cortisons nur ganz geringe. Man sieht, wie mächtig das NNR-Hormon die Reaktionslage beeinflußt, und ich stelle die Frage, ob die angewandten Cortisonmengen unter solchen Bedingungen auch von der NN des Organismus ausgeschüttet werden können, so daß eine solche hypoergische Reaktionsbeeinflussung möglich ist.

Fall 4. G. L.: Pericarditis tuberculosa. Beseitigung einer Einflußstauung durch verschwielende Perikarditis durch Cortison (Abb. 12). Die 23jähr. Patientin kam vor $^1/_2$ Jahr unter den Erscheinungen einer tuberkulösen Perikarditis bei gleichzeitiger Lymphdrüsentuberkulose zu uns. Unter der Behandlung mit Streptomycin und PAS gingen die perikarditischen Erscheinungen ebenso wie die Drüsenschwellungen zurück. Jedoch trat nach 4 Monaten eine neuerliche Verschlechterung ein. Es zeigte sich eine Leberschwellung, ein leichter Subikterus, das Körpergewicht stieg an und die Blutdruckamplitude als Ausdruck des Schlagvolumens verkleinerte sich. Unter Rimifon und Streptomycin nahmen diese Erscheinungen noch zu und wurden allmählich bedrohlich. Wir entschlossen uns trotz der tuberkulösen Ätiologie und trotz der Gefahr einer möglichen Ausbreitung zu einer Cortisonbehandlung, allerdings unter gleichzeitigem Streptomycinschutz. Der Erfolg war schlagend (Abb. 12). Das Körpergewicht fiel von 55 auf 50 kg ab. Das Schlagvolumen, gemessen an der Blutdruckamplitude nahm rasch zu, die Temperaturen gingen zurück, die Patientin lebte auf. Obwohl Cortison bekanntlich sonst zu einer Wasserretention führt, nahm die Wasserausscheidung hier sehr stark zu, die Leberschwellung ging zurück, ebenso das bestehende Präödem der unteren Körperhälfte. Ich glaube, daß dieses Vorgehen in diesem Falle lebensrettend war und gewagt werden mußte, trotz der Gefahr einer neuen tuberkulösen Streuung. Diese war tatsächlich erfolgt. Die Röntgenuntersuchung zeigte nach der Behandlung ein kleines pleuritisches Exsudat auf der linken Seite und kleine Streuherde und dies trotz des Streptomycinschutzes!! Auch dieser Fall zeigt, wie tiefgreifend die Umstimmung der Reaktionslage durch Cortison ist und welch ein gewaltiges Instrument wir damit in Händen haben. Daß es sehr vieler ärztlicher Verantwortung, sehr vieler guter Beobachtung und sehr vielen Einfühlungsvermögens bedarf, um diese Waffe zu handhaben, brauche ich wohl nicht zu betonen. Erstaunlich ist, daß die perikarditische Schwielenbildung bereits 3 Tage nach Behandlungsbeginn soweit zurückgedrängt wurde, daß das Herz wieder Luft hatte.

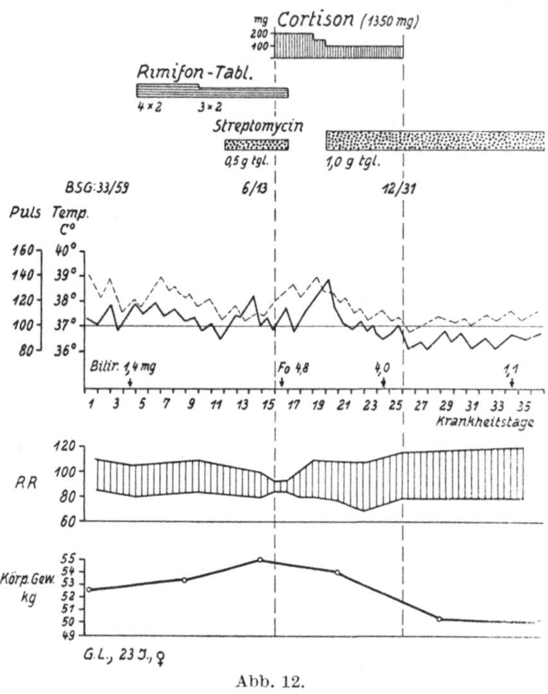

Abb. 12.

Fall 5. H.: Unterdrückung der gegen eigene Erythrocyten gerichteten Autoantikörperbildung durch Cortison. Zum Schluß noch ein Beispiel der Unterdrückung einer gefährlichen Autoantikörperbildung, die zu schwerster hämolytischer

Anämie geführt hat. Die 64jährige Patientin wurde in einem auswärtigen Krankenhaus als perniciöse Anämie mit Leberextrakten behandelt mit dem Erfolg, daß die Erythrocyten allmählich bis fast auf 1000000 absanken. Die hohe Reticulocytenzahl von 140‰ bewies, daß es sich um eine regeneratorische hämolytische Anämie handelte, bei welcher mit dem Coombstest (mit Hilfe eines Antimenschen-Globulinserums) eine Globulinbesetzung der Erythrocytenoberfläche nachgewiesen werden konnte. Solche Zustände von erworbenem hämolytischem Ikterus sind höchst lebensbedrohlich und gehen meistens tödlich aus. Wir haben uns deshalb zu hochdosierter Cortisonbehandlung entschlossen mit ausgezeichnetem Erfolg. Die Antikörper gingen rasch zurück, und Hb und Erythrocyten stiegen an. Gleichzeitig fielen die Reticulocyten ab als Beweis, daß das hämolytische Geschehen nachließ. Wir haben die Antikörperbildung später noch durch zusätzliche Lostbehandlung weiter unterdrückt, und die Patientin konnte gerettet werden. Merkwürdigerweise zeigt sich in solchen Fällen, daß eine langdauernde Cortisonbehandlung, welche die Antikörperbildung unterdrückt, manchmal zur völligen Ausheilung führt, ohne daß wir wissen warum. Die Ursache bei der letztgenannten Erkrankung war wahrscheinlich ein Virusinfekt, der vorausgegangen war und die pathologische Antikörperbildung in Gang gebracht hatte. Auch hier hat wiederum Cortison die überschießende pathologische Reaktion der Antikörperbildung gedämpft und zusammen mit Lost schließlich zum Verschwinden gebracht.

Fall 6. M., 56 Jahre. Heilung einer schwersten Dermatitis exfoliativa unter Cortisonbehandlung. Die Dermatitis trat nach Pudern mit DDT-Puder auf und führte zu einem schwersten lebensbedrohlichen Krankheitsbild mit Temperaturen bis über 40°. Es kam zu ungeheuerer Epithelschuppung, zur Entzündung der ganzen Haut und zum Ausfall aller Anhangsgebilde wie Haare und Nägel. Die Patientin kam in komatösem Zustand in die Klinik. Durch tägliche Cortisongaben von 150—100 mg gelang die Abfieberung und der Rückgang der Hauterscheinungen. Alles weitere zeigen Abb. 13—15. Die Heilung wurde aber auch

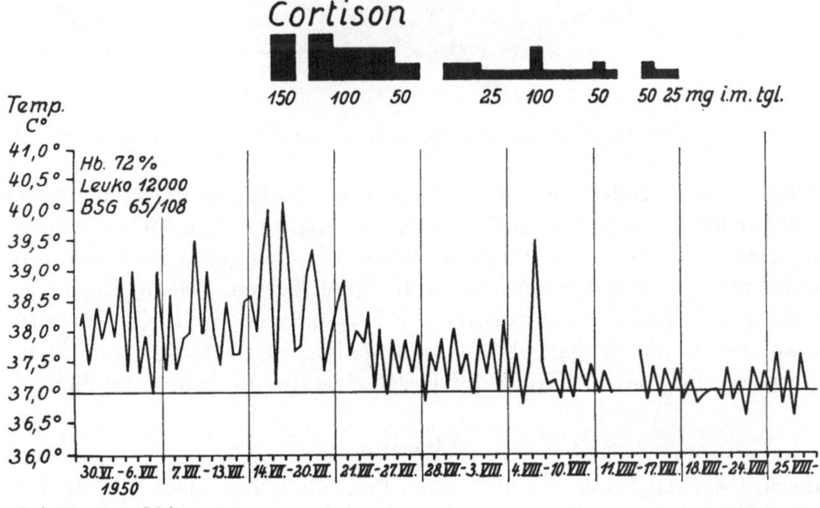

Abb. 13. Temperaturrückgang unter Cortisonbehandlung.

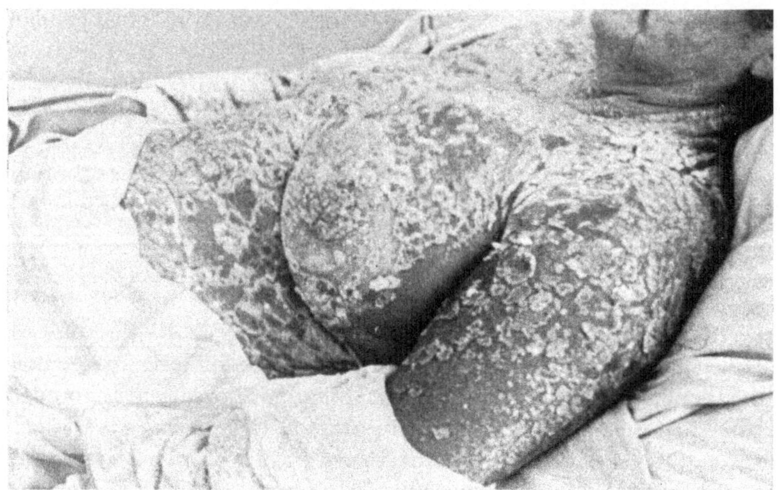

Abb. 14. Dermatitis exfoliativa vor Behandlung (Fall 6).

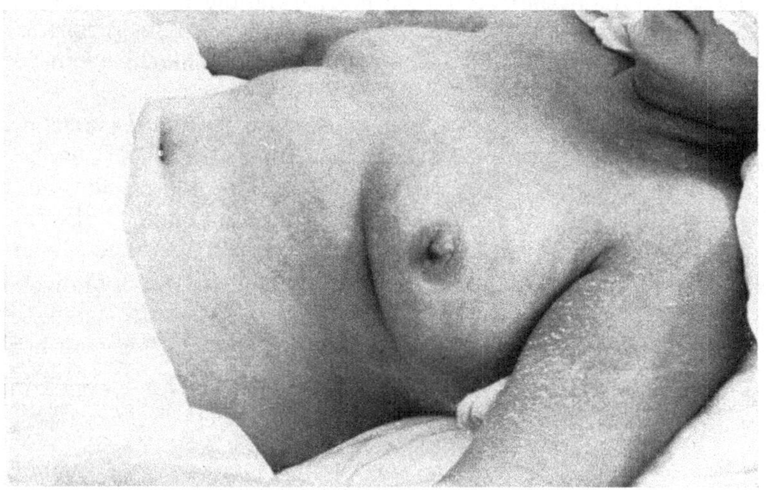

Abb. 15. Dermatitis exfoliativa nach Cortisonbehandlung (Fall 6).

hier durch eine ausgedehnte Phlegmonebildung am linken Oberschenkel erkauft, die völlig anergisch ohne entzündliche Schwellung und ohne Fieber verlief.

Die gezeigten klinischen Beispiele mögen die eingangs theoretisch erörterten Probleme noch schärfer beleuchten und Ihnen zeigen, welche ungewöhnlichen Einwirkungsmöglichkeiten mit Hilfe der Hypophysen- und NNR-Hormone wir heute auf die Reaktionslage der Abwehr haben. Ich glaube, daß diese neuen Erkenntnisse einen Markstein in der Geschichte der Medizin darstellen.

Literatur.

1. HENCH, KENDALL, SLOCUMB and POLLEY: Proc. Staff Meet. Mayo Clin. **24**, 181 (1949).
2. SELYE, H.: Stress Acta Med. Publ. Montreal 1950.
3. SELYE, H.: The Story of the Adaptation Syndrom. Acta Med. Publ. Montreal 1952.

4. SAUER, HERRMANN, MILBERG, PROSE, BAER and SULZBERGER: Proc. 2. Clin. ACTH Conf. **2**, 529 (1951).
5. WHITELAW and WOODMAN: J. Clin. Endocrin. **10**, 1171 (1950).
6. REHN, JÖRG: Diskussionsbemerk. Hypophysen-NNR-Symposion, Freiburg 1952.
7. BOXTER, JOHNSON, MADER and SCHILLER: Canad. Med. Assoc. J. **63**, 540 (1950).
8. ENGLEMAN, KRUPP and MOLYNEAUX: Cortisone Research (Symposion). Washington: Merck & Co. (Publ.), N. J. Rohway 1950.
9. HEILMEYER, FREY, WEISSBECKER, BUCHEGGER, KILCHLING u. BEGEMANN: Dtsch. med. Wschr. **1950** II, 1124.
10. WHITELAW: The Ann. for the Study of Internal Secretions 33. Meet. Atlantic City, S. 75. 1951. Zit. nach SELYE. Annual Reports of Stress 1952.
11. SELYE, H.: 1. Annual Report of Stress: Acta Med. Publ. Montreal, Canada 1951.
12. ANTOPOL, GLAUBACH u. GUITTNER: Rheumatism. **7**, 187 (1951). — SIEGMUND: Dtsch. med. Wschr. **1948**, 33. — OBERDISSE: Diskussionsbemerkung. Hypophysen-NNR-Symposion, Freiburg 1952.
13. HEILMEYER, L.: Acta haematol. (Basel) **7**, 206 (1952).
14. VOGT, M.: Z. Physiol. **102**, 341 (1943); **103**, 317 (1944). — J. of. Endocrin **1947**, 57.
15. KOLLER: Diskussionsbemerkung. Hypophysen-NNR-Symposion, Freiburg 1952.
16. BILGER: Diskussionsbemerkung. Hypophysen-NNR-Symposion, Freiburg 1952.
17. KEHRER, E.: Erg. inn. Med. **55**, (1938).
18. SIEGMUND: Dtsch. med. Wschr. **1948**, 33.
19. OBERDISSE: Diskussionsbemerkung. Hypophysen-NNR-Symposion, Freiburg 1952.
19a. HEDINGER, CHR.: Schweiz. med. Wschr. **82**, 1053 (1952).
20. STUDER: Diskussionsbemerkung. Hypophysen-NNR-Symposion, Freiburg 1952.
21. HEILMEYER, L.: Med. Welt **1951**, 141, 173.
22. ZAFFARONI: Symposion on Steroids. In Exper. und Clin. Practice, S. 90. New York 1951.
23. TONUTTI, E.: Klin. Wschr. **1949**, 569.
24. Zit. bei VERZÁR: Lehrbuch der inneren Sekretion. Liestal 1948.
25. SELYE, H.: 1. Annual Report on Stress, Montreal 1951.
26. SCHÄFER: Frg. Tbk.forsch. (im Druck).
27. KRACHT: 2. Tagg. der dtsch. Ges. für Pathologie, Freiburg 1952.
28. FRIEBEL, H.: Arch. exper. Path. u. Pharmakol. **1952**.
29. *Leading Article:* Lancet **1950** I, 632.
30. SPAIN and MOLORNUT: Amer. Rev. Tbc. **62**, 337 (1950).
31. LURIE, ZAPPADOSI, DANNENBERG and SWARTZ: Science (Lancaster, Pa.) **113**, 234 (1951).
32. HART and REES: Lancet **1950** I, 391.
33. BLOCH, VENNESLAND and GURNEY: J. Labor. a. Clin. Med. **38**, 234 (1951).
34. HÖRING: Z. klin. Med. **129**, 627 (1936).

Problematik der Therapie und klinischen Pharmakologie des ACTH und der Steroide.

Von

Ludwig Weissbecker (Freiburg).

Die Entdeckung der therapeutischen Wirkung von ACTH, Cortison und anderen nebennierenrindenwirksamen Stoffen hat eine große Anzahl von Problemen aufgeworfen, die auch heute noch nicht völlig zu beantworten sind. Geben wir ehrlich zu: die im Überschwang der ersten Begeisterung diesen Substanzen nachgesagten Heilerfolge stehen in keinem Verhältnis zu dem, was sie uns wirklich gebracht haben. Es hieße Eulen nach Athen tragen, wenn ich hier sämtliche Einzelindikationen aufzählen wollte, bei denen diese Stoffe wirklich oder angeblich helfen. Wollen wir uns vor allem über eines klar sein: echte Heilungen durch diese Substanzen in kausaltherapeutischem Sinne hat wohl niemand gesehen und kann auch niemand jemals sehen. Wir haben schon immer betont, daß diese Substanzen keine „Heilmittel" sensu strictori sind (*1*). Wo gibt es in der Therapie mit Hormonen überhaupt echte Heilungen? Betrachten wir die Hormone allgemein als körpereigene Substanzen, die durch eine Vielzahl feinster Regulationsmechanismen in ihrer Produktion und Wirkung gesteuert werden, so ist ganz klar, daß der dauernde Ausfall eines Hormons das endokrine Gleichgewicht bleibend verschiebt. Eine echte Kompensation gibt es nicht. Warum werden nun Hormone im angenommenen Falle in ungenügender Weise produziert? Weil eine organische Schädigung des hormonproduzierenden Substrates vorliegt. Teilschädigungen interessieren hier nicht, da die Regenerationsfähigkeit des endokrinen Gewebes so groß ist, daß Ausfälle des einen Teiles der Drüse durch Hypertrophie und Mehrproduktion des anderen Teiles ausgeglichen werden. Ist das betreffende Organ in seiner Gesamtheit irreversibel geschädigt, so bildet sich ein Gewebe, das inkretorisch inaktiv ist. In solchen Fällen hat also die Hormonbehandlung substitutiven Charakter. Der Ausfall kann nur durch Dauersubstitution ausgeglichen werden. Das ist aber kein Ergebnis, welches wir als Heilung bezeichnen dürfen. Bei einer funktionellen, oder auch organischen, reversiblen Schädigung, ausgelöst durch die verschiedensten Noxen, hat die Hormonbehandlung ebenfalls nur die Aufgabe einer, wenn auch vorübergehenden Substitution. Man könnte dann am ehesten noch von Heilwirkung reden, wenn die Substitution der geschädigten Drüse Zeit zur Erholung gibt. Diese Überlegung wurde bisher nur für den Erschöpfungsdiabetes erörtert. Sie dürfte für die Nebennierenrinde (NNR) nur mit Einschränkung Berechtigung haben. Gesichert ist, daß bei Inkretdrüsen, die durch ein glandotropes Hormon stimuliert werden, die Zufuhr des zugehörigen effektorischen Hormons die betreffende Drüse inaktiviert. Eine sich restituierende Drüse hat bekanntlich ein größeres Stoffwechselbedürfnis. Wird von einer solchen Drüse noch vermehrte Hormonproduktion gefordert, so steigt das Stoffwechselbedürfnis weiter an. Dann leiden aber die reparativen Vorgänge. Sind die Anforderungen an eine solche Drüse aber excessiv, dann tritt sogar eine weitere Schädigung auf. Wir müssen unter therapeutischen Gesichtspunkten hier unterscheiden zwischen funktioneller Schädigung im Sinne einer zu starken Stimulation der NNR, z. B. durch ACTH, oder in seltenen Fällen durch Dauerstress, und zwischen einer organisch toxischen Schädigung. Eine durch ACTH oder Dauerstress gesetzte NNR-Insuffizienz wird für eine Schontherapie mit Cortison nicht in Frage kommen. Man könnte zwar annehmen, daß Cortison die ACTH-Produktion bremst und damit den übermäßigen NNR-Stimulus abstellt. Dann tritt aber eine weitere regressive Transformation ein. Das gilt vor allem für die Therapie der ACTH-Überdosierung mit Zusammenbruch der NNR. Alleiniges Absetzen des ACTH genügt dann in den meisten, ohnehin seltenen Fällen, um so mehr, als sich immer ein genügender Funktionsrest findet. Allerdings erhebt sich die viel zu wenig gestellte Frage, ob denn überhaupt eine normale Hormondrüse durch Zufuhr des entsprechenden tropen Hormons zum Versagen gebracht werden kann, wie es für den Zusammenbruch der NNR durch ACTH immer angenommen wird. INGLE hat seine Ratten dauernd mit excessiven Dosen ACTH behandelt. Dabei starben seine Tiere niemals an einer NNR-Insuffizienz, sondern am Hypercortizismus. Auch für den Menschen ist bisher niemals eindeutig bewiesen, daß die normale NNR durch ACTH insuffizient werden kann. Wir glauben, folgern zu dürfen, daß durch ACTH erst dann die menschliche NNR insuffizient wird, wenn noch eine zusätzliche Noxe die NNR trifft oder betroffen hat. Der hypophysäre Cushing führt ja auch nicht zu einer NNR-Insuffizienz, ebensowenig wie die hypophysäre Pubertas praecox oder sonstige Überproduktionen an gonadotropem Hormon ein Versagen des Erfolgsorgans veranlassen. Diese Beispiele hinken natürlich etwas, da bei den genannten Krankheiten die regulativen Korrelationen zwischen tropem und effektorischem Hormon gestört sind, und diese Korrelationen bei Zufuhr des betreffenden tropen Hormons von außen her sowieso zunächst nur untergeordnete Bedeutung haben. Andere Verhältnisse liegen bei schweren infekttoxischen NNR-Schädigungen vor. Hier ist eines sicher, jeder Reiz, auch emotioneller Art, der zu einer ACTH-Ausschüttung führt, belastet das kranke Organ und schädigt es weiter. Das führt zur strengsten Kontraindikation des ACTH bei schweren infektiösen NNR-Schäden, auch beim Addison. Cortisongaben können hier 1. den akuten NNR-Hormonausfall ausgleichen und damit das bedrohte Leben erhalten, 2. die infekt- oder toxinstressbedingte ACTH-Mobilisation hemmen und so die geschädigte NNR ruhigstellen. Die Frage besteht dann allerdings noch, ob die Reparation der bereits eingetretenen anatomischen Schäden durch Cortison nicht gehemmt wird. Wie Cortison die proliferativen Vorgänge des Mesenchyms und auch epithelialer Strukturen hemmt, so könnte es auch die Restitution der NNR hemmen. Die therapeutischen Ergebnisse beim WATERHOUSE-FRIDERICHSEN-Syndrom, bei der malignen Diphtherie und beim NN-Apoplex lassen aber diese letzten Bedenken unter gesamttherapeutischen Gesichtspunkten gesehen zurücktreten (*2*). Dann wäre bei diesen, allerdings seltenen Fällen eine Schonbehandlung doch berechtigt.

Wenn wir also von Cortisongaben therapeutische Erfolge sehen bei Zuständen mit mehr oder weniger ausgeprägter NNR-Insuffizienz, dann sind sie Folge einer Substitution, die nach Abschluß der Krankheit nicht mehr notwendig ist. Wie die Substitution die Ausfallserscheinungen bei absoluter Minderproduktion ausgleicht, so wirkt sie auch bei relativer Minderproduktion von NNR-Hormon, oder, was dasselbe ist, bei gesteigertem Hormonverbrauch in der Peripherie und ungenügender Anpassung der NNR an das gesteigerte Hormonbedürfnis.

Es ist hier nicht der Platz, sich mit der SELYEschen Theorie von den Adaptationskrankheiten auseinanderzusetzen. Nur soviel sei gesagt — weil es für unsere therapeutischen Betrachtungen von Bedeutung scheint —, daß wir nach unseren und STAUDINGERs Versuchen keinerlei Beweis dafür fanden, daß die Adaptationsstörung in einer Überproduktion der sog. Mineralocorticoide zu suchen ist. Wir finden immer nur als teilweise pathogenetisch erklärenden Befund einen verminderten Anstieg der sog. Glucocorticoidausscheidung oder gar eine Minderausscheidung (*3*). Wir schließen daraus mit einiger Einschränkung und Vorsicht doch auf eine Minderproduktion der NNR oder einen Mehrverbrauch. Geben wir in diesen Fällen Cortison, und gleichen wir damit die relative oder absolute Minderproduktion aus, so erfassen wir therapeutisch eine, aber auch nur eine Komponente der gestörten Adaptation. Damit substituieren wir ebenfalls. Wir versetzen mit dieser Art der Behandlung den Organismus lediglich in die Lage, einen Teil der Noxen so abzureagieren, wie er es — normale Funktion vorausgesetzt — von sich aus schon machen würde. Ob dieser Versuch gelingt, hängt in erster Linie von der gewählten Dosis ab. Dosen, die lediglich das Defizit an NNR-Hormon decken, normalisieren den Ablauf der betreffenden Krankheit, ohne die NNR-Funktion wesentlich zu beeinflussen. Dosen, die darüber liegen, verschieben das endokrine Gleichgewicht derart, daß Cortison nicht mehr als körpereigenes Substituens wirkt, sondern als durchaus differentes Pharmakon. Eine derartige Therapie kann aber nur unter dem Gesichtspunkt der endokrinen Korrelationen betrachtet werden. Größe und Funktion der NNR werden von der Hypophyse gesteuert, wahrscheinlich allein durch das ACTH. Wenn beim Addison und nach Adrenalektomie der ACTH-Gehalt des Blutes auf das 30fache ansteigen kann (*4*), andererseits unter Cortison, Compound F, Desoxycorticosteron und bei SIMMONDSscher Kachexie abnimmt (*5*), beweist das die enge Beziehung zwischen ACTH und NNR. Ebenso wie durch Cortison, Compound F und Desoxycorticosteron die ACTH-Bildung gehemmt wird, wird sie gehemmt durch Ketosteroide (*6*). Damit sagen wir aber aus, daß es nicht ein spezifisches Steroid der NNR ist, welches die ACTH-Produktion steuert, sondern offensichtlich eine relativ unspezifische Steroidkonfiguration. Man kann z. B. auch mit Sexualhormonen das Cushingbild beeinflussen. Diese relative Unspezifität erklärt sich aber zwanglos daraus, daß ACTH die Produktion einer Vielzahl von NNR-Hormonen stimulieren kann. Wir finden hier also nur eine Gruppenrelation, d. h. therapeutisch können wir mit mehreren Steroiden die ACTH-Produktion bremsen und damit auf die verschiedensten Krankheitsbilder Einfluß nehmen. Ob diese Relation von der biologischen Aktivität des applizierten Steroids abhängig ist, ist noch nicht umfassend genug untersucht. Wenn wir mit sehr hohen Dosen Pregnenolon oder Acetoxypregnenolon einen Abfall der 17-Ketosteroid- und Corticoidausscheidung fanden (*7*), so könnte das für die Bedeutungslosigkeit der biologischen Aktivität sprechen, wenn wir besser über die intermediären Steroidumsetzungen Bescheid wüßten. Die biologische Aktivität der gebräuchlichen Steroide ist ziemlich scharf umrissen. Die nach ACTH gebildeten Steroide sind in ihrer Vielzahl noch lange nicht alle erfaßt, weder chemisch noch physiologisch. Wenn wir also ACTH-Therapie treiben, dann passen wir uns scheinbar der normalen Steroidproduktion völlig an. Es zeichnet sich aber immer deutlicher ab, daß bei verschiedenen Krankheiten die NNR auch auf ACTH-Reiz hin ein qualitatives und quantitatives Steroidspektrum aufweist, das deutlich vom normalen abweicht. Es werden sogar dann gelegentlich Steroide in der NNR, im NN-Perfusat und im Harn gefunden, die normalerweise niemals auftreten, z. B. bei der Perfusion von NN schizophrener Patienten (*8*) oder im Harn von Carcinomkranken (*9*). Die Frage, welche Steroide denn unter ACTH vermehrt produziert werden, ist nur für den Einzelfall zu beantworten. Wenn im häufigsten Fall die sog. Glucocorticoidfraktion in Blut und Harn ansteigt, bei prozentual wenig deutlicher Vermehrung der 17-Ketosteroide, im anderen Falle aber das umgekehrte Bild auftritt, dann könnte man das als Wirkung verschiedener Faktoren im ACTH deuten. Diese Ansicht wurde anfänglich auch von uns geteilt. Nachdem berufene Autoren diese Argumente mit großer Wahrscheinlichkeit widerlegt haben (*10*), bleibt nichts anderes übrig, als eine jeweils wechselnde Ansprechbarkeit der Funktion der verschiedenen Zonen der NNR anzunehmen. Hierfür sprechen auch die wechselnden Krankheitsbilder bei Hypophysen- und NNR-Tumoren. Diese Betrachtung hat insofern therapeutische Bedeutung, als im einen Falle die Nebenerscheinungen mehr den Kohlenhydratstoffwechsel betreffen, im anderen Falle mehr die Sexualsphäre oder den Mineralhaushalt. Derartige dissoziierte NNR-Insuffizienzen sind in der Klinik bekannt (*11*). Diese Wirkungsdifferenz ergibt sich auch aus der Gegenüberstellung der durchaus differierenden Wirkungen und Nebenwirkungen nach ACTH, Cortison, Compound F und anderen Steroiden. Wir müssen therapeutisch daraus folgern, daß wir bei verschiedenen Krankheiten mit ACTH verschiedene Wirkungen auslösen, die bis jetzt nicht immer voraussehbar sind. Wir können dann auch z. T. erklären, warum wir in einem Falle von Cortison keine, von ACTH aber deutliche Wirkung sehen, vor allem beim Rheumatiker. Der umgekehrte Fall ist bisher nicht beobachtet worden. Auf die anderen Ursachen des Versagens der NNR-Therapie, wie Rückgang der Ansprechbarkeit auf Cortison bei erhaltener Ansprechbarkeit auf Compound F (*12*), Unwirksamkeit des ACTH bei i.m. und volle Wirksamkeit bei i.v. Gaben kann ich hier nicht eingehen.

Physiologisch betrachtet erscheint die ACTH-Therapie zweckmäßiger, weil wir hierbei keine Atrophie der NNR setzen, und eine Atrophie der Hypophyse nach ACTH bisher nicht beschrieben wurde. Der ACTH-Gehalt einer solchen Hypophyse ist aber sicher herabgesetzt. Funktionell scheint daher die Unterfunktion der Hypophyse nach ACTH genau so ausgeprägt zu sein, wie die der NNR nach Cortisongaben, gemessen an der Steroidausscheidung und Remissionsdauer. Wenn wir mit ACTH, Cortison oder Compound F behandeln, so ist es in erster Linie die Hemmung der mesenchymalen Gewebsreaktion, mit der wir die verschiedensten Krankheitsbilder zu beeinflussen suchen. Das gilt besonders für die Krankheiten des rheumatischen und allergischen Formenkreises. Wir gehen dabei von der mehrfach belegten Tatsache aus, daß, abgesehen von den akuten Krankheitsbildern, eine verminderte oder abartige Ausscheidung von sog. Glucocorticoiden gefunden wird. Auffälligerweise geht der Plasmagehalt von Compound E und F dem Verhalten der Ausscheidung nicht parallel, soweit es aus den bisher vorliegenden Daten geschlossen werden kann. Nelson findet, abgesehen vom

Addison und der Agonie keine signifikante Veränderung im Compound F-Gehalt des Blutes (*13*). Das würde dann mehr für einen gesteigerten Verbrauch im Gewebe und weniger für eine direkte Minderproduktion sprechen. Welche dieser Deutungen zutrifft, ist für die therapeutische Konsequenz unerheblich.

Wir sind uns heute darüber völlig im klaren, daß wir mit unserer Therapie nicht an der Causa movens angreifen, sondern nur an einem der vielfältigen pathogenetischen Mechanismen. Ein mit diesen Hormonen behandelter Rheumatiker wird nicht ein gesunder Mensch, sondern ein gesunder Rheumatiker. Wenn bei der akuten Polyarthritis diese Hormone ähnliche Wunder wirken wie die Salicylate, dann muß man auch die Stimmen hören, die bei den so behandelten Fällen z. B. die Entstehung eines Endokardschadens keineswegs verhindert sahen, selbst wenn die akuten Erscheinungen schon abgeklungen waren (*14*). Können wir bei der chronischen Polyarthritis die Weiterentwicklung des Krankheitsbildes wirklich hemmen oder auch nur für längere Zeit aufschieben? Die Beschwerdefreiheit der bis jetzt über längere Zeit mit Hormonen behandelten Patienten besagt — grundlagenmäßig gesehen — meines Erachtens noch gar nichts, da 1. die Beobachtungszeit noch zu kurz ist, 2. entsprechende pathologische Untersuchungen und Nachuntersuchungen noch nicht vorliegen und 3. manche Fälle auch ohne Behandlung stationär bleiben. Diese Argumente mögen billig erscheinen. Sie müssen aber erst durch entsprechende Untersuchungen beantwortet werden. Ich will damit keineswegs die Wirkung dieser Hormone auf die mesenchymale Gewebsreaktion schmälern, aber übersehen wir nicht vor lauter NNR auch die anderen Möglichkeiten der Pathogenese, z. B. die MENKIN-Stoffe oder das sicher vorgeschaltete nervale System. Der Angriffspunkt dieser Hormone liegt ja sicher in der Zelle selbst, in der Zellkultur sogar in der nervenfreien Zelle. Und wie z. B. die trophische Innervation der Zelle im Gesamtverband durch diese Hormone beeinflußt wird, ist meines Wissens bis jetzt noch wenig klar. Diese mehr aphoristischen Bemerkungen sollen auf die sehr wichtige, aber immer nur symptomatische Wirkung dieser Hormone hinweisen. Die Krankheiten des rheumatischen und allergischen Formenkreises laufen unter der NNR-Behandlung nur maskiert ab. Sog. „Heilungen" treten nur bei zeitlich determinierten Krankheiten auf. Chronische Krankheiten rezidivieren immer wieder oder es hat sich während, aber nicht wegen der Behandlung der Organismus derart umgestellt, daß auch der chronische Ablauf ein begrenzter wurde. Damit werden die Glucocorticoide in der Art, wie wir sie heute anwenden und bei den hier genannten Krankheiten zu symptomatischen Pharmaka.

Die Diskussionen über die reine Substitutionstherapie mit den NNR-Hormonen sind noch immer nicht zum Abschluß gekommen. Nachdem weder Desoxycorticosteron noch Cortison den NNR-Ausfall restlos ausgleicht, hat sich die kombinierte Therapie eingeführt. Eine Gruppe von Autoren glaubt mit 50 mg Depot-DOC als trimethylessigsaures DOC im Monat und 12,5—25 mg Cortison oral täglich den Addison und die Folgen der totalen Adrenalektomie — wie sie in USA jetzt häufiger durchgeführt wird — ausgleichen zu können. Eine andere Gruppe glaubt bei 50—75 mg Cortison und 4 g Kochsalz oral täglich auf DOC verzichten zu können. Daß das souveräne Mittel bei NNR-Krisen hochwirksame Lipoidextrakte aus NNR sind, weist immer wieder auf die nur partielle Substitution mit den Reinsteroiden hin. Leider stehen uns in Deutschland derartig hochwirksame

Extrakte wie UPJOHNs Lipo-Adrenalextrakt noch nicht zur Verfügung. Die moderne Behandlung der NNR-Insuffizienz kann an diesen Ergebnissen nicht vorbeigehen (*15*). Dauerresultate mit dieser Therapie bei totaler Adrenalektomie liegen noch nicht vor. Die bisherigen Berichte sprechen von voller Leistungsfähigkeit der Patienten (*8*).

Die Problematik dieser Therapie ergibt sich aus der Einseitigkeit der verwendeten Hormone, die die natürlichen Verhältnisse nicht voll nachahmen können. Hier scheint eine Behandlung mit Corticosteron am sinnvollsten, weil dieses Steroid wirkungsmäßig zwischen Mineraloid- und Glucocorticoid steht. Die Glucocorticoidtherapie schließt die Gefahr der Aktivierung von Infekten, beim Addison besonders von Tuberkulose, in sich ein; eine Gefahr, die durch DOC-Gaben nicht beseitigt wird. Wenn wir hierfür die Glucocorticoide mit ihrer Hemmwirkung auf das Mesenchym verantwortlich machen, dann dürfte auch das Phänomen seine Erklärung finden, daß manche „Stress"-Situationen die Manifestation von Infektionskrankheiten erleichtern. Allerdings müssen wir uns immer wieder davor hüten, diese Stress-Situationen allein auf die NNR zu beziehen.

Cortison imponiert vor allem als echtes Pharmakon, wenn es sich darum handelt, den Hypophysenvorderlappen zu bremsen. Bei den NNR-Hyperplasien tritt immer wieder die Frage auf: sind diese meist pseudohermaphroditischen Krankheitsbilder Folge übermäßiger ACTH-Produktion oder Ausdruck einer autonomen, vom Organ ausgehenden Inkretion im Sinne inkretorisch wirkender Tumoren. Der Therapieerfolg beantwortet diese Frage. NNR-Tumoren sind meist einseitig und bringen die contralaterale NNR zur Atrophie. Für diese Fälle ist die autonome Inkretion gesichert. Hyperplasien sind meist doppelseitig und sprechen auf Cortisonbehandlung an. Daher muß die ACTH-Produktion im Vordergrund stehen, obgleich Cushingbilder bei dieser Form der Erkrankung nur selten zu finden sind. Therapeutisch ist in diesen Fällen die Cortisontherapie der Operation überlegen. Operativ müßten drei Viertel der NN entfernt werden, um volle Wirkung zu erzielen. Bei dem oben geschilderten Mechanismus sind Rezidive durch Hypertrophie des NN-Restes nicht völlig zu vermeiden. Auch ist das Operationsrisiko — wie wir es an mehreren Fällen selbst erlebten — sehr groß. Daß Cortison hier ebenfalls nur ein Symptomaticum ist, zeigen die bisher so behandelten Fälle. Es ist zwar durchaus vorstellbar, daß durch langdauernde Atrophie eine Hormondrüse die Fähigkeit zur Regeneration verliert. Setzt man aber, selbst nach $^3/_4$ Jahren der Behandlung, Cortison ab, so kommt es immer wieder zum Rezidiv. Diese Vorstellung gilt also hier nicht. NNR-Tumoren können nicht so beeinflußt werden. Interessant ist, daß die Cortisontherapie auch die Mehrausscheidung von β-Ketosteroiden hemmt. Dies ist ein Hinweis dafür, daß ACTH auch für die Steigerung der nicht vom gonadotropen Hormon gesteuerten 17-Ketosteroide verantwortlich ist. Wird während einer solchen Cortisonbehandlung ACTH gegeben, so reagiert die NNR darauf nicht mehr. Warum ACTH in Fällen von NNR-Hyperplasie meist nur die 17-Ketosteroidproduktion steigert, bei oft sogar verminderter Glucocorticoidausscheidung, ist noch unklar. Cortison muß hier in Dosen von 25—75 mg täglich gegeben werden. Erst nach 14 Tagen wird der Erfolg sichtbar. Voraussetzung ist, daß die 17-Ketosteroidausscheidung unter 8 mg täglich absinkt (*16*).

Die Dosierung des Cortison bietet eine eigene Problematik. Wenn wir bei den verschiedensten Indikationen hohe Anfangsdosen von 200—300 mg täglich i.m. geben, dann deshalb, weil wir so am schnellsten Wirkungen erzielen, sofern der betreffende Fall überhaupt auf Cortison anspricht. Ist dies nicht innerhalb von 3—4 Tagen der Fall, dann hat die Fortsetzung dieser Therapie keinen Sinn mehr. Tritt der Erfolg ein, dann ist es Sache der klinischen Beobachtung, die Erhaltungsdosis herauszufinden. Wenn in der Literatur Erhaltungsdosen von 40—100 mg täglich angegeben werden, dann beweist das die Unmöglichkeit einer allgemeingültigen Standarddosierung. Ebenso wie bei totaler Pankreatektomie der Diabetes mit 30—40 E Insulin ausgeglichen ist, so ist bei totaler Adrenalektomie der artifizielle Addison mit den oben angegebenen Dosen ausgeglichen. Das setzt voraus, daß es 1. im Organismus eine Substanz mit Anticortisonwirkung nicht gibt, und daß 2. Cortison auch wirklich an den Ort der Wirkung — die Zelle — kommt. Damit ist das noch lange nicht gelöste Problem der Wirkungsbedingungen des Cortison angeschnitten. Zum ersten Punkt ist zu sagen, daß es wohl cortisonresistente Fälle gibt, daß aber bisher niemals der Nachweis gelungen ist, diese Resistenz auf ein im Organismus gebildetes Agens zurückzuführen. Diese Cortisonresistenz gilt auch nur für rheumatische Krankheiten, nicht aber für den Addison. So etwas Ähnliches wie eine Insulinresistenz kennen wir bisher noch nicht. Wir kennen nur ein größeres oder kleineres Cortisonbedürfnis. Und so, wie je nach der Kohlenhydratbelastung beim Diabetes der Insulinbedarf wechselt, so wechselt auch entsprechend den Stressanforderungen der Cortisonbedarf. DOC bzw. die Mineralocorticoide haben keine Anticortisonwirkung (*7*). SELYE hat immer nur die Anti-DOC-Wirkung des Cortison gezeigt. Eine umgekehrte Annahme hat sich experimentell und klinisch niemals beweisen lassen. Lediglich das EVANSsche Wachstumshormon scheint experimentell — geprüft an der m. G. R. — derartige Wirkungen zu haben (*8*). Wenn wir aber die Wirkungsbedingungen des Cortison bei wachsenden Kindern mit einer sicher lebhaften Somatotrophinproduktion mit denen der Erwachsenen, mit sicher geringerer Produktion dieses Hormons vergleichen, so finden wir bis jetzt wenigstens keinen Unterschied. Es ist zwar sicher, daß Kinder im Gewichtsverhältnis zum Erwachsenen relativ höhere Cortisondosen brauchen; betrachten wir aber den relativ gesteigerten kindlichen Stoffwechsel, so dürfte sich das Phänomen eher durch einen gesteigerten Verbrauch, als durch gesteigerte Produktion der hypothetischen „Anticortisonsubstanz“ Somatotrophin erklären lassen. Es erscheint also, auch mit der Einschränkung „bis jetzt“ sehr fraglich, ob es unter normalen Bedingungen eine Anticortisonsubstanz gibt. Es erscheint dann aber auch ebenso fraglich, ob dies unter pathologischen Bedingungen der Fall ist. Akromegalie oder hypophysärer Riesenwuchs, Krankheiten, die durch gesteigerte Somatotrophinproduktion gekennzeichnet sein sollten, reagieren auf ACTH bzw. Stress-Situationen ziemlich normal. Die Bedeutung des Somatotrophin erscheint also weiterhin, besonders in Beziehung zu den Glucocorticoiden noch unklar. Die Cortisonresistenz mancher Rheumatiker ist eher durch eine gesteigerte Inaktivierung im Gewebe, als durch eine Anticortisonsubstanz erklärbar. Der zweite Punkt, ob Cortison überhaupt an die Zelle herankommt, ist eine Frage der Applikationsweise und der Resorptionsbereitschaft des Gewebes. Mit fortschreitender, vor allem hochdosierter Cortisonbehandlung können die Resorptionsbedingungen für i.m. injiziertes

Cortison schlechter werden, so daß es am Ort der Applikation liegen bleibt und sogar, wie wir selbst erlebten, sterile Abscesse macht, aus denen Cortison nicht mehr resorbiert wird. Unlängst wurde sogar über eine chronische Polyarthritis berichtet, bei der selbst die erste Cortisoninjektion nicht zur Resorption kam (*19*). Wenn Cortison trotz Resorption nicht wirkt, wohl aber ACTH, dann können Gewebsinaktivierungen eine Rolle spielen. Gehen wir davon aus, daß Cortison nur eines der vielen wirksamen Corticoide ist, dann könnte eventuell ein Wechsel auf Compound F in diesen Fällen noch etwas erreichen und damit zur Klärung der Frage beitragen. Warum es aber Fälle vor allem von Rheuma gibt, die weder auf Cortison noch auf ACTH ansprechen, ist bis jetzt auch nur vermutungsweise nicht zu beantworten. In diesen Fällen fehlte nicht nur die klinische Wirkung, auch waren sämtliche Funktionsproben negativ. KERSLEY konnte dabei auch durch hohe Dosen Vitamin C die Ansprechbarkeit nicht steigern (*20*). Ebenso gelang es uns dabei nicht, durch Thyroxin die ACTH-Wirkung zu steigern (*7*).

Auch die ACTH-Applikation und Dosierung wirft noch einige Fragen auf. Nachdem der SAYERS-Test international anerkannt und die Wirkung von 1 mg Armourstandard La 1a als eine IE festgesetzt ist, müssen wir uns von der heute gar nichts mehr besagenden Gewichtsdosierung lösen, sonst sind die Ergebnisse überhaupt nicht mehr vergleichbar. In den heutigen reinen ACTH-Präparaten enthält 1 mg z.T. schon das 100fache des Standards. Inzwischen scheint auch das Depotproblem gelöst zu sein. Je reiner ein ACTH-Präparat ist, um so weniger wird es im Muskel angegriffen, desto mehr kommt also zur Resorption. An Gelatine oder Öl gebunden genügt heute schon eine Injektion von 0,2—0,5 cm^3 einer ACTH-Lösung i. m. für 24 Std. (*21*). Diese modernsten Präparate, sowie auch die meisten bei uns erhältlichen, wie sie von PROMONTA, SCHERING, HÖCHST und ORGANON z. T. im Handel, z. T. als Versuchspräparate vorliegen, enthalten kaum noch Hypophysin.

Diese Verunreinigung hat für die i.v. Applikation besondere Bedeutung. Seitdem wir wissen, daß durch i.v. Dauertropf über 7—8 Std. die vollwirksame ACTH-Dosis nur etwa $^1/_3$—$^1/_4$ der i. m. benötigten Menge beträgt, spielt die Reinheit der Präparate eine größere Rolle (*22*). Bei früheren Versuchen fanden wir in den meisten Präparaten 0,5 —1,2 V. E. Vasopressin je 25 mg ACTH, eine bei i.v. Gabe durchaus differente Dosis (*23*). Die i.v. Applikation vermeidet auch Überempfindlichkeitserscheinungen, wie sie bei i.m. Gabe öfters vorkommen und zu einem Wechsel von Schweine- auf Kalbs-ACTH zwingen. Gegen i.m. gegebenes ACTH refraktäre Patienten reagieren noch voll auf i.v. Gaben (*24*). Wenn empfohlen wird, ACTH in Kochsalzlösung zu geben, so möchten wir doch eher eine 5%ige Glucoselösung empfehlen, da bekanntlich Natrium die wasserretinierende Wirkung der Corticoide noch verstärkt. Die dabei gegebene Kohlenhydratmenge ist zu gering, als daß die klinisch nur selten ins Gewicht fallende Glucosurie verstärkt würde. Die während der Behandlung gegebene Diät ist für den Erfolg und die Verhütung von Nebenerscheinungen von großer Bedeutung. Natriumfreie, aber nicht kaliumbeschränkte Diät wird überall empfohlen, vor allem im Hinblick auf Nebenerscheinungen, obwohl dadurch sicher die Ansprechbarkeit der NNR herabgesetzt wird. Aber selbst bei fast natriumfreier Kost sind Wasserretentionen beschrieben. Eiweiß steigert die Ansprechbarkeit der NNR beträchtlich. Eine eiweißreiche Kost empfiehlt sich außerdem im Hinblick auf den starken

Stickstoffverlust während der Behandlung (*25*). Die Kohlenhydrate müssen beschränkt werden, obwohl sie ebenfalls, wenn auch in geringerem Maße, die Reaktionsfähigkeit der NNR erhöhen. Die Belastung des Kohlenhydratstoffwechsels unter ACTH ist erheblich, so daß schon mit Rücksicht auf die allerdings nicht sehr große Gefahr der Entstehung eines Diabetes eine Einschränkung nötig ist. Fett scheint der Ansprechbarkeit der NNR entgegen zu wirken. Die bisherigen experimentellen Befunde sind nicht ganz eindeutig (*26*). Die Zweckmäßigkeit der kombinierten oder alternierenden Behandlung von ACTH und Cortison ergibt sich zwar aus den bekannten Korrelationen. Die bisherigen Arbeiten sprechen aber nicht dafür, daß diese Art der Behandlung wesentliche Vorteile bietet (*27*). Uns scheint sie wohl theoretisch gut begründet, aber unrationell, da das Wirkungsäquivalent des ACTH unter Cortison wesentlich geringer ist und der theoretisch zu erwartende Vorteil klinisch nicht manifest wird. Hypophysenimplantationen haben vom ACTH zum großen Teil völlig differente Wirkungen, so daß etwaige Erfolge nicht allein mit einem corticotropen Effekt erklärt werden können. Wenn über Wochen und Monate anhaltende Wirkungen nach Implantationen häufiger beschrieben werden, dann schließt das schon mit Rücksicht auf die Halbwertszeit des ACTH und den ACTH-Gehalt dieser Hypophysen einen derartigen Wirkungsmechanismus aus.

Unter den Nebenerscheinungen steht in letzter Zeit die Aktivierung bakterieller Prozesse im Vordergrund. Derartige, meist septische Prozesse laufen unter Hormondeckung oft wenig bemerkt ab und sind dann kaum noch zu beherrschen. Das gilt ebenso für die Aktivierung der Tuberkulose beim Addison, wie für die mögliche Umwandlung einer rheumatischen in eine septische Endokarditis. Daß die sehr wirksame Behandlung des Boeck mit Cortison oder ACTH schon öfters zu foudroyant verlaufenden Tuberkulosen geführt hat, ist wegen der noch umstrittenen Pathogenese dieser Krankheit sehr interessant. Nachdem der Tierversuch gezeigt hat, daß beim infizierten und mit ACTH oder Cortison behandelten Tier die Mortalität durch gleichzeitige antibiotische Therapie beträchtlich gesenkt werden kann, ist ein Verzicht auf Antibiotica bei der Hormontherapie dann nicht mehr zu verantworten, wenn auch nur der Verdacht auf eine bakterielle Beteiligung vorliegt.

Die verschiedensten Methoden sind versucht worden, die ACTH- oder Cortisonwirkung zu verstärken und so die Therapie rationeller zu gestalten. Da Vitamin C bei der Synthese der NNR-Hormone sicher eine Rolle spielt, wurde es mit ACTH zusammen gegeben. Das erschien sinnvoll, nachdem auch klinisch nach Hormontherapie C-Mangelerscheinungen beobachtet wurden (*28*). Der enge Zusammenhang ergibt sich aus dem Prinzip des SAYERS-Testes. ACTH + Vitamin C steigert die 17-Ketosteroidausscheidung stärker als ACTH allein. Vitamin C allein gegeben wirkt gleichsinnig (*29*). Eine kombinierte Therapie erscheint also sinnvoll, aber nur, wenn 1—1,5 g Vitamin C gegeben werden. Dann dürfte es sich allerdings nicht allein um einen Ausgleich des gesteigerten Vitaminverbrauches handeln, sondern zusätzlich um eine direkte pharmakodynamische Wirkung der Ascorbinsäure. Für eine derartige z. B. antirheumatische Wirkung der Ascorbinsäure gibt es klinisch Anhaltspunkte (*29a*). Nachdem die Beziehungen so klar scheinen, ist es um so erstaunlicher, daß nur wenige Autoren bisher mit positiven Ergebnissen an die Öffentlichkeit traten (*30*).

In diesem Zusammenhang muß doch einmal mit aller Deutlichkeit gesagt werden, daß die Wirkung der meisten cortisonähnlichen Substanzen in verschiedenen sehr gewichtigen Punkten von der Wirkung der reinen Hormone abweicht. Die meist irrige Gleichsetzung der Wirkung dieser Substanzen mit der der NNR-Hormone kommt daher, daß als Wirkungskriterien meist nur einige Einzelfunktionen herangezogen werden. Das kommt weiterhin daher, daß die Deutung des „Stressbegriffes", wie sie SELYE gegeben hat, die NNR völlig in den Mittelpunkt stellt. Von einem Teil der Autoren wird übersehen, daß manche, für die NNR-wirkung angeblich beweisende Testmethode, auch am NNR-losen Organismus funktioniert. Die direkte Wirkung der Ascorbinsäure auf den Rheumatismus kann auf andere Mechanismen außerhalb des Bereiches der NNR bezogen werden. Das gilt in gleichem Maße für die Verstärkungswirkung des Insulin, die offensichtlich von dem Ausmaß der Hypoglykämie abhängig ist. Klinisch führt die zusätzliche Insulintherapie nur zu wechselnden Ergebnissen (*31*). Adrenalin, das häufig als Motor des ACTH angesehen wird, hat klinisch völlig versagt, trotz der verschiedenen positiven NNR-Teste. Auch Glucose soll die ACTH bzw. Cortisonwirkung verstärken. Glucose gibt u. a. einen positiven Eosinophilentest und SAYERS-Test und kann sogar — wie wir mit unserer Methode sahen — eine Steigerung der Reduktion in der sog. 11-Oxycorticoidphase im Harn verursachen, allerdings ohne entsprechenden 17-Ketosteroidanstieg. Dem ging aber keinerlei klinisch faßbare Wirkung parallel. Die Anregung, mit Thyroxin die klinische ACTH-Wirkung zu verstärken, wurde von uns mit völlig negativem Ergebnis nachgeprüft. Aus all dem scheint sich zu ergeben, daß es trotz vieler theoretischer und experimenteller Hinweise bis jetzt noch keine Substanz gibt, die einwandfrei klinisch die ACTH-Wirkung derart steigert, daß eine nennenswerte Menge eingespart wird.

Seit der Einführung des ACTH und des Cortison in die Therapie sind eine Anzahl von Pharmaka bekannt geworden, die gleiche oder ähnliche Wirkung haben sollen. Zuerst wurden Steroide genannt, die auch formelmäßig enge Beziehungen zu den aktiven NNR-Steroiden haben. Pregnenderivate, die z. T. als biologische Vorstufen von Cortison oder Compound F angesehen werden, Δ 5 Pregnenolon und 21-Acetoxypregnenolon, die wir selbst in ausgedehnten Versuchen erprobten, haben beim Rheumatiker sicher klinische Wirkung, aber erst in Dosen von 500 mg täglich i. m. oder oral (*32*). Rezidive treten sofort nach Absetzen auf. Abgesehen von geringer Wasserretention fehlen sämtliche typischen Nebenerscheinungen (*33*). Es fehlen aber auch in den Funktionsprüfungen alle Hinweise auf eine NNR-Wirkung. Daß Fälle von Addison durch diese Substanzen nicht zu beeinflussen sind, darf — wie das geschehen ist — nicht als Gegenargument herangezogen werden. Denn nur die intakte NNR ist nach unseren und STAUDINGERs Versuchen am Menschen in der Lage, in der entscheidenden 11- und auch 17-Stellung zu oxydieren. Wenn hier eine antirheumatische Wirkung, gemessen vor allem an den subjektiven Beschwerden, vorhanden ist, dann erhebt sich die Frage nach dem Wirkungsmechanismus, nachdem eine direkte Mesenchymwirkung allgemein abgelehnt wird. Hier ist auf die wenig beachtete analgetische und anästhesierende Wirkung des Steroidskeletes hinzuweisen, also auf eine durchaus unspezifische, von der biologischen Aktivität unabhängige Wirkung.

Wenn auch die von LEVIN und WASSEEN vorgeschlagene Therapie des Rheumatismus mit DOC und Ascorbinsäure allgemein Ablehnung erfahren hat, so sind doch Einzelerfolge unbestreitbar. Wir fanden, daß die NNR mancher Rheumatiker ebenso wie die von Addisonkranken die 11-Oxydation des Pregnenringes nicht durchführen kann. In solchen Fällen kann sogar eine Verschlimmerung auftreten als Folge der DOC-Überdosierung, gleich dem DOC-Rheumatismus und der DOC-Hypertonie beim Addison. In vielen Fällen mit nicht gestörter Oxydationsfähigkeit wäre also eine Umwandlung des DOC in ein 11-Oxysteroid denkbar und damit der klinische Erfolg zu erklären, auch ohne daß Ascorbinsäure zugeführt wird. Allerdings wäre noch zu prüfen, ob die so gebildeten 11-Oxysteroide noch biologische Aktivität haben. Denn mit den z. Z. zur Verfügung stehenden klinisch-chemischen Methoden kann z. B. zwischen den biologisch aktiven 11-Oxypregnenen und den inaktiven 11-Oxypregnanen nicht unterschieden werden.

Seit etwa einem Jahr ist die NNR-Wirkung der Lakritze bekannt. Der Wirkstoff Glycirrhizinsäure bzw. Glycirrhetinsäure hat scheinbar strukturelle Ähnlichkeiten zu den Corticoiden und ist sogar in 11-Stellung oxydiert. Diese Substanz hat reine Mineralocorticoidwirkung. GROEN konnte damit sämtliche Wirkungen des DOC nachahmen und hält mit 20—40 g Lakritzensaft bzw. 1—2 g der Säure jetzt schon 4 Fälle von Addisonkranken für mehrere Monate in einem derart kompensierten Zustand, wie er sonst nur mit DOC zu erreichen ist (*34*). Ob der Todesfall durch hypokaliämische Alkalose, über den berichtet wurde, infolge übermäßiger Zufuhr von Lakritze eintrat, erscheint doch sehr zweifelhaft. Bei einer gleichzeitig durchgeführten PAS-Therapie wäre eben doch die Ursache in einer für PAS bekannten hypokaliämischen Alkalose zu suchen (*35*). Man hätte sonst in Deutschland wegen des früher so beliebten Lakritzengenusses diese Fälle häufiger sehen müssen. Die Glycirrhetinsäure dürfte als solche keine therapeutische Bedeutung erlangen, da uns DOC in genügender Menge zur Verfügung steht. Aber die Bedeutung dieser Säure als Ausgangsprodukt für Steroidhalbsynthesen könnte vielleicht doch diskutiert werden, trotz beachtlicher struktureller Differenzen im Kernaufbau, da diese Kerne sich nicht vom Steran ableiten lassen.

Auch die Wirkung von Salicylaten wurde zu der der NNR-Hormone in Beziehung gebracht. Es ist vor allem das Verdienst von VAN CAUWENBERGE und ROSKAM (*36*), diese Relationen auf eine solide Basis gestellt zu haben. Eosinopenie, Anstieg des Harnsäure-Kreatinquotienten, Abfall der Ascorbinsäure und des Cholesterins in der NNR, vermehrte Ausscheidung von Corticoiden, hohe Zahl der Kernpyknosen im lymphatischen System beim normalen Tier und Fehlen all dieser Reaktionen beim hypophysektomierten Tier scheinen für eine Wirkung via Hypophyse zu sprechen. Die Wirkung auf die Capillarpermeabilität, Hyaluronidase und Senkung, und die Tatsache, daß nach Salicylaten jetzt mehrfach cushingähnliche Syndrome beschrieben wurden, sprechen für einen Hypophysen-NNR-Mechanismus (*37*). Auffällig ist aber, daß diese Wirkungen alle erst nach sehr hohen Dosen von Natrium-Salicylat bzw. Acetylsalicylsäure (8 g täglich) auftreten, und daß trotz der gesteigerten Corticoidausscheidung die der 17-Ketosteroide sich nicht ändert. Auffällig ist weiterhin, daß der Harnsäureumsatz unter Salicylaten andere Wege durchläuft als unter ACTH. Das hindert aber nicht, als gesichert anzunehmen, daß Salicylate indirekt über die NNR wirken. Aus der Wirkungsdifferenz zwischen ACTH und Salicylaten könnte aber doch geschlossen werden, daß die von der NNR unter Salicyleinfluß produzierten Steroide andere, wenn auch ähnliche Eigenschaften besitzen wie Cortison oder Compound F. Das gleiche dürfte für die Wirkung verschiedener Aminophenazone (Pyramidon, Irgapyrin) (*38*) wie auch für Natrium-Resorcylat (*39*) und 3-Hydroxy-2-phenyl-chinchoninsäure (*40*) gelten. Die antirheumatische Wirkung aller dieser Substanzen ist schon lange bekannt.

Für Thiosemicarbazone vom Typ des Conteben hat HEILMEYER auf Grund verschiedener Reaktionen ebenfalls einen cortisonähnlichen Wirkungsmechanismus angenommen. Dies ist wie bei den Salicylaten durch Experimente sichergestellt. Cushingbilder und Diabetes sind von uns und anderen Autoren nach Conteben öfters beschrieben (*41*). Die mehrfach bestätigte Tatsache, daß unter Conteben die Steroidausscheidung bei gleichzeitig hypertrophierter NNR signifikant zurückgeht, hat uns zu der Hypothese veranlaßt: Conteben beschleunigt — möglicherweise infolge seiner Affinität zu Ketogruppen — den Steroidabbau als „Verbrauchskatalysator". Der dadurch niedrige Blutspiegel ist der adäquate Reiz für eine Mehrproduktion von ACTH (*42*). Andere Thiosemicarbazone haben — zumindest experimentell — eine noch intensivere Wirkung auf die NNR (*42*).

Die cortisonähnliche Wirkung von Aminopterin (*44*) und Lost (*45*), vor allem auf die mesenchymale Gewebsreaktion, hat primär sicher nichts mit der Hypophyse bzw. NNR zu tun. Es scheint sich hier um eine direkte Gewebswirkung zu handeln (*46*). Zweifellos setzen diese Substanzen einen „Stress", der aber nur u. a. auch über die NNR abläuft. Wenn manche Autoren auf Grund dieser mehr oberflächlichen Ähnlichkeit der Wirkung Lost zur Bekämpfung des Rheumatismus empfehlen, dann gehen sie doch wohl an dem eigentlichen Problem weit vorbei.

Die cortisonähnliche Wirkung von Penicillin ist bisher nur für wenige Einzelfälle angenommen worden, und zwar auf Grund von rein klinischer Besserung, Eosinophilenabfall, Cholesterinestersturz, Ascorbinsäureabfall und einmaligem Anstieg der 17-Ketosteroide (*47*). Diese Ergebnisse sind noch zu wenig fundiert, um eine NNR-Wirkung anzunehmen. Einen derartigen Mechanismus dem Penicillin als solchem zuzuschreiben, kommt mir doch höchst unwahrscheinlich vor. Große Mengen von Penicillin sind in einer riesigen Anzahl von Fällen gegeben worden, ohne daß sich auch nur der geringste Anhaltspunkt für hypophysen- oder NNR-bedingte Nebenerscheinungen finden ließe. Es wäre aber daran zu denken, daß durch die Wirkung von Penicillin auf Bakterien z. B. Reizstoffe freigesetzt werden, die den bekannten Stress setzen. Und diese Vermutung leitet über zu einer anderen Gruppe von Stoffen, die das Hypophysen-Zwischenhirnsystem beeinflussen und auch dem Stressbegriff eine andere Definition geben. Wir wissen, daß man mit bakteriellen Reizstoffen u. a. auch das Hypophysen-NNR-System anregen kann. Wir kennen das Heilfieber. Für Pyrifer haben PFEFFER und STAUDINGER die indirekte NNR-Wirkung zeigen können (*48*). KEIDERLING und WESTPHAL haben mit weitgehend gereinigten Polysacchariden aus Bakterien mit γ-Dosen am Patienten gleiche Wirkungen gesehen (*49*). Sie haben sogar mit verschiedenen Fraktionen dieser Reizstoffe isolierte Teilreaktionen eines Stress auslösen können. Damit ist gezeigt, daß zumindest der toxinbedingte Stress nur z. T. über die NNR geht. Ein anderer Teil dieser Reaktionen — auch die Beeinflussung des Mesenchym — kann von der NNR-Funktion unabhängig sein. Die Annahme ist begründet, daß hier andere Mechanismen — auch im Sinne der vegetativen Gesamtumschaltung HOFFs — wirksam werden. Die bisher so wenig untersuchten

Stoffe von MENKIN, die gerade bei der mesenchymalen Gewebsreaktion, der Entzündung und Nekrose eine große Rolle spielen, treten hier besonders in den Vordergrund. Wenn wir einen Schritt weitergehen und nicht nur die oben genannten Reizstoffe, sondern auch viele Pharmaka und im Körper gebildete Substanzen in dieses Wirkungsfeld der MENKIN-Stoffe hereinbeziehen, so entfernt sich der Stressbegriff mehr und mehr von dem Zentrum der NNR. Damit wird manche Wirkung, die wir als NNR-bedingten Stress ansahen, von diesem Organsystem gelöst, und damit die Vielzahl der den Organismus steuernden Mechanismen vermehrt. Dann kommen wir aus der Einseitigkeit – auch der therapeutischen Gesichtspunkte — heraus, und damit zu einem weiteren, heute noch nicht zu übersehenden Fortschritt.

Literatur.

1. WEISSBECKER, L., u. W. RUPPEL: Dtsch. med. Wschr. **76**, 1062 (1951).
2. RIEGER, W.: Dtsch. med. Wschr. **76**, 1951 (1951). — FALOON, W., R. W. REYNOLDS and R. T. BEBE: New England J. Med. **242**, 441 (1950). — NELSON, J., and N. GOLDSTEIN: J. Amer. Med. Assoc. **146**, 1193 (1951).
3. WEISSBECKER, L., u. W. RUPPEL: Klin. Wschr. **30**, 155 (1952). — PFEFFER, K. H., W. RUPPEL, HJ. STAUDINGER u. L. WEISSBECKER: Arch. exper. Path. u. Pharmakol. **214**. 165 (1952).
4. GEMZELL, C. A., D. C. VAN DYKE, C. A. TOBIAS and H. E. EVANS: Endocrinology (Springfield, Ill.) **49**, 325 (1951).
5. SAYERS, G., and M. A. SAYERS: Ann. N. Y. Acad. Sci. **50**, 522 (1949).
6. FALOON, W., L. A. OWENS, M. C. BROUGHTON and L. W. GORHAM: J. Clin. Endocrin. **11**, 173 (1951).
7. WEISSBECKER, L.: Unveröffentl. Vers.
8. HOAGLAND, H.: Proc. Colston Res. Soc. Sympos. Bristol 1951.
9. LIEBERMAN, S., and K. DOBRINER: J. of Biol. Chem. **166**, 773 (1946). — DOBRINER, K., S. LIEBERMAN et al.: J. of Biol. Chem. **169**, 221 (1947).
10. REINHARDT, W. O., J. J. GESCHWIND and C. H. LI: Acta endocrinol. (Copenh.) 8, 393 (1951).
11. RONCHETTI, F., e B. GRASSI: Fol. endocrinol. (Pisa) **3**, 233 (1951).
12. FOURMAN, P., F. C. BARTTER, F. ALBRIGHT et al.: J. Clin. Invest. **29**, 1462 (1950). — PERERA, G. A., C. RAGAN and S. C. WERNER: Proc. Soc. Exper. Biol. a. Med. **77**, 326 (1951).
13. NELSON, D., L. T. SAMUELS, D. G. WILLARDSON and F. H. TYLER: J. Clin. Endocrin. **11**, 1021 (1951).
14. KUTTNER, A. G., J. S. BALDWIN, C. MCEWEN et al.: J. Amer. Med. Assoc. **148**, 628 (1952).
15. THORN, G. W., et al.: Amer. J. Med. **10**, 595 (1951).
16. WILKINS, L., L. J. GARDENER, J. E. GRIGLER et al.: J. Clin. Endocrin. **12**, 257 (1952); **12**, 277 (1952).
17. HEILMEYER, L., J. FREY u. R. FISCHER: Arch. exper. Path. und Pharmakol **214**, **416** (1952).
18. SELYE, H.: Brit. Med. J. **1951**, 263. — SELYE, H.: Rev. Canad. Biol. **9**, 473 (1951).
19. MÜLLER, H.: Pers. Mitt., vgl. Diskussion.
20. KERSLEY, G. D., L. MANDEL et al.: Brit. Med. J. No. 4731, 574 (1951); Proc. Colston Res. Soc. Sympos. Bristol 1952.
21. WOLFSON, W., R. E. THOMPSON, W. D. ROBINSON et al.: J. Clin. Endocrin. **11**, 800 (1951) ASTWOOD, E. B.: Proc. Colston Res. Soc. Sympos. Bristol 1952.
22. RENOLD, A. E., P. H. FORSHAM, J. MAISTERRENA and G. W. THORN: New England Med. J. **244**, **796** (1951).
23. WEISSBECKER, L., u. P. MARQUARDT: Arzneimittelforsch. **1**, **394** (1951).
24. FORSHAM, P. H., A. E. RENOLD and T. F. FRAWLEY: Abstr. 33. Meet. Assoc. Int. Secret. Atlantic City 1951.
25. SPÜHLER, O., u. M. MARTI: Cardiologia (Basel) **17**, 1 (1950).
26. KINSELL, L. W., F. OLSON and L. BOLING: J. Clin. Endocrin. **11**, 1030 (1951).

27. HENCH, P. S., CH. H. SLOCUMB, H. F. POLLEY and E. C. KENDALL: J. Amer. Med. Assoc. 144, 1327 (1950).
28. HOLLEY, H. L., and J. S. MCLESTER: Arch. Int. Med. 88, 760 (1951).
29. KELLER, N., u. H. BOHN: Ärztl. Wschr. 7, 221 (1952). — HIOCO, D., M. SAMTER, R. M. KARK and W. R. BEST: J. Clin. Endocrin. 11, 395 (1951).
29a. MASELL, B. F. et al.: New England J. Med. 242, 614 (1950).
30. FERSTL, A., u. E. HEPPICH: Wien. Z. inn. Med. 31, 456 (1950). — DRUMMOND, J.: S. Afric. Med. J. 24, 975 (1950).
31. HENDERSON, E., J. W. GRAY, M. WEINBERG et al.: J. Clin. Endocrin. 11, 119 (1951).
32. FREEMAN, H., M. D. PINCUS et al.: J. Clin. Endocrin. 10, 1523 (1950).
33. MCGAVACK, TH., H. CHEVALLEY and J. WEISSBERG: J. Clin. Endocrin. 11, 559 (1951).
34. GROEN, J.: New England Med. J. 244, 471 (1951); J. Clin. Invest. 31, 87 (1952). — SCHULZ, E.: Verh. dtsch. Ges. inn. Med. 1952.
35. ROUSSAK, N. J.: Brit. Med. J. No. 4754, 360 (1952).
36. VAN CAUWENBERGE, H., et C. HEUSGHEM: Acta med. scand. (Stockh.) 141, 265 (1952). — ROSKAM, J., R. VIVARIO, H. VAN CAUWENBERGE et al.: Bull. Acad. roy. Méd. Belg. 16, 561 (1951).
37. HAILMAN, H. F.: J. Clin. Endocrin. 12, 454 (1952).
38. WILHELMI, G.: Praxis (Bern) 40, 798 (1951).
39. REID, J., R. D. WATSON, J. B. COCHRAN and D. SPROULL: Brit. Med. J. No. 4727, 321 (1951).
40. BLANCHARD, K. C., A. M. HARVEY, J. E. HOWARD et al.: Bull. Hopkins Hosp. 87, 50 (1950).
41. STADLER, L., u. L. WEISSBECKER: Ärztl. Wschr. 6, 222 (1951); — KALKHOFF, K. W.: Klin. Wschr. 30, 330 (1952).
42. WEISSBECKER, L., u. W. KUPPEL: Klin. Wschr. 30, 155 (1952).
43. MEIER, R., u. W. SCHULER: Arch. internat. Pharmacodyn. 87, 290 (1951).
44. GUBNER, R., S. AUGUST and V. GINSBERG: Amer. J. Med. Sci. 221, 176 (1951).
45. MERCHANTE, A., J. PERIANES, E. L. GARCIA y C. J. DIAZ: Rev. clin. españ. 153, 11 (1951).
46. BRAUNSTEINER, H., K. FELLINGER, H. KOLDER u. F. PAKESCH: Klin. Wschr. 30, 128 (1952).
47. BEIGLBÖCK, W., u. R. CLOTTEN: Klin. Wschr. 30, 126 (1952).
48. PFEFFER, K. H., u. HJ. STAUDINGER: Klin. Wschr. 30, 257 (1952).
49. KEIDERLING, W., u. O. WESTPHAL: Verh. dtsch. Ges. inn. Med. 1951. — KEIDERLING, W., F. WÖHLER u. O. WESTPHAL: Arch. exper. Path. u. Pharmakol. (im Druck).

Diskussionsbemerkungen.

FRIEBEL (Bonn):

Der Einfluß von Cortison auf den Verlauf und die Behandlung der experimentellen Trypanosomeninfektion.

Experimentelle Trypanosomeninfektionen eignen sich besonders gut für das Studium infektbedingter pathophysiologischer Vorgänge. Wir haben dafür in einer Reihe von Arbeiten (*1—4*) versucht, mit ihrer Hilfe den Einfluß von Cortison auf den Krankheitsverlauf zu studieren. Die Arbeiten wurden unter Verwendung von zwei Trypanosomenstämmen, Tryp. evansi und Tryp. cruzi, an Mäusen ausgeführt. Tryp. evansi hält sich ausschließlich in den Körperflüssigkeiten der Maus auf, Tryp. cruzi verbringt nur einen Teil seines Warmblüterdaseins im Blut und befällt außerdem mesenchymale Zellen.

Der Verlauf der Tryp. evansi-Infektion bei der Maus läßt sich so gestalten, daß es zu einer Parasitenvermehrung kommt, auf die der Wirt keinen nachweisbaren Einfluß hat. Der Wirt dient ausschließlich als Kulturmedium. In diesem Falle lassen sich schon geringfügige Abweichungen vom normalen Krankheitsverlauf als Folge prophylaktisch oder therapeutisch angewandter Maßnahmen erkennen und auswerten. Wenn man Mäuse mit 1000 Trypanosomen infiziert, sterben alle Tiere am 5. Tag, wenn sie 1000000 Trypanosomen erhalten, schon am 3. Tag. Werden die Wirtstiere vor der Infizierung mit Trypanosomenvaccine immunisiert, so reagieren sie individuell verschiedenartig auf die nachfolgende Infizierung, d. h. bei einzelnen verläuft die Krankheit wie bei Ungeschützten sehr schnell, bei der Mehrzahl aber mehr oder weniger verzögert, einzelne Tiere überleben sogar. Die Verzögerung der Parasitenvermehrung findet vorwiegend im Anfangsstadium der Erkrankung statt.

Behandelt man nichtvaccinierte trypanosomenkranke Mäuse mit Cortison, so ändert sich am Krankheitsverlauf nichts. Behandelt man immunisierte Mäuse mit Cortison, so ist der Vaccineschutz je nach der Arbeitsweise schwächer. Stark abgeschwächt ist er, wenn die Mäuse zunächst Cortison erhalten und erst danach mit Vaccine und außerdem mit Cortison behandelt werden. (Auch nach Beendigung der Vaccinierung wurde noch einige Tage lang Cortison weiter gegeben.) Gibt man erst nach der Vaccinierung unmittelbar vor der Infizierung das Cortison, so wird die Abwehrfunktion ebenfalls geschädigt, aber nicht so stark wie im ersten Fall.

Wir haben hieraus geschlossen, daß Cortison in den Verlauf der Trypanosomeninfektion über eine Beeinträchtigung der wirtseigenen Abwehr eingreift, und daß es hierbei vor allem den Aufbau der spezifischen Abwehrfunktion, die Produktion von Antikörpern stört.

Der Verlauf der Tryp. cruzi-Infektion läßt sich nicht so einfach gestalten wie der Verlauf der unbehandelten Tryp. evansi-Infektion. Aber auch hier kann man mit Hilfe der Zählung der Parasiten im Blut der Maus und der histologischen Untersuchung des Sektionsmaterials zu differenzierten Ergebnissen über den Krankheitsverlauf und seine Beeinflussung durch Cortison kommen. Überträgt man Tryp. cruzi von Maus zu Maus, so verschwinden die Parasiten zunächst aus dem Blut, befallen als Leishmaniaformen Gewebszellen des Wirts und vermehren sich dort. 6—8 Tage nach der Überimpfung erscheinen wieder schlanke Formen im Blut und erreichen dort am 13.—14. Tag ihre größte Zahl. Dann werden es wieder weniger, bis kurz vor dem Tode der Tiere (zwischen dem 13. und 30. Tag) ein erneuter Anstieg erfolgt. Bei dieser Erkrankung lassen sich auch bei sorgfältig ausgewähltem Tiermaterial individuell verschiedenartige Verläufe nicht vermeiden. Das ist auch verständlich, denn die Parasitenvermehrung verläuft so langsam, daß der Wirtsorganismus Zeit findet, spezifische Abwehrmechanismen aufzubauen. Hierbei kommt es wie bei der artifiziellen Immunisierung der mit Tryp. evansi infizierten Mäuse zu einer individuell verschiedenartigen Ausbildung der Abwehrfunktion.

Behandelt man die mit Tryp. cruzi infizierten Mäuse von Beginn der Krankheit an mit Cortison, so erscheinen vermehrt Trypanosomen im Blut, und die Überlebenszeit der Wirtstiere ist verkürzt. Diese Cortisonwirkung wird erstmalig am 10. bzw. 11. Tag nach der Infizierung deutlich. Sie setzt also erst zu einem Zeitpunkt ein, an dem normalerweise die wirtseigene Antikörperproduktion so weit fortgeschritten ist, daß die hemmungslose Parasitenvermehrung gebremst wird. Demnach greift auch hier Cortison über die Einschränkung der Antikörperproduktion in den Infektionsverlauf ein.

Die cortisonbedingte Enthemmung der Parasitenvermehrung läßt sich auch in Gewebsschnitten der mit Tryp. cruzi infizierten Mäuse nachweisen. Bei den behandelten Tieren ist eine größere Anzahl von Gewebszellen mit Leishmaniaformen befallen. Die einzelnen Zellen enthalten mehr Trypanosomen. Die Trypanosomen sind im Durchschnitt stärker ausgereift. In einzelnen Organen, die normalerweise einen sehr geringen Parasitengehalt haben, findet man zahlreiche Trypanosomennester.

Beide Trypanosomenerkrankungen rufen eine reaktive Reticuloendotheliose hervor, bei der es mit der Krankheitsdauer zunehmend zur Mobilisierung sessiler phagocytosebereiter Zellen kommt. Wenn man bei der rasch zum Tode führenden Tryp. evansi-Infektion eine eindrucksvolle Reticuloendotheliose beobachten will, muß man z. B. durch Injektion von Trypanblau eine künstliche Verlängerung der Krankheitsdauer herbeiführen. (Der Trypanblaueinfluß auf das RES kann neben dem infektbedingten Reiz bei einmaliger Injektion vernachlässigt werden.)

In den Verlauf der Reticuloendotheliose greift Cortison ein, indem es die Mobilisierung der Makrophagen fördert. Diese abgelösten Zellen gelangen z. T. in unausgereiftem Zustand in die Blutbahn, in der sie einzeln oder zu größeren Konglomeraten zusammengeballt transportiert werden. Die Phagocytosebereitschaft dieser Zellen ist, gemessen an ihrer Aufnahmebereitschaft für Trypanblau und corpusculäre Blutelemente, nicht vermindert; ihre bremsende Wirkung auf die Entwicklung von Gewebsformen von Tryp. cruzi ist gestört. Bei diesem Prozeß mobilisiert Cortison nicht allein Gewebsmakrophagen, sondern auch Endothelzellen aus den Sinusendothelien der Milz und der Innenauskleidung kleinerer Leber-, Nieren- oder Bindegewebsvenen. Ein Ersatz für diese Zellen bleibt aber aus, so daß größere Gewebsdefekte entstehen. Im Herzen kommt es nicht zur Ablösung von Endothelzellen; hier läßt sich eine cortisonbedingte funktionelle Schädigung an der Zerreißlichkeit des Gefäßendothels und Endokards nachweisen.

Cortison behindert neben dem Ersatz abgelöster Endothelzellen auch die Regeneration sonstiger mesenchymaler Zellelemente, die der Lymphoblasten, Plasmazellen, der Reticulumzellen, Fibroblasten und Gewebshistiocyten. Auf diese Weise bleiben nicht nur reparative Vorgänge bei Gewebsdefekten aus, die durch den Zerfall trypanosomenbefallener Zellen entstehen, sondern es kommt auch zur Verkleinerung intakter Organe, insbesondere der Milz. Ihr Gewicht sinkt von durchschnittlich 241 mg bei trypanosomeninfizierten Mäusen oder 192 mg bei gesunden Mäusen in Abhängigkeit von der Cortisondosierung, bei kranken Tieren bis auf durchschnittlich 36 mg nach 26—28 mg oder auf 153 mg nach 1,5 mg Cortison ab. Die Verkleinerung der Milz ist bei vaccine- und trypanblaubehandelten Mäusen weniger auffallend. Die Immunisierungsvorgänge sind hier trotzdem erheblich gestört.

Eine spezielle Bearbeitung erfuhr die Frage der Phagocytoseleistung von Makrophagen cortisonbehandelter Mäuse. Sie wurde durch eine viel zitierte Arbeit von Spain, Molomut und Haber (5) angeregt, in der eine cortisonbedingte Minderung der Phagocytoseleistung angegeben wird. Da das Ergebnis dieser Veröffentlichung mit dem der eigenen Versuche nicht übereinstimmte, wurden eine Nachprüfung mit der Technik von Spain (Phagocytose i.p. gespritzter Tusche) und zusätzliche ähnliche Versuchsanordnungen (Trypanblauspeicherung durch Lebermakrophagen) durchgeführt. Es zeigte sich, daß Cortison die Aufnahmebereitschaft der Makrophagen für Tusche und Farbstoffe nicht reduziert. Auch die Zahl der speichernden Zellen war bei den angegebenen Versuchsbedingungen nicht geringer.

Weiterhin wurde untersucht, ob Cortison die Behandlungserfolge durch ein Chemotherapeuticum (Trypanblau) bei den Trypanosomeninfektionen beeinflußt. Bei der Infektion mit Tryp. evansi ruft Trypanblau einen vorübergehenden Abfall der Parasitenzahlen im Blut hervor und verlängert damit die Überlebenszeit der infizierten Mäuse. Auch bei der Infektion mit Tryp. cruzi kommt es zu einem vorübergehenden Abfall der Parasitenzahlen im Blut, allerdings in geringerem Maße.

Wird zusätzlich Cortison gegeben, so hat es bei der Tryp. evansi-Infektion keinen Einfluß auf die Trypanblauwirkung. Bei der Tryp. cruzi-Infektion kommt es aber zu einer deutlichen Minderung des chemotherapeutischen Effektes. Die unterschiedlichen Ergebnisse lassen sich bei Berücksichtigung der vorher beschriebenen Befunde erklären.

Die Tryp. evansi-Infektion verläuft ohne Beteiligung spezifischer wirtseigener Abwehrfunktionen. Die chemotherapeutische Trypanblauwirkung muß infolgedessen ohne Beteiligung derartiger wirtseigener Mithilfe zustandekommen. Der Ablauf der Tryp. cruzi-Infektion wird durch die Abwehrleistung des Wirtstieres deutlich gehemmt. Man kann daher erwarten, daß das Chemotherapeuticum und die Abwehrfunktionen der Maus bei der Parasitenvernichtung zusammenwirken. Schaltet man den einen Partner mittels Cortison aus, so muß sich das Ergebnis der Trypanblaubehandlung verschlechtern. Wir halten es für sehr wahrscheinlich, daß die Hemmung der chemotherapeutischen Wirkung des Trypanblaus durch Cortison auf dem Umweg über die Schädigung spezifischer Abwehrfunktionen zustande kommt.

Die Versuchsergebnisse wurden in Zusammenarbeit mit Fräulein Marianne Kritzler-Kosch gewonnen.

Literaturangaben finden sich im einzelnen in den nachstehend aufgeführten Arbeiten:

1. Friebel, H.: Über die Trypanosomeninfektion der Maus als biologische Arbeitsmethode. Arch. exper. Path. u. Pharmakol. (im Druck).
2. Friebel, H.: Über den Einfluß des Cortisons auf die Phagocytoseleistung der Makrophagen. Arch. exper. Path. u. Pharmakol. (im Druck).
3. Friebel, H.: Über den Einfluß des Cortisons auf die Infektabwehr. Arch. exper. Path. u. Pharmakol. (im Druck).
4. Friebel, H.: Über den Einfluß des Cortisons auf die Behandlung der experimentellen Trypanosomeninfektion mit Trypanblau. Arch. exper. Path. u. Pharmakol. (im Druck).
5. Spain, D. M., N. Molomut and A. Haber: Biological Studies on Cortisone in Mice. Science (Lancaster, Pa.) **112**, 335 (1950).

JORES (Hamburg):

HEILMEYER hat in seinem Referat davon gesprochen, daß hier zwischen den Glucocorticoiden und den Mineralocorticoiden, die neuerdings durch das Wachstumshormon (STH) ersetzt werden, ein gewisser Antagonismus vorliegt. Ich bin gegenüber allen antagonistischen Konstruktionen auf dem Hormongebiete äußerst skeptisch, da man nämlich zeigen kann, daß es solche Antagonismen im Grunde genommen nicht gibt, wenn man nicht das Verhältnis zwischen den glandotropen und effektiven Hormonen hier anführen will. Von viel entscheidenderer Bedeutung ist die Empfindlichkeit des Erfolgsorgans und die immer viel zu wenig beachtete Tatsache, daß diese Empfindlichkeit Schwankungen unterliegt aus Gründen, die wir einstweilen noch nicht kennen. Das läßt sich am besten zeigen an der Pubertät und dem Klimakterium. Wenn man einem sehr jungen Tier Gonadotropin injiziert, so erzielt man noch keine sexuelle Frühreife. Dies gelingt erst in der Vorpubertätszeit. Der Eintritt des Klimakteriums ist kein hormonelles Phänomen, sondern beruht einfach auf der Tatsache, daß aus uns undurchsichtigen Gründen das Ovar nicht mehr auf den Gonadotropinstimulus reagiert. Diese wichtige Erkenntnis können wir auch auf das Schema, welches uns HEILMEYER hier gezeigt hat, anwenden und müssen sicherlich nicht in dem Verhalten des Organismus bei Infektionen die fragliche antagonistische Wirkung der Hormone betrachten, sondern mindestens auch Änderungen in der Empfindlichkeit des Organismus mit in Rechnung stellen. Ich erinnere für die Tuberkulose an die heute wohl erwiesene Tatsache, daß mindestens in vielen Fällen die psychische Lage den Organismus empfänglich oder unempfänglich gegenüber dem Erreger macht.

Zu dem Vortrage von WEISSBECKER möchte ich die Frage der von ihm erörterten Erschöpfung eines innersekretorischen Organs herausgreifen. Es ist sehr fraglich, ob es eine solche Erschöpfung überhaupt gibt. Nachgewiesen ist sie bisher nur für das Pankreas. Das Inselorgan nimmt in dieser Hinsicht aber eine Sonderstellung ein. Während wir sonst immer sehen, daß Überbeanspruchung zur Hypertrophie und vermehrten Leistung führt, erfahren wir beim Inselorgan, daß Überbeanspruchung zur Erschöpfung führt.

Noch ein paar Worte zu der Frage, ob es verschiedene Formen des ACTH gibt. Vom experimentellen Gesichtspunkt aus muß diese Frage verneint werden. Aber der Kliniker ist doch immer wieder beeindruckt durch die Tatsache, daß es eben Krankheitsbilder gibt, bei denen eine Überfunktion der 11-Oxy- oder der androgenen Corticoide im Vordergrund steht, und hier erhebt sich zweifellos die Frage, ob nicht mindestens diese beiden Funktionen in getrennter Weise von der Hypophyse stimuliert werden. Besonders hinweisen möchte ich in diesem Zusammenhange auf die zuerst von WILKINS gezeigte Tatsache, daß bei dem adrenogenitalen Syndrom eine Beeinflussung durch Gabe von Cortison möglich ist. Wir selbst haben an meiner Klinik in dieser Hinsicht einen ganz besonders interessanten Fall beobachtet, über den NOWAKOWSKI wohl nachher kurz berichten wird. Cortison unterdrückt also in diesen Fällen die Ausscheidung der 17-Ketosteroide im Harn, und man muß sich die Frage vorlegen, ob diese Cortisonwirkung nicht über das ACTH erfolgt. Wenn das der Fall ist, und auch WILKINS ist dieser Meinung, würde das aber heißen, daß es doch ein die Adrenocorticoide förderndes ACTH gibt. Sehr interessant ist, daß diese Cortisonwirkung nur bei der Hypertrophie der NNR erkennbar ist, nicht hingegen wenn Tumoren vorliegen. Diese scheinen also aus dem Gesamtregulationsmechanismus ausgespart zu sein.

HEILMEYER (Freiburg):

Wenn man die Aufgabe hat, ein Gebiet klar zu stellen, so ist man gezwungen, zu simplifizieren. Die Akromegalie habe ich heute morgen in meinem Vortrag vergessen. Dabei ist die Frage, warum kommt es nicht zu hyperergischen Reaktionen, wo doch so viel STH produziert wird? Es gibt auch hier eine Entgegnung. Es kann nämlich die Gegenregulation gesteigert sein, und es gibt ja auch Fälle, wo die ACTH- und Cortisonproduktion vermehrt ist, und dabei kann es eben zu einer gleichmäßigen Einstellung auf ein höheres Niveau kommen. Doch sei nochmals betont, daß die entzündungssteigernde Wirkung des STH noch nicht ganz sichergestellt ist und noch ausgedehnter Nachprüfung bedarf.

NOWAKOWSKI (Hamburg):

Das isosexuelle adreno-genitale Syndrom beim Manne.

Die Symptomatologie der mit einer Überfunktion der Nebennierenrinde (NNR) einhergehenden Erkrankungen hat in den letzten Jahren durch die Möglichkeit einer quantitativen

Erfassung bestimmter im Harn ausgeschiedener NNR-Steroide sowie durch die genauere Kenntnis der physiologischen Wirkungen der zahlreichen NNR-Hormone eine außerordentliche Förderung erfahren. Bekanntlich bilden die NN außer den sog. Mineralo- und Glucocorticoiden, deren Hauptvertreter das Desoxycorticosteron und das Cortison darstellen, auch noch eine Reihe von Hormonen mit androgener, östrogener und progestiver Wirkung Unter pathologischen Verhältnissen — meist sind Tumoren oder Hyperplasien der NNR die Ursache — kann es zu einer derartigen Überproduktion der aus der NNR stammenden Sexualhormone kommen, daß daraus schwerste Krankheitserscheinungen resultieren, die man ganz allgemein unter dem Begriff der adreno-genitalen Syndrome (AGS) zusammenfaßt. Diese AGS sind meist *hetero*sexueller Natur infolge übermäßiger Bildung *gegen*geschlechtlicher NNR-Hormone. Das eindruckvollste Symptom ist die Umwandlung des ursprünglichen Geschlechtscharakters der Erkrankten, d. h. also, es kommt bei weiblichen Individuen zu einer Vermännlichung durch Androgene, bei Männern hingegen zur Feminisierung durch östrogene Substanzen.

Die *iso*sexuellen adreno-genitalen Syndrome sind demgegenüber durch eine gesteigerte endogene Sekretion von *gleich*geschlechtlichen NNR-Hormonen charakterisiert. Das einzige bisher bekannte Beispiel dieser Art ist die hypernephrogene Frühreife bei Knaben (Macrogenitosomia praecox). Beim erwachsenen Mann hatte man ein isosexuelles AGS noch niemals intra vitam diagnostiziert, und die Symptomatologie dieses Krankheitsbildes war daher bis heute noch unbekannt. Wir hatten vor kurzem Gelegenheit, an unserer Klinik einen Fall der letztgenannten Art zu beobachten und genauer zu studieren.

Der Patient suchte die Klinik auf, weil er seit 2 Jahren ungewollt in kinderloser Ehe lebte und eine Klärung der Ursache seiner Zeugungsunfähigkeit wünschte. Aus der Vorgeschichte ergab sich, daß er im Alter von 5 Jahren an einer Pubertas praecox erkrankt war und sich 1932 deswegen längere Zeit in Beobachtung der Universitäts-Kinderklinik Königsberg befand. Erben hat diesen Fall seinerzeit in der Zeitschrift für Kinderheilkunde publiziert (*1*).

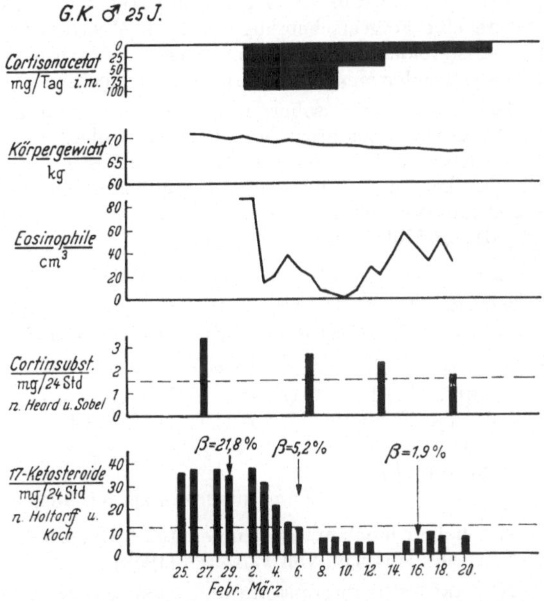

Die von uns 1951 durchgeführte Untersuchung des damals 25 Jahre alten, nur 160 cm großen, 72 kg schweren und überaus muskulösen Mannes (Herkulestyp) ergab außer dem Kleinwuchs und einer mäßigen Adipositas zunächst wenig Auffälliges. Bart-, Achsel- und Schambehaarung waren dem Lebensalter und Geschlecht entsprechend entwickelt, ebenso Penis und Prostata, wogegen die im Scrotum tastbaren Testikel nur Bohnengröße aufwiesen. Im Ejaculat konnten weder lebende noch tote Spermien nachgewiesen werden. Die Biopsie des linken Hodens deckte im histologischen Bild präpuberale Verhältnisse auf.

Abb. 1. Die Wirkung des Cortisonacetats auf die 17-Ketosteroide (einschl. β-Fraktion) und Corticoide im Harn, die eosinophilen Zellen im Blut und auf das Körpergewicht eines 25jähr. Mannes G. K. mit NNR-Hyperplasie. Nach Verringerung der i.m. verabreichten Cortisondosis von 100 mg auf 50 und später 25 mg blieb die 17-Ketosteroidausscheidung unter 10 mg pro Tag, wogegen die Eosinophilen wieder anstiegen, ohne jedoch ihren ursprünglichen Ausgangswert wieder zu erreichen.

Die daraufhin durchgeführten Hormonanalysen im Harn ergaben:

a) eine erhöhte Ausscheidung von 17-Ketosteroiden (maximal 37,9 mg in 24 Std. nach der Methode von Holtorff und Koch);

b) eine pathologische β-Fraktion (bis zu 60,2% der Gesamt-17-Ketosteroidausscheidung);

c) eine hohe Corticoidausscheidung (maximal 3,4 mg in 24 Std. nach der Methode von Heard und Sobel) und

d) eine fehlende Ausscheidung von gonadotropem Hypophysenvorderlappenhormon (weniger als 6,6 Mäuseeinheiten in 24 Std. nach der Methode von KLINEFELTER, ALBRIGHT und GRISWOLD).

Auf Grund der gesteigerten Ausscheidung der Harnsteroide konnte an einer Erkrankung der NNR kein Zweifel bestehen. Die Differentialdiagnose zwischen einem virilisierenden NNR-Tumor und einer NNR-Hyperplasie ist durch die Anwendung des Cortisons wesentlich erleichtert worden. Erhalten Patienten, bei denen auf Grund der klinischen Symptomatologie und einer erhöhten 17-Ketosteroidausscheidung im Harn der Verdacht auf eine NN-Beteiligung vorliegt, Cortison, so sinken bei Vorliegen einer NNR-Hyperplasie die vorher erhöhten 17-Ketosteroidwerte zur Norm, während NNR-Tumoren auf das Cortison nicht ansprechen (*2,3*). Die Abb. 1 zeigt die Wirkungen des Cortisons bei unserem Patienten auf die 17-Ketosteroide, die Corticoide, die eosinophilen Zellen im Blut und auf das Körpergewicht. Nach Zufuhr von 100 mg Cortisonacetat i.m. sank die 17-Ketosteroidausscheidung innerhalb weniger Tage zur Norm ab, und gleichzeitig kam es auch zu einer Normalisierung der β-Fraktion. Im Verlauf von etwa 3 Wochen sah man außerdem einen kontinuierlichen Abfall der Harncorticoide. Der depressorische Effekt des Cortisons auf die Eosinophilen im Blut wie auch auf das Körpergewicht ist ebenfalls signifikant. Bei der Verringerung der Cortisondosis auf täglich 25 mg blieb die 17-Ketosteroidausscheidung unter 10 mg pro Tag. Dieser Effekt des Cortisons auf die 17-Ketosteroide und die β-Fraktion sicherte die Diagnose einer NNR-Hyperplasie. Die hier erhobenen Befunde stehen in Übereinstimmung mit den jüngsten Beobachtungen von WILKINS und Mitarbeitern bei der hypernephrogenen Frühreife der Knaben und beim Pseudohermaphroditismus femininus mit NNR-Hyperplasie (*4*).

Das Fehlen gonadotroper Hypophysenvorderlappenhormone im Harn wies auf eine gestörte gonadotrope Hypophysenfunktion bei unserem Patienten hin. Zweifellos war letztere eine Folgeerscheinung der NNR-Überfunktion, da wir nach der Normalisierung der 17-Ketosteroidausscheidung mit Hilfe des Cortisons wieder gonadotrope Hormone im Harn in ausreichender Menge nachzuweisen vermochten.

Die Ursache der isolierten Entwicklungshemmung beider Hoden im vorliegenden Fall beruht unseres Erachtens auf dem seit frühester Jugend bestehenden Mangel an gonadotropen Hormonen. Unter einer länger dauernden Cortisonmedikation dürfte mit einer Reifung der Testikel auf Grund der dadurch bedingten Normalisierung der gonadotropen Hypophysenfunktion zu rechnen sein. Die Cortisontherapie ist also das Mittel der Wahl zur Behandlung der Sterilität unseres Patienten.

1. ERBEN, F.: Z. Kinderheilk. **53**, 716 (1932).
2. WILKINS, L., R. A. LEWIS, R. KLEIN, L. I. GARDNER, J. F. CRIGLER JR., E. ROSEMBERG and CL. J. MIGEON: J. Clin. Endocrin. **11**, 1 (1951).
3. GARDNER, L. I, et CL. J. MIGEON: Helvet. paediatr. Acta **6**, 465 (1951).
4. WILKINS, L., L. I. GARDNER, J. F. CRIGLER JR., S. H. SILVERMAN and CL. J. MIGEON: I. J. Clin. Endocrin. **12**, 257 (1952); II. J. Clin. Endocrinol. **12**, 277 (1952).

PRADER (Zürich):

Zum kongenitalen, adrenogenitalen Syndrom.

Wir haben momentan 9 Kinder unter Dauerbehandlung mit Cortison. Die Erfolge sind ähnlich wie diejenigen von WILKINS (1952).

NOWAKOWSKIs interessante und äußerst seltene Beobachtung eines erwachsenen Mannes mit kongenitalem, adrenogenitalem Syndrom können wir durch eine ähnliche Beobachtung ergänzen:

37jähriger Mann mit „Pubertas praecox" als Kleinkind, Wachstumsstillstand mit etwa 9 Jahren, Kleinwuchs (154 cm), 17-Ketosteroide 70 mg pro Tag. Ein Bruder mit gleichem Syndrom starb im Alter von 13 Jahren. Seit ungefähr 20 Jahren besteht eine tumorartige Vergrößerung beider Testes auf das 2—3fache der Norm. Vereinzelte ähnliche Fälle sind bei Knaben beschrieben (WILKINS, GARDNER). Das tumorartige Gewebe besteht aus NNR- oder aus Leydig-Zellen (LANDING). Der Fall ist von besonderem Interesse, da Fälle von kongenitalem, adrenogenitalem Syndrom bei so alten Männern und derart lang bestehende Testestumoren bei adrenogenitalem Syndrom bisher nicht beobachtet wurden.

WILKINS, L., W. FLEISCHMANN and J. E. HOWARD: Endocrinology (Springfield, Ill.) **26**, 385 (1940).
— et col.: J. Clin. Endocrin. **12**, 257, 277 (1952).
GARDNER, L. J., R. C. SNIFFEN, S. ANIELA, A. B. ZYGMUNTOWICZ and W. B. TALBOT: Pediatrics **5**, 808 (1950).
LANDING, B. H., u. E. GOLD: J. Clin. Endocrin. **11**, 1436 (1951).

PICHOTKA (Freiburg):

Wenn SELYE signifikante Verminderung des Grades der Ödembildung unter Cortisonbehandlung angibt, so muß man meiner Ansicht nach eine solche Feststellung mit Vorsicht aufnehmen, zumal wenn sie nur auf wenigen Versuchen basiert. Die Voraussetzung für die berechtigte Möglichkeit einer solchen Feststellung ist, daß die beobachtete Größe mit einer stetigen Funktion verläuft, d. h. für diesen Fall, daß das Ödem mit dem Grad der Schädigung kontinuierlich wächst. Nur für diesen Fall ist eine eindeutige Aussage über eine Beeinflussung des Ödems in der einen oder anderen Richtung möglich. Diese Voraussetzung ist für die Ödembildung aber nicht gegeben. Wenn man gut dosierbare Schädigungen des Gewebes setzt — z. B. Erfrierungen —, so wächst anfänglich in einem bestimmten Bereich der Grad der Ödembildung mit dem Grad der Schädigung. Nach dem Passieren einer bestimmten Größe führt eine weitere Zunahme der Schädigung aber zur Abnahme der Ödembildung. In diesem zweiten Bereich führt mithin eine erhöhte Schädigung zu einer verminderten Ödembildung und eine herabgesetzte Schädigung zu einer vermehrten Ödembildung. Eine therapeutisch wirksame Maßnahme kann daher, je nach Ausgangslage, sowohl zu einer Verminderung als auch zu einer Vermehrung des Ödems führen. Die für eine Beurteilung notwendige Definition der Ausgangslage ist zumeist nur durch ausgedehnte statistische Untersuchungen möglich.

FREY (Freiburg):

Es ist viel vom ACTH der Prähypophyse und seinen Wirkungen gesprochen worden. Offenbar gibt es aber in diesem Inkretorgan noch andere Stoffe, die ebenfalls „entzündungshemmend" wirken können, ohne mit ACTH identisch zu sein. In Versuchen mit R. FISCHER konnten wir zeigen, daß die Hypophysenextrakte Präphyson, Preloban und Extrakt „Henning" die Ausbildungsgröße einer Eiweißhyperergie der Ratte in ähnlichem Ausmaß wie ACTH und Cortison verringern; daß es sich bei Verwendung dieser Präparate nicht um eine ACTH-Wirkung handeln kann, zeigt die gleiche Hemmung der Reaktion bei adrenalektomierten Tieren [Arch. exper. Path. u. Pharmakol. **214**, 423 (1952)], bei denen eine ACTH-Anwendung sonst natürlich erfolglos ist [Arch. exper. Path. u. Pharmakol. **214**, 416 (1952)]. Dieser Befund ist besonders zu beachten bei einer vielfach erfolgten Gleichsetzung einer Hypophysenimplantation mit einer ACTH-Anwendung.

KLOOS (Kiel):

Auch wir haben in Experimenten verschiedener Art, bei denen es stets zu einer starken Stimulierung des hypophysär-adrenalen Systems gekommen war, morphologische Bilder gesehen, die nach dem klinischen Verhalten der Tiere als Ausdruck der Erschöpfung gelten können. Veränderungen am lympho-reticulären Gewebe der Milz, die nach chronischer ACTH-Überdosierung am intakten Meerschweinchen bei Ausfall der Gegenregulation (Wachstumsstillstand, Dystrophie und Tod) auftraten, wurden bereits demonstriert. Die Befunde sind zwanglos mit NNR-Veränderungen bei denselben Tieren koordinierbar. Bei der Deutung der Strukturbilder der NNR muß man allerdings berücksichtigen, daß dieses Organ stets unter dem Einfluß verschiedener, sich gegenseitig überschneidender morphogenetischer Prinzipien steht. Dies ist in der Besonderheit der Mittlerrolle dieses Organs zwischen zentralem übergeordnetem Impuls und den peripheren Erfolgssystemen begründet. Ein guter Indicator für die Größenordnung der momentanen Apperzipierung des übergeordneten adäquat-hormonalen Reizes ist, wie aus verschiedenen Arbeiten der letzten Zeit und aus eigenen Untersuchungen hervorgeht, das Kernvolumen der äußeren Fasciculatazellen. Bei gesteigertem Adrenocorticotropismus ist das Kernvolumen vergrößert, gleichzeitig kommt es zu der bekannten progressiven Transformation dieser Zone und in deren Gefolge zu einer Hyperplasie der Gesamtrinde. Auch dabei bleibt das Kernvolumen in den äußeren Rindenzellen als Zeichen der unmittelbaren tropen Zellaktivierung vergrößert. Schon nach 24 Std., also unter den Bedingungen des akuten Versuchs, zeigte die NNR des intakten Meerschweinchens nach ACTH-Überdosierung eine hochgradige Verbreiterung über das Doppelte des Kontrollwertes. Das mittlere Kernvolumen der äußeren Fasciculatazellen betrug unter den gleichen Bedingungen 144 μ^3 gegenüber 87 μ^3 in Ausgangslage.

Andererseits führt ein gesteigerter Bedarf an NNR-Hormon von seiten der Peripherie zu einem beschleunigten Abbau der inneren Zone. Auch dieser Mechanismus ist Ausdruck eines grundsätzlichen morphokinetischen Prinzips. Durch die zeitliche und quantitative Interferenz von zentralem Impuls und peripherem Hormonbedarf ergeben sich verschiedene Zustandsbilder. Zusätzliches Kriterium im Rahmen einer subtilen funktionsbezogenen histologischen Diagnostik des Adrenalorgans ist der Lipoidgehalt der Rindenzellen. Auch die mit speziellen histochemischen Darstellungsmethoden gewonnenen Bilder haben im wesentlichen nur einen akzidentellen diagnostischen Wert.

Das morphologische Äquivalent bei Erschöpfungszuständen der NNR ist demgemäß entsprechend der Verschiedenartigkeit des zugrundeliegenden pathogenetischen Mechanismus nicht einheitlich. Das Bild bei NNR-Erschöpfung nach vorheriger anhaltender Überfunktion mit Hyperplasie, wie man es bei chronischer ACTH-Überbelastung am intakten Meerschweinchen erhält, ist gekennzeichnet durch Kerndegeneration in den Zellen der Außenzone einer hochgradig verbreiterten, außen und innen progressiv transformierten Rinde. Eine überschlagsweise durchgeführte Volumenmessung an 200 Kernen der Außenzone ergab trotz der Rindenhyperplasie einen Mittelwert nur im Größenbereich der Kontrolle (86 μ^3:87 μ^3).

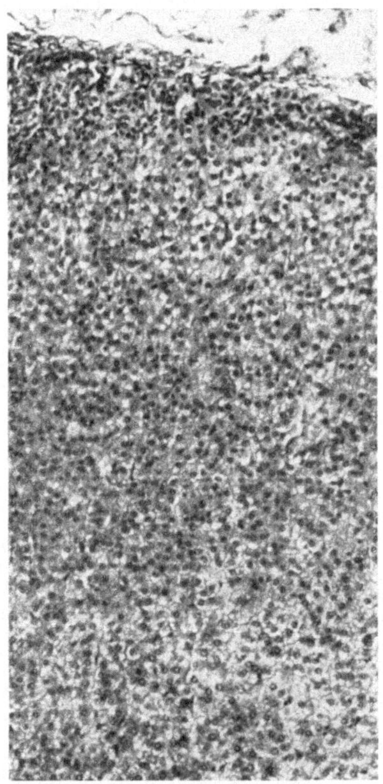

a

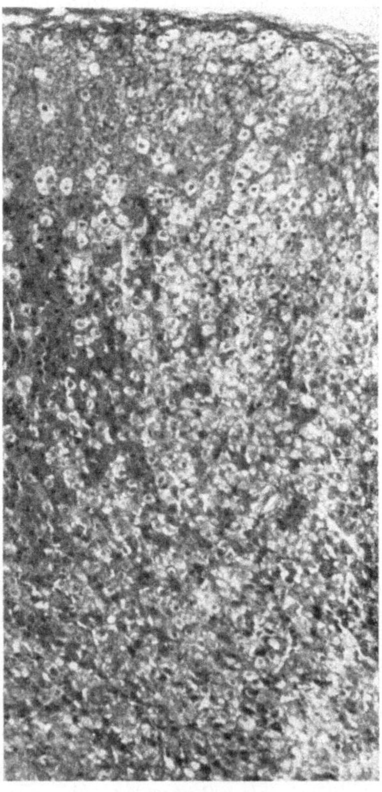

b

Abb. 1 a—c. NNR bei ACTH-Überdosierung (jugendliches intaktes Meerschweinchen). a) Akuter Versuch (40 E in 24 Std.). Äußere $^2/_3$ der Rinde, starke — rasche — Entfaltung der lipoidfreien Außenzone. b) Chronischer Versuch (532,5 E in 70 Tagen) bei guter Anpassung. Gesamte, mittelbreite Rinde [gleiche Vergrößerung wie bei a) und c)]. Große Kerne der lipoidreichen entfalteten Außenzone. Gleichgewicht zwischen Proliferation und Abbau. c) Chronischer Versuch (195 E in 26 Tagen), Erschöpfungstod. Äußere $^2/_3$ der hyperplastischen Rinde. Stark entfaltete und überall lipoidgespeicherte Rinde. Zahlreiche Kernpyknosen neben sehr großen Kernen in der Außenzone.

Im einzelnen besteht eine unphysiologische, außerordentlich breite Streuung der Kernvolumina, die in Summationskurven, wie wir sie an anderer Stelle veröffentlichen werden, besonders eindrucksvoll zutage tritt. Neben Kernen, deren Volumen wesentlich die im akuten Versuch erreichten Größen übersteigt, sieht man andererseits besonders kleine, pyknotische Elemente. Wie aus dem klinischen Bild geschlossen werden kann, hat in diesem Falle eine frühzeitige und offenbar radikale Ausschaltung der Gegenregulation die besonders starke Reaktion der Erfolgsorgane erster und zweiter Ordnung (NNR und lympho-reticuläres System) ermöglicht. Da man den Angriffsort des Gegenspielers STH in der Peripherie vermuten muß, wird man auch hier den Beginn der Insuffizienz annehmen. Interessant ist in diesem Zusammenhang die Feststellung einer wesentlich geringeren Entfaltung der NNR bei Tieren mit guter Anpassung trotz wesentlich höherer Gesamtapplikation von ACTH. Hier sieht man auch, besonders in der Innenzone, Lipoidentspeicherung im Gegensatz zum starken Lipoidgehalt der besonders großen Zellen in der ganzen NNR bei Erschöpfungstod (vgl. Abb. 1 a—c).

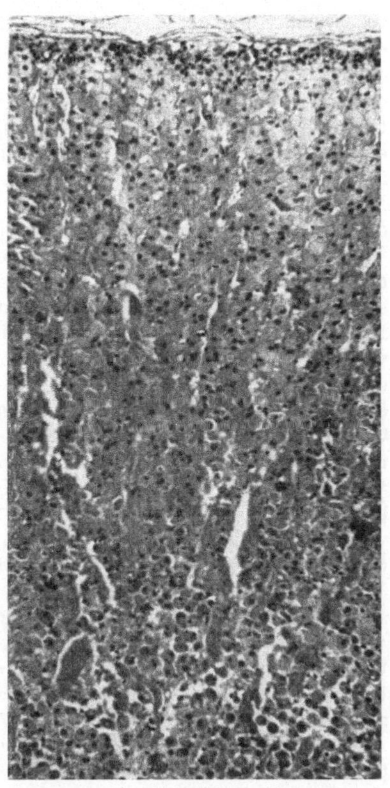

c

Was die Beziehungen von NNR-Funktion zur Infektionsresistenz des Organismus betrifft, so sollen aus der Literatur und aus eigenen Beobachtungen noch einige Beispiele angeführt werden zur Illustration der in dem Schema von FANCONI und HEILMEYER dargestellten Reaktionsmechanismen. Zunächst seien die Fälle von LANDOUZY-Sepsis bei NNR-Hyperplasie (Morbus Cushing) erwähnt, die von SIEGMUND 1947 veröffentlicht wurden. 1949 hat BARTELS (Inaug.-Dissertation Kiel) das in der Nachkriegszeit am Kieler Institut untersuchte Material von chirurgisch entfernten tuberkulösen Lymphknoten zusammengestellt. Abgesehen von einer geringfügigen Zunahme der Gesamtzahl derartiger Einsendungen im Jahre 1946 ergab sich ein kolossaler, 10facher Anstieg der hochallergischen Form der Lymphknotentuberkulose, des SCHÜPPELschen Lymphoms, in den Jahren 1942—1947. Hiervon waren vorwiegend Erwachsene des 3.—6. Dezenniums betroffen, ein Personenkreis, bei dem vorher in der Vorkriegszeit und in den Kriegsjahren bis 1941 diese Form der Lymphknotentuberkulose nie beobachtet werden konnte. Die Zunahme der Fälle von Lymphknotentuberkulose bei Personen der älteren Altersklassen in den Jahren 1942—1947, insbesondere nach 1945, war geradezu auf das Auftreten von Fällen mit Epitheloidzellentuberkulose zurückzuführen. Personen weiblichen Geschlechts überwogen hierbei mit 60%. Im wesentlichen liegen gleichartige Beobachtungen aus Sachsen und Thüringen (KALBFLEISCH, FISCHER) vor. Ein Vergleich mit klinischen Daten ergab, daß es sich bei den in Schleswig-Holstein untersuchten Fällen um ganz blande verlaufende Reinfektionstuberkulosen mit schleichend ausgebreiteten lymphogenen Abflußmetastasen aus den üblichen Quellherden, nämlich der Lunge, oder auch exacerbierten regionalen extrapulmonalen Herden handelte. Für das Zustandekommen der Reinfektion in der Lunge spielte zwar die erhöhte Exposition der Personen eine besondere Rolle, für die Ausbreitung der Prozesse waren jedoch andere endogene Bedingungen relevant. Dieser zusätzlich am SCHÜPPELschen Lymphom erkrankte Bevölkerungsteil setzte sich zusammen aus Personen, bei denen es nach den vorliegenden allgemeinkonstitutionellen Voraussetzungen unter regelrechten Umwelt-, insbesondere Ernährungsbedingungen wahrscheinlich niemals zu einer lymphogenen Ausbreitung der Infektion gekommen wäre. In anderem Zusammenhang haben wir (Verh. d. Ges. Dtsch. Path. 1948) ebenso wie BURMEISTER (Inaug.-Dissertation Kiel 1948, s. dort weitere Literatur), LAESCHKE,

OVERZIER, SELBERG, STIEVE u. a. auf die Hyperplasie der NNR bei Personen mit Mangelernährung in der Nachkriegszeit hingewiesen. Dieses morphologische Äquivalent einer anhaltenden Funktionssteigerung des hypophysär-adrenalen Systems gibt die Grundlage für das Verständnis dieses eigenartigen nosologischen Phänomens im Rahmen der Nachkriegstuberkulose. Es macht seine Beziehungen zu einer endogen gesteuerten Resistenzverminderung im Sinne der Vorstellungen von FANCONI und HEILMEYER offensichtlich oder doch zumindest sehr wahrscheinlich. Die gleichen Zusammenhänge bestehen auch bei den unter Mangelernährung in der Nachkriegszeit gehäuft aufgetretenen Fällen von Lenta-Sepsis, um nur ein Beispiel aus dem Formenkreis der unspezifischen Allgemein-Infektion anzuführen.

Abschließend noch ein tierexperimentelles Beispiel[1], das die zentrale Stellung des endokrinen Systems für die allgemeine Widerstandsfähigkeit des Organismus unterstreicht. Bei einem Teil überlebender Nachkommen alloxandiabetischer Ratten trat besonders bei jungen Böcken (34%; bei weiblichen Jungratten nur in 5,5%) Riesenwuchs (bis 475 g) auf, gebunden an eine Hyperplasie insulinproduzierender Inselzellen des Pankreas, wie sie — in Übereinstimmung mit Befunden bei menschlichen Fällen von Embryopathia diabetica als Ausdruck eines Anpassungssyndroms — bei neugeborenen Ratten diabetischer Muttertiere beobachtet wurde. Diese Gleichgewichtsstörung im Inselapparat ist gekoppelt mit einer gegenregulatorisch bedingten Überfunktion der Eosinophilen der Adenohypophyse. Durch die Vermehrung der STH-Produktion kommt es zum Gigantismus der Tiere, sie setzt unter bestimmten Voraussetzungen jedoch einen Funktionswechsel innerhalb des Hypophysenvorderlappens in Gang. So beobachteten wir bei einem gestielten eosinophilen Adenom relative γ-Zellvermehrung der restlichen Adenohypophyse, so daß z. Z. der Tötung des Tieres zumindest das Zahlenübergewicht der eosinophilen Zellen ausgeglichen war. Entsprechende Momentbilder bei anderen Tieren ließen ein γ-Zelladenom bzw. eine diffuse γ-Zellhyperplasie des HVL erkennen, ein Befund, wie er konstant bei Tieren einer anderen Untersuchungsgruppe festgestellt wurde. Bei diesen hatte eine weitgehende Zerstörung der Insulinproduzenten im Pankreas mittels protrahierter Alloxangaben in der Jugend zu einem abnormen Kleinwuchs geführt (bis 57 g im Alter von 6 Monaten). Bei derartigen Alloxan-Zwergen ließen sich die Ausgleichsreaktionen von seiten der STH-Produzenten in der Adenohypophyse (klinisch: Nachholschübe des Wachstums) lediglich in Form geringer quantitativer Unterschiede der Zellverschiebung zugunsten der γ-Zellen im HVL und durch entsprechende Struktur- und Zelleigentümlichkeiten der peripheren Hormondrüsen nachweisen. Zwergtiere mit morphologischen Zeichen höchster NNR-Stimulierung waren bemerkenswerterweise an Peritonitis erkrankt oder spontan eingegangen. Die Milz dieser Tiere zeigte ähnliche Veränderungen, wie wir sie bei den Meerschweinchen mit chronischer ACTH-Überdosierung gesehen haben. Dagegen war eines der zehn untersuchten Riesentiere an einem Lymphosarkom der Bauchlymphknoten erkrankt, einige Riesentiere zeigten eine starke lymphoreticuläre Hyperplasie der Milz. In diesem Zusammenhang sei auf die Befunde von I. D. FELDMAN verwiesen, der Hyperplasie und Hypertrophie des lymphatischen Gewebes sowie Proliferation und Hypertrophie lymphoider Elemente in Milz und Thymus bei STH-behandelten hypophysektomierten Ratten sowie bei unbehandelten adrenalektomierten Tieren fand.

Die tierexperimentell gewonnenen Kenntnisse über die nosologische Bedeutung derartiger Wechselbeziehungen zwischen endokrin bedingten Konstitutionsänderungen (unter Umständen über den Weg der Embryopathie) und Funktionsabweichungen des lymphoreticulären Apparates, einerseits mit Resistenzverminderung des Organismus, andererseits mit diffuser systemartiger Hyperplasie, darf man in ihren wesentlichen Grundzügen auf die menschliche Pathologie übertragen. Es sei hierbei besonders an die Zunahme von systemartigen Erkrankungen des lympho-reticulären Systems erinnert, die nun mehrere Jahre nach Überwindung einer langen Nachkriegsperiode mit hochgradiger Mangel- und Unterernährung zu beobachten ist, ferner sei auf Akromegaliefälle verwiesen, die mit einer teils diffusen, teils adenomatösen NNR-Hyperplasie gekoppelt sind. Dabei kann es zu einem auffälligen Verlust der Allgemeinresistenz kommen, die über den Weg einer besonderen Infektanfälligkeit zur Todesursache wird.

Zur Frage der Wirkungsdauer von Hypophysenimplantaten sei auf eigene histologische Befunde aufmerksam gemacht [bei GUMRICH: Chirurg **22**, 341 (1951)]. Noch 9 Wochen nach

[1] BARTELHEIMER u. KLOOS: Dtsch. Ges. inn. Med. 1951; Z. exper. Med. **119**, 246 (1952); KLOOS: Dtsch. Ges. Path. 1952.

der Operation konnten spezifische Granula im Transplantat und in seiner Umgebung, z. T. von histiocytären Makrophagen gespeichert, nachgewiesen werden.

Pichotka (Freiburg):

Eine Erschöpfung der NNR im Experiment ist möglich. Die Beteiligung der NNR bei der Kältebelastung ist bekannt. Im akuten Versuch treten zwar charakteristische histologische Veränderungen der NNR auf, aber weder nach dem histologischen Bild noch nach dem klinischen Verhalten kann die Rede von einer Erschöpfung sein. Wenn man dagegen eine kontinuierlich zunehmende chronische Belastung der Wärmeregulation durchführt, ist das Resultat anders. Wir gingen so vor, daß wir Meerschweinchen zunächst vom Stallraum mit etwa 20° C in einen Kaltraum mit 0—5° C überführten. Im Abstand von 5—7 Tagen wurden dann zunehmend kleine Flächen des Felles geschoren. Unter dieser Behandlung fiel die Körpertemperatur kontinuierlich auf Werte um 35°. Nach 1—3 Wochen starben die Tiere unter vollständigem Tonusverlust und plötzlichem Zusammenbruch der Wärmeregulation. Bei der histologischen Untersuchung fanden sich stark vergrößerte NN mit stark ödematöser und praktisch fettfreier Rinde. Zudem fanden sich ausgedehnte Nekrosen in den Rindenbezirken.

Wawersik (Wuppertal):

Bei Erörterung des Problems der mesenchymalen Wirksamkeit der Glucocorticoide möchte ich auf Beobachtungen hinweisen, die die Beziehungen zwischen Gefäßsystem und NN-Steroiden bzw. HVL zum Gegenstand haben. Das Verhalten der capillaren Strombahn als Derivat des Mesenchyms liefert in der bekannten Versuchsanordnung des Shwartzman-Phänomens, als eines nichtallergischen örtlichen Sensibilisierungsvorganges, Möglichkeiten, die Einflüsse der gewebsaktiven Steroide unter verschiedenen Bedingungen zu prüfen. Bereits vorliegende Untersuchungen von Shwartzman und Mitarbeiter haben gezeigt, daß am normalen Kaninchen die hämorrhagische Hautnekrose durch hohe Dosen ACTH (12,5 mg) unterdrückt werden kann. Gleiches gelingt mit Cortison, Na-Salicylat und Na-Salicylat mit Pantothensäure, während DOCA allein ohne Einfluß ist. Nach Experimenten von Hoingé, Koller und Storck beruht der antihämorrhagische Effekt des ACTH auf Zunahme der Capillarresistenz, Abnahme der Antithrombinzeit und Thrombocytenanstieg — Komponenten, die bei unspezifischen hämorrhagischen Umstimmungen (Shwartzman-Phänomen) im umgekehrten Sinne verändert werden.

Entsprechend der Beeinflussung der Blutungsfaktoren durch ACTH mit Hemmung des experimentellen Shwartzman-Phänomens am Normaltier war zu erwarten, daß nach Hypophysektomie die Blutungsbereitschaft gesteigert wird, wobei allerdings zu berücksichtigen ist, daß die Entfernung der Hypophyse neben corticotropen auch andere organotrope Impulse eliminiert.

Normalerweise geben Meerschweinchen nach Präparation mit Meningokokken-Antigen etwa in 80% ein positives Shwartzman-Phänomen an der Haut. Tabelle 1 zeigt das Resultat an Normaltieren, hypophysektomierten Tieren und an Normaltieren, die vor der Reinjektion mit ACTH behandelt wurden. Wesentlich ist, daß die örtliche Blutungsbereitschaft durch Hypophysektomie keine nennenswerte Änderung erfährt. Auch Tempo, Intensität und Ausdehnung der hämorrhagischen Hautnekrose sind bei hypophysektomierten Tieren nicht größer als bei Normaltieren. Andererseits lassen Normaltiere unter Behandlung mit ACTH analog den Ergebnissen von Shwartzman u. a. eine sichere Unterdrückung der örtlichen Hämorrhagie erkennen.

Noch deutlicher läßt sich die Rolle hormonaler Einflüsse am Gefäßsystem des Magen-Darm-Tractus demonstrieren, dessen Blutungsbereitschaft nach Hypophysektomie zunimmt, wie auch Versuche mit intrakardialer Verabfolgung einer einmaligen Dosis von Meningokokken- und Typhus-Antigen beim Meerschweinchen zeigen (Tab. 2).

Aus den geschilderten Versuchsanordnungen ergeben sich drei verschiedene Möglichkeiten der Beeinflussung örtlicher Reaktivität (als Ausdruck der Substratresistenz) durch Änderung der hormonalen Bedingungen (Hypophysektomie): Während die Blutungsbereitschaft in der NNR unterdrückt bzw. weitgehend modifiziert wird (ähnlich den Di-Toxinversuchen Tonuttis), und die der Darmgefäße zunimmt, bleibt der Ablauf hämorrhagischer Reaktionen in der örtlich sensibilisierten Haut praktisch unbeeinflußt. Offenbar wird bei der Hämorrhagie der Subcutis nach präparativer Injektion das örtliche Schadensbild so weitgehend durch lokale toxische und fermentative Vorgänge bestimmt, daß nur hohe „pharmakologische" Dosen von ACTH antihämorrhagisch wirksam werden.

Tabelle 1. *Beeinflussung des experimentellen Shwartzman-Phänomens sowie der Blutungsbereitschaft in NNR und Magen-Darm-Tractus beim Meerschweinchen (250—300 g).*

Technik: Erstinjektion 0,1 cm³ Meningokokken-Antigen (Behring-Werke) intracutan Bauchhaut, Reinjektion intrakardial 1,0 cm³ Meningokokken-Antigen nach 18—22 Std. (1—3). Hypophysektomie 1—3 Wochen vor dem Versuch (2). ACTH (6—8 E Cortiphyson Promonta) über 2—3 Std. verteilt vor Reinjektion (3).

	Zahl	Shwartzman		Blutungen	
		pos.	neg.	NNR	Magen-Darm-Tractus
(1) Normaltiere	36	31	5	33	5
(2) Hypophysekt. Tiere	19	17	2	3	9
(3) Normaltiere + ACTH	18	4	14	18	1

Tabelle 2. *Einfluß der Hypophysektomie auf die Blutungsbereitschaft der NNR und des Magen-Darm-Tractus nach Meningokokken- und Typhus-Antigen beim Meerschweinchen (250—350 g).*

Dosis: Je 1,0 cm³ Antigen (Behring-Werke) intrakardial. Hypophysektomie 8 Tage bis 3 Monate vor dem Versuch (2, 4).

Behandlung:		Zahl	NNR-Blutungen		Magendarm-Blutungen	
			pos.	neg.	pos.	neg.
Mening.-Antigen	(1) Normaltiere	46	45	1	8	38
Mening.-Antigen	(2) Hypophysekt. Tiere . .	53	12	41[1]	37	16
Typhus-Antigen	(3) Normaltiere	15	14	1	6	9
Typhus-Antigen	(4) Hypophysekt. Tiere . .	13	2	11[1]	7	6

[1] Da die NNR-Blutungen hypophysektomierter Tiere nach Meningokokken- und Typhus-Antigen zum Unterschied zur Di-Intoxikation (Tonutti) nicht obligat ausbleiben, sondern verspätet auftreten, dürfte sich bei längerer Lebensdauer der hypophysektomierten Tiere das Verhältnis zugunsten positiver NNR-Blutungen verschieben. Diese Blutungen erfolgen aber in einer anderen Rindenzone als bei Normaltieren (vgl. Wawersik: Die Medizinische **10**, 318 (1952)].

Staudinger (Mannheim):

Eine Bitte an das Symposion wegen der Nomenklatur: Wir sollten uns daran gewöhnen, die „biologisch aktiven", in der NNR sezernierten, zu einem geringen Prozentsatz auch im Urin ausgeschiedenen und in biologischen Testen wirksam gefundenen 6 Hormone der NNR als *Corticosteroide* zu bezeichnen. Die chemisch nicht scharf umrissenen, durch ihre reduzierende Eigenschaft oder durch ihre Alkaliempfindlichkeit bestimmbaren neutralen Lipoide des Harns sollten mit dem Sammelbegriff der *„Corticoide"* bezeichnet werden. Ebenso müssen wir scharf voneinander trennen: die 17-Ketosteroide und die „androgenen" Hormone, diese wieder von den Corticoiden und den Corticosteroiden. Wir treiben also *keine Corticoid*therapie, sondern eine *Corticosteroidtherapie*. Erst recht sollten wir nicht von „Cortin" sprechen, denn das ist ein Sammelbegriff für NN-Extrakte.

Zum Schluß eine Frage an Herrn Weissbecker: Warum gibt man nach starken Verbrennungen oder nach schweren Operationen ACTH und nicht Cortison, wo doch bekanntlich bei diesen Zuständen durch die endogene ACTH-Ausschüttung die NNR maximal belastet ist?

Weissbecker (Freiburg):

Die bevorzugte Verwendung von ACTH bei Verbrennungen dürfte sich durch mehrere Gesichtspunkte erklären lassen. In der Zeit, als die ersten Arbeiten zu diesem Thema erschienen, war ACTH leichter erreichbar als Cortison, in späteren Arbeiten sind ähnliche, wenn auch nicht ganz so gute Ergebnisse nach Cortison beschrieben worden. Wie ich in meinem Referat betont habe, ist ACTH- und Cortisontherapie keineswegs gleich in ihrer Wirkung. ACTH ahmt die Produktion an natürlichen z. T. noch unbekannten Steroiden nach, mit Cortison substituieren wir mit einem physiologisch wenig bedeutsamen Hormon. Wie Sie selbst gezeigt haben, wird nach ACTH vermehrt Compound F *und* Corticosteron frei. Dieses letztgenannte Hormon, das in seiner Wirkung durch Cortison nur sehr unzureichend zu ersetzen ist, hat Mineralo- *und* Glucocorticoidwirkung. Es erfaßt damit auch Elektrolyt- und Wasserhaushalt und wendet sich so auch an den Kreislauf, dessen Schädigung bei Verbrennungen ja mit im Vordergrund steht. Wenn ich daneben noch erwähne, daß hypertone Reaktionen nach ACTH häufiger, nach Cortison nicht auftreten, dann dürfte das ein weiteres Argument für die bevorzugte Verwendung von ACTH bei Verbrennungen sein. Ich könnte mir außerdem vorstellen, daß die durch Cortisongaben induzierte Hemmung der ACTH-Produktion zu einer Minderproduktion der für die Verbrennungsbehandlung wichtigen Nicht-Glucocorticoide führt.

Offensichtlich ist also die endogene, wenn auch maximale ACTH-Produktion noch ungenügend. Die supponierte relative NNR-Insuffizienz bei Verbrennungen wäre demnach durch relativ ungenügende ACTH-Produktion zu erklären. Die Annahme einer direkten NNR-Insuffizienz wird obsolet, da diese NNR ja auf zugeführtes ACTH mit noch stärkerer Ausschüttung reagieren. Und wir wissen ja aus den Versuchen Ingles, daß man durch selbst noch so große ACTH-Gaben eine intakte NNR nicht insuffizient machen kann.

Rehn (Freiburg):

Die Chirurgen haben sich täglich mit dem „Stress" und all seinen Folgen, sei er unfallbedingt oder nach einer Operation, auseinanderzusetzen. Wir konnten mit den uns zur Verfügung stehenden Methoden diese Belastungen des Hypophysen-NNR-Systems nachweisen. Differentialblutbild, Eosinophile, 17-Ketosteroide und andere typische Untersuchungen wiesen die bekannten Veränderungen auf. Diese und die von anderen Autoren angestellten Untersuchungen ließen uns Einblick nehmen in die innige Verkettung des Zwischenhirn-Hypophysen-NNR-Systems mit der chirurgischen Erkrankung und ihrem weiteren Verlauf. Um sich vor der Operation ein Bild über die Belastungsfähigkeit des Hypophysen-NNR-Systems machen zu können, wurden ACTH- und Adrenalin-Teste angestellt. Es ließen sich keine eindeutigen Resultate gewinnen.

Es lag nun nahe, sich therapeutisch auch in der Chirurgie der der Hypophyse oder NNR entstammenden bzw. ihr nahe stehenden Hormone zu bedienen. DOC wie die NNR-Gesamtextrakte, kamen in der Vor- und Nachbehandlung der chirurgischen Eingriffe schon länger zur Verwendung. Durch Vermittlung von Whitelaw, einem amerikanischen Kollegen, waren wir in der Lage, ACTH der Firma Wilson und Cortison der Schering-Corporation an einem größeren Patientenmaterial in der Chirurgie anzuwenden. Ohne auf die umfangreiche Literatur einzugehen, möchte ich Ihnen an unseren eigenen Fällen die Indikationsgebiete und Erfahrungen kurz aufzeigen. In der Chirurgie unterscheidet man am besten die speziellen lokalen Anwendungsgebiete, die sich aus der Art der Erkrankung oder der Operation ergeben, oder die allgemeinen Indikationen. Die allgemeinen Anwendungsgebiete lassen sich dahingehend präzisieren, daß je nach der Lokalisation der Unterfunktion in der Hypophyse oder NNR, nachweisbar oder vermutet, bei pathologisch-anatomischer oder auch funktioneller Schädigung die Behandlung mit ACTH oder Cortison vor oder nach der Operation anzuwenden ist. Hierzu zählen wir weiter die Behandlung der Verbrennungen und schwerer postoperativer Zustandsbilder, die eine Belastung für den Gesamtorganismus, besonders aber für das Hypophysen-NNR-System darstellen. Die spezielle oder auch lokale Wirkung der Hormone ist erwünscht bei der Verbrennung, wo allerdings häufig der allgemeine lebensrettende Effekt in den Vordergrund tritt. Bei der Nachbehandlung von Gelenkplastiken wurde die lokale und allgemeine Cortisontherapie von französischen Autoren zur Verhinderung entzündlicher Reizerscheinungen und Bildung mesenchymaler Narben, gerade z. B. bei Interposition von Fremdmaterial am Hüftgelenk empfohlen. Wir haben bisher erst eine Kniegelenksplastik mit Cortison behandelt. Der Erfolg in Form von Schmerzfreiheit, völlig ungestörtem subjektivem und objektivem postoperativem Verlauf sowie frühzeitiger guter Beweglichkeit des operierten Gelenkes sprach für die Therapie. Bei einer sekundären Sehnennaht wandten wir ACTH an, um die sekundären Verwachsungen zu verhindern. Die Beweglichkeit war schon früh sehr gut. Eine Störung der primären Wundheilung trat bei aseptischen

Operationen nicht ein. Alle allgemein behandelten Fälle bekamen Antibiotica, um das gerade bei chirurgischen Erkrankungen vermehrte Risiko der Infektion zu vermeiden. Eine chronische Epikondylitis humeri wurde durch lokale Einspritzung von Cortison nicht beeinflußt, während eine akute Epikondylitis ohne jede weitere Therapie auf zweimalige örtliche Gabe von je 25 mg Cortison sehr gut ansprach.

Die eindruckvollsten Resultate werden mit der von WHITELAW inaugurierten Behandlung der Verbrennungen mit ACTH und Cortison erzielt. — Leichtere Fälle wurden mit gutem Erfolg mit lokaler Applikation von Cortisonsalbe behandelt. — Die lebenserhaltende Wirkung steht im Vordergrund unserer Therapie. Das Allgemeinbefinden wird schlagartig gebessert, die gefürchtete Toxinämie zwischen dem 4. und 14. Tag nach dem Unfall tritt nicht in Erscheinung, nur bei schwersten Fällen ist Flüssigkeits- und Blut- bzw. Plasma-Ersatz erforderlich. Die Schmerzen klingen rasch ab, Temperatur und Puls sinken zur Norm, der Appetit ist gut, was für die Erlangung einer positiven Stickstoffbilanz von größter Bedeutung ist, da der Eiweißverlust durch die Wunden, den die katabole Wirkung des Stress und Zufuhr von Cortison bzw. ACTH noch verstärkt, erheblich ist. Die toxischen Nierenschäden werden in den ersten Tagen beseitigt, die Diurese kommt in Gang. Gerade bei Kindern ist die dramatische Besserung des Allgemeinzustandes sehr eindrucksvoll, da die Gefahr des primären Schocks wie vor allem des Kollapses durch Toxinämie auch bei nicht sehr ausgedehnten Verbrennungen bei ihnen besonders groß ist.

Den lokalen Ablauf der Erkrankungen demonstrieren einige Bilder (Demonstration einiger Bilder und eines Patienten).

Bei der Behandlung der Verbrennungen können wir so erstmals mit ACTH bzw. Cortison ein Medikament erfolgreich zur lokalen und allgemeinen Beeinflussung des Krankheitsgeschehens verwenden und — was entscheidend ist — wir führen durch Gabe der Hormone eine endgültige Heilung des Krankheitsbildes herbei. Die Wunden wurden offen gelassen, Salben oder ähnliches kamen nicht zur Verwendung.

Auch bei der Nachbehandlung bestimmter postoperativer Zustandsbilder konnten wir uns von der guten Wirkung von ACTH bzw. Cortison überzeugen. Als Beispiel seien drei diffuse eitrige Peritonitiden nach Uterusrupturen bzw. septischem Abort genannt, bei denen wegen eines paralytischen Ileus Dünndarmfisteln bei uns angelegt wurden. Alle drei Patientinnen wurden bei fast hoffnungslosem Zustand nach Anwendung aller therapeutischen Möglichkeiten, die keine wesentliche Beeinflussung des Krankheitsbildes erbrachten, mit ACTH behandelt. Bei zwei Patientinnen konnten wir eine erstaunliche Besserung mit vollkommener Erholung erzielen, die dritte Patientin befand sich ebenfalls in einem sehr schlechten Zustand, als sie in die Klinik kam. Sie erbrach kaffeesatzartige Massen, die sich als dünnflüssiger schwarzer Kot nach Anlage der Dünndarmfistel aus der Fistel entleerten. Trotz des Verdachts auf ein Ulcus ventriculi entschlossen wir uns wegen des aussichtslosen Zustandes zur ACTH-Gabe, wodurch zunächst eine erstaunliche Erholung eintrat. Am 6. Tag nach Beginn der ACTH-Therapie, insgesamt 420 mg, erlag die Patientin einer akuten Magenblutung. Bei der Sektion fanden sich zwei flache peptische Ulcerationen im Bereich des Magens. Wir möchten hier die ACTH-Therapie immerhin als auslösende Ursache der akuten Verblutung mit in Erwägung ziehen. Bei einer diffusen Perforationsperitonitis durch Unfall bei einem 10jährigen Jungen konnte eine lebensrettende Wirkung von Cortison und später ACTH beobachtet werden. Einen schweren Kollaps nach langdauernder sehr schwieriger Cholecystoduodenostomie konnten wir allein durch ACTH beheben bei weiterem ungestörtem postoperativem Verlauf. Diesen Fällen, denen noch mehrere hinzugefügt werden können, steht eine Anzahl von Patienten gegenüber, bei denen die Therapie ohne Erfolg blieb. Es waren meist Kinder in hoffnungslosem Zustand nach länger zurückliegender Perforation der Appendix. Bei rechtzeitiger Gabe der Hormone sind die Änderungen des Krankheitsbildes so eklatant, daß eine eindeutige Wirksamkeit gerade bei den toxischen Zuständen nach schweren Peritonitiden zu beobachten ist. Zum Schluß sei noch ein Patient erwähnt, bei dem wegen einer generalisierten Chondromatose ein Hüftgelenk freigelegt und hierbei am Knochen und in den Weichteilen große Chondrommassen entfernt wurden. Da ein Teil des Tumors den N. ischiadicus ummauerte, mußten große Muskeln durchtrennt werden. Es wurde ein gewaltiges Wundbett geschaffen, ein gefürchteter Resorptionsherd für Toxin und Histamin. Durch sofortige ACTH-Gabe nach dem Eingriff konnte nach einem der Operation folgenden, mit Blut leicht zu behebendem Schock eine völlige Stabilisierung, ein normaler weiterer Verlauf ohne Eintritt des sekundären Kollapses und des Crush-Syndroms erreicht werden.

Wir möchten nach diesen Erfahrungen im Verein mit den Verbrennungen die ACTH- und Cortison-Therapie in der Chirurgie in erster Linie bei allen Zuständen mit vermehrter Toxinausschwemmung — Versuche mit dem Tetanus wurden in Amerika angestellt — als kausale Therapie betrachten. Es fehlen uns die Möglichkeiten einer Objektivierung, doch dürften die klinischen Befunde beweisend genug sein. Die hemmende Wirkung auf dem Sektor der Histaminbildung wird von entscheidender Bedeutung sein. Für das Crush-Syndrom ist die vermehrte Histaminbildung bekannt. Die Unterdrückung dieses Faktors kann die gefürchtete Phase des Kollapses mit ausschalten, ebenso ist gerade bei den Verbrennungen das Fehlen bzw. die Minderung der toxisch bedingten Capillarpermeabilität günstig für den lokalen und allgemeinen Verlauf. Bedeutsam für den Chirurgen sind weiter die Möglichkeiten der Präparate, die Keloid-, übermäßige Narbenbildung und überhaupt das Wachstum mesenchymalen und kollagenen Gewebes zu unterdrücken. Eine Störung der primären Wundheilung ist nicht zu beobachten. Ebenso erscheint die Epithelisation der Wundflächen nach Verbrennungen deutlich beschleunigt. Unter Schutz von Antibioticis ist keine auffallende Mehrung der Infektionen, auch keine Allgemeininfektion eingetreten, zumal bei der Behandlung gerade der Peritonitis die allgemeinen und operativen Maßnahmen entsprechend einsetzen. — Ein erhöhter Cortisonbedarf in der Peripherie findet unter den oben genannten Umständen offensichtlich statt, die körpereigene Corticoidproduktion reicht hier nicht aus. Die Ursache kann in einer hypophysären Fehlsteuerung oder Mangelproduktion an corticotropem Hormon gesucht werden, der wir durch exogene ACTH-Zufuhr begegnen. Nur in Fällen, in denen wir eine maximale Beanspruchung der NNR bis zum Rande der Erschöpfung vermuteten, wandten wir Cortison an. In der Chirurgie fehlt meist die Zeit, um sich an Hand von Testen und Untersuchungen ein genaues Bild über den Funktionszustand der NNR zu verschaffen.

Bei allen Laboruntersuchungen, die wir anstellten, bestand die Schwierigkeit in der Trennung der durch Erkrankung oder Trauma und durch die Therapie bedingten Veränderungen.

Wir möchten die Behandlung mit ACTH und Cortison in der Chirurgie nur mit strengster Indikationsstellung und unter genauer klinischer Überwachung angewandt sehen. Außer bei den Verbrennungen kamen die Hormone fast nur nach Ausschöpfung aller zur Verfügung stehenden konservativen und operativen Maßnahmen zur Verwendung. Die Rettung von Patienten, die nach bisherigen Erfahrungen als verloren galten, berechtigt dazu, den eingeschlagenen Weg fortzusetzen. Die Abgrenzung der Indikationsgebiete wird, wie jetzt schon bei den Verbrennungen, einige aussichtsreiche Möglichkeiten eröffnen.

Stühmer (Freiburg):

Die beiden von Heilmeyer gezeigten Darstellungen, auf welchen in Form von Halbkreisen die gegensätzliche Wirkung von ACTH und Cortison einerseits und STH andererseits mit entsprechender Untereinteilung der Krankheitsbilder gezeigt wurde, sind für den Dermatologen sehr interessant. Bei zwei chronischen Krankheiten überrascht uns Dermatologen immer wieder die Tatsache des außerordentlich wechselnden klinischen Bildes im Einzelfalle gegenüber der Einheitlichkeit des Infektionsvorganges, nämlich bei der Syphilis und bei der Tuberkulose.

1. *Syphilis*: Hier stellt sich uns stets die Frage, warum im Einzelfall der eine Kranke nach der Infektion manifeste Erscheinungen bekommt, der andere nicht. Es ist das Rätsel des Erscheinungsreichtums und der Erscheinungsarmut des einzelnen Syphilisfalles. Man hat viele Theorien daran geknüpft. Es ist bekannt, daß man die erscheinungsarme Syphilis mit einer Häufung der sog. Nachkrankheiten innerer Organe und des Zentralnervensystems in Beziehung brachte. Auf diese Dinge soll hier nicht eingegangen werden. Stets wird es auf die Reaktion des einzelnen Menschen gegenüber dem ihn zufällig treffenden Krankheitserreger ankommen. Aber auch das ist nicht leicht zu erklären. Die Annahme, daß lediglich die Verschiedenheit der Erregerstämme das alles bedinge, macht sich das zu leicht. Wir haben für den Unterricht in der Syphilislehre an der Hautklinik das beigegebene Schema (Tab. 1) entworfen, um die außerordentlich komplizierten Bedingungen klarzulegen, welche zum einzelnen klinischen Bilde führen. Dabei ist besonders hinzuweisen auf den meiner Ansicht nach von der Virulenz („Eindringungsvermögen") im landläufigen Sinne

Tabelle 1. *Bedingungen des Ablaufs einer Infektionskrankheit.*

Von seiten des

Erregers	*Organismus*
1. Masse der Infektion;	1. Konstitution;
2. Spielart des Stammes;	2. Augenblicklicher Zustand (reaktive Ausgangslage, Klimaeinflüsse usw.);
3. „Virulenz" (Eindringungsvermögen);	3. Abwehrfähigkeit (humoral) Immunkörperbildung;
4. Reizstärke des Stammes.	4. Reizbeantwortung (geweblich, allergisch usw.).

Immunbiologische Konstellation.

Diese durch *Behandlungseingriffe*, je nach Art, Dosis und Zeitpunkt dauernd abgewandelt, bedingt den Krankheitsverlauf und das klinische Bild.

abzugrenzenden Begriff der *Reizstärke* eines Erregerstammes. Bei meinen Modellstudien an der Trypanosomiasis der Laboratoriumstiere konnte ich feststellen, daß es ganz sicher Trypanosomenstämme gibt von sehr unterschiedlicher „Reizstärke". Sie sind alle z. B. für die weiße Ratte oder für das Kaninchen vollvirulent im üblichen Sinne, d. h. sie durchdringen den Organismus, aber die einen machen so gut wie keine klinischen Erscheinungen, während die anderen den befallenen Organismus zu starker Gewebsreaktion veranlassen. Diese sog. Reizstärke ist eine Eigenschaft, welche die Erregerstämme bei Weiterverimpfung festhalten, so daß man mit ihnen wie mit konstanten Größen experimentieren kann. Der Reizstärke des Erregerstammes aber entspricht auch eine große Verschiedenheit der Reizbeantwortung bei dem befallenen Organismus. Hier mag man von geweblicher Reizbeantwortung, allergischer oder hyperergischer Reaktion sprechen. Das einzelne Krankheitsbild kommt aus dem Zusammenwirken aller der Faktoren zustande, die ich insgesamt als *„immunbiologische Konstellation"* bezeichnen möchte. Ich halte es für durchaus möglich, daß im Einzelfalle infolge Änderung der von HEILMEYER erörterten gegensätzlichen Wirkung der Hormone die eine Reaktionsform bei Änderung der *„hormonalen Konstellation"* in die andere übergehen kann. Für die Syphilis ist bekannt, daß z. B. bei Paralytikern bei einer „umstimmenden" Malariatherapie plötzlich gummöse Hautbilder auftreten, die sonst im Verlauf einer Neurosyphilis ganz ungewöhnlich sind.

2. Für die *Tuberkulose* haben wir uns die in der Tab. 2 beigegebenen Vorstellungen über Infektionskraft und Abwehrlage in Beziehung zu den Erscheinungsformen der Hauttuberkulose für den Unterricht greifbar gemacht. Ich verweise nur auf das BOECKsche Sarkoid,

Tabelle 2. *Erscheinungsformen der Hauttuberkulose, abhängig von Infektionskraft und Abwehrlage.*

\+ Infektionskraft ○ Abwehrlage

	+ + + ○	+ + ●	+ ●	(+) (○)
Cutis	Tbc. miliaris cutis	Lupus vulgaris	Lichen scrophul.	Erythematodes Granuloma annulare Boeck'sches Sarkoid aller Formen einschließlich Lupus pernio
		Lupus disseminatus faciei		
		Tbc. verrucosa cutis		
	Tbc. ulcerosa			
Subcutis	Multiple tbc. Abscesse	Tbc. cutis colliquativa (Scrophuloderm)	Papulonecrotische Tuberkulide Erythema indur. (Bazin) Tbc. nodosa infantum	

welches ganz rechts angeführt ist, gleichzeitig mit Granuloma annulare, Lupus pernio usw. Es ist zwar noch nicht restlos geklärt, ob das BOECKsche Sarkoid in jedem Falle eine Tuberkulose darstellt; aber es wäre immerhin denkbar, daß je nach dem Stand des Antagonismus zwischen den Hormonen auch die verschiedenen klinischen Bilder bei der Hauttuberkulose wechseln können. Eine ganz besonders auffallende Beobachtung stellt in dieser Beziehung die Tatsache dar, daß bei Lupuspatienten, die lange Zeit mit hohen Dosen Vigantol oder auch mit Conteben behandelt wurden, in gar nicht so seltenen Fällen das Granuloma annulare entsteht, für das allerdings auch die tuberkulöse Ätiologie noch nicht ganz sicher gestellt ist. Immerhin wird sie vermutet. Es wäre also denkbar, daß unter *Änderung des hormonalen Gefüges* als Erfolg irgendeiner länger dauernden Behandlung *die einzelnen klinischen Bilder der Hauttuberkulose sich abzulösen in der Lage wären.*

KÜHNAU (Bingen):

Meine Untersuchungen und Erfahrungen stehen im Gegensatz zu den Äußerungen von WEISSBECKER. Es ist bekannt, daß eine Acne als Folge einer Überdosierung von Cortison auftreten kann. Seit einer Reihe von Jahren habe ich DOC bei Acne vulgaris gegeben und in jedem Falle die Acne heilen können. Ich mache mich anheischig, fast jede Acne jeden Alters und jeden Geschlechts nur mit DOC unter Verzicht auf jede weitere Therapie zu heilen. Die Auslösung einer Acne durch hohe Cortisongaben und ihre Heilung durch DOC spricht schon für einen gewissen Antagonismus beider Hormone. Es wurde z. B. eine Psoriasis vulgaris mit Cortison behandelt, dadurch eine Acne ausgelöst, diese durch DOC zur Besserung gebracht, gleichzeitig aber eine Verschlimmerung der Psoriasis erzeugt usw. Ein weiterer Fall mit Arthritis und Acne reagiert auf DOC mit einer Verschlimmerung der Gelenkbeschwerden, während die Acne zurückgeht. Dieser Antagonismus der Gluco- und Mineralo-Corticoide hat für den Praktiker einen gewissen arbeitshypothetischen Wert. Ich halte es für sehr wahrscheinlich, daß die Acne nichts weiter ist als der Ausdruck einer Hypercortisonämie bei jungen Menschen.

Zur Frage der Hypophysenimplantation halte ich es für notwendig, daß hier absolut klare experimentelle Grundlagen geschaffen werden. Entweder man implantiert das gesamte Organ oder aber man zerteilt es ganz winzig klein und gibt es dann als Brei. Die Oberfläche wird damit sehr viel größer. Wird eine Hypophyse in toto eingesetzt, so wird ja durch den Eingriff zunächst ein „Stress“ gesetzt. Bei chronischen Krankheiten mag das nicht wichtig sein. Der Körper hat dann genügend Zeit, den Stress zu überwinden, um dann die segensreiche Wirkung der Implantation zu erfahren. Demgegenüber geht es aber z. B. bei akuten Leukämien um Stunden. Wird nun hier zusätzlich noch ein Stress gesetzt, so könnte auch diese Stresswirkung überwiegen und der Körper nicht mehr in den Genuß der Wirkung des Implantats gelangen. SCHOOG und WOLFERS aus der VONKENNELschen Klinik, die die Methode von FELLINGER der Gesamtimplantation anwandten, mußten die Erfahrung machen, daß die Patienten solche Schmerzen bekamen, daß sie die Weiterbehandlung verweigerten. Einen klinischen Effekt hat man dann auch nicht gesehen. Wir haben dagegen die Hallenser Methode — zur HORST-MEYER — bei 35 Patienten angewandt und die völlig zerstückelte Hypophyse injiziert. Der Brei wurde vorher mit Zinkchlorid versetzt. Die dadurch hervorgerufene Depotwirkung konnte bewiesen werden. Die Implantation erfolgte unter Penicillin- und Streptomycinschutz. Der Lokalschmerz war erheblich geringer und der Effekt bedeutend besser. Auch therapeutisch ungünstige Fälle (Pruritus, Ekzem, Psoriasis) wurden mit dieser Methode wesentlich gebessert, auch solche, die vorher ACTH erhalten hatten. Bezüglich des Vitamin C stimme ich mit Herrn LASZT überein, daß es in unphysiologisch hohen Mengen gegeben durchaus in der Lage ist, die ACTH- bzw. Cortisonwirkung zu stabilisieren. Bei Ekzemen usw. heilen insbesondere zunächst die Acren ab. Dasselbe wurde empirisch mit Pantothensäure erreicht. Ich verweise noch auf die Ausführungen von J. REHN, der bei Verbrennungen mit lokaler Cortisonanwendung ausgezeichnete Erfolge erzielte und daran erinnert, daß Schweizer Autoren mit lokaler Anwendung von Pantothensäure die gleichen Erfolge erzielten. Dies wiederum ist ein Hinweis auf die Parallelität der Wirkung von NNR-Hormon und Pantothensäure.

STUDER (Basel): **Zur Frage der Beziehung zwischen Nebenniere und Haut.**

Wir haben an der Ratte festgestellt, daß Cortison eine Atrophie sowohl des mesenchymalen Anteils, des Coriums, wie des ektodermalen Anteils, der Epidermis, verursacht mit fast völliger

Hemmung der Mitoseaktivität [STUDER, A., u. J. R. FREY: Dermatologica (Basel) **104**, 1 (1952)]. Das hat die Frage aufgeworfen, ob evtl. der Wegfall der endogenen Steroidproduktion einen gegenteiligen Effekt ausübe. Tatsächlich fanden wir nach Adrenalektomie an der Ratte eine zeitlich beschränkte Proliferation der Epidermis. Zwei Tage nach Entfernung der NN wird die Epidermis dicker, die Mitosen nehmen signifikant an Zahl zu. Der Effekt erreicht sein Maximum 4—5 Tage nach Adrenalektomie, fällt nach 8—10 Tagen wieder auf die Norm ab. Wir haben bis 4 Wochen beobachtet und durchwegs in dieser Zeit nur mehr eine normale Haut gefunden. Es sind Gegenregulationen im Gange, über deren Natur wir nichts wissen. Es wäre interessant zu erfahren, ob auch beim Menschen nach rasantem und totalem Ausfall der NNR-Aktivität eine solche Proliferation in der Epidermis festzustellen ist.

Eine Beobachtung: Ein rasch tödlich verlaufender Addison wies tatsächlich eine geringe Akanthose auf. Ich möchte anregen, auf diese Dinge zu achten.

VONKENNEL (Köln):

Mir scheint es notwendig, vor dem Forum dieses Symposions nochmals den Hinweis von FELLINGER zu unterstreichen, daß wir Kliniker durch die verschiedensten Imponderabilien gezwungen und verpflichtet sind, neue Therapeutica anzuwenden, auch wenn uns die Grundlagenforschung noch keine sichere Kenntnis der Indikationen, der Dosierung oder gar der Wirkungsweise zur Verfügung stellen kann.

Gerade auf dem Gebiet der Vitamine und Hormone zeigte sich häufig eine Diskrepanz zwischen den phantastischen Leistungen der Biochemiker und Experimentatoren, die von der Aufklärung der Strukturformel über die Synthese zur biologisch-vollwertigen Substitutionstherapie im Tierexperiment führten, und dem zeitraubenden, unsicheren Empirismus der praktischen Anwendung, die, wenn sie gar zur modischen Routinetherapie wird, vom Konto eines Mittels mehr abhebt, als ihm die Forschung überweist. Erfreulicherweise wurde beim Cortison dieser Gefahr durch die schwere Zugänglichkeit und den hohen Preis vorgebeugt. Wenn HEILMEYER hier zugegeben hat, daß selbst für ihn als einen Internisten die klinische Wirkung des Cortison eine Überraschung war, dann kann ich als Dermatologe ruhig gestehen, daß sie für mich als einen Externisten ein Wunder war. Ist es uns doch damit bei bestimmten und besonders schweren Hautkrankheiten gelungen, diese in einem geradezu revolutionären Gegensatz zur bisherigen, traditionellen Therapie fast ohne jede Lokalbehandlung in überraschend kurzer Zeit zu heilen. Da den meisten Teilnehmern dieses Symposions das Interesse an der Haut und ihren Krankheiten nicht besonders gelegen sein dürfte, muß ich schon erwähnen, daß die Haut natürlich auch ein Organ ist wie jedes andere. Sie überzieht nicht nur den Körper, damit wir uns im Bad nicht auflösen, sondern wir haben wie in jedem Organ ein Mesenchym, die Cutis, die Lederhaut, und ein Parenchym, die Epidermis, die Oberhaut.

Als funktionell schützender Abschluß gegen die Umgebung liegt also bei der Haut das Parenchym offen vor unseren Augen, sondert Schweiß und Talg ab, ist also nicht wie bei den inneren Organen ganz besonders geschützt, und die funktionelle Betrachtung läßt es ohne weiteres verstehen, daß auch die Haare und die Nägel zur Funktionsschicht, zum Parenchym gehören. Sie sind Abkömmlinge der Epidermis. Zu dem Wunder des Cortisoneffektes gehört auch, daß sich für seine Anwendung allmählich Krankheiten herauskristallisierten, die man nach unserer bisher rein morphologischen Betrachtungsweise unmöglich auf einen gemeinsamen ätiologischen und kaum auf einen gemeinsamen pathogenetischen Nenner bringen konnte, was man allerdings in der Zwischenzeit mit dem Terminus Adaptationskrankheiten nachgeholt hat. Der Thorn-Test, die 17-Ketosteroidausscheidung, der Harnsäure-Kreatinin-Quotient versagten als sichere Indicatoren zur Anwendung. Brauchbare Anhaltspunkte wurden für uns die guten Erfahrungen der Internisten bei den rheumatischen Arthritiden, bei den „collagen diseases" und bei den allergischen Krankheiten. Dementsprechend konnten wir Hauterscheinungen des rheumatisch-allergischen Formenkreises, wie Purpura rheumatica, Erythema exsudativum multiforme, Granuloma annulare, schon mit 5×100 mg Cortison in 5 Tagen dramatisch beeinflussen. Aber nur wenn wir auch einen Focus finden und beseitigen konnten, blieben die Rückfälle aus.

So betrachten wir das Cortison als eine spezifische Behandlung mehr oder weniger unspezifischer Gewebsreaktionen, die wir als histotrope Therapie der ätiotropen gegenüberzustellen bzw. möglichst mit ihr zu kombinieren hatten. Zu den „collagen diseases" der Dermatologie gehört die Sklerodermie. Aber bei den schweren progressiven und diffusen, mit Sklerodaktylie und Maskengesicht einhergehenden Formen kam es höchstens zu einer besseren Beweglichkeit der Gelenke, einer etwas lebhafteren Mimik des Gesichtes, anscheinend auch zu einem Stillstand der Progression, aber nicht mehr. Sehr erfreulich sind unsere Erfolge beim endogenen Ekzem, das ja von Freiburg aus durch ROST als spätexsudatives Ekzematoid bekannt wurde. Meist wird schon nach 4—5 Injektionen von 100 mg täglich eine Beruhigung des Juckreizes und Besserung der Hauterscheinungen erreicht. Zwei sehr schwere Fälle sind jetzt über ein Jahr ohne Rückfall und zeigen ein kosmetisches Resultat, das die ursprüngliche Diagnose nicht mehr stellen läßt. Aber auch alle anderen Patienten wurden so gut beeinflußt, bei völlig indifferenter Lokalbehandlung, daß wir sehr froh sind, endlich einmal auch für diese schwere, bei Frauen schicksalhafte Krankheit ein einigermaßen zuverlässiges Mittel zu haben.

Die chronischen orbikulären Ekzeme um die Augen und um den Mund reagieren auch gut auf lokale Behandlung mit Cortisonsalbe. Ob auch der chronisch-discoide Erythematodes mit Cortisonsalbe gut zu beeinflussen ist, möchten wir noch nicht sagen. Die kurzfristige Anwendung war so wenig überzeugend, daß wir die Therapie schon wieder absetzen wollten, aber bei längerer Fortsetzung scheinen die Herde doch flacher und heller zu werden.

Ausgezeichnet läßt sich die akute Exacerbation eines Erythematodes durch parenterale Gaben beeinflussen, wie auch der chronische nach den ersten Injektionen eine deutliche Besserung zeigt. Aber es fehlt noch immer die dazu gehörige ätiotrope Therapie, und so kommt es für den Kranken zu einem so enttäuschenden und deprimierenden Rückfall, daß wir uns auf die Behandlung der subakut dissiminierten Fälle beschränken. Sind uns aber die beiden therapeutischen Faktoren zugänglich, wie bei den exfoliativen Dermatitiden e medicatione, dann kann man wirklich von biblischen Heilungen sprechen. Als ätiotrope Therapie kann hier schon das Absetzen des auslösenden Medikamentes gelten, dafür ist wegen der Gefahr der Sekundärinfektion zum Cortison ein Antibioticum zu geben. Steht aber, wie bei der Salvarsan-Dermatitis das Sulfactin, auch noch ein spezifisches Entgiftungsmittel zur Verfügung, dann ist bei diesen bisher therapeutisch und prognostisch so trostlosen Fällen mit der Kombination Cortison-Antibiotica-Sulfactin eine Heilung auf Termin möglich. Wenn wir dabei noch die Lokalbehandlung auf eine geradezu laienhafte Indifferenz beschränken können, zeigt die zukünftige Therapie der Hautkrankheiten einen ganz neuen Aspekt an.

So können wir die eindruckvolle Demonstration HEILMEYERs an analogen Fällen restlos bestätigen. Beachtenswert ist, daß auch der in diesen Fällen bestehende Haarausfall durch das Cortison bis zu einer in Dichte und Farbe geradezu verjüngenden Behaarung geheilt wird, während die reaktionslose Alopecia areata auch nicht durch eine lokale Cortisonanwendung beeinflußbar war. Wie schon erwähnt, ist das Haar aber ein Abkömmling der Epidermis, und so haben wir eine klinische Bestätigung für die Induktion des Parenchyms durch die Cortisonbehandlung des Mesenchyms. Im morphologischen Substrat gleicht diesen generalisierten exsudativen Erythemen auch die Erythrodermia psoriatica, die plötzlich aus einer banalen Psoriasis entstehen kann, und die gute Beeinflussung solcher psoriatischer Erythrodermien unter Einbeziehung der ursprünglichen Herde ließ schon daran denken, diesen Zustand absichtlich zu rekonstruieren, um damit auch das Grundleiden zu erfassen. Wie für die ätiotrope Chemotherapie, scheint auch für die histotrope Hormonbehandlung der akute Zustand leichter beeinflußbar zu sein. Prompt werden auch die psoriatischen Arthropathien während der Cortisonkur gebessert, aber ebenso prompt rezidivieren sie nach dem Absetzen, und der Rückfall reagiert schlechter.

Analog zum Erythematodes wird die chronische Psoriasis vulgaris nicht beeinflußt. Bei einem Fall von Mycosis fungoides im Knotenstadium ließ sich nach vorübergehender Besserung des Juckreizes, auffallender Euphorie und Abflachung der Tumoren das tragische Ende nicht aufhalten, und in einem erythrodermatischen Stadium kam es zu einer solchen exsudativen Exacerbation, daß wir schon an die Provokation eines Erregers dachten und für den nächsten Fall an die Kombination Cortison-Aureomycin denken, die allerdings in einem Fall von HODGKINscher Krankheit versagt hat. Als Dermatologe weiß man, daß die meisten unserer unzähligen lokaltherapeutischen Maßnahmen eigentlich nur phlogistische oder antiphlogistische Behandlungen sind.

Mit dem Cortison haben wir das spezifische antiphlogistische Hormon zur Verfügung, aber da die Erfolge nur dann sicher sind, wenn wir die histotrope mit einer ätiotropen Therapie verbinden können, sollte immer noch die ätiologische Forschung an erster Stelle stehen.

LORENZ (Heiligenberg):

Cystein und NNR-Hormone gegen akute allgemeine Strahlenschäden.

Die mehrfach betonten Beziehungen zwischen Cystein und den NNR-Hormonen zeigen sich auch in der Radiologie, vor allem in der Bekämpfung akuter allgemeiner Schäden durch ionisierende Strahlen: PATT und Mitarbeiter gelang es 1947 erstmalig, bei 800 r-röntgenganzbestrahlten Ratten die Überlebenszahl von 20% auf 80% durch prophylaktische Gaben von Cystein zu erhöhen, Cystin war dagegen unwirksam. Wir fanden, daß Cystein im Gegensatz zu Ratten bei Mäusen nur wenig wirkt, daß es intravenös gegeben werden muß, am wirksamsten 15 min vor der Bestrahlung. In der Frage nach der Wirksamkeit der einzelnen Bausteine des Cysteinmoleküles fanden wir, daß — entgegen einer weitverbreiteten Ansicht — die Schutzwirkung des Cysteins nicht allein in seiner SH-Gruppe liegt; selbst nahe Verwandte (z. B. Dimethylcystein, β-Mercaptopropionsäure) zeigten keinerlei Schutzeffekt trotz vorhandener SH-Gruppe. Die Decarboxylierung zum Cysteinamin dagegen erhöht sogar die Schutzwirkung (BACQ und HERVÉ). Als physiologisch-chemischen Angriffspunkt des Cysteins im Ablauf der strahlenbiologischen Reaktionskette wird angenommen, daß entweder toxische Bestrahlungsprodukte (z. B. oxydierende Spaltprodukte des Wassers) abgefangen, oder aber toxingefährdete Fermente reversibel gebunden oder reaktiviert werden. Morphologisch fanden wir entgegen unserer Erwartung, daß Cystein Blut und blutbildendes System nicht zu schützen vermag: Obwohl die Cysteinratten meist überleben, zeigen sie im Blut und blutbildenden Gewebe morphologisch dieselben schweren Strahlenschäden wie die nur bestrahlten meist sterbenden Paralleltiere (s. Abb. 1. u. 2). Dieser Befund warnt davor, im Komplex „Strahlentod“ das hämatopoetische System einseitig zu überwerten. Als einzigen histologischen Unterschied zeigten die Cysteintiere eine weniger intensive und weniger lang anhaltende Lipoidentspeicherung der NNR als die nur bestrahlten Kontrolltiere, so als habe das Cystein die Strahlen-Stress-Reaktion, die sehr erheblich ist (wir fanden auch nach örtlich umschriebenen Röntgenbestrahlungen u. a. Lymphocytenstürze auf 40%), teilweise abgefangen und gedämpft. Hierzu als weitere Verbindung zwischen Cystein und der NNR die Tatsache, daß wir durch Adrenalektomie den Strahlenschutzeffekt des Cysteins deutlich verringern konnten. Entgegen unserer Erwartung erzielten wir jedoch weder mit DOCA noch mit Pancortex einen ähnlich guten prophylaktischen Strahlenschutz wie mit Cystein. Dagegen zeigte sich folgendes: Während das Cystein wie auch die anderen inzwischen gefundenen Schutzstoffe (CN-Körper, Amine) nur wirken, wenn sie, kurz *vor* der Bestrahlung gegeben,

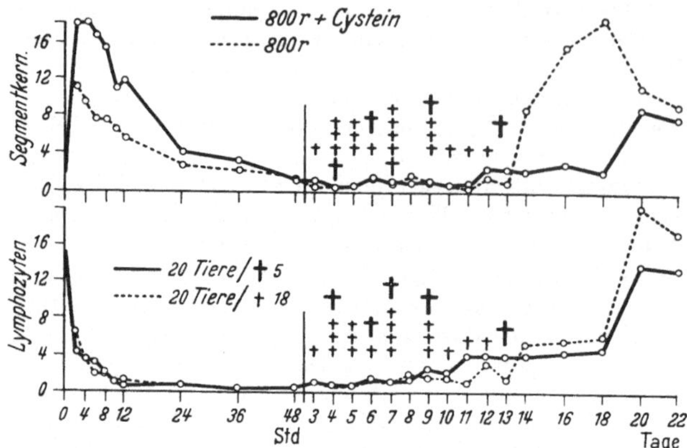

Abb. 1.

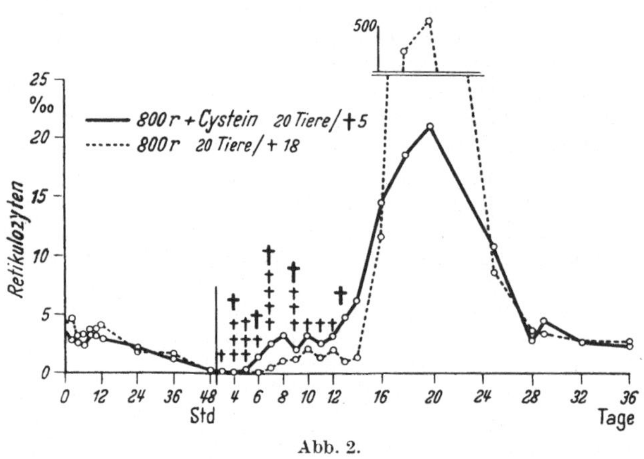

Abb. 2.

schon im Augenblick des Strahleninsultes eingreifen können, aber völlig wirkungslos sind, wenn die Bestrahlung auch nur Sekunden vorausging, fanden wir Möglichkeiten, auch *nach* erfolgter Bestrahlung bei Mäusen einen gewissen Schutzeffekt zu erzielen:

1. stützten wir durch erhöhte Betriebsstoffzufuhr besonders gefährdete Organe; beispielsweise gaben wir der Leber durch kohlenhydratreiche Kost in Verbindung mit Gaben des Vitamin B-Komplexes die Möglichkeit zu erhöhter Glykogenspeicherung: Wird prophylaktisch 3 Tage lang je 0,1 cm³ Polybion Merk s. c. bei 500 r-bestrahlten Mäusen gegeben, erhöht sich die Überlebensrate von 14% (270 Kontrolltiere) auf 40% (60 Tiere). Durch therapeutische Gaben bei gleicher Dosierung fanden wir eine Erhöhung der Überlebenden auf 32% (40 Tiere).

2. gaben wir Organextrakte (Embryonal-, Leber-, Milz- und Knochenmarkextrakte), womit die Überlebenszahl etwa verdoppelt wurde.

3. Die besten Therapieerfolge hatten wir mit bestimmten Implantationen und Hormonen: So konnten wir im 30 Tage-Versuch bei 500 r-röntgenganzbestrahlten Mäusen den Prozentsatz überlebender Tiere von 14% (270 Tiere) auf 76% (103 Tiere) durch intramuskuläre Implantation je einer frischen Rattennebenniere sofort nach der Bestrahlung erhöhen; mit Kalbsnebennierenrindenstückchen betrug der Prozentsatz nur 42% (57 Tiere). Nach Implantation von je einer Ratten-Hypophyse betrug die Überlebensrate 34% (41 Tiere). Mit Cortineurin „Nordmark" (Gesamtextrakt der NNR + Vitamin B_1 + Vitamin C) erzielten wir (0,05 mg s. c. am 1., 3., 6. und 10. Tag nach der Bestrahlung) eine Überlebensrate von 30% (60 Tiere). Die Ergebnisse mit Cortiron „Schering" (Desoxycorticosteronacetat) waren: Bei 0,5 mg s.c. am 1., 4., 8. und 12. Tag nach der Bestrahlung, Überlebende: 31% (70 Tiere); bei 0,1 mg s. c. am 1.—10. Tag nach der Bestrahlung 27% (60 Tiere); nach Kristallimplantation von $^1/_2$ bis 1 mg 15 Std. vor der Bestrahlung 33% (93 Tiere) gegenüber 14% Überlebenden bei 270 gleichbestrahlten Kontrollen.

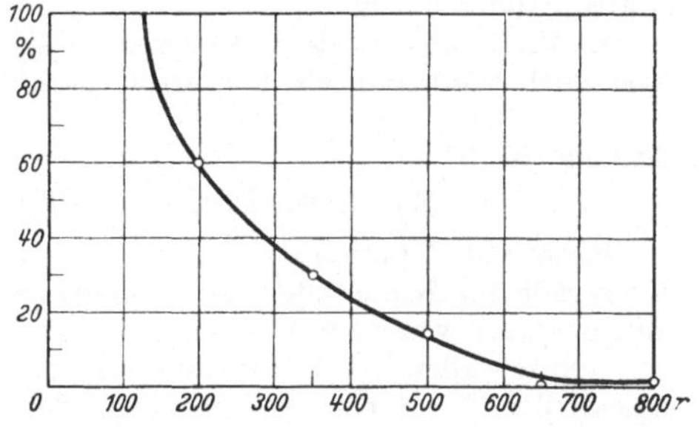

Abb. 3. Überlebende Mäuse nach Rö-Ganzbestrahlung.

Stellten wir durch Applikation verschiedener Röntgendosen aus den jeweiligen Überlebenszahlen nebenstehende Schädigungskurve unseres Tiermaterials auf (pro Punkt mindestens 150 Mäuse) und trugen in diese unsere therapeutischen Erfolgsziffern ein, so verhielt sich die Überlebenszahl der mit Ratten-NN behandelten Tiere so, als seien diese nicht mit 500 r, sondern nur mit 150 r bestrahlt (s. Abb. 3). Neuerdings berichtete SELYE über günstige Erfolge mit STH und JACOBSON glaubt, in der Milz einen strahlenschützenden Stoff gefunden zu haben.

Zusammenfassend stellen sich die Schädigungswege einer Bestrahlung und die Möglichkeiten der Prophylaxe und Therapie schematisch folgendermaßen dar (s. Abb. 4):

Bestrahlung
Toxine
Prophylaxe
SH.CN
Narkose
SH.CN
indirekter Zellschaden
allgemeine Reaktion
direkter Zellschaden
geschädigter Organismus
Antibiotica
Organschutz
Organextrakte
Hormone
Therapie
Infektion
Antibiotica
Exitus

Abb. 4.

1. Direkter Schädigungsweg durch Ionisationen innerhalb des „treffempfindlichen Volumens" einer Zelle [physiologisch: Steuerungszentrum; chemisch: Ferment (?)]; medikamentös: unbeeinflußbar.

2. Indirekter Schädigungsweg über toxische Bestrahlungsprodukte; hier die Möglichkeit einer medikamentösen Toxinentgiftung, Abschirmung oder Reaktivierung gefährdeter Fermente (durch SH-, CN-Körper usw.).

3. Funktioneller Schädigungsweg infolge Belastung des nervös-humoralen Organgefüges. (Hierzu fanden wir als neue Möglichkeit eines prophylaktischen Strahlenschutzes: Bremsung des Reizkreislaufes Zwischenhirn-Hypophyse-NN.)

Dazu als therapeutische Maßnahmen neben Antibiotica und Organschutztherapie Gaben von Extrakten und Hormonen.

Diese skizzierten Befunde zeigen einerseits die strahlenbiologischen Beziehungen zwischen Cystein und NNR-Hormonen, andererseits unterstreichen sie die Bedeutung, die dem Hypophysen-NN-System auch für die spezielleren Fragen der Radiologie zukommt.

Beiglböck (Freiburg):

Es ist bekannt, daß das Vitamin B_6 einerseits außerordentlich strahlenempfindlich und andererseits für den Stoffwechsel der schwefelhaltigen Aminosäuren unentbehrlich ist. Man kann die Avitaminose mit Methionin oder Cystein heilen. Außerdem bedingt die Ausschaltung des Vitamin B_6 eine Überbelastung der Nebenniere. Man muß also fragen, welche Rolle das Vitamin B_6 in den von Lorenz mitgeteilten Beobachtungen spielt.

Lorenz (Heiligenberg):

Das Vitamin B_6 zeigte im Gegensatz zum gesamten Vitamin B-Komplex weder prophylaktisch noch therapeutisch eine strahlenschützende Wirkung (ebensowenig das Vitamin C).

Hansen (Kiel):

Zur Anwendung des ACTH und Depot-ACTH bei Kindern.

Unsere seit 2 Jahren durchgeführten Untersuchungen galten dem Ziel, die Indikationen der gerade im Kindesalter nicht immer unbedenklichen ACTH-Behandlung abzugrenzen. Aussichtsreich war nach unseren bisherigen Erfahrungen in bestimmten Fällen die Behandlung akuter allergischer Zustände wie des Asthma bronchiale, des Säuglingsekzems und urticarieller Exantheme, weiterhin die Behandlung der lymphatischen Leukämie, dann die der verschiedenen partiellen und totalen aplastischen Erkrankungen des Knochenmarks, bei denen wir mit ACTH oder Cortison Einflüsse feststellen konnten, die sonst durch kein anderes Medikament — auch nicht durch die besonders stark formativ wirkenden Substanzen wie Kobalt, Folsäure, Leberpräparate u. a. — zu erzielen waren. Allerdings sind bei der Leukämie Rezidive die Regel, bei den aplastischen Zuständen Dauerheilungen selten. Die bisherigen Versuche, durch ACTH-Zufuhr in das oft dramatische Krankheitsbild der Erythroblastosis fetalis einzugreifen, sind insofern ermutigend, als es offenbar gelingt, die Zell- und Gewebsreaktion, die wir als Antigen-Antikörperreaktion auffassen, mit ihren vielfachen Folgen zu hemmen oder zu unterbinden. Die Hoffnung jedoch, daß man durch prophylaktische ACTH-Gaben die Antikörperbildung bei der Mutter hemmen könne, scheint sich nach den ersten Versuchen amerikanischer Autoren nicht zu erfüllen. Die günstigsten Bedingungen bestehen im Kindesalter noch bei der Behandlung der gelegentlich mit einem Stridor einhergehenden Thymushyperplasie des Säuglings, wo es, wie man röntgenologisch gut verfolgen kann, innerhalb weniger Tage und bei relativ geringer Dosis zur endgültigen Rückbildung der Drüse kommt.

In allen unseren Fällen haben wir, um das Ansprechen der NNR auf die ACTH-Zufuhr zu kontrollieren, die Veränderungen des Gesamtblutbildes und der Corticoidausscheidung verfolgt. Über letztere wird Herr Souchon gesondert berichten.

Abweichungen von der typischen Reaktion des peripheren Blutbildes bestehen außer bei NNR-Insuffizienz nur in Fällen von partieller oder totaler Markaplasie und bei Tumoren, die ins Knochenmark metastasiert sind. An Hand einiger Diapositive wird demonstriert, daß bei einer essentiellen Erythroblastopenie die Granulocytose nach ACTH-Zufuhr ausbleibt, bei einem ins Knochenmark metastasierten Sympathicoblastom und bei einer Panmyelophthise Zellschwankungen wesentlichen Ausmaßes überhaupt fehlen.

Die Tatsache, daß selbst bei hoher relativer Lymphocytose in solchen Fällen die Lymphopenie fehlt, spricht in gewissem Grade dagegen, daß eine Cytolyse die Ursache des Lymphocytenschwundes nach ACTH ist. Vielmehr dürfte bei den durch ACTH hervorgerufenen

Zellbewegungen eine Änderung von Zufluß und Abfluß eine überwiegende Rolle spielen. Wichtig erscheint in diesem Zusammenhang nur, daß in solchen Fällen die Abweichungen der Reaktion des peripheren Blutbildes nach ACTH-Zufuhr auf Funktionsstörungen an den Blutbildungsstätten schließen lassen, und andererseits die Veränderungen des Blutbildes hier nicht mehr zum Indicator für die NNR-Funktion gemacht werden können.

Abgesehen von diesen Ausnahmen hat es sich gezeigt, daß auch im Kindesalter die typischen Blutbildveränderungen weitgehend den Wirkungsablauf hinsichtlich der Stärke und Dauer widerspiegeln.

Daher eignet sich auch die Kontrolle der Auswirkungen der Hormonzufuhr auf das Gesamtblutbild bei Vergleichsuntersuchungen über die Wirksamkeit verschiedener Präparate, zumal rein klinisch eine objektive Beurteilung der Wirkungsdauer einer Hormoninjektion schwierig ist.

Wir führten diese Untersuchungen durch, weil im allgemeinen, insbesondere aber für die Pädiatrie, die bis heute übliche Form der Hormonapplikation mit ihrer stoßartigen, d. h. rasch einsetzenden und ebenso schnell wieder abklingenden Wirkung, die häufige Injektionen in kurzen Intervallen notwendig machte, als wesentlicher Nachteil empfunden wurde. Es würde daher die Einführung eines Depotpräparates einen Fortschritt bedeuten, wenn es gelänge, durch kontinuierliche Abgabe kleiner wirksamer Hormonmengen aus dem gesetzten Depot den physiologischen Verhältnissen näher zu kommen und eine länger anhaltende Wirkung zu erzielen.

Unser Interesse galt deshalb einem von der Firma Promonta, Hamburg, hergestellten Depotpräparat, dessen Verträglichkeit gut war, und über dessen Wirkung wir uns ein vorläufiges Bild gemacht haben.

Die Indikationen zur Depotbehandlung betrafen die gleiche Gruppe von Zuständen, die anfangs erwähnt wurden; vor allem aber beim Asthma bronchiale, bei welchem sonst der oft eindrucksvollen Rückbildung der klinischen Erscheinungen das baldige Auftreten von Rezidiven gegenübersteht, zeigte das Depotpräparat eine länger anhaltende Wirkung der einzelnen Injektion und bei einem Kind eine deutlich längere Remission auch nach Aussetzen der Behandlung. Ebenso konnten bei einer sehr hartnäckigen Psoriasis die Hauterscheinungen zum Abklingen gebracht werden, ohne daß in den letzten Monaten ein Rezidiv auftrat. Die länger anhaltende Wirkung der einzelnen Depot-ACTH-Injektion wird an Hand einiger Blutbildkurven dargestellt.

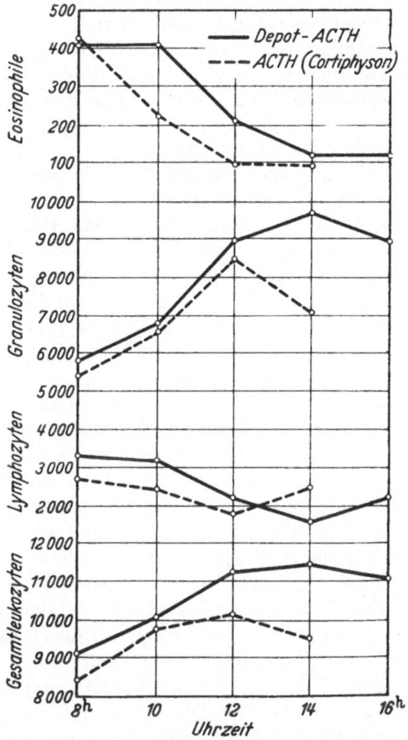

Der merkliche Unterschied in der Wirkung, gemessen an den Mittelwertkurven der Blutbildveränderungen von je 25 mit gleicher Dosis des normalen bzw. Depot-ACTH getesteten Kindern, geht schließlich aus der Abb. 1 hervor.

Abb. 1. Mittelwertskurve der Blutbildveränderungen von je 25 Normal- bzw. Depot-ACTH getesteten Kindern im Alter von 6–10 Jahren.

Der rasch einsetzenden, geringeren und kurzdauernden Wirkung des Cortiphysons steht die langsamer einsetzende, ausgeprägtere und länger anhaltende des Depotpräparates gegenüber. 8 Std. post Inj. ist hier eine teils noch ausgeprägtere Wirkung vorhanden als beim Cortiphyson nach 4 Std. Nach etwa 10 Std. erfolgt die Rückkehr zu den Ausgangswerten; die Verminderung der Eosinophilen hält oft noch länger an.

Gemessen an den Veränderungen des Blutbildes wird man also feststellen können, daß bei Verwendung einer gleichen Dosis der Depotsubstanz eine stärkere und sicher um 4 Std. länger anhaltende Vollwirkung erzielt wird. Mit dem gänzlichen Abklingen ist nach 10 Std.,

z. T. erst nach 12 Std. zu rechnen. Somit erreichen wir, und das steht in Übereinstimmung mit den klinischen Erfahrungen und der Kontrolle der Corticoidausscheidung, mit 2 Injektionen am Tage nahezu das gleiche, mit 3 Injektionen sicher mehr als sonst mit 4 Injektionen. Es ist anzunehmen — und das müssen weitere therapeutische Erfahrungen bestätigen —, daß die hier und bei der Corticoidausscheidung gefundene Wirkungsverstärkung in manchen Fällen auch eine Verminderung der therapeutischen Dosis erlauben wird.

SOUCHON (Kiel):

Bei der ACTH-Behandlung von Kindern wurde auch ein Depotpräparat der PROMONTA verwendet. Die Kontrolle der Corticoidausscheidung im Harn (nach STAUDINGER) zeigte bei einem 11 jähr. Mädchen z. B. folgendes:

Unter 4×10 E des gewöhnlichen ACTH (Cortiphyson), täglich intramuskulär gegeben, tritt eine deutliche Steigerung der Corticoidausscheidung ein. Nach Absetzen wieder normale Werte. Erneute Behandlung mit 2×20 E Depot-ACTH bewirkt einen mindestens ebenso hohen Anstieg der Harncorticoide. Man kann demnach bei der Anwendung von Depot-ACTH mit zwei täglichen Injektionen bei gleicher Gesamtdosierung wenigstens den gleichen Effekt erzielen. Die einzelne Injektion von Depot-ACTH hat eine stärkere Wirkung als die gleiche Dosis des gewöhnlichen ACTH. Bei der Corticoidbestimmung im Harn von Kindern fiel allgemein auf, daß die Werte für die „Mineralocorticoidfraktion" auch unter ACTH-Wirkung höher lagen als bei Erwachsenen (nach STAUDINGER).

Bei der *Cortison*behandlung von Säuglingen haben wir — ähnlich wie unter ACTH — einen Gewichtsstillstand sonst normal gedeihender Kinder beobachtet. Stärkere Stoffwechselveränderungen waren dabei allerdings nicht nachweisbar. Es erscheint aber durchaus möglich, daß auch die Cortisonbehandlung durch eine antagonistische Wirkung zum Wachstumshormon die Wachstumstendenz junger Kinder in negativem Sinne beeinflußt.

LOHMEYER (Hamburg):

Wegen der geringen Zeit, die das ACTH nach Injektion im Blut zirkuliert, nämlich nach LI, EVANS und SAYERS etwa 17 min, ist die kontinuierliche i.v. Infusion von ACTH physiologischer als die i.m. Injektion. Bei i.v. Dauertropf kommt man mit erheblich geringeren Mengen aus als bei i.m. Injektion (QUERIDO), nämlich mit $^1/_5$—$^1/_{20}$ (RENOLD, MANDEL). Einen Kompromiß stellen *Depotpräparate* dar, die bei reinen Präparaten (RABEN und ASTWOOD) ebenfalls eine Einsparung bewirken und es dem Patienten ersparen, täglich etwa 8 Std. lang eine i.v. Infusion zu erhalten. Wir wandten daher ein Depotpräparat an, das in 1 cm³ Gelatine 10 oder 25 E Cortiphyson enthielt. Durch die Zählung der Eosinophilen und Bestimmung der Ausscheidung von C-17-Ketosteroiden versuchten wir, im Vergleich zu wäßriger ACTH-Lösung einen Anhaltspunkt über die Stärke und Dauer der Wirkung zu gewinnen. Während bei Injektion von 25 oder 50 E wäßrigem ACTH die Eosinophilen nach 4 Std. ihre niedrigste Zahl erreicht haben, die dann wieder größer wird, ist der stärkste Abfall bei Injektion von 25 oder 50 E Depot-ACTH nach 8 Std. eingetreten, manchmal auch nach 12 Std. Ein Anstieg tritt erst 12—16 Std. nach der Injektion wieder ein. Die Ausscheidung der C-17-Ketosteroide im Urin war nach wäßrigem und nach Depot-ACTH gleich, obwohl das wäßrige Präparat in 4 Portionen injiziert wurde, dagegen das Depot-ACTH nur 2 mal täglich. Trotz seltenerer Injektionen ist also die Wirkung des Depot-ACTH gleich. Die klinische Wirkung ließ sich wegen der geringen Zahl der Fälle noch nicht beurteilen.

Da über eine *Allergisierung durch mehrere Hypophysenimplantationen* nur selten berichtet wurde (VOSS), und lediglich NYSTRAND vor mehr als 2 Implantationen von Kalbshypophysen wegen Bildung von Antikörpern warnt, scheint uns der folgende Fall erwähnenswert. Bei einem 34 jähr. Patienten, der 1948 wegen lipophiler Dystrophie zur Krankenhausbehandlung eingewiesen worden war, wurde damals eine Kalbshypophyse implantiert. Da eine hypophysäre Störung im Sinne einer Unterfunktion damals angenommen wurde, und da der Patient nach der Implantation eine deutliche, allerdings nach etwa 6 Monaten abklingende Besserung angab, wurde die Implantation einer Kalbshypophyse 1949, 1950 und 1951 wiederholt. Als 1951 zur Testung der NNR-Funktion 50 E ACTH (Cortiphyson) i.m. injiziert wurden, kam es etwa 2 Std. nach der Injektion zu einer starken Rötung und heftigem Juckreiz im Gebiete der alten Implantationsnarben. Diese Erscheinungen klangen nach i.v. Injektion von Calcium und Antistin ab. Im Mai 1952 kam der Patient erneut zur Aufnahme. Da er sich wieder schlechter fühlte, bat er um eine 5. Hypophysenimplantation. Als nun zur NNR-Testung wieder 50 E ACTH (Cortiphyson) i.m. injiziert wurden, kam es 3 min nach der Injektion zu einem anaphylaktischen Schock mit schwerem Kollaps, Bewußtseinsverlust und Krampfzuständen, auch ließ der Patient Stuhl unter sich. Nach s. c. Injektion von 0,5 mg Suprarenin und von Calcium und Antistin i.v. klang dieser Zustand allmählich ab. Auf der dermatologischen Abteilung des Allgemeinen Krankenhauses St. Georg ergab eine Testung nach Scarifizierung der Haut eine deutliche Überempfindlichkeit gegen das ACTH-Präparat. Im Zusammenhang mit den allergischen Erscheinungen 1951 im Bereich der alten Narben muß man annehmen, daß es durch die häufigen Hypophysenimplantationen zu einer Allergisierung gekommen ist. Bemerkenswert ist die Tatsache, daß Kalbshypophysen implantiert wurden, während das ACTH-Präparat aus Schweinehypophysen hergestellt wird.

VAN DYKE, M. E. SIMPSON, C. H. LI and H. M. EVANS: Amer. J. Physiol. **163**, 297 (1950).
MANDEL, W., M. J. SINGER, R. GUDMUNDSON, L. MEISTER and F. W. S. MODERN: J. Amer. Med. Assoc. **146**, 546 (1951).
NYSTRAND, F.: Nord. Med. **35**, 1481 (1947); zit. nach A. WESTMAN: Acta med. scand. (Stockh.) **133**, 171 (1949).
QUERIDO, A., A. KASSENAAR, J. GOSLINGS u. W. HYMANS: Acta endocrinol. (Copenh.) **6**, 90 (1951).
RABEN, M. S., I. N. ROSENBERG, V. W. WESTERMEYER and E. B. ASTWOOD: J. Amer. Med. Assoc. **148**, 844 (1952).
RENOLD, A. E., P. H. FORSHAM, J. MAISTERRENA and G. W. THORN: New England J. Med. **244**, 796 (1951).
SAYERS, G., W. BURNS, H. TYLER, B. V. JAGER, E. SCHWARTZ, E. L. SMITH, L. T. SAMUELS and W. DAVENPORT: J. Clin. Endocrin. **9**, 593 (1949).
VOSS, H. E.: Ärztl. Wschr. **7**, 265 (1952).

SCHUBERT (München):

Zur Frage der Dosierung von ACTH bei Dauertropfinfusionen.

Im Verlaufe des letzten halben Jahres führten wir an unserer Klinik etwa 50 Dauertropfinfusionen mit ACTH (Cortiphyson-PROMONTA) durch. Zur Behandlung kamen im allgemeinen Patienten mit bisher therapieresistentem, chronischem Gelenkrheumatismus.

Die intravenöse Verabfolgung in Form von Dauertropfinfusionen wird den physiologischen Verhältnissen am ehesten gerecht und ist, worauf schon WEISSBECKER in seinem Referat hinwies, der intramuskulären Verabreichung auf Grund stets gleichbleibender Resorptionsbedingungen und wegen des Ausbleibens von allergischen Reaktionen überlegen. Diesen Vorteilen stehen allerdings die technischen Schwierigkeiten einer 8 bzw. 24 Std.-Dauertropfinfusion mit ihren Unannehmlichkeiten für den Patienten gegenüber.

Durch feine zierliche Infusionsgeräte und durch Verwendung einer plastischen Capillare, die wir an Stelle einer Injektionskanüle für die Dauer unserer Infusionsserien in eine Armvene einlegten, konnten wir diese technischen Schwierigkeiten weitgehend verringern und ohne wesentliche Behinderung des Patienten Dauertropfinfusionen mit ACTH in 250 cm³ einer 5,7%igen Traubenzuckerlösung bis zu 36 Std. ausdehnen. Im allgemeinen kamen, je nach Schwere des Krankheitsbildes, 6 bzw. 12 Dauertropfinfusionen in kurzen Abständen zur Anwendung. Dabei zeigte es sich, daß die geringen Mengen von 5—10 E ACTH, als 8—24stündige Dauertropfinfusion gegeben, vollauf genügten, um einen optimalen therapeutischen Effekt zu gewährleisten. Diese unsere Beobachtungen über die Dosierung decken sich, wie mir LABHART von der medizinischen Poliklinik in Zürich bestätigte, vollauf mit den dort gewonnenen Erfahrungen bei ACTH-Dauertropfinfusionen.

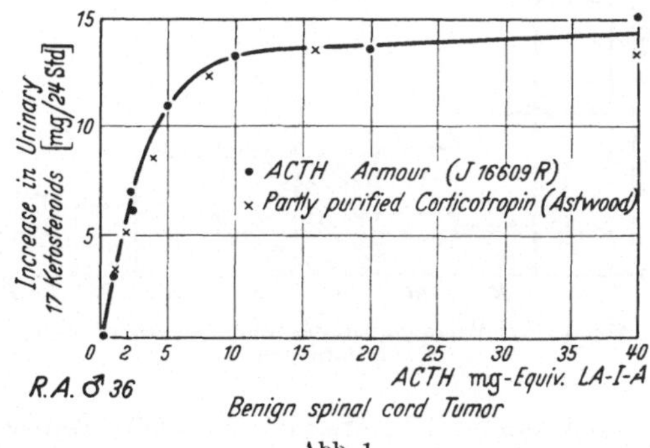

Abb. 1.

Aus der Kurve, die mir LABHART freundlicherweise zur Verfügung stellte, geht deutlich hervor, daß die 17-Ketosteroide im Urin während einer 8stündigen Dauertropfinfusion von 5 E ACTH etwa 80%, bei 10 E etwa 95% der möglichen Ausscheidungssteigerung erreichen. Die Beobachtungen hinsichtlich der Ketosteroidausscheidung im Urin verlaufen also weitgehend parallel mit den klinischen Erfahrungen.

Wir erachten die Dosierungsfrage von ACTH bei Dauertropfinfusionen deshalb für bedeutsam, weil eine höhere Dosierung als 5—10 E, vor allem, wenn sie längere Zeit gegeben wird, zu einer Erschöpfung, ja Schädigung der NNR führen kann, wie sie bereits öfters in der Literatur erwähnt wurde. Auch beruht nach unserer Ansicht sicher ein Großteil der ACTH-Nebenwirkungen bei Dauertropfinfusionen auf einer Überdosierung.

MÜLLER (München):

Resorptionsstörungen treten im Laufe einer Cortisonbehandlung auf, worauf schon WEISSBECKER hingewiesen hat. Die Frage einer primären Resorptionsstörung für Cortison begegnete uns bei einer 52jähr. Patientin mit einem seit 10 Jahren bestehenden primär-chronischen therapieresistenten Gelenkrheumatismus. Bei der Patientin waren fast sämtliche Gelenke, vor allem die kleinen Handgelenke, schmerzhaft, teilweise deformiert und ankylosiert. Die Haut zeigte eine auffallende Pigmentierung. Von den Laboratoriumsbefunden erwähne ich eine mäßige sekundäre Anämie, eine histaminrefraktäre Achylie, eine normale Zahl der Leukocyten und eine fehlende Eosinophilie bei 6% Stabk. und 30% Lympho., BSG. 31/57 mm n. W., NaCl im Serum 580 mg-%, Kalium 22,12 mg-%, Takata +/—, leicht überschüssige Ausscheidung beim VOLHARDschen Wasserversuch bei regelrechter Verdünnung und Konzentration, Gesamtcorticoide nach STAUDINGER und SCHMEISSER bestimmt 450 γ.

Wir verabfolgten an vier aufeinanderfolgenden Tagen je 75 mg Cortison/CIBA i.m. Schon 5 Std. nach der ersten Injektion stellte sich in der Tiefe der Muskulatur eine kleine schmerzhafte Verdichtung ein; das gleiche trat nach den drei folgenden, auf der Gegenseite verabfolgten Injektionen ein. Keine Temperaturerhöhung, keinerlei Besserung der Gelenkbeschwerden, auch nicht nach Absetzen der Therapie, also auch keine verzögerte Resorption. Noch jetzt, 3 Monate nach den Injektionen, fühlt man in der Glutealmuskulatur, also nicht im Fettpolster der mageren Patientin, die 4 Cortisondepots. Leider erlaubt die Patientin nicht die Excision eines der Knoten.

Die Firma CIBA in Wehr/Baden bezeichnete den eingesandten Cortisonrest als einwandfrei.

MARTI (Zürich):

Am Schweizer Internistenkongreß 1950 haben wir (O. SPÜHLER und M. MARTI) über die 17-Ketosteroidausscheidung unter normaler und NaCl- oder eiweißfreier Kost bei Hypertonikern berichtet. Unter NaCl- oder eiweißfreier Nahrung fanden wir fast stets eine Abnahme der 17-Ketosteroidausscheidung im Urin, welche (auf Grund der chromatographischen Trennungsanalyse) fast ausschließlich auf Kosten der eigentlichen NNR-Metaboliten zustande zu kommen scheint.

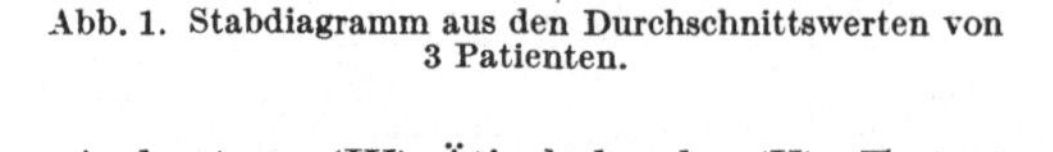

Abb. 1. Stabdiagramm aus den Durchschnittswerten von 3 Patienten.

Die *Tafel* zeigt als Beispiel in einem Stabdiagramm die Durchschnittswerte von drei Patienten vor (weiße Säulenhöhe) und unter NaCl-freier Kost (gestrichelt oder punktierte Säulen).

Androsteron (IV), Ätiocholanolon (V): Testosteronmetaboliten,

Dehydro-iso-androsteron III
11-Hydroxy-androsteron VI
11-Hydroxy-äthiocholanolon VII
} NNR-Metaboliten.

Wir haben damals daraus abgeleitet, daß vielleicht beim Hypertoniker der therapeutische Effekt der verschiedenen Diäten über eine direkte oder sekundäre Hemmung der NNR geht.

Leber- und Steroidausscheidung: Bei verschiedenen Leberschäden (entzündlichen oder degenerativen Charakters) fanden wir eine Verminderung der 17-Ketosteroidausscheidung im Urin. So finden wir beim Cirrhotiker nach Testosteronapplikation nur einen kleinen Anstieg der Gruppen IV und V, welche die Testosteronmetaboliten Androsteron und Ätiocholanolon darstellen (Abb. 1). Im Gegensatz dazu ist beim Normalen bei gleicher Testosterondosierung der Anstieg der genannten 17-Ketosteroide viel stärker (Abb. 2).

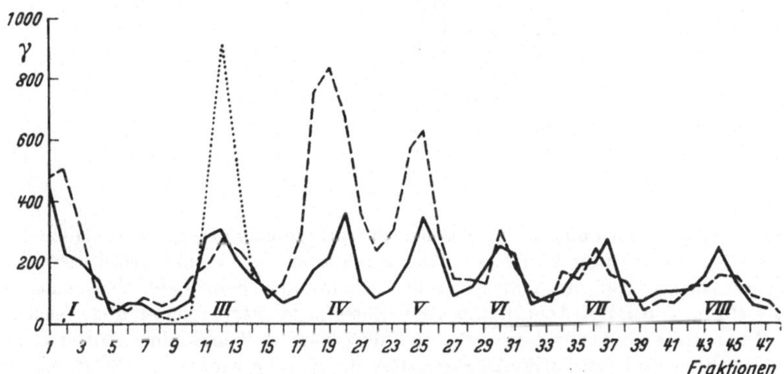

Abb. 2. St. L. ♂, 54 Jahre. Normale Versuchsperson. — vor Testosteron-propionat; ...... unter Testosteron-propionat 100 mg/die; — — — Eichung mit Dehydro-iso-androsteron.

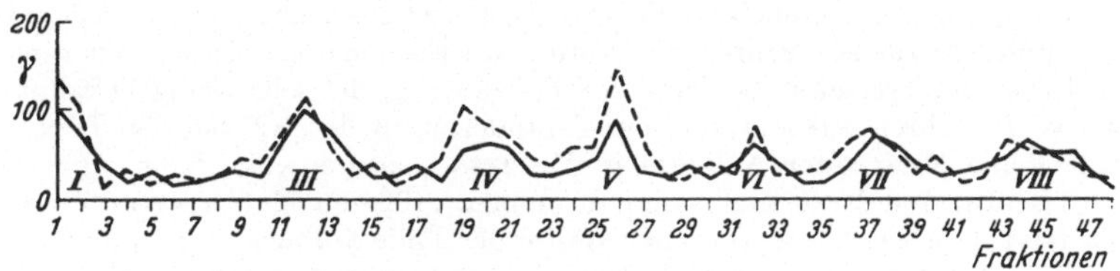

Abb. 3. S. W. ♂, 51 J. Lebercirrhose. — vor Testosteron-propionat; ..... unter Testosteron-propionat 100 mg/die.

Tabelle 1. *Gesamt-17-Ketosteroidausscheidung unter Testosteron-propionat bei Normalen und bei Cirrhotikern.*

Nr., Person, Geschlecht	Alter	17-KS vor Behandlung mg	Testosteron-Dosis mg	17-KS-Ausscheidung unter Behandlung	Ausscheidung in % der Aufnahme
a) Versuchspersonen					
1. K. E. ♂	56	10,2	300	152	31
2. S. E. ♂	38	15,4	120	43,7	28
3. M. H. ♂	42	18,1	100	41,5	23
4. Z. K. ♂	45	14,5	100	43,1	29
5. St. L. ♂	54	12,4	100	32	20
b) Cirrhotiker					
9. M. J. ♂	58	5,2	100	21	16
10. W. E. ♂	47	1,9	50	8	12
11. S. K. ♂	40	4,2	100	17,4	13
12. M. K. ♂	53	9,0	100	20,2	11
13. O. W. ♂	51	8,0	100	13,5	5

Tabelle 2. *Gesamt-17-Ketosteroidausscheidung unter Dehydro-iso-androsteron-acetat bei Normalen und bei Cirrhotikern.*

Nr., Person, Geschlecht	Alter	17-KS vor Behandlung mg	Deh.-i.-andr. Dosis mg	17-KS-Ausscheidung unter Behandlung mg	Ausscheidung in % der Aufnahme
a) Normale Personen					
11. M. M. ♂	31	19,6	100	57,3	38
12. S. T. ♂	52	13,9	100	48,6	35
13. M. W. ♂	32	17,5	100	54,6	37,9
b) Patienten mit Lebercirrhose					
10. W. E. ♂	47	1,9	100	46,2	31
15. W. L. ♂	44	11,0	100	36,7	27,5
18. U. T. ♂	46	10,5	100	30,5	20

Während also beim Normalen unter Testosteron-propionat i.m. eine wesentliche Steigerung der Ausscheidung der Gesamt-17-Ketosteroide erfolgt, ist diese beim Cirrhotiker viel geringer. Der Abbau zu Androsteron und Ätiocholanolon scheint also beim Lebercirrhotiker erschwert. Bei Verabreichung von DHA-Acetat sind die Unterschiede entsprechend, aber doch wesentlich geringer. Man könnte vielleicht daraus den Schluß ziehen, daß ein kleiner Anteil (die Differenz zwischen Normalen und Cirrhotikern) des DHA im Körper wieder zur Synthese verwendet wird. Wir haben ja verschiedene Gründe anzunehmen, daß DHA bei intakten Gonaden im Körper zur Testosteronsynthese herangezogen werden kann.

Beiglböck (Freiburg):

Im Prinzip muß man bei Parenchymerkrankungen der Leber, insbesondere bei der Cirrhose, zwei Dinge in Betracht ziehen. Einmal die Störung des Steroidstoffwechsels in der insuffizient gewordenen Leber, andererseits aber eine NN-Schädigung, die sehr wenig bekannt ist. Ich habe schon vor 10 Jahren auf anatomische Veränderungen der NN bei den Lebercirrhosen hingewiesen. Meine Mitarbeiter Albrich und Spiess-Bertschinger haben diese Frage in bisher unveröffentlichten Untersuchungen an einem größeren Material sorgfältig studiert. Histologisch fanden sich dabei in etwa der Hälfte der Fälle faßbare, z. T. sehr schwere Veränderungen in der NNR. Auch bei akuteren Leberstörungen wurden solche gelegentlich gefunden. Man darf also, glaube ich, nicht ohne weiteres jede Veränderung der Steroidausscheidung nur für eine Funktionsstörung der Leber halten. Es erscheint mir wichtig, hier vielleicht Anhaltspunkte zu finden, was nur auf Leberstörung und was auf eine Störung der NN-Funktion selbst bezogen werden kann.

Benda (Wien):

Soweit ich den Ausführungen Heilmeyers entnehmen konnte, konnte durch die Untersuchung an seiner Klinik bewiesen werden, daß die Gedankengänge bzw. Theorien von Selye sich in experimentellen Arbeiten, die den Anordnungen von Selye gleichen, nur z. T. bestätigen ließen. Ich möchte hier nicht als Verteidiger der Theorie von Selye auftreten, um so weniger, als mir die nötige Erfahrung auf diesem Gebiete fehlt. In diesem Zusammenhang aber möchte ich eine Versuchsanordnung und ihre Ergebnisse bekannt geben.

Wir haben nach der von Roller eingeführten Inhalationstechnik mit Tetrachlorkohlenstoff chronische Leberschädigungen erzeugt. Gleichzeitig haben wir versucht, einen Teil der Tiere — jede Gruppe bestand aus 40 Tieren — mit täglich 2 mg DOC und eine andere Gruppe mit täglich 10 mg Cortison vor dieser Leberschädigung zu schützen. Der Verlauf der Versuche zeigte, daß die Ergebnisse von Aterman hinsichtlich der schützenden Wirkung von Cortison gegenüber Leberfibrose mit äußerster Vorsicht aufzunehmen sind. Man sollte besonders vorsichtig sein, wenn man diese Ergebnisse auf die Klinik übertragen will. Bei unserer Versuchsanordnung konnte wohl eine Leberfibrose bzw. Lebercirrhose durch Cortison verhindert werden, doch gingen uns die Tiere praktisch alle schon während des Versuches ein. (Die Versuchsdauer betrug 10 Wochen.) Bei der histologischen Untersuchung zeigte sich, daß die Leber praktisch keine Zeichen einer entzündlichen Reaktion, also Zeichen einer

Reaktion des mesenchymalen Apparates aufwies, sondern mehr das Bild — rein morphologisch natürlich nur — einer Hepatose zu sehen war. Hingegen zeigten die Tiere mit Desoxycorticosteron eine überschießende mesenchymale Reaktion, es waren auch einige Tiere mit Ascites zu beobachten, und histologisch fand sich in allen Fällen eine stark ausgeprägte Leberfibrose, bei einigen ein histologisches Bild, bei dem es nicht mehr möglich war, es von der LAENNECschen Cirrhose der Menschen zu trennen. Die Kontrolltiere hingegen zeigten nur geringgradige Zeichen von Leberfibrose. Nun haben unsere Untersuchungen doch ein unterschiedliches Verhalten zwischen Desoxycorticosteron und Cortison aufgezeigt. Nach unseren Versuchen scheint das Cortison die mesenchymale Reaktion im Rahmen der Entzündung deutlich zu hemmen, während das Desoxycorticosteron es hingegen deutlich fördert. Es ist daher von einer gewissen Wechselbeziehung, ich will nicht sagen einem Antagonismus bei diesen beiden Wirkstoffen der NNR zu sprechen, und wenn wir die klinische Erfahrung mit diesen beiden Hormonen überblicken, scheint uns auch hier in dieser Beziehung das Experiment recht zu geben. Hinsichtlich der Anfrage, wieviel Kochsalz die Tiere erhalten haben oder ob den Gruppen verschiedene Kochsalzdiät gegeben wurde, so ist zu sagen, daß alle Gruppen eine gleiche, kochsalzarme Diät erhielten. Wir glauben auch nicht, daß der Ascites der Ausdruck der resorbierenden Wirkung auf Natrium von Desoxycorticosteron ist, sondern vielmehr als Zeichen der stärkeren Leberschädigung bzw. Proliferation des Mesenchyms aufzufassen ist. Dafür spricht auch, daß gerade jene Tiere, die einen Ascites hatten — dieser betrug bis 60 cm³ — die stärksten Leberveränderungen aufwiesen und morphologisch nur schwer oder nicht mehr vom Bilde der LAENNECschen Cirrhose abgetrennt werden konnten. Wir glauben auch nicht, daß hinsichtlich des Mineral- und Wasserstoffwechsels zwischen Cortison und Deoxycorticosteron große Unterschiede bestehen. Nach unseren Erfahrungen, wie sie an der I. Medizinischen Universitäts-Klinik in Wien im Teamwork unter LAUDA gesammelt werden konnten, besteht in dieser Hinsicht praktisch kein Unterschied zwischen Desoxycorticosteron und Cortison.

Somit erscheint es uns mit SELYE berechtigt, von einer Gegenbeziehung, wenn auch nicht vielleicht einem Antagonismus zwischen der Gruppe der Cortisone und dem Desoxycorticosteron zu sprechen. Uns erscheint nur der Ausdruck Mineralocorticoide für Desoxycorticosteron und Glucocorticoide für die Cortisongruppe nicht glücklich gewählt. Nach den bisherigen experimentellen und klinischen Ergebnissen würde es uns besser erscheinen, man würde von phlogistischen und aphlogistischen Hormonen der NNR sprechen.

Tabelle 1.

je 40 Ratten	Degeneration	Leberfibrose	Cirrhose	Ascites
CCl_4	+	+	—	—
CCl_4 + Cortison	+ +	±	—	—
CCl_4 + DCA	±	+ + +	+	8 Tiere

BEIGLBÖCK (Freiburg):

Im Bindegewebe spielen drei Elemente eine Rolle: der Fibroblast, das kollagene Gewebe und die bindegewebige Grundsubstanz. Bisher wissen wir vorwiegend über die beiden ersteren, welche Veränderungen sie unter ACTH erfahren. Die Fibroblasten werden gelähmt oder sogar zerstört und das Narbengewebe in seiner Entwicklung behindert. Es ist aber wenig bekannt, was mit der Grundsubstanz geschieht. Diese besteht bekanntlich aus Mucoproteiden, die zusammengesetzt sind aus Eiweiß und einem sehr langen Fadenmolekül, aufgebaut aus Ketten von Polysacchariden. Wir wissen zunächst, daß die Hyaluronidase, welche diese Moleküle angreift und depolymerisiert, durch Cortison gelähmt wird. Wir wissen aber nichts darüber, ob der Aufbau dieser Substanzen selbst durch das Cortison gefördert oder gehemmt wird. Die Auflockerung von Narben, die Besserung der arthritischen Erscheinungen würden zunächst den Gedanken nahelegen, daß die Wirkung darauf eine positive ist. Auch die Tatsache, daß das Heparin vielfach ähnliche Wirkungen zeitigt, könnte in diesem Sinne gedeutet werden. So ist das Heparin imstande, die Wundheilung zu verzögern und die Narbenbildung zu dämpfen. Es lockert alte Narben und wurde auch gegen die Arthritis und gegen die experimentelle Nephritis wirksam gefunden. Es unterdrückt den anaphylaktischen Schock und andere allergische Erscheinungen, alles Wirkungen, die vom Cortison auch bekannt sind. Auf der anderen Seite aber schwächt das Cortison die Antikörperbildung ab und verlangsamt die Blutsenkung, es greift also hier offenbar polysaccharidhaltige Eiweißkörper an. Es müßte meiner Meinung nach diese Frage noch sorgfältig untersucht werden, besonders auch im Hinblick darauf, ob zwischen akuter und protrahierter Cortisonwirkung Unterschiede bestehen und zweitens, ob die Eiweißkomponente oder die Polysaccharidkomponente der Mucoproteide alteriert wird (oder auch gefördert).

In den Versuchen von HEILMEYER und FREY wurde eine echte Entzündung gesetzt, mit dem Ablauf aller entzündlichen Vorgänge. Hier hat das Cortison einwandfrei gehemmt, das DOCA aber nach beiden Richtungen stark gestreut. In den Versuchen von BENDA hingegen wurde ein Giftstoff verwendet, der die Leber primär degenerativ schädigt, während die bindegewebige Reaktion sekundär ist. BENDA konnte also praktisch immer nur die Narbenbildung mit dem DOCA treffen und nicht oder fast nicht andere Phasen der Entzündung. In unseren früheren Versuchen konnten wir zeigen, daß (mehr exsudative) Leberschädigungen durch das Allylformiat auf Vitamine verschieden reagierten: Lactoflavin und Nicotinsäureamid verhinderten praktisch eine bindegewebige Reaktion und schützten die Parenchymzelle (das wäre eine gewisse Analogie zum Cortison), während das Vitamin C keinen sichtbaren Schutz der Leberzelle gewährte, die bindegewebige Reaktion jedoch abundant machte. (Das wäre eine gewisse Analogie zu BENDAs Befunden mit dem DOCA.) Vielleicht reagieren eben verschiedene Stadien der Entzündung auf das DOCA verschieden, während das Cortison immer nur nach einer Richtung wirksam ist. Das Vitamin C fördert einerseits das Fibroblastenwachstum in Kulturen und ist andererseits ein Katalysator des Mucoproteidaufbaues. Deshalb wirkt sich sein Mangel ja sowohl auf die Capillarwand (Hyaluronsäuredefizit) wie auf die Antikörperbildung (mangelhafte Bildung polysaccharidhaltiger Eiweiße) aus. Es erscheint mir sehr wichtig, diesen Fragen nochmals experimentell nachzugehen, um zu sehen, was mit dem Vitamin C geschieht, wenn man Cortison gibt, und was, wenn man DOCA gibt. Und zweitens, ob quantitative oder qualitative Veränderungen der Mucoproteide durch das eine oder andere hervorgerufen werden. Und schließlich, ob unter „physiologischen“ Verhältnissen Cortison und DOC vielleicht nur nacheinander, nicht aber gegeneinander wirksam werden.

KÜCHMEISTER (Hamburg):

In Ergänzung der von BENDA mitgeteilten Ergebnisse über die Wirkung von Cortison auf die experimentelle Leberschädigung mit Tetrachlorkohlenstoff sei mitgeteilt, daß wir mit HERRNRING, SCHUMACHER und v. PENTZ zu ähnlichen Ergebnissen gekommen sind, als wir die Wirkung des ACTH bei der experimentellen Allylformiatvergiftung der Leber untersuchten. Es zeigte sich bei geringgradiger Schädigung im Stadium des Reizstoffwechsels nach BENDA und RISSEL, daß histologisch noch keine Veränderungen nachgewiesen werden konnten, obwohl das elektrophoretische Spektrum der Leberhomogenisate bereits pathologische Veränderungen aufwies. Diese Eiweißstoffwechselstörung ließ sich durch ACTH noch normalisieren. Bei höhergradiger Schädigung der Leber im Stadium des Hemmstoffwechsels fanden sich deutliche histologisch nachweisbare Leberparenchymveränderungen bei gleichzeitig vorhandenen schweren Eiweißstoffwechselstörungen. Durch ACTH konnten in diesem Stadium die entzündlichen Veränderungen eindeutig abgeschwächt werden, während die Eiweißstoffwechselstörungen nicht mehr rückgängig gemacht werden konnten.

Auf der Suche nach dem extrarenalen Faktor, der die Reaktionsform des Glomerulus auf einen allergischen Schaden nach RANDERATH zu bestimmen scheint und unter dem Eindruck, daß die Nephrose häufig bei chronischen Erkrankungen beobachtet wird, und daß wir in der Hungerzeit häufiger nephrotische Komponenten beobachtet zu haben schienen, wurden von uns Untersuchungen über die Wirkung der NN auf den Ablauf der Masuginephritis durchgeführt. Interessanterweise hatte auch WEISSBECKER finden können, daß die Nephrosen Steroidausscheidungen aufweisen, wie er sie sonst nur bei der Addisonschen Krankheit finden konnte.

Bei diesen seit 1946 durchgeführten Untersuchungen stellte sich heraus, daß der Masugischaden bei NN-losen Tieren im Gegensatz zu NN-gesunden eher mit einer nephrotischen Komponente zu verlaufen schien, wobei die Blutdrucksteigerung deutlich in Erscheinung trat. Es wäre daher zu diskutieren, ob die bei der Nephrose häufig zu beobachtenden chronischen Erkrankungen über eine Erschöpfung der NNR die veränderte Reaktionsweise des Glomerulus bei fehlenden Entzündungszeichen bedingen.

KÜCHMEISTER, H., SCHUMACHER, G. HERRNRING, H. v. PENTZ: Die Wirkung des ACTHs auf die Reaktionsweise der Leber nach Allylformiatvergiftung. Z. exper. Med. (im Druck).
KÜCHMEISTER, H.: Verh. dtsch. Ges. inn. Med. Wiesbaden, 58. Kongr. (im Druck).

OBERDISSE (Bochum-Langendreer):

In seinem Referat hat HEILMEYER darauf hingewiesen, daß sich nach Verabfolgung von Cortison und ACTH unter Umständen eine Phase der negativen Anergie und eine erhöhte Infektionsgefährdung entwickeln kann. Hierzu eine Erläuterung: Ich beobachtete gemeinsam mit TÖNNIS eine 23 jähr. junge Frau mit dem Vollbild des Cushing-Syndroms, die einen schweren progredienten Diabetes hatte, der täglich 100 E Insulin benötigte; dabei wurden immer noch 50 g Zucker pro Tag ausgeschieden. Die 17-Ketosteroid- und die Corticoidausscheidung waren deutlich, aber nicht maximal erhöht. Nach einigen Überlegungen wurde eine Operation vorgenommen, obwohl die Sella intakt war und auch keine Gesichtsfeldeinschränkungen vorlagen. Dabei ergab sich ein etwa haselnußgroßes Adenom, das gut entfernt werden konnte. Die Patientin überstand den Eingriff gut; sie erholte sich vorzüglich, insbesondere verschwand der Diabetes, so daß kein Insulin mehr verabfolgt zu werden brauchte. Der Zustand blieb lange Zeit recht gut. Später kam es aber zu einem Rezidiv; das Adenom war wieder nachgewachsen. Damit trat von neuem der Diabetes in Erscheinung. Von besonderem Interesse ist nun, daß die Patientin in diesem Zustand an einer foudroyant verlaufenden Tuberkulose zugrunde ging. Bei der Obduktion ergab sich, daß es sich um eine Sepsis tuberculosa acutissima vom Typ LANDOUZY handelte. Die Tuberkulose war hemmungslos im Gewebe fortgeschritten. Zu Proliferationen war es nicht gekommen.

In der Phase des Recidivs muß eine erneute erhöhte Abgabe von Vorderlappeninkret durch das Adenomgewebe angenommen werden; dabei ist die Patientin in eine Phase der negativen Anergie geraten, wodurch die Ausbreitung der Tuberkulose mit atypischem Verlauf ermöglicht wurde. Offenbar hat die neuerlich einsetzende Vorderlappenhormonproduktion die Abwehrkräfte geschwächt. Allerdings kann man nicht entscheiden, ob das schädigende Agens in diesem Falle das ACTH oder das somatotrope Hormon ist, da gleichzeitig der Diabetes rezidivierte, und da das somatotrope Hormon vorläufig nicht vom diabetogenen Prinzip zu trennen ist, muß man auch an das somatotrope Hormon als schädigenden Faktor denken.

KENDALL ist der Ansicht, daß die im Experiment und am Krankenbett gefundenen ACTH-Wirkungen rein pharmakologischer Natur seien und nichts mit der normalen Sekretabgabe des Vorderlappens zu tun hätten. Im vorliegenden Falle wurde das Übergleiten in die negativ anergische Phase jedoch durch endogen produziertes Hormon bewirkt, so daß diese Beobachtung die Ansicht von KENDALL nicht unterstützt.

PFEIFFER (Frankfurt a. M.):

Zu dem Thema der negativen Beeinflussung der Resistenz gegen Infektionen, das HEILMEYER in seinem Referat in so ausführlicher Weise behandelt hat, möchte ich etwas beitragen. Es existieren außerordentlich wenig Mitteilungen in der Literatur über ein Aufflammen der meist dem Ausbruch des akuten Rheumatismus vorhergehenden Angina unter der Hormonbehandlung dieses Krankheitsbildes. Wir konnten gemeinsam mit SCHÖFFLING und SCHÜTZ bei der ACTH-Behandlung von Kranken mit akutem Rheumatismus beobachten, daß es kurz nach Beginn der ACTH-Behandlung zu einer schweren Tonsillitis kam, die ein volles Rezidiv des Rheumatismus herbeiführte und auch mit hohen Dosen sämtlicher verfügbarer Antibiotica nicht zu beeinflussen war. Dies ist um so bemerkenswerter, als wir sonst bei Infektionen, die als Folge der ACTH- oder Cortison-Behandlung auftreten, eine weitgehende Mitigierung sämtlicher Krankheitssymptome sehen, so daß die Gefährdung des Kranken durch sein äußerliches Wohlbefinden verdeckt wird. Bei unseren Kranken war dies nicht der Fall, sondern es bildete sich bei der einen Patientin eine lebensbedrohliche Pancarditis mit allen Symptomen aus, und es blieb ein Mitralvitium zurück.

„Der schildartige Schutz", den die Hormone nach HENCH gegen die unbekannten Irritantien des Rheumatismus ausüben, wurde also durch den akuten Infekt völlig durchbrochen. Es ist also notwendig, schon zu Beginn der ACTH-Behandlung des akuten Rheumatismus von Kranken, bei denen eine Tonsillitis die Erstkrankheit dargestellt hatte, ausreichend Antibiotica zu geben (E. F. PFEIFFER, Vortr. 2. Kongreß Europ. Ges. Rheumat. Barcelona 1951).

In diesem Zusammenhang ist die Frage der Tuberkulosebehandlung mit Cortison oder ACTH bei gleichzeitiger Gabe von Streptomycin noch von Interesse. So sind z. Z. in Amerika Untersuchungen im Gange, bei einer chronisch progressiven Tuberkulose, deren Herde durch feste Bindegewebswälle schon abgeschirmt wurden, das fibröse Gewebe auf diesem Wege zur Auflockerung zu bringen und das Antibioticum so an den Herd heranzuführen.

Ist aber diese Beeinflussung der bindegeweblichen Abwehr wirklich der einzige Weg, auf dem diese kombinierte Therapie von Antibioticum + ACTH oder Cortison wirkt? Wie verhält sich der Keim selbst gegen diese gewebswirksamen Hormone, wenn wir uns vergegenwärtigen, daß die Resistenzminderung des Organismus durch die Depression der mesenchymalen Abwehrzelle ausgeübt wird und wahrscheinlich letztlich auf einer Beeinflussung des Zellstoffwechsels der einzelnen bindegeweblichen Zelle beruht? Kann nicht in ähnlicher Weise auch das einzelne Bacterium, das schon eine Resistenz gegen das Antibioticum erworben hat, beeinflußt werden, um sodann wieder von neuem angreifbar zu sein?

HEILMEYER (Freiburg):

In Gewebskulturen hat FREERKSEN gezeigt, daß in bestimmten Histiocyten Tuberkelbacillen aufgenommen werden. Die Tuberkelbacillen bleiben darin lebendig erhalten. Wenn die Histiocyten zerfallen, können sie frei werden und neue Infektionen hervorrufen.

Der Fall von Landouzy-Sepsis von OBERDISSE paßt ausgezeichnet in unser Schema.

KOLLER (Zürich):

Wir haben die Einwirkung des Aufstieges in die Hochalpen auf das Hypophysennebennierensystem untersucht. Zunächst wurde in einer 5tägigen Vorperiode in Lauterbrunnen bei den 8 Versuchspersonen die Ausscheidung der 17-Ketosteroide, der reduzierenden Corticoide und der Harnsäure sowie die Tagesschwankungen der Eosinophilen, Gesamtleukocyten und Thrombocyten bestimmt. Am Tage des passiven Aufstieges auf das Jungfraujoch (mit der Bahn) ergaben die erwähnten Bestimmungsmethoden sehr deutliche Ausschläge, die völlig übereinstimmten mit der Reaktion, die nach ACTH-Injektion beobachtet wurde. Bei der 12 Tage später erfolgenden Rückfahrt vom Jungfraujoch nach Lauterbrunnen wurden z. T. gleichsinnige, jedoch viel weniger ausgeprägte Ausschläge festgestellt. Dieselben Untersuchungen wurden auch in einer Unterdruckkammer durchgeführt. Eine Senkung des Barometerdruckes auf die Werte, die der Höhe des Jungfraujochs entsprechen, ergab kaum nennenswerte Abweichungen von der Norm. Neben dem erniedrigten Barometerdruck müssen somit noch andere bisher unbekannte Faktoren als Ursache der hormonalen Wirkung in Betracht gezogen werden.

PENDL (Heidenheim a. d. Brenz):

Unter dem Gesichtspunkt der Substitutionswirkung von endokrinen Hormonen, von der WEISSBECKER sprach, haben wir chronisch Herzkranke untersucht und behandelt. Ausgangspunkt war die Erfahrung, daß bei gewissen Fällen, die man jahrelang beobachten kann, allmählich Addisonismen zu sehen sind. Nach den Arbeiten STAUDINGERs u. a. beeinflussen die NNR-Hormone die Phosphorylierungen und müssen daher auch im Stoffwechsel des Herzens eine Rolle spielen, die bei der Intensität dieses Stoffwechsels besonders groß sein muß. Nach Arbeiten von LIEBEGOTT aus Freiburg ist bekannt, daß die doppelbrechenden Substanzen in der NNR bei chronisch dekompensierten Herzkranken abnehmen, während vorher bei noch vorhandener Kompensation von Klappenfehlern usw. eine Hypertrophie der NNR beobachtet werden kann. Wir haben deshalb die Ketosteroidausscheidung von Herzkranken geprüft, die so lange uneinheitliche Werte ergab, bis wir nach den Angaben von KELLER während der Untersuchungszeit eine Ernährung gaben, die gleiche Vitamin C-Dosen enthielt, also möglichst Vitamin C-freie Kost. Seitdem bekamen wir bei mehrtägiger Untersuchung sehr gleichmäßige Werte, die sich bei geringen Dekompensationszeichen der Kranken, die erst kurze Zeit dekompensiert waren, in normalen Bereichen hielten, während wir bei 19 schwer dekompensierten Patienten immer Erniedrigungen gefunden haben (Werte von 3—4 mg Tagesmengen nach der Methode von ZIMMERMANN). Daraufhin haben wir NNR-Gesamtextrakte gegeben, um Wirkungen zu erzielen, die nicht durch das Überwiegen einzelner Hormongruppen, wie Mineralo- oder Glucocorticoide verzerrt erschienen oder einseitige Überdosierungen verursachten und um die amorphe Fraktion nicht auszuschalten. Verwendet wurden verschiedene deutsche Präparate wie Pancortex und Vitamin B-freies Cortineurin und vor allem das amerikanische Eschatin. Die Dosierungsfrage ist noch nicht sicher zu beantworten — wir haben meist in 1—2tägigem Abstand, je nach Schwere des Falles, 1—2 cm^3 gegeben. Jedenfalls haben wir bei Fällen, die solche Addisonismen boten oder gegen Digitalispräparate überempfindlich waren, sehr gute Erfahrungen gemacht, wenn wir die Mittel allein oder gelegentlich zur Unterstützung von Strophanthin gaben. Patienten mit Hypertonien oder Ödemen haben wir vorläufig noch nicht behandelt, da diese Erscheinungen in der Richtung möglicher Nebenwirkungen der NNR-Extrakte liegen und vielleicht verstärkt werden können, wenn wir auch bei unseren Fällen nie eine signifikante Blutdrucksteigerung oder Ödembildung sahen. Zuletzt folgt der Bericht über eine 58jährige Frau, bei der seit 1942 wegen eines Gefäßaneurysmas eine Herzdekompensation besteht. In den letzten 3 Jahren wurden 278 Stroph.-Injektionen i. v. gegeben. Patientin war bei der Einweisung bettlägerig und schwer dekompensiert. Nach 34 Einspritzungen mit 1—2 cm^3 NNR-Hormon ohne Glykoside wurde Patientin bewegungssuffizient und ist es nach Percortenimplantation auch zu Hause, wo sie ihre Hausarbeit verrichtet, wochenlang geblieben. Ähnliche Befunde sind in einer demnächst erscheinenden Arbeit niedergelegt.

JAHN (Nürnberg):

Nach THORN und Mitarbeitern (Amer. J. Med. **1951**, 603) wirkt Hypoxämie als Stressor, längere Herzdekompensation führt zur Erschöpfung der NNR-Funktion. VICIU (Med. Romana **3**, 721 (1948)] beschreibt Symptome des Addisonismus bei der Dekompensation von Mitralfehlern. Die damit einsetzende Funktionssteigerung der Schilddrüse (JAHN: Med. Klinik **1952**, 512) bedeutet unter Umständen eine über Kompensationsleistungen hinausgehende Belastung für den Kreislauf. Es ist verständlich, daß Rindenhormone einen Ausgleich zirkulationsstörender Veränderungen herbeiführen können.

PFEIFFER (Frankfurt a. M.):

Unter der Vielzahl von Einzelfaktoren, die im Zusammenwirken oder allein das Regulationsproblem Hochdruck (HOFF) verursachen können, hat sich unser Interesse in letzter Zeit den durch Überfunktionszustände der NNR hervorgerufenen Hypertonien zugewandt. Als besonders glücklichen Umstand müssen es die in dieser Richtung arbeitenden Untersucher empfinden, daß es heute möglich ist, über das Studium der Kreislaufwirkung einzelner Corticosteroide hinausgehend durch Injektion des corticotropen Hormones des HVL die natürlichen Verhältnisse des Krankheitsbildes, das ja auch immer durch die Gesamtheit der vermehrt ausgeschütteten Hormone verursacht wird, nachzuahmen.

Eigentümlicherweise kommt es nun nicht bei allen mit ACTH behandelten Patienten zu einer Blutdrucksteigerung (SPRAGUE), was teilweise sicherlich mit der nicht immer einheitlichen Kochsalzzufuhr bei den einzelnen Patientengruppen zusammenhängt. Andererseits ergaben laufend durchgeführte Blutdruckmessungen bei mit hohen Dosen ACTH behandelten Kranken eine oftmals in der Ruhe maskierte und erst durch Arbeitsversuche aufzudeckende Steigerung des Blutdruckes (SHOCK). Bei der Frage nach dem Mechanismus dieser Hypertension müssen wir bekanntlich 2 Möglichkeiten erörtern. Die Blutdrucksteigerung kann bedingt sein:

1. durch verstärkte Natrium- und damit Flüssigkeitsretention im Tubulusgebiet mit folgendem Anstieg der zirkulierenden Blutmenge oder
2. durch einen direkten vasculären Effekt, wie ihn vor allem SELYE aus seinen bekannten Tierexperimenten abzuleiten versucht.

Besonders die letztgenannte Anschauung verknüpft die postulierte Vasoaktivität der Corticoide mit renalen, vasopressorischen Substanzen und versucht diese Auffassung durch zahlreiche Tierexperimente, bei denen die Restitution des nach Adrenalektomie oder Entfernung der Hypophyse abgesunkenen Drosselungshochdruckes durch DOCA, 11-Dehydrocorticosteron (zit. OEHME) oder ACTH (ANDERSON und Mitarbeiter) zu beobachten war, zu stützen.

Die in der Folge durchgeführten Clearance-Untersuchungen beim Menschen ergaben unter hohen Dosen ACTH oder Cortison (24 Std. lang 275 mg ACTH oder 600 mg Cortison) einen Anstieg von Glomerulusfiltrat und effektivem Plasmafluß (INGBAR und Mitarbeiter), bei geringeren nur einen Anstieg des Glomerulusfiltrates bei herabgesetzter Gesamtdurchblutung (8—22 Tage lang 75—200 mg ACTH täglich) (EARLE und Mitarbeiter). Diese Befunde mit einer Konstriktion der efferenten Arteriole des Glomerulus bei Dilatation der afferenten mit verstärkter Rückresorptionsleistung des Tubulus zu deuten, schien um so natürlicher, als morphologische Beobachtungen des Tierexperimentes in ähnlichem Sinne ausgelegt werden konnten (SELYE). Daß mit dieser Anschauung eine Vereinigung der beiden besprochenen und somit nur scheinbar gegensätzlichen Mechanismen zustande kam, ist offensichtlich.

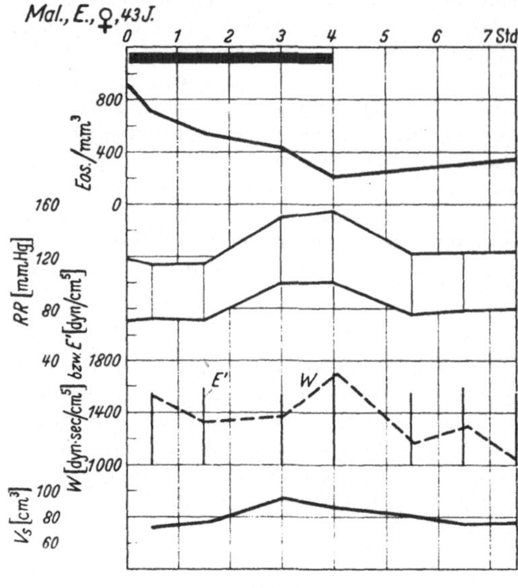

Abb. 1.

Zeichenerklärung:

$E'\left(\frac{\text{Dyn}}{\text{cm}^5}\right)$ = elastischer Widerstand } der Gefäße

$W\left(\frac{\text{Dyn}\cdot\text{sec}}{\text{cm}^5}\right)$ = peripherer Widerstand } der Gefäße

Vs (cm^3) = Schlagvolumen.

Eine weitere Aufklärungsmöglichkeit sollten Untersuchungen der einzelnen Kreislauffaktoren geben. Die Ergebnisse waren nicht einheitlich. In Amerika fand DEXTER nach überdosierter ACTH-Dauerbehandlung bei Erwachsenen einen Widerstandshochdruck (die verwandte Methodik war nicht in Erfahrung zu bringen), in Deutschland stellten HOCKERTS, STRÖDER und CHROBOK nach einmaliger intramuskulärer Injektion von 22,5 mg ACTH bei Kindern mit der Kreislaufanalyse nach BROEMSER-RANKE jeweils gegensinnige Veränderungen von Schlag- und Minutenvolumen einerseits, und elastischem und peripherem Widerstand andererseits in Abhängigkeit von der Ausgangslage im Sinne einer Zu- oder Abnahme fest.

Die Verschiedenheit der Ergebnisse schien uns am ehesten durch die Unterschiede der Dosierung, der Zeitdauer der Behandlung und des differenten Untersuchungsgutes erklärt werden zu können, und veranlaßte uns in gemeinsamer Arbeit mit BLOHMKE zu Untersuchungen mit bestimmter Methodik:

Bei Normotonikern erstrebten wir eine maximale, einmalige Stimulierung der NNR mit Hilfe der intravenösen Dauertropfinfusion von 20 E ACTH (HÖCHST) über 4—8 Std. Der Vorteil dieses Verfahrens liegt in der Tatsache einer weitgehenden Ausschöpfung der „corticalen Reserve“ ohne Überdosierung begründet. Fehlerquellen durch Resorptionsstörung oder Hormoninaktivierung am Orte der Injektion werden vermieden. Die physikalische Kreislaufanalyse führten wir nach der Methode von O. FRANKE unter Zugrundelegung der Formeln von WEZLER und BÖGER durch. Alle Patienten erhielten normal salzhaltige Kost.

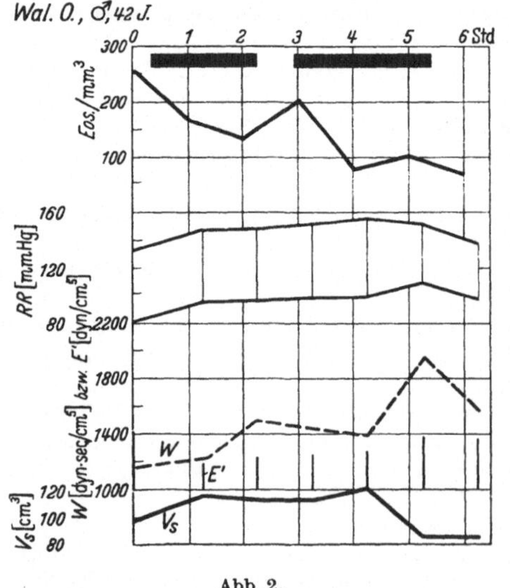

Abb. 2.

Aus Abb. 1 (43jährige Frau) ist zu ersehen, wie im Verlaufe der 4 Std. andauernden Infusion die Eosinophilen glatt abfallen, und zur selben Zeit der systolische und diastolische Blutdruck ansteigt. Bei unveränderterFrequenz verhalten sich anfangs peripherer Widerstand und Schlagvolumen gegensinnig, dann fällt das Schlagvolumen noch unter fortlaufender Infusion ab, der periphere Widerstand steigt währenddessen stark an und erreicht im Augenblick der stärksten Eosinophilendepression seinen Gipfelpunkt. Der elastische Widerstand blieb bei diesem Fall relativ unverändert. Bemerkenswert erscheint uns das schnelle Absinken von Blutdruck und peripherem Widerstand nach Sistieren der Infusion.

Bei einem Mann von 42 Jahren haben wir die Infusion nach etwa 2 Std. unterbrochen, um die vermutete Abhängigkeit der erzielten Kreislaufveränderungen von der kontinuierlichen Stimulierung der NNR studieren zu können. Wir sehen (Abb. 2), wie im Augenblick der Unterbrechung der Infusion die schon abgesunkenen Eosinophilen wieder ansteigen und zur selben Zeit die schon vermehrten peripheren Widerstände eine leicht abfallende Tendenz zeigen. Etwa 1 Std. nach Wiedereinsetzen der Infusion entspricht ein maximaler Anstieg des peripheren Widerstandes dem neu einsetzenden Abfall der eosinophilen Zellen. Elastischer Widerstand und Schlagvolumen verhielten sich bei diesem Beispiel gegensinnig.

Abb. 3 zeigt bei einem 24 jährigen jungen Mädchen, bei dem leider die Eosinophilen spontan so niedrige Werte aufwiesen, daß sie nicht verwertet werden können, bei nur sehr geringfügigen Veränderungen von elastischem Widerstand und Schlagvolumen im Augenblick der Unterbrechung der Infusion wiederum den Rückgang des schon angestiegenen peripheren Widerstandes. Nach Einsetzen der intravenösen ACTH-Infusion steigt der periphere Widerstand wieder an.

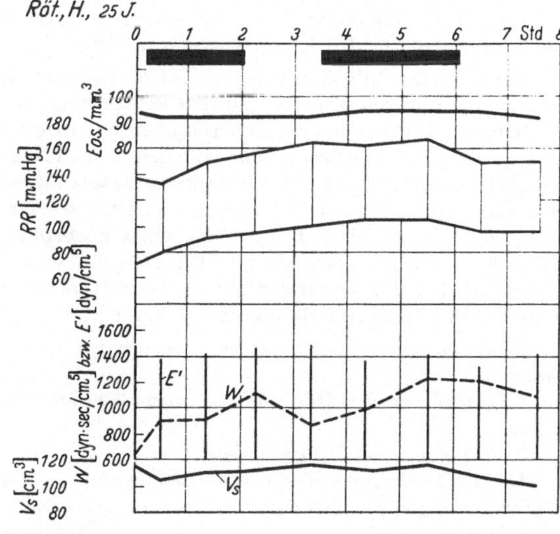

Abb. 3.

Die weiterhin bisher durchgeführten Untersuchungen (5 Patienten) ergaben im Prinzip, mitunter mit geringen Abweichungen, gleichartige Veränderungen: Zu Beginn der Infusion, oftmals von der Ausgangslage abhängig, gegensinniges Verhalten von Widerstand und Schlagvolumen, später die mit der Fortdauer der Infusion verknüpfte, entgegengesetzt dem Abfall der Eosinophilen sich verhaltende Steigerung des peripheren Widerstandes. Als Blutdruckanstieg waren bei den Probanden meist 20—30 mm Hg systolisch wie diastolisch zu beobachten.

Wir glauben, mit diesen Untersuchungen die erörterten widersprechenden Befunde anderer Autoren erklärt zu haben. Unsere Ergebnisse stehen in Übereinstimmung mit der durch ACTH bewirkten Beeinflussung der Clearance und der Steigerung der Capillarresistenz (Brust und Mitarbeiter, Hockerts und Mitarbeiter) sowie den Kreislaufveränderungen des mit hohen Dosen ACTH dauerbehandelten Kranken (Dexter). Kommt es zu einer ausreichenden Aktivierung der NNR, die mit dem intravenösen ACTH-Test im Kurzversuch und mit der längere Zeit fortgesetzten, entsprechend dosierten Behandlung für die Dauer hervorgerufen werden kann, so ist der hormonal induzierte Hochdruck mit den kreislaufdynamischen Kriterien des „humoral bewirkten" (Volhard) ausgezeichnet, ohne daß uns dieses „Symptom" eine Berechtigung gäbe, ein endgültiges Urteil über eine eventuelle Beteiligung renaler, vasopressorischer Substanzen abzugeben. In ähnlicher Weise ist noch die ungemein wichtige Rolle der Natrium-Zufuhr der Nahrung abzuklären, worüber Untersuchungen bereits im Gange sind.

Anderson, Page, Li, Ogden: Amer. J. Physiol. **141**, 393 (1944).

Brust, A. A., W. Ransokoff, M. F. Reiser and E. B. Ferris: Proc. Second. Clin. ACTH Conf. p. 177. New York: Blakiston Co. 1951.

Dexter: Zit. Disk. Bem. Forsham, wie Brust u. a., S. 192.

Earle, D. P., J. D. Alexander, S. J. Farber u. E. D. Pelligrino: Wie Brust u. a., S. 139.

Hockerts, Th., J. Stroeder u. J. Chrobock: Dtsch. med. Wschr. **1952**, 432.

Hoff, F.: Pathogenese und Behandlung der Hochdruckkrankheit, Langenbecks Arch. u. Dtsch. Z. Chir. **270**, 240 (1951).

Ingbar, S. H., E. K. Kass, Ch. H. Burnett, A. S. Rehnan, B. A. Burrows u. J. H. Sisson: Wie Brust u. a., S. 130.

Oehme, C.: Klin. Wschr. **1951**, 237.

SELYE, H.: Stress, Acta Inc., Montreal 1950; Annual Rep. on Stress, Montreal 1951.
SHOCK, N.: Wie BRUST u. a., S. 187.
SPRAGUE, R. G.: Amer. J. Med. 10, 567 (1951).
VOLHARD, F.: Handbuch der inneren Medizin, 2. Aufl., Bd. 6. Berlin: Springer 1931.

HEINTZ (Frankfurt a. M.):

Durch die Untersuchungen SELYEs und seine Konzeption von den Adaptationskrankheiten wurde die Aufmerksamkeit verstärkt auf die Beziehungen zwischen Hypophyse-NN und Hochdruck gelenkt. Bereits 1942 hatten wir auf Veranlassung von SARRE die Wirkung von Desoxycorticosteron (DOC) auf den Blutdruck des kreislaufgesunden Menschen untersucht. Im kurz dauernden Versuch fand sich nach DOC-Injektion (20 mg i. v.) keine akute Blutdrucksteigerung. Bei täglicher Verabreichung von 20 mg i. m. über mehrere Wochen wurde eine zwar deutliche, insgesamt aber nur mäßige Blutdrucksteigerung erreicht, wenn gleichzeitig 10—20 g Kochsalz gegeben wurden. Nach Absetzen von DOC und Reduktion der Kochsalzzufuhr fiel der Blutdruck wieder zur Norm ab.

Diese Reversibilität der Hypertension ließ uns die Hypothese SELYEs unwahrscheinlich erscheinen, daß nämlich die Blutdrucksteigerung nach DOC durch eine Nephrosklerose verursacht sei. Wir haben deshalb zusammen mit DOBNER an Albinoratten gemäß dem Vorgehen von SELYE die Wirkung von täglicher hochdosierter DOC-Verabreichung über mehrere Wochen untersucht. Bei gleichzeitiger kochsalzreicher Ernährung zeigten die Tiere eine Blutdrucksteigerung, die nach Absetzen von DOC wieder verschwand. Eine Nephrosklerose war selbst nach 12wöchiger Behandlung nicht zu beobachten. Sie kann also nicht die Voraussetzung für die Entstehung der Hypertension sein. Inzwischen ist auch SELYE von seiner ursprünglichen Ansicht abgerückt. Er nimmt jetzt 3 Wege an, auf denen die Blutdrucksteigerung durch DOC zustande kommen könne:

1. Vermehrung der Produktion von renalen und extrarenalen pressorisch wirksamen Substanzen.
2. Interferenz des DOC mit der normalen Entgiftung der pressorischen Substanzen in der Niere.
3. Erhöhung des Blutvolumens.

Der letzte Weg ist sicher ohne Bedeutung. Wir konnten bei unseren anfangs erwähnten Untersuchungen niemals eine Vermehrung der kreisenden Blutmenge nachweisen. Die Kreislaufanalyse nach WEZLER und BÖGER ergab bei dem DOC-Kochsalzhochdruck des Menschen einen Widerstandshochdruck. Während der DOC-Verabreichung war gegenüber der Vorperiode die blutdrucksteigernde Wirkung des Adrenalins verstärkt, das lokale Acetylcholinerythem nach intracutaner Injektion aber vermindert. Wir möchten daher annehmen, daß durch DOC und Kochsalz der Tonus und die Reaktivität des peripheren Gefäßgebietes verändert wird. Für diese Änderung der Gefäßaktivität gegenüber vasoaktiven Reizen unter dem Einfluß der Corticosteroide sprechen auch Untersuchungen, die wir zusammen mit KRAUS über die Blutdrucksteigerung bei hypophysektomierten und epinephrektomierten Ratten mit experimenteller (MASUGI-) Nephritis durchgeführt haben. Wie aus Abb. 1 hervorgeht, zeigt sich bei intakten Tieren nach unserer Versuchsanordnung unter der Nephritis im Gruppendurchschnitt ein Blutdruckanstieg von 120 auf 180 mm Hg systolisch, bei hypophysektomierten Tieren von 110 auf 145 mm Hg systolisch und bei epinephrektomierten Tieren von 90 auf 130 mm Hg systolisch. Also auch die nephrogene Blutdrucksteigerung ist in ihrem Ausmaß u. a. von der Aktivität des Hypophysen-NN-Systems abhängig.

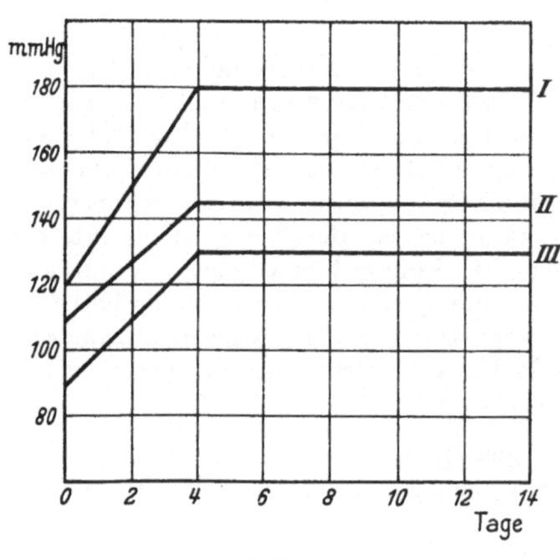

Abb. 1.

Abb. 1. Verlauf des syst. Blutdrucks bei Albinoratten mit Masugi-Nephritis (halbschem.) Erläuterungen s. Text. I = Normaltiere; II = hypophysektomierte Tiere; III = epinephrektomierte Tiere.

Es ergibt sich daher die Frage, ob auch beim Menschen die Funktion der NNR für den Grad der Blutdrucksteigerung bei diffuser Glomerulonephritis von Bedeutung sein könnte. Zusammen mit HÜBENER und MEYERHEIM haben wir mit der von HÜBENER angegebenen Methode die Ausscheidung von Steroidmetaboliten im Harn von Patienten mit Pseudonephrose und bei einer genuinen Lipoidnephrose untersucht. Über ähnliche Untersuchungen bezüglich der 17-Ketosteroidausscheidung wurde kürzlich von WEISSBECKER und früher von FRAZER, DELTOUR und Mitarbeiter berichtet. In Übereinstimmung mit den genannten Autoren fanden wir bei nephrotischem Syndrom mit *nur gering ausgeprägter Blutdrucksteigerung* eine Verminderung der Steroidmetaboliten ohne Geschlechtsunterschiede.

Demgegenüber stehen Befunde von SHADAKSHARAPPA und Mitarbeiter, wonach bei chronischer Nephritis mit *ausgesprochener Hypertension* die Corticoide im Harn vermehrt sind. Auf Grund von Literaturangaben und eigenen experimentellen und klinischen Befunden über die unterschiedliche Corticoidausscheidung bei den verschiedenen Verlaufsformen der Nephritis, d. h. der sog. vasculären Verlaufsform mit dem führenden Symptom „Hypertonie" und der nephrotischen Verlaufsform mit der weniger ausgeprägten oder fehlenden Blutdrucksteigerung, erscheint es möglich, daß die Hypophysen-NNR-Aktivität in der Pathogenese der verschiedenen klinischen Bilder der Nephritis eine Rolle spielt.

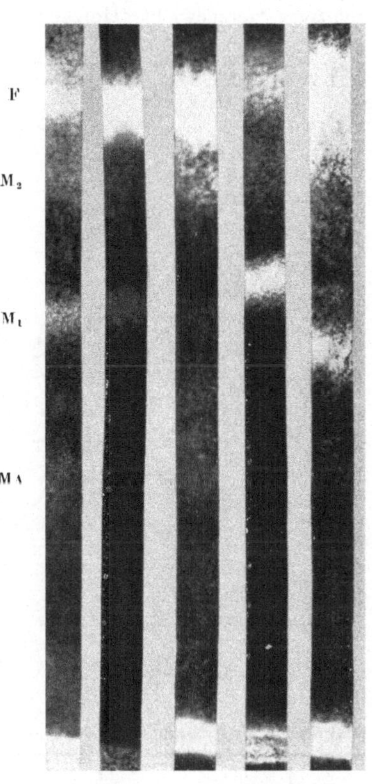

Abb. 2. Photographie von Papierchromatogrammen im ultravioletten Licht. Aufgetragen wurden Harnextrakte von Pseudonephrosen. (Methodik s. Vortrag HÜBENER dieses Symposions.) Im Vergleich zu den von HÜBENER gezeigten Normalfällen ergibt sich eine Verminderung der Frontfraktion (F), der M_2-, M_1- und M_A-Fraktion.

SCHUNK und CORNELIUS (Würzburg):

Wir fanden in früheren Untersuchungen [Z. exper. Med. **117**, 497 (1951)], daß bei Katzen, die unter mehrmonatigem emotionalem Stress standen (Reizung durch Hunde), erhebliche Veränderungen an Hypophyse und NN auftreten können.

Die Prähypophyse dieser Tiere zeigte im Gegensatz zu Kontrollen, die unter sonst gleichen Bedingungen lebten, und zu in Freiheit lebenden Tieren neben degenerativen Merkmalen eine ausgesprochene Basophilenvermehrung (bis maximal 67%) auf Kosten der Hauptzellen und der Eosinophilen. An der NNR war ein starker Lipoidschwund insbesondere der Zona fasciculata bemerkenswert. Wir deuteten diese Veränderungen als Ausdruck einer erhöhten Aktivität und vermehrter Hormonausschüttung.

Da Basophilie sich nicht nur beim Morbus Cushing, sondern auch bei anderen mit chronischer Blutdrucksteigerung einhergehenden Erkrankungen findet (BERBLINGER u. a.), andererseits einzelne Hypertonieformen den Adaptationskrankheiten zuzuordnen sind, wobei auch eine psychosomatische Genese zu diskutieren ist, gingen wir dieses Problem ebenfalls tierexperimentell an.

Dazu wurden zwei Versuchsserien von je 4 Katzen, denen gleichgroße Kontrollgruppen entsprachen, drei Monate hindurch täglich etwa 2 Std. durch Hunde gereizt, mit denen sie in Käfigen von etwa 1 qm zusammenkamen. Eine dieser Serien wurde einseitig nephrektomiert, der Versuch selbst 4 Wochen nach der Nephrektomie begonnen. Am Ende der Versuchszeit bestimmten wir den Blutdruck in Urethannarkose (1,5 g/kg) in der Carotis, entbluteten die Tiere anschließend und sezierten sie in üblicher Weise. Die Ausgangsbedingungen wurden an einer Gruppe von 12 freilebenden Katzen geprüft, bei denen wir Herzgewicht, relatives Herzgewicht (Herzgewicht × 1000 durch Körpergewicht), Blutdruck (blutig in der Carotis 2 Std. fortlaufend), Rest-N und Harn kontrollierten. Die Ergebnisse der Herz- und Kreislaufverhältnisse gibt Tab. 1 wieder.

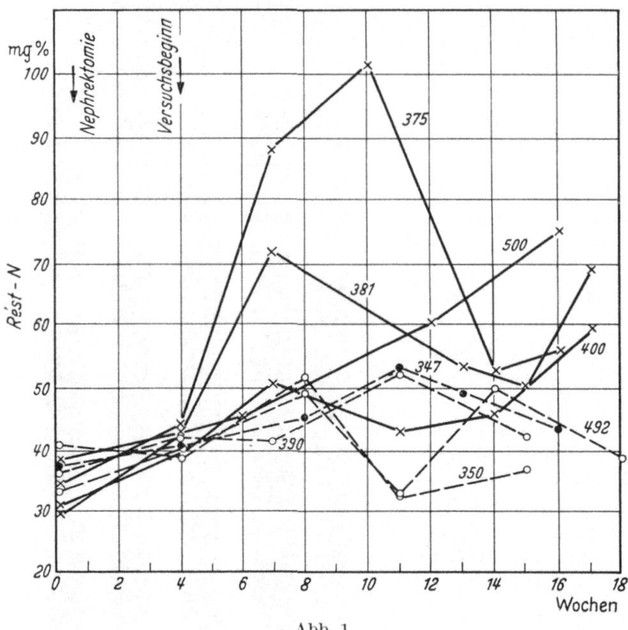

Abb. 1.

Bei der Hälfte der Versuchstiere beider Gruppen zeigte sich eine eindeutige Massen- und Gewichtszunahme des Herzens, die besonders im relativen Herzgewicht zum Ausdruck kommt, das vom Wert 3,61 ± 0,05 bei den normalen Vergleichstieren auf maximal 6,28 (Tier 3) ansteigt. Ein wesentlicher Unterschied zwischen nephrektomierten und nicht nephrektomierten Tieren besteht nicht, wenn auch das Herzgewicht bei ersteren durchschnittlich etwas höher liegt. Diese Verhältnisse gehen auch eindrucksvoll aus Abb. 2 und 3 hervor, die von Herzen etwa gleichschwerer Versuchs- und Kontrolltiere stammen. Dabei fällt eine gewisse Verlän-

Tabelle 1. *Herz- und Kreislaufverhältnisse bei Katzen unter dreimonatiger Reizung durch Hunde.*

Lfd. Nr.	Versuchsanordnung	Körpergewicht g	Herzrohgewicht g	Herzrohgewicht (× 1000) / Körpergewicht	Fortlaufende RR-Registrierung bei Versuchsende: Anfangswert mm Hg	Endwert nach 2 Std.	Bemerkungen
Norm. Vergl. Werte	Mittelwerte von 12 Tieren	2358 (±130)	8,5 (±0,5)	3,61 ±0,05	128	120	Mittelwerte von 12 Tieren
	Höchstwerte von 12 Tieren	2850	10,9	3,88	155	130	Höchstwerte von 12 Tieren
	Mindestwerte von 12 Tieren	1500	5,3	3,34	90	90	Mindestwerte 12 Tieren
1		2200	7,5	3,41			—
2	Emotionaler	2300	11,7	5,08			Linkshypertrophie
3	Stress	1700	10,7	6,28			Linkshypertrophie
4		2600	9,6	3,65			—
5	Emotionaler	2300	11,5	5,00	175	165	Linkshypertrophie
6	Stress und	1900	12,8	6,12	165	145	Linkshypertrophie
7	einseitige	1700	7,6	4,47	125	115	—
8	Nephrektomie	2400	9,1	3,79	105	105	—
9		1200	4,6	3,83			
10	Kontrollen	2200	7,9	3,59			
11		2100	6,9	3,24			
12		1800	6,6	3,67			
13	Kontrollen	2600	12,7	4,88	125	100	
14	mit	2400	9,2	3,83	130	135	
15	einseitiger	1900	7,3	3,84	115	95	
16	Nephrektomie	2500	10,9	4,36	140	120	

gerung der vergrößerten Herzen auf, die nach KIRCH als tonogene Dilatation zu werten ist, welche der eigentlichen Hypertrophie vorausgeht. Planimetrische Messungen nach KIRCH ergaben nun, daß sich diese vorwiegend auf den linken Ventrikel erstreckt, mithin auf einer Widerstandserhöhung im großen Kreislauf beruhen muß, während z. B. KIRCH bei Lauftrommel- und Schwimmversuchen den rechten Ventrikel am stärksten hypertrophisch fand. Dieser Befund kann nur im Sinne einer Hypertonie gedeutet werden, wie sie sich bei einem Teil der

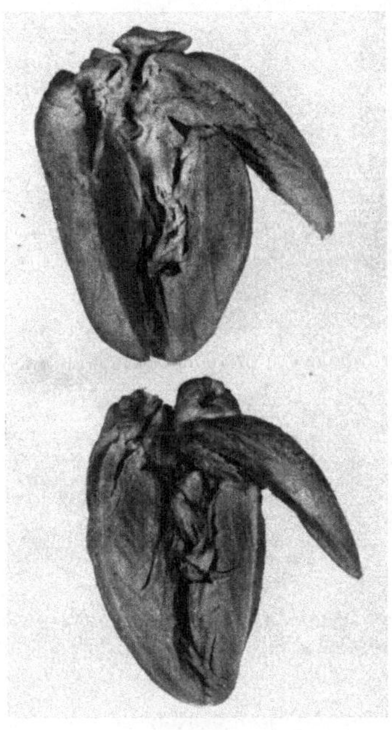

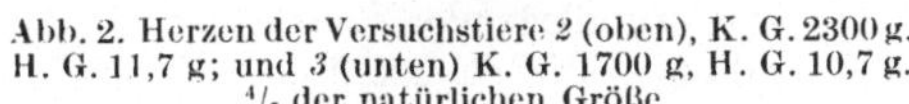

Abb. 2. Herzen der Versuchstiere *2* (oben), K. G. 2300 g. H. G. 11,7 g; und *3* (unten) K. G. 1700 g, H. G. 10,7 g. $^4/_5$ der natürlichen Größe.

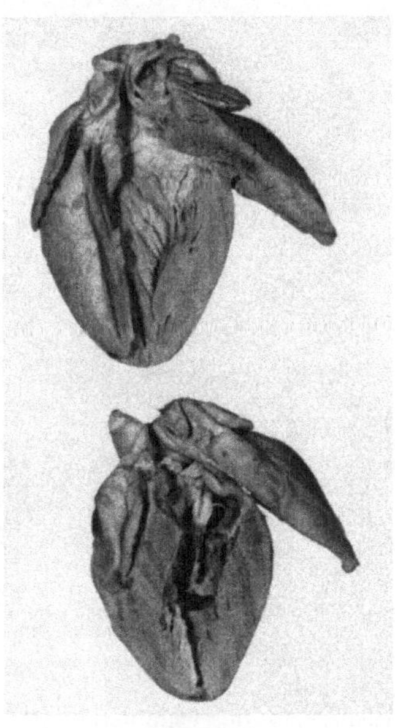

Abb. 3. Herzen etwa gleichschwerer Kontrolltiere: *10* (oben) K. G. 2200 g, H. G. 7,9 g; *12* (unten) K. G. 1800 g, H. G. 6,6 g. $^4/_5$ der natürlichen Größe.

Tiere tatsächlich bestätigte. Die Blutdruckwerte sind eher zu niedrig, da Urethan bekanntlich den Blutdruck senkt, wenn auch geringer als andere Narcotica. Er beträgt nach neueren Untersuchungen SCHOETENSACKs an der curarisierten Katze 115 mm Hg $\pm$ 23% (Mittelwert von 88 Tieren). An sich ist die Blutdruckbestimmung bei derartigen Versuchen insofern ein schwieriges Problem, als es eine befriedigende unblutige Methode bisher bei Katzen nicht gibt, die blutige jedoch einen störenden Eingriff in die Versuchsanordnung darstellt.

Nephrosklerotische Veränderungen ließen sich nicht nachweisen, was bei der kurzen Versuchsdauer auch nicht zu erwarten war. Dagegen fanden sich Alterationen nach Art einer „einfachen Nephrose“ im Sinne RANDERATHs: an den Glomeruli Schwellung der Schlingenknäuel, Kernquellung, Sichtbarwerden des Grundhäutchens und hie und da Eiweiß im Kapselraum, an den Tubuli — insbesondere den gewundenen Harnkanälchen, geringer an den aufsteigenden Schenkeln der HENLEschen Schleifen — trübe Schwellung, Speicherung von Fett und hyalinen Tropfen, Auflockerung des Cytoplasmas, Vacuolenbildung und sogar stellenweise Epitheldesquamation (Abb. 4).

Wenn derartige Veränderungen bei Katzen, die zu Fettspeicherung in Nieren und Leber neigen, auch nicht überwertet werden dürfen, so gewinnen sie doch Gewicht durch die Tatsache, daß sich bei den Versuchstieren z. T. erhebliche Rest-N-Steigerungen und immer wieder nachweisbare Harnbefunde mit leichter Albuminurie, Mikrohämaturie und gelegentlicher Zylindrurie erheben ließen (Abb. 1). Sie sind wohl eine Folge des unter Stress verstärkten Eiweißzerfalls. Nach Auffassung RANDERATHs und anderer Autoren treten bei Eiweißzerfall Permeabilitätsstörungen an den Capillaren auf, die Glomerulusmembran wird für Eiweiß und Fett durchlässig, beide Substanzen werden durch Rückresorption von Wasser im Tubuluslumen eingedickt (Cylinder!), schließlich selbst vom Kanälchenepithel rückresorbiert, das dann sekundär degenerative Merkmale aufweist.

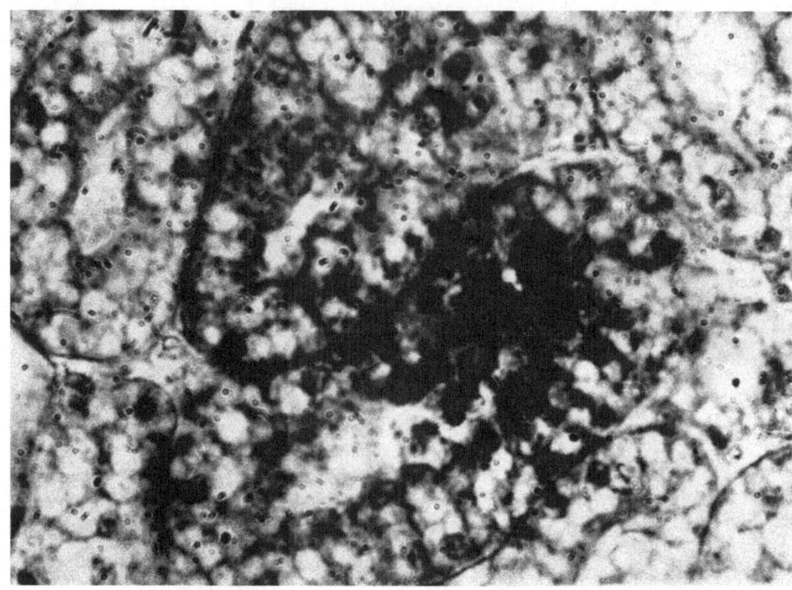

Abb. 4. Schollig-hyaline Eiweißsubstanzen im Lumen und Epithel distaler Tubulusabschnitte (Versuchstier *I*). WEIGERTsche Fibrinfärbung. 640fache Vergrößerung.

HAUS (Innsbruck):

Das Ansprechen des vegetativen Systems auf einen unspezifischen Reiz und die Richtung der sich daraus ergebenden Funktionsänderung sind von grundlegender Bedeutung für die Indikationsstellung und Prognose verschiedener Anwendungen der physikalischen Therapie.

Bei bestimmten Formen des rheumatischen Krankheitskomplexes, besonders bei den primär und sekundär chronischen Polyarthritiden, findet sich in der Regel ein veränderter Funktionszustand im Bereiche des Zwischenhirn-Hypophysen-NN-Systems (*1*—*11*), welcher als pathogenetischer Faktor den Ablauf der Erkrankung mitbestimmt (*12*—*15*). Der Angriffspunkt unspezifischer physikalisch-balneologischer Maßnahmen wird demnach u. a. auch vielfach in einer Beeinflussung dieses Systems gesehen (*6*, *13*, *16*). Gerade mit einer Fehl- oder Minderleistung der HVL-NNR-Achse ist aber auch sehr häufig eine veränderte Ansprechbarkeit und Reaktionsweise des vegetativen Systems verbunden (*16*, *17*). Besonders die schweren chronischen Fälle zeigen vielfach das Bild einer corticoprälobären Insuffizienz (*18*, *19*) und z. T., mit dem daraus entstehenden Überwiegen der Hypophysen-Schilddrüsenachse (*17*), das der „kompensierenden Hyperthyreose" (*20*—*22*). Bei Einwirkung eines Stress entwickelt sich dann auch ein veränderter Ablauf der Alarmreaktion, wobei die überwiegende Komponente des Systems auf den gesetzten Reiz verstärkt reagiert und das klinische Bild beherrscht (*23*—*32*). Den gleichen Vorgang kennen wir auch aus dem Tierversuch (*31*, *33*—*38*). Diese für das therapeutische Ziel des gesetzten Reizes „fehlgeleitete" Reaktion führt nun erfahrungsgemäß häufig zu einem mangelhaften Kurerfolg und oft sogar zu so üblen „Badereaktionen", daß die Behandlung abgebrochen werden muß.

Während in einem von uns (*39*) beobachteten Krankengut von über 700 Patienten, welche einer Behandlung im Thermalstollen bei BÖCKSTEIN (Heißluft + Radon) unterzogen wurden, die überwiegende Mehrzahl der Kranken klinisch und bei Überprüfung der 17-Ketosteroidausscheidung eine scheinbar normale Stressreaktion zeigten, kam es bei „endokrinen Dystonikern" häufig zu einer Entgleisung in ihrer jeweiligen Funktionsrichtung. So zeigten z. B. Patienten mit normalem Grundumsatz im Laufe der Behandlung keine Änderung oder eher eine Senkung, Patienten mit von vornherein erhöhtem Grundumsatz jedoch einen weiteren Anstieg desselben (40). Dem entsprach auch klinisch häufig ein Hervortreten oder eine Verschlechterung hyperthyreotischer Erscheinungen. Bei diesen Fällen blieb auch die 17-Ketosteroidausscheidung im Laufe der Behandlung unbeeinflußt. Andererseits kam es bei einem konstitutionell nebennierenbetonten Patienten nach einer Stollenbehandlung mit zu häufigen Einfahrten zu einem ausgesprochenen NN-Überfunktionssyndrom mit 11 kg Gewichtszunahme, auffallender Rundung des Gesichtes, Striae distensae, Polyglobulie, hypertoner Regulationslage und Vermehrung der Körperbehaarung. In diesem Fall war auch noch nach einem Jahr normaler therapeutischer Dosierung innerhalb einer Woche ein Ketosteroidanstieg um über 300% festzustellen.

Von diesen Beobachtungen und Überlegungen ausgehend haben wir versucht, therapeutisch eine Modifikation der Reaktionslage und wenn möglich eine „Steuerung" des Reaktionsablaufes auf den gesetzten Reiz zu erzielen. Es wurden dazu niedrige ACTH-Dosen (2mal 6,0 bis 2mal 12,5 IE täglich) durch etwa 10—20 Tage (im ganzen also etwa 250 IE pro Patient) gegeben. Damit wird eine Aktivierung der beim Rheumatiker oft zunächst auch auf größere ACTH-Dosen refraktären NNR (*2, 6, 15, 41*) angestrebt, wodurch deren Ansprechbarkeit gegenüber der Wirkung des durch den physikalischen Reiz ausgeschütteten, endogenen ACTH verbessert werden soll. Durch das vermehrte Glucocorticoidangebot in der Peripherie fällt außerdem die eventuelle Schilddrüsenkompensation im Zellstoffwechsel (*42, 43*) weg, wodurch der Zustand der „kompensierenden" Hyperthyreose möglicherweise wieder abgebaut werden kann. Auch eine direkte Herabsetzung der Schilddrüsenfunktion durch den erhöhten Corticoidspiegel ist zu erwarten (*27, 44—49*). Andererseits bedingt die Behandlung mit solchen geringen, für sich allein therapeutisch noch kaum wirksamen ACTH-Dosen in ihrer endokrinen Reafferenz keine so weitgehende zentrale Funktionshemmung, um ein Ansprechen des Zwischenhirnhypophysensystems auf den physikalischen Reiz zu verhindern. Auch eine therapeutisch angestrebte und bei normaler Alltagsbelastung ausreichende Hemmung der HVL-NNR-Achse durch exogenes Cortison wird bei zusätzlichem Stress (z. B. Hyperthermie oder Fieber) durchbrochen (*50*).

Mit der Kombination der physikalischen Maßnahme (Heißluft-Radiumemanatorium) und der „Mikro"-ACTH-Behandlung wurde bei mehreren schweren, therapieresistenten Rheumatikern vor etwa einem Jahr begonnen. Der sofortige Behandlungserfolg der 4wöchigen Kur, viel mehr aber noch der weitere Verlauf der Erkrankung während der jetzt einjährigen Nachbeobachtungsperiode, scheinen unsere Arbeitshypothese zu stützen. Ebenso spricht dafür der komplette Mißerfolg des Versuches einer Kombinationsbehandlung von *therapeutischen* Cortisondosen mit einer Heißluftstollenkur. Die klinisch wirksame Cortisondosis entspricht dabei normalerweise der etwa 4fachen Hemmungsdosis der endogenen ACTH-Ausschüttung (*51*). Durch die funktionelle Ausschaltung des Zwischenhirn-Hypophysen-NN-Systems scheint dabei der physikalischen Maßnahme einer ihrer wesentlichen Angriffspunkte genommen zu sein. Es bleibt also hier im wesentlichen nur bei der rein symptomatischen Cortisonwirkung, und es kommt zu keiner wirklichen Beeinflussung der für den Verlauf der rheumatischen Erkrankung mitbestimmenden neuroendokrinen Regulationsstörung.

Eine Beeinflussung und Steuerung der Stressreaktion bei der innersekretorischen Störung des Rheumatikers erscheint also durch eine über eine gewisse Zeit und zugleich mit einer physikalisch-therapeutischen Allgemeinmaßnahme durchgeführte ACTH-Behandlung möglich. Wesentlich ist dabei aber die niedrige (weit unter der symptomatisch wirksamen ACTH-Menge liegende) Dosierung. Eine besondere Bedeutung scheint dieser Kombinationsbehandlung bei den sonst auf eine physikalische Reiztherapie häufig schlecht reagierenden Fällen mit Betonung der Hypophysen-Schilddrüsenachse zuzukommen.

1. Boland, E. W.: Ann. Rheumat. Dis. **9**, 1 (1950).
2. Hench, P. S., E. C. Kendall, C. H. Slocumb and H. F. Polley: Arch. Int. Med. **85**, 545 (1950).
3. Selye, H.: Stress, Acta Inc., S. 393, Montreal, Canada 1950.
4. Selye, H.: J. Clin. Invest. **29**, 844 (1950).
5. Weissbecker, L., u. W. Ruppel: Klin. Wschr. **30**, 155 (1952).
6. Hiller, E.: Verh. dtsch. Intern.-Kongr. 1952.
7. Pemberton, R., and C. W. Scull: Ann. Int. Med. **19**, 482 (1943).
8. Selye, H.: Brit. Med. J. **2**, 1129 (1949).

9. PEARSE, A. G. E.: Lancet **1**, 954 (1950).
10. FORESTIER, J.: Rev. rhumat. **16**, 418 (1949).
11. GODLOWSKY, Z. Z.: Ann. Rheumat. Dis. **8**, 285 (1949).
12. CHIARI, H.: Wien. klin. Wschr. **62**, 40 (1950).
13. BÖNI, A.: Arch. f. phys. Ther. **3**, 193 (1951).
14. LIÈVRE, J. A.: Semaine Hôp. **26**, 1017 (1950).
15. THORN, G. W., P. H. FORSHAM, J. E. WARREN and T. B. BAYLES: Ann. Rheumat. Dis. **8**, 307 (1949).
16. SELYE, H.: Stress, S. 22, 1950.
17. SELYE, H.: Stress, S. 355, 1950.
18. JAHN, D.: Klin. Wschr. **1938** I, 1.
19. SCHLEGEL: Z. Morph. u. Anthrop. **1939**, 38.
20. JAHN, D.: Regensburg. Jb. ärztl. Fortbild., Bd. I.
21. JAHN, D.: Verh. dtsch. Int.-Kongr. 1951.
22. STRAUSS, HILLER u. JAKOB: Med. Klin. **46**, 1102 (1951).
23. LANGERON, L.: J. Sci. méd. Lille **68**, 401 (1950).
24. ROMANI, J. D.: Semaine Hôp. **1951**.
25. MAHAUX, J.: Semaine Hôp. **26**, 4375 (1950).
26. BERNHARDT, H.: Berl. med. Z. **1** (1950).
27. SOFFER, L. J., J. L. GABRILOVE and J. W. JAILER: Proc. Soc. Exper. Biol. a. Med. **71**, 117 (1949).
28. WILENSKY, A. O.: Internat. Coll. Surg. **9**, 304 (1946).
29. MEANS, J. H.: The thyroid and its diseases. 2nd Edition. Philadelphia: J. B. Lippincott 1948.
30. MEANS, J. H.: Lancet **1949**, 543.
31. SELYE, H.: J. Clin. Endocrin. **6**, 117 (1946).
32. PERRAULT, M., et J. VIGNALON: Semaine Hôp. **26**, 2296 (1947).
33. EICKHOFF, W.: Verh. dtsch. Ges. Path. 32. Tagung.
34. EICKHOFF, W.: Zbl. Path. **85**, 112 (1949).
35. NOVELLI, A., e. A. MASINI: Boll. Soc. ital. Biol. sper. **1950**, 26.
36. SELYE, H.: First Ann. Rep. on Stress 1951, Acta Inc., Montreal, Canada, S. 191.
37. WILLIAMS, R. H., H. JAFFE and C. KEMP: Amer. J. Physiol. **159**, 291 (1949).
38. HAAM, E., and T. T. FROST: Proc. Soc. Exper. Biol. a. Med. **42**, 99 (1939).
39. HALHUBER, M.: Verh. dtsch. Ges. phys. Ther., Dtsch. Bädertag 1951.
40. INAMA, K.: Klin. Unters. im Thermalstollen bei BÖCKSTEIN, pers. Mitteilung.
41. LIÈVRE, J. A., H. BLOCH-MICHEL, R. HENRY et M. THEVENET: Semaine Hôp. **27**, 2345 (1951).
42. JAHN, D.: Verh. dtsch. Ges. Kreislaufforsch. 1941.
43. JAHN, D.: Med. Klin. **16**, 513 (1952).
44. THORN, G. W.: Adrenal Cortex Conference 1950, S. 164, Josiah Macy jr., Foundation, N. Y., USA.
45. HILL, S. R., R. S. REISS, P. H. FORSHAM and G. W. THORN: J. Clin. Endocrin. **10**, 1375 (1950).
46. WOLFSON, W. Q., et col.: J. Labor. a. Clin. Med. **36**, 1005 (1950).
47. HARDY, J. D., C. RIEGEL and E. P. ERISMAN: Amer. J. Med. Sci. **219**, 582 (1950).
48. PASCHKIS, K. E., et col.: Proc. Soc. Exper. Biol. a. Med. **73**, 116 (1950).
49. BERSON, S. A., and R. S. YALOW: J. Clin. Endocrin. **12**, 407 (1952).
50. WILKINS, L., L. I. GARDNER et col.: J. Clin. Endocrin. **12**, 257 (1952).
51. WILKINS, L., R. A. LEWIS et col.: J. Clin. Endocrin. **11**, 1 (1951).

JAHN (Nürnberg):

Die experimentelle Ulcuserzeugung ist durch die Arbeiten von SELYE (*1*) und SPERANSKY (*2*) bereichert worden. Der Fortschritt liegt in der Einordnung der Ulcusentstehung in übersehbare Zusammenhänge, in deren Bereich die Geschwürsbildung nicht als örtlicher Vorgang, sondern als Folge einander auslösender funktioneller Störungen zu erkennen ist. Hierin genügt die experimentelle Medizin einer klinischen Forderung, die durch v. BERGMANN (*3*) zuerst formuliert worden ist.

Selye (*4*) findet als Folge eines Stress Vergrößerung der NNR, Involution des thymolymphatischen Apparates und Geschwürsbildung im Magendarmtrakt. Der Ulcusentstehung gehen Hyperämie und Erosionsbildung, bisweilen Blutungen und Zeichen gastrointestinaler Allergie voraus. Appendicitis, Colitis und nekrotisierende Enteritis können sie begleiten oder allein als Stressfolge in Erscheinung treten. Das sich durch Stase in den Schleimhautgefäßen bildende Ödem leitet den Defekt der Deckzellen ein, die der verdauenden Wirkung des Magensaftes unterliegen. Diese Veränderungen sind unspezifisch; denn sie finden sich in ganz gleicher Weise bei den verschiedensten Arten von Stress.

Es ist von Interesse zu sehen, daß in den Experimenten von Speransky (*5*) als eine der Standardformen der neuralen Dystrophie nach dem Einlegen eines Glasringes um den Hypophysenstil mit Regelmäßigkeit ebenfalls gastrointestinale Affektionen vorwiegend an der Pars pylorica des Magens, dem Duodenum, dem Coecum und in den untersten Partien des Colons mit Geschwürsbildung im Bereich der peptischen Verdauung auftreten. Er (*6*) beobachtete bei seinen Versuchstieren die gleichen Hämorrhagien der Schleimhaut der pylorischen Region und des Duodenums, die um so stärker hervortreten, je schneller das Tier nach der Operation eingeht, während sich bei protrahiertem Verlauf Geschwüre mit Penetration in den muskulären Teil der Wand finden. Das geschieht ebenfalls bei den unterschiedlichsten Eingriffen am Nervensystem, so daß er annimmt, nur Impulse für den Ablauf eines „dritten Prozesses" gesetzt zu haben, der für die Geschwürsbildung verantwortlich ist.

Es soll hier nicht auf die Beziehungen hormonaler und neuraler Einflüsse eingegangen werden. Erwähnt werden muß jedoch der von G. F. Iwanow (*7*) erhobene Befund, daß die von ihm operierten Hunde neben anderen Zeichen der neuralen Dystrophie hyperämische und geschwollene Nebennieren aufwiesen, und daß sich 8—12 Std. später die Zellen der Rindenschicht der NN „buchstäblich mit Fett überladen" zeigten „in gleichem oder stärkerem Grade, als das bei Diphtherieintoxikation vorkommt".

Die Manifestationen der Alarmreaktion Selyes (*8*) aber bedürfen einer unterschiedlichen Bewertung. NN-lose Ratten zeigen unter den Bedingungen des Stress nur dann eine Involution des thymolymphatischen Apparates, wenn ihnen rohe Rindenextrakte zugeführt werden, während die gastrointestinalen Erscheinungen in geringerem Grade auftreten. Die schwersten Folgen mit Blutung und Geschwürsbildung finden sich bei unbehandelten nebennierenlosen Tieren und in der dem Stadium der Resistenz folgenden Erschöpfung. Selye (*9*) unterscheidet deshalb während der Alarmreaktion eine Schock- und eine Gegenschockphase. Die erstere ist von neuralen Wirkungen, geweblichen Einflüssen und vom jeweiligen Funktionszustand der NNR, die letztere von der rindenstimulierenden Wirkung der Hypophyse (ACTH) abhängig.

Die gastrointestinalen Erscheinungen gehören der Schockphase und dem Stadium der Erschöpfung an. Sie sind um so ausgesprochener, je geringer die zur Verfügung stehende Menge an Rindensteroiden ist. Die Symptome der Schockphase sind nach Selye (*10*) als relative NNR-Insuffizienz aufzufassen. Sie hat konditionelle oder konstitutionelle Gründe und besitzt daher ein besonderes Interesse für die Ulcusgenese.

Die Vorgänge in der Schockphase beanspruchen daher um so mehr Beachtung, als sie nicht nur dem klinisch bekannten Schocksyndrom, sondern dem Ablauf ständig im Körper vor sich gehender Abwehrreaktionen zuzuordnen sind [Selye (*11*)].

Aus dem Stoffwechsel geschädigter Zellen entstehen als Sofortreaktion Histamin und histaminähnliche Substanzen, die am Ort ihres Auftretens oder nach ihrem Übertritt in das Blut wirksam werden [Haas (*12*)]. Mautner und Pick (*13*) heben die Leber als Schockorgan nach Applikation von Histamin und Pepton hervor und sehen ihre Schädigung als Folge einer Kontraktion der Lebergefäße durch Hypoxie des Zellstoffwechsels. Die heute erkannte Zentralisation des Kreislaufs im Schock [Duesberg (*14*)] unterstützt diese Deutung. Die Beteiligung der Leber steht außer Zweifel; denn schwere Schocksymptome folgen im Tierversuch der partiellen Hepatektomie [Selye und Dosne (*15*)]. Ferner ist die Intaktheit der Leber eine Voraussetzung für die Erholung aus schwerem Schock, dessen Symptome durch eine künstliche Durchflutung der Leber mit dem Blut gesunder Spender behoben werden können [Seligman et al. (*16*)].

Die Eiweißbindung des Histamins wird in der Leber unter gewissen Voraussetzungen durch Trypsin, das hier reichlich vorhanden ist, gesprengt [Rocha e Silva (*17*)]. Hierfür dürfte die hypoxämische Schädigung von besonderer Bedeutung sein [Fischler und

CUTLER (*18*)]. Die Histaminasewirkung erfolgt zu langsam, als daß der Übertritt ins Blut verhindert werden könnte [HAAS (*19*)]. Die Beseitigung dieses „exogenen Histamins“ [DALE (*20*)] in den verschiedenen Organen ist unterschiedlich. In der Magenwand scheint sie zu fehlen, da die Magensaftproduktion durch Antihistaminica nicht beeinflußt wird [HAAS (*21*)]. Deshalb wurde die bekannte Erzeugung von Ulcera im Magen erleichtert, als man die Versuchstiere vor den tödlichen Wirkungen des Histaminschocks durch Antihistaminica schützte [HALPERN und HAMBURGER (*22*)].

Gleichen Verhältnissen begegnet man bei den Ulcera, die nach Hautverbrennung entstehen [CURLING (*23*)]. Auch hier führen Eiweißabbauprodukte zu Atonie der Schleimhautcapillaren des Intestinaltraktes, hämorrhagischen Erosionen und Geschwürsbildung an Magen und Duodenum [PRINZMETAL und BERGMAN (*24*)]. Dabei erweist sich die NNR als hyperämisch mit Abnahme des Cholesteringehaltes. Der Tod nach Hautverbrennung imponiert als Versagen der NNR, deren Schädigung vermißt wurde, wenn die Versuchstiere vorher hypophysektomiert waren. Produkte der proteolytischen Autointoxikation besitzen daher einen Stressoreffekt, der für den Verlauf der Erkrankung maßgebend erscheint [HARKINS (*25*)]. In diesem Zusammenhang wird deutlich, daß die Leber in ihrer Entgiftungsfunktion durch eine eigene Schädigung oder den Grad der Intoxikation versagen kann [SELYE (*26*)].

Das schwere Schocksyndrom mit Blutdrucksturz, Temperaturabfall, Herabsetzung des Muskeltonus und Bluteindickung wird gewöhnlich einer nervösen Reaktion zugeschrieben und oft als „primärer Schock“ bezeichnet, während die gastrointestinalen Blutungen, Erosionen und Geschwürsbildungen als Symptome des „sekundären Schocks“ mit der toxischen Wirkung körpereigener Substanzen in Zusammenhang gebracht werden [SELYE (*27*)]. Obwohl eine derartige Trennung wegen der stofflichen Übertragung der nervösen Erregung etwas Willkürliches besitzt, haben Experimente mit dem Herz-Lungenpräparat die Entstehung eines Schocks beim Hund ohne Verminderung des Venendrucks oder des Herzminutenvolumens gezeigt, in dessen Verlauf eine 4mal größere Blutmenge als der dem Tier eigenen in der Mucosa des Darmes gespeichert wurde. Sie erwies sich als ödematös, blutgefüllt und hämorrhagisch [SELYE (*28*)].

NN-lose Tiere sind gegen endogene Intoxikationen sehr wenig widerstandsfähig [SELYE und DOSNE (*29*)]. Sie repräsentieren die vielfachen Übergänge vom schweren Schock zu Funktionsstörungen, die nicht als Schocksymptome imponieren, bei Kenntnis der Zusammenhänge jedoch unzweifelhaft in den Rahmen dieser Reaktionslage hineingehören [SELYE (*30*)].

Der meist beobachtete Stoffwechselvorgang im Schock ist die Hypoglykämie. Im Gesamtbild des Schockvorgangs erinnert sie an die Folgen der Hypophysektomie und Adrenalektomie mit ihrer Einengung der Regulationsbreite des Blutzuckers und dem gefahrbringenden Sturz der Zuckerkonzentration des Blutes bei Muskelarbeit und im Hunger [SELYE (*31*)]. Die Leber nebennierenloser Tiere ist praktisch entglykogenisiert [LONG, KATZIN und FRY (*32*)]. Es kommt erschwerend hinzu, daß dann die insulinhemmende Wirkung des Cortisons fortfällt, so daß der Zuckerverbrauch in den Muskeln gesteigert ist [O'CONNEL und BURNS (*33*)]. Schließlich wird die Zuckerverwertung durch Histamin gefördert, was vielleicht in der Vergrößerung der Oberfläche des Capillarsystems seine Erklärung findet [JAHN (*34*)]. Experimentell gehört die Hypoglykämie zu den regelmäßigen Befunden im Schock [DALTON und SELYE (*35*)].

Der Ersatz des Leberglykogens erfolgt unter dem Einfluß der Glucocorticoide durch Neubildung von Zucker aus Eiweiß, aber auch der Hypophysenvorderlappen erweist sich durch die ACTH-Produktion als mitverantwortlich. Glykogenmangel veranlaßt den Rückgriff auf die Fettdepots des Körpers, die sich bei der Rindeninsuffizienz durch den Transport von Fett zur Leber entleeren [SELYE (*37*)]. Ein Anstieg der Ketonkörper im Blut zeigt sowohl den gesteigerten Umsatz der Fette als auch den Mangel an Leberglykogen an [SELYE (*37*)]. Glucocorticoidmangel ist wegen der verminderten Einbeziehung des Eiweiß in den Betriebsstoffwechsel mit einer Stapelung von Eiweiß in der Leber verbunden [CUTHBERTSON (*38*)]. Hierbei handelt es sich offenbar um nicht organisiertes Eiweiß, das als Depot wegen seiner Eigenschaft, Eiweißabbauprodukte zurückzuhalten bzw. auszustoßen, nicht indifferent ist. SELYE (*39*) bezieht den antiallergischen und antihistaminergischen Einfluß des Cortisons und des ACTH auf ihre eiweißabbauende Wirkung. NN-Insuffizienz und Allergie zeigen enge Beziehungen, die für den Gastrointestinaltrakt besondere Bedeutung besitzen [JAHN (*40*)].

Daß der Mangel an Leberglykogen sowohl für den Fett- wie auch für den Eiweißstoffwechsel schwerwiegende Folgen hat, zeigte auch FISCHLER (*41*) in Tierversuchen. Die Anwendung von Hunger und Phlorrhizin bei Hunden mit ECKscher Fistel führt zum Rückgang der Harnstoff- und Ammoniakproduktion der Leber bei gleichzeitig ausgiebiger Ausscheidung von N-Substanzen durch den Harn. Wie unter den gleichen Voraussetzungen aus dem Fettstoffwechsel Ketonkörper entstehen, treten aus dem unvollständigen Eiweißabbau Stoffe in den Harn über, die sich als höhermolekulare Körper erwiesen haben, im einzelnen chemisch noch unbekannt geblieben sind. Trotz der ECKschen Fistel, unter deren Einfluß sich die Leber zu verkleinern pflegt, wird diese hier größer, offenbar durch nicht abgebautes, aus der Nahrungsaufnahme stammendes Material. Derartig behandelte Tiere gehen an einer endogenen Intoxikation zugrunde, zeigen teerfarbigen Stuhl, Zahnfleischblutungen, parenchymatöse Blutanschoppungen uud Hämorrhagien im gesamten Darmtractus, vorwiegend aber in der Schleimhaut des Magens und Duodenums. Gleichartige Blutungen ergeben Obduktionen bei Tieren mit zentraler Läppchennekrose, die sich z. B. bei hypoxämischer Schädigung der Leber nach Anlegung der ECKschen Fistel und temporärer Abklemmung der Arteria hepatica durch tryptische Verdauung von Eiweiß bei vermindertem Fermentschutz der Leber einstellt. Da Trypsin gleichzeitig die Peptidbindung des Histamins sprengt, entstehen Bilder, die dem anaphylaktischen Schock völlig gleichen, so daß FISCHLER auf die Ähnlichkeit seiner Befunde mit der von SCHITTENHELM und WEICHARDT (*42*) beschriebenen Enteritis anaphylactica hinweist.

Die Klinik der peptischen Ulcerationen besitzt zu diesen experimentellen Befunden wichtige Berührungspunkte. Zunächst interessiert die Funktionsstruktur, welche die Voraussetzung der Ulcusbildung ist.

Typenmäßig korreliert das Ulcus am stärksten mit der asthenischen Verfassung, die sich vorwiegend bei dem leptosomen Körperbautyp findet [CATSCH (*43*)]. Wie bei dem Schockgeschehen finden sich als kennzeichnende Symptome Hypotonie und Hypoglykämie [JAHN (*44*)]. Beide treten vorwiegend bei körperlicher Belastung und im Hunger in Erscheinung. Am Kreislauf beobachtet man als regulatorische Gegenleistung zur Hypotonie eine Zentralisation, die durch Abdrosselung weiter Capillargebiete, auch denen der Leber, vor allem dem diastolischen Blutdrucksturz entgegenwirkt [JAHN (*45*)]. Die den Asthenikern eigene hypodyname Regulationsstörung des Kreislaufs [SCHELLONG (*46*)] führt zur Anschoppung des Blutes in den Splanchnicusgefäßen. Die Hypoglykämie ist charakteristischerweise von einem Anstieg der Ketonkörperkonzentration im Blut begleitet, die sowohl für die Entleerung der Glykogendepots der Leber wie für eine lebhafte Fettmobilisation spricht [JAHN (*47*)]. Der Eiweißabbau ist verlangsamt, so daß die Ausgeglichenheit der N-Bilanz vermißt wird. Bei hoher Eiweißzufuhr zeigt sich eine N-Retention, die auch bei weiterer Zufuhr von Nahrungseiweiß unverändert bleibt [JAHN (*48*)]. Der Körper reguliert dieses Mißverhältnis entweder durch Verweigerung des Nahrungseiweiß oder durch schubweise einsetzende überschießende N-Ausscheidung [JAHN (*49*)], die oft mit allergischen Reaktionen vergesellschaftet ist. Mit derartigen Vorgängen ist eine starke Säureproduktion des Magens verbunden, die weniger durch die Art der Nahrung (exogen) als durch körperliche Beanspruchung und im Hunger (endogen), also in der interdigestiven Phase, auftritt [JAHN (*50*)].

Wir haben die geschilderte Funktionsstruktur, die teils konstitutionell, teils Folge von vorausgehenden Belastungen des Körpers, also konditionell ist, als corticoprälobäre Insuffizienz bezeichnet und sehen in dem Auftreten von Schocksymptomen im Sinne SELYEs eine Schwäche der Vorgänge der Adaptation.

Lebererkrankungen bereiten in gleicher Weise den Boden für die Entstehung von peptischen Ulcerationen vor [JAHN (*51*)]. Die Neigung zu Hypoglykämien, N-Retention und Hypotonie ist dieselbe. Für die Lebercirrhosen hat BEIGLBÖCK (*52*) eine Schädigung der NNR histologisch gezeigt. ENZINGER (*53*) fand während der Hepatitis die Ausscheidung der 17-Ketosteroide vermindert, und ROTH (*54*) erbrachte den Nachweis einer Erhöhung des Histamingehaltes im Blut von Leberkranken. Die Schleimhaut des Magens ist dadurch so gut wie regelmäßig im Sinne der Gastritis endogenen Ursprungs verändert und zeigt nach den gastroskopischen Befunden von RATING und VOEGT (*55*) submuköse Blutungen. Daß aus derartigen hämorrhagischen Erosionen das hepatogene Ulcus nicht als regelmäßige Nach- oder Begleitkrankheit der Parenchymschäden der Leber [JAHN (*56*)] entsteht, hat seinen Grund offenbar in der dabei charakteristischen Herabsetzung der Magensaftproduktion. Autopsien nach

Leberatrophie zeigen sehr häufig starke Blutanschoppungen der gesamten Schleimhaut des Intestinaltraktes und hämorrhagische Erosionen des Magens und Duodenums, deren Übergang in echte Ulcerationen außer Zweifel steht [JAHN (*57*)].

Aber auch ohne nachweisbare Erkrankung der Leber ist der Histamingehalt des Blutes während des Bestehens eines Ulcus von 1,5—2,5 mg/l bis 7 mg erhöht, wie BAUMEL, LAZERGES und PEDOUSSANT (*58*) gefunden haben. Diese Autoren nehmen einen Grenzwert des Histamingehaltes an, dessen Unterschreitung den Schub der Ulcuskrankheit verschwinden, dessen Überschreitung aber den Ausbruch oder den Fortbestand des Leidens herbeiführen läßt. Es scheint deshalb für die Ulcusgenese von allgemeiner Bedeutung zu sein, wie diese Übersicht gezeigt hat, daß die Gefäßwirksamkeit von Stoffen des Eiweißabbaus peristatische Zustände im Capillargebiet der Schleimhaut des Intestinaltraktes hervorruft, und daß im Bereich des Magensaftes geschädigte Bezirke der Ätzwirkung und der peptischen Verdauung besonders des im nüchternen Zustande sezernierten Magensaftes unterliegen [BÜCHNER (*59*)].

Die Abbaustörung des Eiweiß beim Ulcuskranken konnte durch den Pyrifertest [JAHN (*60*)] nachgewiesen werden. Auch SELYE (*61*) beobachtete nach einem Stress bei Ulcuskranken, Rheumatikern und nach chronischen Infektionen das Ausbleiben einer vermehrten N-Ausscheidung im Harn. Nach den Pyriferstudien von PFEFFER und STAUDINGER (*62*) kann angenommen werden, daß hier die sonst mit dem Fieber eintretende erhöhte Glucocorticoidproduktion fehlt. Unsere Beobachtungen bei Ulcuskranken ergaben eine Verminderung der 17-Ketosteroidausscheidung im Harn, die im allgemeinen nach ein oder mehreren Pyriferfieberstößen behoben werden kann. Der therapeutische Wert der Anwendung von Pyrifer scheint daher in einer Behebung der corticoprälobären Insuffizienz zu liegen.

Unter den verschiedenen Möglichkeiten der Ulcusentstehung kommt dem Verhalten des Hypophysen-NNR-Systems eine Bedeutung zu, die wir von der experimentellen wie von der klinischen Seite her zu umreißen versuchten.

1. SELYE: Nature (Lond.) **138**, 32 (1936); Brit. J. Exper. Path. **17**, 234 (1936); Endocrinology (Springfield, Ill.) **21**, 169 (1937); Canad. Med. Assoc. J. **34**, 339 (1936).
2. SPERANSKY: Grundlagen der Theorie der Medizin. Berlin: Dr. Werner Saenger 1950.
3. v. BERGMANN: Münch. med. Wschr. **1913 I**, 169.
4. SELYE: Stress, Acta Inc., S. 688. Montreal 1950.
5. SPERANSKY: Grundlagen der Theorie der Medizin. S. 172. Berlin: Dr. Werner Saenger 1950.
6. SPERANSKY: Wie unter 5, S. 170.
7. IWANOW: Z. inn. Med. **74**, 773—786 (1930).
8. SELYE: Dtsch. med. Wschr. **1951**, 31/32, 965.
9. SELYE: Stress, Acta Inc., Montreal 1950; J. Clin. Endocrin. **6**, 117 (1946).
10. SELYE: Stress, Acta Inc. S. 95, Montreal 1950.
11. SELYE: Wie unter 10, S. 96.
12. HAAS: Histamin und Antihistaminica. S. 36, Editio Cantor 1951.
13. MAUTNER u. PICK: Biochem. Z. **1922**, 127, 72.
14. DUESBERG: Nauheimer Fortbildungskurse XV, 66 (1950).
15. SELYE and DOSNE: Amer. J. Physiol. **128**, 729 (1940).
16. SELIGMAN, FRANK and FINE: J. Clin. Invest. **26**, 530 (1947).
17. ROCHA e SILVA: J. of Immun. **40**, 399 (1941).
18. FISCHLER u. CUTLER: Arch. exper. Path. u. Pharmakol. **75**, 1 (1913).
19. HAAS: Histamin und Antihistaminica, S. 69, Editio Cantor 1951.
20. DALE: J. of Pharmacol. **4**, 167, 512 (1912/13).
21. HAAS: Histamin und Antihistaminica. S. 64, Editio Cantor 1951.
22. HALPERN and HAMBURGER: Canad. Med. Assoc. **59**, 322 (1948).
23. CURLING: Trans. Med. Chir. Soc. London **25**, 260 (1842).
24. PRINZMETAL u. BERGMAN: Clin. Sci. **5**, 205 (1945).
25. HARKINS: Arch. of Path. **38**, 147 (1944).
26. SELYE: Stress, Acta Inc. S. 91, Montreal 1950.
27. SELYE: Wie unter 26, S. 10.
28. SELYE: Wie unter 26, S. 84.
29. SELYE and DOSNE: Proc. Soc. Exper. Biol. a. Med. **48**, 532 (1941).

30. SELYE: Stress, Acta Inc. S. 96, Montreal 1950.
31. SELYE: Textbook of Endocrinology, Acta Endocrinologica, Montreal 1949.
32. LONG, KATZIN u. FRY: Endocrinology (Springfield, Ill.) **26**, 528 (1947).
33. O'CONNEL and BURNS: Rhode Island Med. J. **33**, 289 (1950).
34. JAHN: Dtsch. Z. Nervenheilk. **135**, 245 (1935).
35. DALTON u. SELYE: Anat. Rec. **72**, 48 (1938).
36. SELYE: Stress, Acta Inc. S. 139, Montreal 1950.
37. SELYE: Wie unter 36, S. 146.
38. CUTHBERTSON: Brit. Med. Bull. **3**, 96 (1945).
39. SELYE: Brit. Med. J. **1950**, 1385.
40. JAHN: Med. Klin. **1951**, 3, 65.
41. FISCHLER: Physiologie und Pathologie der Leber. Berlin: Springer-Verlag 1925.
42. SCHITTENHELM u. WEICHARDT: Münch. med. Wschr. **57**, 1769 (1910).
43. CATSCH: Z. Vererbungslehre **25** (1941).
44. JAHN: Nervenarzt **1934**, 225.
45. JAHN: Dtsch. med. Wschr. **1952**, 176.
46. SCHELLONG: Verh. dtsch. Ges. inn. Med. **1933**, 143.
47. JAHN: Med. Klin. **1951**, 65.
48. JAHN: Verh. dtsch Ges. Kreislaufforschg. **1941**, 40.
49. JAHN: Regensburg. Jb. ärztl. Fortbildg. **1**, 140 (1950).
50. JAHN: Med. Klin. **1951**, 65.
51. JAHN: Z. ärztl. Fortbildg. **1944**, 17.
52. BEIGLBÖCK: Wien. klin. Wschr. **1941**, 262.
53. ENZINGER: Wien. Z. inn. Med. **1951**, 5.
54. ROTH: Schweiz. med. Wschr. **1949**, 190.
55. RATING u. VOEGT: Dtsch. Z. Verdgs.- usw. Krkh. **11**, 49 (1951).
56. JAHN: Klinik u. Praxis **1946**, H. 12; Dtsch. med. Wschr. **1949**, 229.
57. JAHN: Regensburg. Jb. ärztl. Fortbild. **2**, 44 (1951).
58. BAUMEL, LAZERGES et PEDOUSSANT: Arch. des Mal. Appar. digest. **39**, 319 (1950).
59. BÜCHNER: Langenbecks Arch. u. Dtsch. Z. Chir. **267**, 302 (1951).
60. JAHN: Verh. dtsch. Ges. inn. Med. **1950**, 197.
61. SELYE: Stress, Acta Inc., Montreal S. 158. 1950.
62. PFEFFER u. STAUDINGER: Klin. Wschr. **1951**, 325.

Autorenverzeichnis.

Bahner, F., Doz. Dr., Medizinische Universitätspoliklinik Heidelberg *125*, 71, 79, 80, 162.
Beiglböck, W., Prof. Dr., Medizinische Universitätsklinik Freiburg i. Br. 37, 38, 64, 67, 70, 73, 116, 162, 216, 222, 223.
Benda, L., Dr., 1. Medizinische Universitätsklinik Wien 68, 222.
Betke, K., Dr., Universitätskinderklinik Freiburg i. Br., 121.
Bilger, R., Dr., Medizinische Universitätsklinik Freiburg i. Br. 122.
Braunsteiner, H., Dr., 2. Medizinische Universitätsklinik Wien 107, 150.
Driesen, W., Dr., Neurochirurgische Universitätsklinik Köln 146.
Druckrey, H., Prof. Dr., Chirurgische Universitätsklinik Freiburg i. Br. 28, 33.
Elert, R., Prof. Dr., Universitätsfrauenklinik Freiburg i. Br. 38, 151.
Fassbender, H. G., Doz. Dr., Pathologisches Institut der Universität Mainz 114.
Fellinger, K., Prof. Dr., 2. Medizinische Universitätsklinik Wien *81*, 73, 106, 114, 115, 116.
Frey, J., Prof. Dr., Medizinische Universitätsklinik Freiburg i. Br. 69, 79, 114, 124, 201.
Friebel, F., Dr., Pharmakologisches Institut der Universität Bonn 195.
Gädeke, R., Dr., Universitätskinderklinik Freiburg i. Br. 121.
Gross, R., Dr., Medizinische Universitätsklinik Marburg 151, 153, 159.
Halberg, F., Dr., University of Minnesota Minneapolis USA 155.
Hansen, H. G., Dr., Universitätskinderklinik Kiel 120, 149, 216.
Haus, F., Dr., Medizinische Universitätsklinik Innsbruck 234.
Heilmeyer, L., Prof. Dr., Medizinische Universitätsklinik Freiburg i. Br. *163*, 27, 29, 31, 75, 106, 114, 116, 159, 198, 226.
Heintz, R., Dr., 1. Medizinische Universitätsklinik Frankfurt a. M., 148, 230.
Heni, F., Prof. Dr., Medizinische Universitätsklinik Tübingen 72, 73.
Herrnring, G., Dr., 2. Medizinische Universitätsklinik Hamburg 37, 39, 107, 139.
Holzbauer, M., Dr., Physiologisches Institut der Universität Graz 35, 36, 38, 157, 158.
Hübener, H. J., Dr., Institut für vegetative Physiologie der Universität Frankfurt a. M. 30, 101.
Jahn, D., Prof. Dr., Städtische Krankenanstalten Nürnberg 114, 227, 236.
Jores, A., Prof. Dr., 2. Medizinische Universitätsklinik Hamburg 38, 137, 158, 198.
Keiderling, W., Dr., Medizinische Universitätsklinik Freiburg i. Br. 159.
Kloos, K., Doz. Dr., Pathologisches Institut der Universität Kiel 116, 201.
König, P., Dr., Promontawerke Hamburg 162.
Koller, F., Doz. Dr., Medizinische Universitätsklinik Zürich 115, 161, 226.
Küchmeister, H., Doz. Dr., 2. Medizinische Universitätsklinik Hamburg 73, 74, 75, 137, 224.
Kühnau, W., Dr., Bingen, Marschallgasse 2, 28, 67, 211.
Labhart, A., Dr., Medizinische Poliklinik Zürich 31, 37, 38, 109, 139.
Laszt, L., Prof. Dr., Physiologisches Institut der Universität Fribourg, Schweiz *40*, 30, 31, 67, 68, 69, 70, 72, 77, 79.
Lohmeyer, G., Dr., Krankenhaus St. Georg, Medizinische Abteilung, Hamburg 70, 151, 218.
Lorenz, W., Dr., Strahleninstitut Heiligenberg/Bodensee 214, 216.
Marti, M., Dr., Medizinische Universitätsklinik Zürich 107, 220, 221.
Müller, H., Dr., Privatklinik Dr. Müller, München-Thalkirchen 220.
Nowakowski, H., Dr., 2. Medizinische Universitätsklinik Hamburg 198.
Oberdisse, K., Prof. Dr., Knappschaftskrankenhaus Bochum-Langendreer, Innere Abteilung 144, 225.
Pendl, F., Dr., Kreiskrankenhaus Heidenheim a. d. Brenz 226.
Pfeiffer, E. F., Dr., 1. Medizinische Universitätsklinik Frankfurt a. M. 36, 71, 109, 225, 227.
Pichotka, J., Doz. Dr., Physiologisches Institut der Universität Freiburg i. Br. 73, 75, 148, 201, 205.
Prader, A., Dr., Universitätskinderklinik Zürich 141, 200.
Rehn, J., Dr., Chirurgische Universitätsklinik Freiburg i. Br. 207.
Ribitsch, F., Dr., Universitätsfrauenklinik Graz 115, 121.
Ruppel, W., Dr., Städtisches Krankenhaus Eßlingen 143.
Ruppert, F., Dr., Medizinische Universitätsklinik Würzburg 29, 30, 39, 115, 140.
Schubert, H., Dr., Privatklinik Dr. Müller, München-Thalkirchen 219.
Schunk, J., Dr., Medizinische Universitätsklinik Würzburg 231.

Souchon, F., Dr., Universitätskinderklinik Kiel 69, 149, 218.
Spiegelhoff, W., Dr., Medizinische Universitätsklinik Köln 77, 78.
Staemmler, H. J., Dr., Universitätsfrauenklinik Kiel 30, 142.
Staudinger, Hj., Doz. Dr., Chemisches Zentrallabor der Städtischen Krankenanstalten Mannheim *1*, 27, 28, 29, 30, 31, 32, 37, 38, 39, 70, 78, 79, 105, 149, 150, 206.
Stauff, H., Dr., Farbwerke Höchst, Frankfurt a. M.-Höchst 36, 37.
Stühmer, A., Prof. Dr., Universitätshautklinik Freiburg i. Br. 209.
Studer, A., Dr., Hoffmann LaRoche Basel 75, 115, 211.
Vonkennel, J., Prof. Dr., Universitätshautklinik Köln 77, 79, 212.
Waversik, F., Dr., Städtische Krankenanstalten Wuppertal-Barmen, Innere Abteilung 205.
Weissbecker, L., Doz. Dr., Medizinische Universitätsklinik Freiburg i. Br. *182*, 28, 29, 35, 38, 105, 106, 109, 138, 139, 206.
Westphal, O., Prof. Dr., Forschungsinstitut der Wanderwerke Säckingen 150.
Wettstein, A., Dr., Ciba, Basel 32, 33, 37.
Zeisel, H., Dr., Universitätskinderklinik Würzburg 140.